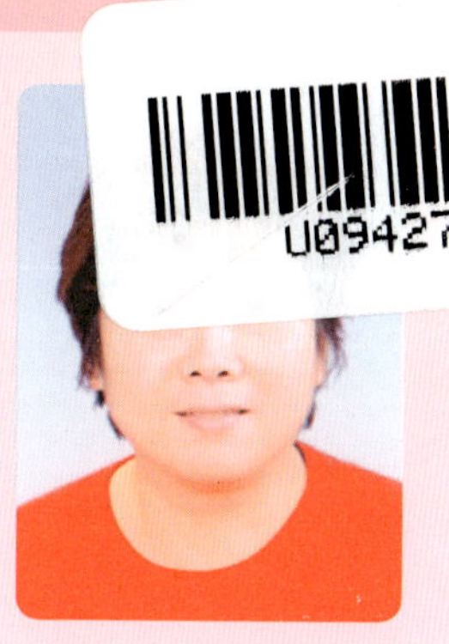

王 琪

国家“十五”科研攻关项目负责人
中华医学会、北京医学会专家库成员
北京妇产医院主任医师、教授
北京市孕产期保健技术专家指导组成员
全国妊娠高血压疾病学组成员

她是一位拥有30多年临床经验的著名孕产专家，也是一位喜爱宝宝的外婆。在她的职业生涯里，以特有的亲和力，让几十万准妈妈得到最细心的指导，迎来一个个健康的小生命。

她还是北京电视台、人民网健康论坛等媒体的特邀嘉宾，积极参与各种形式的大众普及健康教育工作，并且出版了多本孕产育儿畅销书。

她在微博上说：“看见一个个女性成为母亲是我生命中的幸福源泉，我爱母性的伟大。”期待新妈妈及其家人能在她的指导下，不再为选择传统还是现代坐月子方式而头疼，能轻松享受健康营养、科学合理的月子每一天。

汉竹主编 ● 亲亲乐读系列

坐月子一天一页

王琪 / 编著

汉竹图书微博
http://weibo.com/hanzhutushu

江苏凤凰科学技术出版社
全国百佳图书出版单位

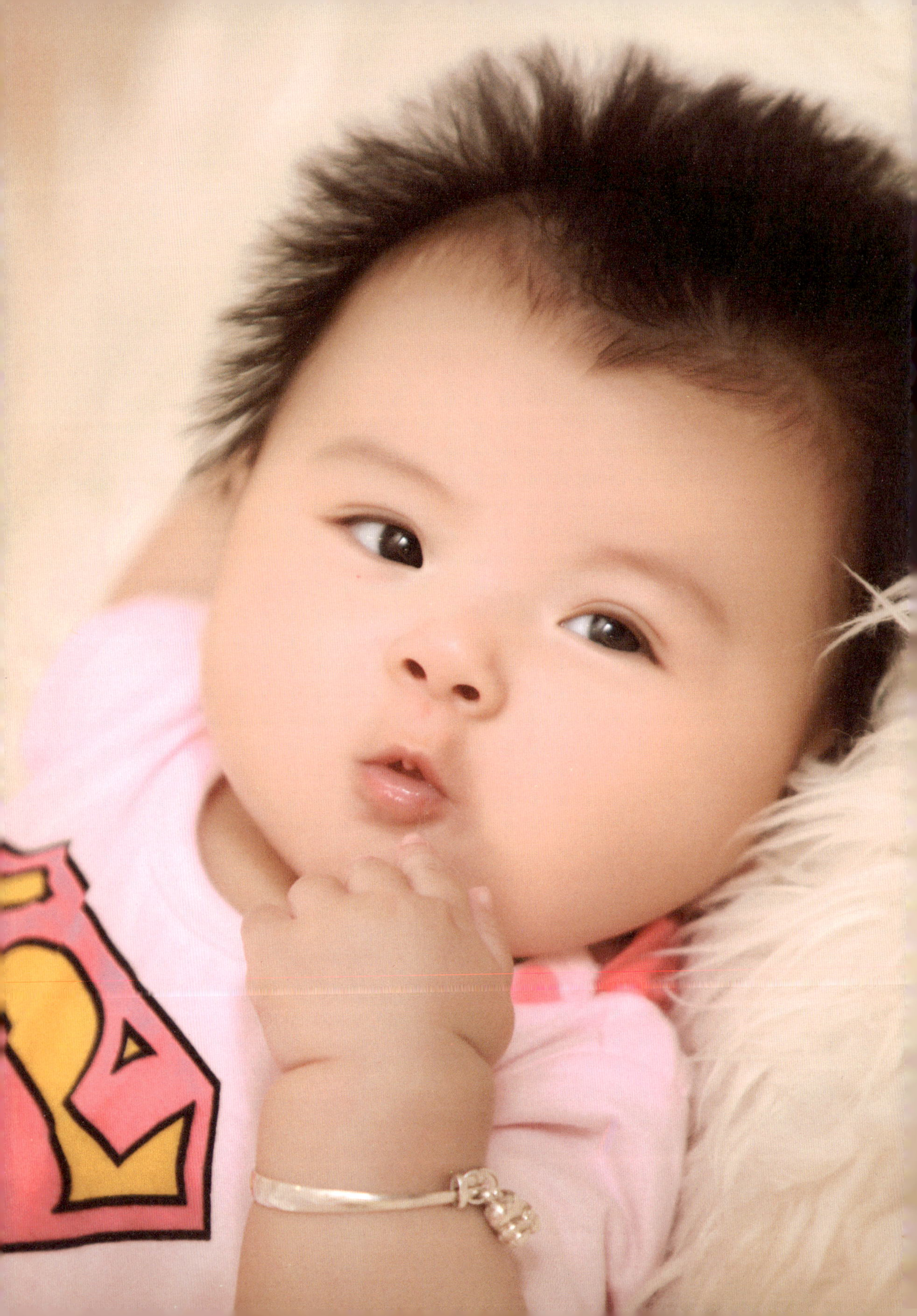

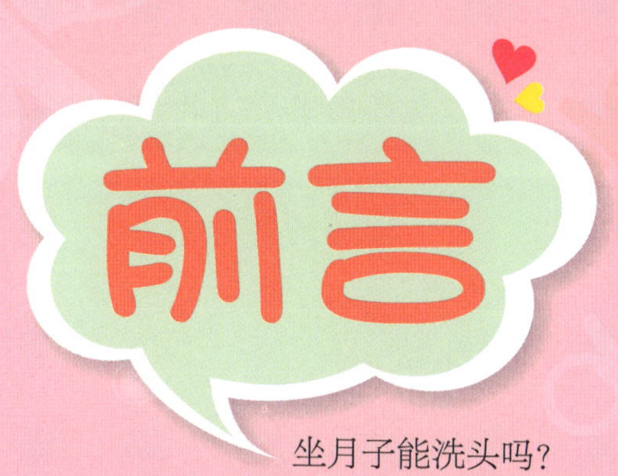

坐月子能洗头吗？
奶水少怎么办？
阿胶到底能不能吃？
剖宫产该吃什么？
……

新妈妈产后会遇到各种问题，父母、公婆、朋友们都会给出各自的建议。到底听谁的？相信传统老说法，还是现代新观念？真愁人！现在有了本书，新妈妈不再愁，所有问题轻松搞定！拥有30多年临床实践经验的著名孕产专家“亲自”指导你坐月子。

从分娩当天到产后第42天，新妈妈和宝宝的变化与护理、1天5顿月子餐……在这里你都能得到专家权威的指导。

不论是毫无孕产经验的新妈妈，还是准备伺候月子的老人，不需费心研究，不用到处打听，只要翻到书中对应的那一天，便知道今天该吃什么；照着书做，就能让新妈妈和宝宝得到最全面的呵护。你会发现，坐月子竟然如此简单！

好月子，从每一天“坐”起。愿这本书能陪伴新妈妈舒心度过月子期，让新妈妈和宝宝感受到最温柔的关爱和最专业的呵护。

能吃不能吃

对于刚生完宝宝的新妈妈来说，饮食调理尤为重要。调理得当，不仅可以帮助新妈妈尽快康复，还能给予宝宝充足的乳汁。什么不能吃，什么能吃，成为新妈妈和家人经常挂在嘴边的疑问。下面就给新妈妈介绍常见的饮食调养误区，以及正确的吃法，新妈妈赶紧来看看吧！

1 忌产后立即服用人参

人参有大补元气之功，但是刚刚分娩的新妈妈却不能立即服用，因为会加重出血。一般认为，生产 2 个月后，若有气虚症状，可每天少量服食人参。

2 忌饮食中不加盐

过去很多人认为，新妈妈在产后前几天不能吃盐，否则身体会水肿。实际上新妈妈产后出汗较多，体内容易缺水、缺盐，如果总吃无盐的饭菜，会感觉食欲不佳，身体无力。

3 忌喝红糖水超过 10 天

传统观念认为产后要天天喝红糖水，但喝红糖水不要超过 10 天。喝过多红糖水，不仅会损坏新妈妈的牙齿，还会导致出汗过多，甚至增加恶露中的血量，引起贫血。

4 忌哺乳妈妈产后 1 周内喝老母鸡汤

现代营养学表明，喝老母鸡汤不但不能增乳，还会导致回奶。因为老母鸡汤中的雌激素含量很高，会使新妈妈身体的雌激素浓度增高，催乳素减弱，导致乳汁不足，甚至出现回奶的现象。

5 忌只喝汤不吃肉

产后适当喝一些鸡汤、鱼汤、排骨汤等，确实可以促进乳汁分泌。但同时也要吃肉，因为很多营养都在肉里，只喝汤不吃肉会影响身体对营养的均衡摄取。

6 忌产后第 1 天喝催乳汤

产后第 1 天新妈妈的乳腺管还没有完全畅通，如果着急喝催乳汤，那么乳汁就会堵在乳腺管内，严重的还会导致新妈妈发热。

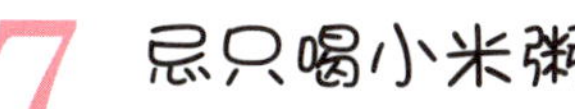

7 忌只喝小米粥

有的地方坐月子时只以小米粥为主食。其实，新妈妈在分娩后的前几天可以喝一点小米粥，待肠胃功能恢复后，就要及时均衡地补充多种营养，否则新妈妈会营养不良。

8 忌立即吃阿胶补血

阿胶是补血止血的佳品，但是新妈妈产后需要排尽体内恶露，如果急于吃阿胶，容易造成恶露不尽。最好在恶露彻底排尽后，过半个月再吃。

9 忌每天吃鸡蛋超过 2 个

有的新妈妈一天吃 3~4 个鸡蛋，不仅起不到滋补作用，反会损害身体健康。过量食用鸡蛋，不仅身体吸收不了，过量的胆固醇也会对人体心血管健康有害。

10 忌吃零食

大部分零食含有较多的盐和糖，有些还经过高温油炸，并含有大量的食用色素。对于这些零食，新妈妈应忌吃。

11 忌过量吃酱油

酱油中含盐量较高，新妈妈月子里应适量吃酱油，甚至不吃。尤其是剖宫产妈妈，要避免食用酱油等深色素的食物，以免瘢痕颜色加深。

12 忌过量食醋

新妈妈产后身体各部位都比较虚弱，酸性食物会损伤牙齿，给新妈妈日后留下牙齿易于酸痛的隐患。

13 忌吃味精、鸡精

味精、鸡精的主要成分是谷氨酸纳，新妈妈若进食，则会通过乳汁进入宝宝体内，与宝宝血液中的锌发生特性结合，导致宝宝缺锌，出现味觉减退、厌食等症状。

14 忌边吃饭边喝汤

边吃饭边喝汤会冲淡食物消化所需要的胃酸。新妈妈最忌边吃饭边喝汤，或食用汤泡饭或饭后喝汤，这些都容易妨碍正常消化，应先喝汤再吃饭菜。

15 忌多吃巧克力

哺乳妈妈忌多吃巧克力，巧克力所含的可可碱成分会随着乳汁进入宝宝的体内，影响宝宝的神经系统和心脏，导致宝宝消化不良，睡眠不稳，哭闹不止。

16 宜吃羊肉、黄芪补气

分娩时用力伤气，加之失血过多，容易使脑部血液供应不足，出现头晕目眩、食欲缺乏、恶心、发冷、头痛等症状，应多食羊肉、黄芪补气。

17 宜吃鲫鱼排恶露

恶露的排出与子宫的收缩力密切相关。鱼类，尤其是鲫鱼，富含丰富的蛋白质，可以提高子宫的收缩力。同时，鲫鱼还具有催乳作用，当归鲫鱼汤就是开乳的首选汤品。

18 宜吃红豆消水肿

红豆所含的石酸成分可以促进大肠的蠕动、利尿及缓解便秘，从而清除下半身多余脂肪，新妈妈多吃可预防及治疗下肢水肿。

19 宜吃猪蹄美肤催乳

猪蹄中含有丰富的大分子胶原蛋白质，可促进皮肤细胞吸收和贮存水分，使皮肤细润饱满、平整光滑。猪蹄茭白汤也是传统的产后催乳佳品。

20 宜用热水烫温水果再吃

月子期间可以根据季节和自己的口味吃水果，每天选择 2~3 种食用。食用前先在温水中洗干净，再用热水烫温，每次不要吃太多。

21 宜吃公鸡帮泌乳

分娩后新妈妈雌激素、孕激素水平降低，有利于乳汁形成。公鸡的雄激素可以对抗雌激素，炖成汤供新妈妈进食，可促使乳汁分泌。此外，公鸡脂肪较少，新妈妈吃了不易发胖，也不易引起宝宝腹泻。

22 宜喝豆浆益智

大豆富含优质蛋白，已被公认为健身益智的最佳食品之一，尤其对宝宝的大脑发育有着促进作用，哺乳期的新妈妈要多喝豆浆。

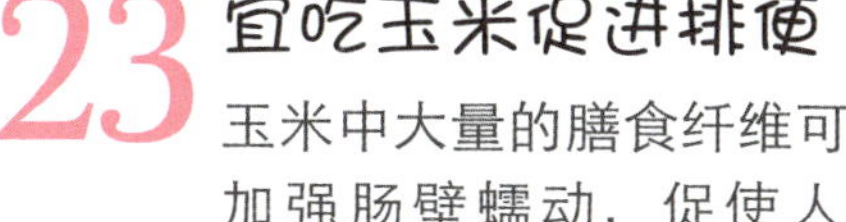

23 宜吃玉米促进排便

玉米中大量的膳食纤维可以加强肠壁蠕动，促使人体内废物的排出。它还富含谷氨酸等多种人体所需的氨基酸，可以帮助新妈妈增强体力和耐力，预防产后贫血。

24 宜适量喝黄酒排恶露

产后喝黄酒可以祛风活血，有利于恶露排出、子宫复旧，有舒筋活络的功效，但过量饮用会使新妈妈上火，并通过乳汁影响宝宝。

25 宜吃酒酿蛋促排恶露

酒酿蛋是一道传统的民间增乳食品，营养、口感都很好。酒酿蛋有活血作用，还可促进恶露排出、子宫复旧。

26 宜饭后或睡前食用香蕉

香蕉富含色氨酸和维生素B_6，对失眠或情绪紧张有一定的疗效。新妈妈在饭后或睡前吃点香蕉，具有安神的效果。

27 宜吃菠菜滋阴补血

菠菜含有丰富的维生素C、胡萝卜素、蛋白质，以及铁、钙、磷等，可补血止血，利五脏，通血脉，止咳润肠，滋阴平肝，助消化，很适合产后气血两亏的新妈妈。

28 宜吃南瓜清毒素

南瓜内的果胶有很好的吸附性，可以清除体内的毒素。南瓜中的钴还能活跃人体新陈代谢，增强身体造血功能，对新妈妈产后恢复十分有利。

29 宜吃黑芝麻滋肾养血

黑芝麻具有滋养肝肾、养血的作用，黑芝麻中的不饱和脂肪酸非常有利于宝宝大脑的发育。新妈妈多吃黑芝麻，通过乳汁可以使宝宝吸收到更多的营养成分。

30 宜吃核桃健脑

核桃含有大量维生素E和亚麻油酸，有健脑益智、延年益寿之功。新妈妈感到疲劳时可以吃些核桃，有缓解疲劳和压力的作用。

能做不能做

月子期间能洗澡洗头吗？能刷牙吗？能看电视、上网吗？这些问题成了产后新妈妈除了饮食之外最关心的问题。俗话说“月子坐得好，身体健壮似个宝”，月子若坐不好，将为以后的身体健康埋下隐患。下面的内容告诉你月子期间哪些能做，哪些不能做。

31 忌分娩时大喊大叫

分娩时大喊大叫会使新妈妈筋疲力尽，子宫收缩也会逐渐变得不协调。有时甚至因为宫缩乏力，宫口迟迟不能开大，导致产程停滞。

32 忌大声哭泣

中医认为肝开窍于目，为精血所养。新妈妈产后气血耗损，哭泣更伤精血，对眼睛容易造成伤害；而且哭泣代表心情不好，即怒伤肝，还会影响体内肝血。

33 忌过早穿塑形内衣

塑形内衣会影响胃肠的蠕动，导致便秘，使腹腔脏器供氧不足，损害新妈妈本身就虚弱的脏器，还会影响散热和排汗，不利于产伤的恢复。

34 忌产后乳房胀痛时用热敷

新妈妈在产后两三天会出现乳房胀痛，甚至疼痛难忍。此时不要用热敷，热敷可能导致新妈妈回乳，得不偿失。可以尝试一下冷敷。

35 忌用冷水刷牙

新妈妈身体较虚弱，正处于调整状态，对寒冷刺激较敏感，应用温水刷牙，并在刷牙前将牙刷用温水泡软，以防冷水对牙齿及牙龈刺激过大。

36 忌长时间不洗头

分娩过程中会大量出汗，而产后汗液更会增多，新妈妈的头皮和头发会变得很脏。若长时间不洗头，可能引起细菌感染，并造成脱发、发丝断裂或分叉。

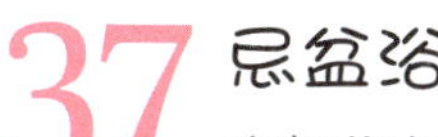

37 忌盆浴

产褥期间洗盆浴时，寄生在皮肤或阴道的细菌、洗澡用具上沾染的细菌，都能随洗澡水上行进入产道，从而增加感染机会。新妈妈洗澡应选择淋浴。

38 忌用香皂洗乳房

使用香皂等清洁用品清洗乳房，会碱化乳房局部皮肤，破坏保护层，还会促进皮肤上碱性菌群增长，使得乳房局部的酸化变得困难，损坏乳房皮肤表面的保护层。

39 忌长时间看电视、上网

月子期间新妈妈应注意休息，适当控制看电视和上网的时间，否则眼睛容易疲劳。使用时要与电视机或电脑保持一定距离，1 次不要超过 40 分钟。

40 忌触碰冷水

新妈妈全身的韧带松弛，如果冷风、冷水侵袭到关节，很可能落下“月子病”。即使在夏天，洗东西仍然要用温水。

41 忌情绪波动大

新妈妈的情绪波动太大，自身的气血会受到影响，乳汁的质量也会发生变化。因此，新妈妈要尽量避免情绪波动，以免影响自己和宝宝的健康。

42 忌过早开始性生活

性生活应在分娩 2 个月以后进行。过早进行性生活会罹患盆腔疾病，有损健康；有产后生殖道感染或会阴伤口愈合不好的新妈妈，还应再度推迟性生活时间。

43 忌睡过软的床

分娩的时候，新妈妈在产床上时间较长，且不能自由活动，又消耗掉大量体力和热量，致使腰部和腿部酸痛加剧。产后睡软床不利于腰腿部的恢复。

44 忌过早接待亲戚朋友

新妈妈产后的最初 3 天，最好不要接待前来探望的亲戚朋友。亲戚朋友的到来容易带来更多的细菌，人声嘈杂对新妈妈和宝宝都不利。

45 忌产后立刻熟睡

产后应先闭目养神，半坐卧，用手掌从上腹部向脐部按揉，在脐部停留，旋转按揉片刻，再按揉小腹。反复10余次，有利于恶露下行，帮助子宫尽快恢复。

46 宜早下床活动

产后尽早下床活动可缓解新妈妈腰膝酸痛、腰骶部坠胀等不适，不但可以防止子宫后倾，还有利于恶露的排出。

47 宜注意休息

经历难忘的分娩后，看到心爱的宝宝，不少新妈妈都会心花怒放，感到非常满足，但此时更要注意休息，可闭目养神或打个盹儿，为给宝宝第1次喂奶养精蓄锐。

48 宜用软毛牙刷刷牙

产后刷牙宜选用软毛牙刷，以防对新妈妈的牙齿及牙龈产生损伤、刺激，同时，坚固牙齿，避免牙齿松动。

49 宜淋浴后擦干头发

新妈妈淋浴完后务必擦干头发，否则头部容易着凉，使气血凝滞，以至于恶露不能顺畅排出，可能会导致日后痛经或月经不调。

50 宜保持会阴清洁

每天用温开水冲洗会阴部位2次，小便后冲洗外阴并用消毒棉擦拭；大便后擦拭应由前向后，还须再次冲洗。注意勤换卫生护垫，避免湿透。

51 宜穿有后跟的拖鞋

坐月子期间，新妈妈应穿有后跟的拖鞋，以防足跟的骨质、关节、滑囊、筋膜等处病变，引起足跟痛病症。

52 宜留意观察恶露变化

通常，产后1~3天出现血性恶露，4~10天恶露颜色转淡，1~2周后排出白恶露，呈白色或淡黄色，量少。新妈妈定期留意恶露变化，若发现异常，应立即就医。

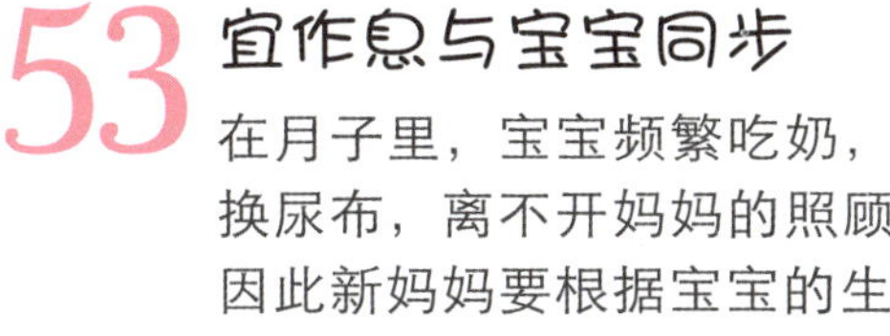

53 宜作息与宝宝同步

在月子里，宝宝频繁吃奶，频换尿布，离不开妈妈的照顾。因此新妈妈要根据宝宝的生活规律调整作息，以便让自己保持充足的精力。

54 宜多种睡姿交替进行

鼓励新妈妈睡觉时多多翻身，以变换不同的体位，多种睡姿交替进行。相较平卧，采取半卧位的姿势更有好处。

55 宜保持居室空气清新

室内一定要空气流通，温度适宜，阳光照射充足。这样既有利于新妈妈的身体恢复，也能让宝宝多呼吸新鲜的空气。

56 宜做力所能及的事

新妈妈的韧带尚未恢复，因此负重下蹲、起坐过猛等运动，均易导致耻骨联合分离，从而产生疼痛，导致松弛的骶髂韧带无法恢复。所以新妈妈在月子期间宜做力所能及的事，不宜勉强。

57 宜及时释放不良情绪

由于孕激素水平的变化，部分新妈妈产后容易产生紧张、疑虑、内疚、恐惧等不良情绪。家人一旦发现，要立即帮助新妈妈疏导思想，释放不良情绪。

58 宜多倾诉，预防产后抑郁

产后忧郁、伤心、焦虑、情绪不稳定、易怒，这都是产后忧郁的常见表现。新妈妈应当多与家人朋友沟通交流，倾诉内心感受，预防产后抑郁。

59 宜选择舒适的纯棉衣物

新妈妈身体还很虚弱，子宫没有完全恢复，需要穿着舒适透气的衣物。纯棉衣物透气性好，吸水性强，不刺激皮肤，非常适合月子期间的新妈妈。

60 宜穿着袜子睡觉

有些新妈妈在睡着时会蹬被子，这样很容易着凉。为防止此类情况的发生，最好的办法就是穿着袜子睡觉。

剖宫产特殊宜忌

剖宫产手术伤口较大，创面较广，所以剖宫产妈妈坐月子时，要注意的事项会很多。但是只要科学、合理地进行护理，剖宫产妈妈也完全可以坐一个轻松、惬意的月子。下面针对剖宫产妈妈的特殊情况罗列了一些特殊的宜忌，剖宫产妈妈快来看看吧！

61 忌因伤口疼痛不喂奶

剖宫产妈妈切不能因为伤口疼痛拒绝给宝宝喂奶。宝宝应尽早吸吮乳头，不仅能尽快建立催乳和排乳反射，促进乳汁分泌，还有利于子宫收缩。

62 忌术后因疼痛大喊大叫

剖宫产妈妈不可因为难忍术后疼痛而大喊大叫，这样既耗损了原本就虚弱的体力，又会引起咽喉疼痛，不利于身体的恢复和对宝宝的哺乳。

63 忌不排气就立刻进食

剖宫产手术会使肠道受刺激，肠蠕动减慢，肠腔内有积气，术后易有腹胀感。所以剖宫产妈妈可以先喝一点开水，刺激肠蠕动，等到排气后再进食。

64 忌吃胀气食物

剖宫产妈妈若吃胀气食物，会导致肠内代谢物增多，滞留时间延长，造成便秘，产气增多，腹压增高，不利于肠胃的康复。

65 忌术后 6 小时内进食

剖宫产术后 6 小时内应禁食。待术后 6 小时，排气后，才可进食。不要进食巧克力、果汁和牛奶等食物，应选择流质食物，再由软质食物向固体食物渐进。

66 忌长时间平卧

剖宫产术后，应去枕平卧 6 个小时。6 个小时后则可以垫上枕头，并应该进行翻身，以变换不同的体位。这时，半卧位的姿势较平卧更有好处。

67 忌术前吃人参

人参中含有人参甙，具有强心、兴奋等作用，服用后会使剖宫产妈妈大脑兴奋，影响剖宫产手术的顺利进行。另外，食用人参后，会使剖宫产妈妈伤口渗血时间延长，不利于伤口的愈合。

68 忌术前吃鱿鱼

鱿鱼含有丰富的有机酸物质，能抑制血小板凝集，不利于剖宫产术后的止血与创口愈合。所以，需要进行剖宫产的新妈妈要避免食用鱿鱼。

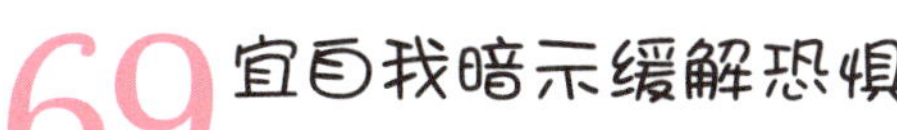

69 宜自我暗示缓解恐惧

在术前多进行自我暗示练习，告诉自己生产的痛苦是为了迎接宝宝的降生，这样的自我暗示会减少新妈妈对剖宫产的恐惧心理。

70 宜术前禁食

剖宫产前一天新妈妈的晚餐要清淡，午夜 12 点后禁食以保证肠道清洁，降低术中感染的风险。术前 6~8 小时不要喝水，以免麻醉后呕吐，引起误吸。

71 宜术后 6 小时喝萝卜汤排气

剖宫产手术时由于肠道受到刺激，肠蠕动减慢，肠腔内有积气，术后易有腹胀感。剖宫产妈妈可在术后 6 小时喝一点萝卜汤，刺激肠蠕动，促进排气。

72 宜术后 6 小时尽早翻身

术后 6 个小时，剖宫产妈妈可以垫上枕头了，这时候应该翻翻身，以变换不同的体位。建议多采取侧卧位。

73 宜术后初期（6 小时后）采取侧卧位

使身体和床成 20°~30°，将被子或毛毯垫在背后，可以减轻身体移动时对切口的震动和牵拉痛，有助于切口的愈合。同时，侧卧位的姿势有利于恶露的排出。

74 宜尽早开奶

剖宫产妈妈应抓住开奶的黄金时机，建议 1 小时内开奶。分娩后越早让宝宝吸吮乳汁，刺激越多越早，母乳的分泌情况就越好。

75 宜穿大一号的内裤

剖宫产妈妈术后身体很虚弱，手术伤口、子宫还没有完全恢复，建议穿舒适的、大一号的内裤，以免影响子宫及伤口的恢复。

76 宜早下床活动

剖宫产妈妈无特殊情况，术后 24 小时就可下床活动。早下床活动可以促进宫内积血排出，还可促进肠蠕动，防止肠粘连，另外还能防止便秘、尿潴留的发生。

77 宜防止腹部缝线断裂

剖宫产妈妈在咳嗽、呕吐时，容易使腹部缝线断裂。出现上述情况时护理人员或者家人要帮助剖宫产妈妈用手压住伤口两侧，以免伤口出现意外。

78 宜第 1 次下床有家属陪伴

剖宫产妈妈第 1 次下床，应有家属或护理人员陪伴协助。下床前先在床头坐 5 分钟，确定身体没有异样，伤口没有不适时，再起身活动。

哺乳妈妈宜忌

母乳含有婴幼儿生长发育所必需的各种营养成分，对婴幼儿存活、生长、健康和营养摄取都极为重要。那么，在哺乳期你关注过宝宝吃奶的姿势吗？你知道每次喂奶时间应该是多久吗？怎么判断奶水够不够宝宝吃？这些疑问在“哺乳妈妈宜忌”都能找到！

79 忌因乳汁少放弃哺乳

新妈妈不要因为乳汁少而放弃哺乳。即使感觉没有奶也要坚持刺激泌乳；同时饮食加强营养，多吃下奶食物；还要注意休息，保持心情愉快，奶水会在3~7天内增多。

80 忌让宝宝只吸一侧奶

宝宝如果只吸一侧奶，会造成新妈妈一侧乳房负担过重，时间一长，容易造成奶管堵塞或者乳腺炎，导致奶水不畅、变少，最后出现回奶现象。

81 忌从宝宝嘴里强拔乳头

结束哺乳前，要用食指轻轻地压住宝宝的下颌，让宝宝自己吐出乳头，千万不要硬拽，否则会造成乳头或乳房的损伤。

82 忌每次喂奶超过30分钟

一般来说，每次喂奶的时间应在15~20分钟。吸吮10分钟时，宝宝已吃到八成饱。继续吃的10分钟宝宝一般是连吃带玩，出于母子亲情考虑，这也是必须的。总的来讲，每次哺乳不超过30分钟。

83 宜在哺乳后滋润乳房

哺乳结束后，新妈妈可用少许乳汁涂抹在乳头上，自然晾干，也可用一些天然油保护一下自己的乳头。

84 宜选用最舒服的姿势哺乳

哺乳时，全身肌肉放松，腰后、肘下、怀中垫好枕头。不要前倾身体将奶头送进孩子嘴里，而是利用枕头将孩子拥抱到你胸前。

85 宜按需哺乳

按需哺乳即哺乳时不要限定间隔时间，宝宝饿了或新妈妈感到奶胀了，就可以喂奶。按需哺乳可以使宝宝获得充足的乳汁，并且有效地刺激妈妈泌乳。

86 宜纯母乳喂养宝宝至少6个月

基于母乳喂养对宝宝和新妈妈的双重益处，国际母乳协会建议，至少要保证母乳喂养6个月。

非哺乳妈妈宜忌

因为种种原因，有的新妈妈不宜哺乳，不过，不宜哺乳的新妈妈也无须自责，人工喂养同样也能养出健康聪明的宝宝。此外，非哺乳妈妈也要多参与宝宝喂养，适当进补，注意锻炼，同时也有许多需要注意的宜忌。

87 忌选择不恰当的西药回奶

新妈妈如果选用西药回奶，一定要谨遵医嘱。如果在使用过程中身体有不适反应，应停止服用，也可口服中药类回奶药或采取食疗回奶。

88 忌回奶过急

非哺乳妈妈要避免回奶过急，回奶过急会导致乳汁淤积，从而引发乳腺炎。这时，可适当热敷乳房或挤出少量奶液以缓解胀痛。

89 忌把宝宝完全托给家人照顾

人工喂养的宝宝更需要得到母亲的关爱。因此，新妈妈不能因为分娩后的疲惫而完全将宝宝托给家人照顾。

90 宜吃多样化的回奶食品

非哺乳妈妈的回奶食谱应多样化。为了帮助非哺乳妈妈进行回奶，这期间需要多吃一些麦芽粥之类的食物。

91 宜适当抽乳缓解回奶胀痛

回奶期间适当地抽出些乳汁，可以大大缓解回奶时乳房的胀痛感，而且回奶效果显著。

92 宜用热敷缓解回奶胀痛

当乳房胀痛，有硬块时，可以用37℃左右的温水浸泡毛巾，将热毛巾敷在乳房上，促进乳房血液循环，让身体加快吸收滞留的乳汁，使乳房硬块变软。

93 宜及早认同母亲角色

虽然无法给宝宝哺乳，但是非哺乳妈妈更要积极担当起母亲角色，关心、爱护、触摸宝宝，促进母子间的交流和互动，及早认同母亲角色。

94 宜给宝宝更多的爱抚

母乳喂养的宝宝和人工喂养的宝宝，在精神和体格上都表现出一定的差距。因此，非哺乳妈妈应给宝宝更多的爱抚。

新生儿喂养与护理宜忌

宝宝出生后，自然成为了家里的重点保护对象，例如新妈妈会给宝宝进行哺乳，希望宝宝吃到最有营养的第一口。当母乳不足时，新妈妈就会考虑购买最好的配方奶粉了。那么新生儿在喂养与护理的过程中有哪些需要注意的宜忌呢？

95 忌频繁亲吻宝宝

成人频繁亲吻宝宝很可能把病菌、病毒传给宝宝，增加宝宝患病的风险。此外，经常亲吻宝宝的嘴，还会使宝宝的口水增多，影响消化功能。

96 忌用开水冲调配方奶

开水会使奶粉中的乳清蛋白产生凝块，影响宝宝的消化吸收。另外，配方奶中某些维生素将被破坏，甚至有些免疫活性物质会被全部破坏。

97 忌给宝宝喂糖水

新生儿喝了糖水后，往往不愿吸吮母乳，这样不但影响宝宝摄入母乳，还会影响新妈妈母乳的分泌，从而有可能导致新妈妈产后缺乳。

98 忌给刚出生的宝宝用枕头

刚出生的宝宝一般不需要使用枕头，因为新生儿的脊柱是直的，头部宽度几乎与肩相同。如果用枕头，反而造成宝宝头颈弯曲，影响宝宝的呼吸和吞咽。

99 忌让宝宝含着乳头睡觉

含着乳头睡觉，既影响宝宝睡眠，也不易养成良好的吃奶习惯，而且容易造成窒息，也有可能导致新妈妈出现乳头皲裂。

100 忌给宝宝佩戴饰物

给宝宝佩戴饰物存在很多隐患，如挂件的细绳易勒伤宝宝的脖子，或引起血液流通不畅。另外，饰物上的细菌也有可能造成宝宝细菌感染，还有的宝石有放射性物质，对宝宝不利。

101 忌用闪光灯给宝宝拍照

给宝宝拍照一般都是自然光加柔光，不要用闪光灯，因为新生儿对刺眼的太阳光和闪光灯都非常敏感。

102 忌宝宝啼哭时置之不理

啼哭对宝宝是一种锻炼，但宝宝不会无故啼哭，妈妈更不能置之不理，可以在宝宝身旁模仿宝宝的哭声来回应，这样既让宝宝感到有趣又不会让他感到受到冷落。

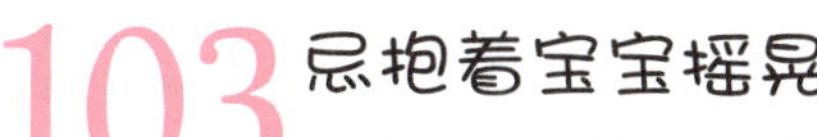

103 忌抱着宝宝摇晃

宝宝头颈较弱，因此不要抱着宝宝摇晃，这样很容易在无意中造成宝宝头部受损。

104 忌给宝宝穿得太多

新生儿大多时间都在室内，且新陈代谢也较快，所以不用穿太多，一般宝宝比大人多穿一件衣服就可以了。

105 宜母乳喂养给宝宝补锌

初乳中含锌量很高，而且其中的锌和小分子的多肽结合，容易被宝宝吸收和利用。

106 宜经常抚触按摩宝宝

适当的按摩可增强宝宝的抵抗力、改善消化系统功能、减少哭泣，同时使宝宝感受到爱护与关怀。

107 宜母乳不足时添加配方奶

新妈妈乳汁不足，宜添加配方奶，采取人工喂养来补充新生儿的营养需求，进行混合喂养。

108 宜遵照说明冲调配方奶

配方奶水冲调的比例要按照说明来调配，否则会影响宝宝的营养摄入。

109 宜选用玻璃奶瓶

玻璃奶瓶耐高温、安全度高，不会有像塑料奶瓶那样遇热发生化学变化的情况。

110 宜选用硅胶奶嘴

奶嘴有橡胶和硅胶两种，硅胶奶嘴没有异味，易被宝宝接纳，且不易老化，抗热、抗腐蚀。

111 宜用沸水消毒奶具

奶具必须每天用沸水消毒一次，注意不要使用消毒液和洗碗液。

112 女宝宝擦屁股宜从前向后

女宝宝换尿布时以及大小便后，要用柔软、无屑的卫生纸巾由前向后擦拭。

113 宜做好脐带护理

用棉球或细纱布蘸75%的医用酒精，从内向外涂擦脐带根部和周围，每天涂擦2~3次，保持脐带干爽，用纱布盖好。

114 宜大小便后用温水清洗宝宝屁股

每次大小便后用清水冲洗干净。水温应控制在40℃以内，最理想的温度是37℃左右。

冬季坐月子宜忌

冬天天气寒冷，给新妈妈坐月子带来了诸多不便。除了掌握坐月子必备的常识外，新妈妈在冬天坐月子还应格外关注室内温度，做好自身保暖和清洁以及预防感冒等工作。这一专题，专门讲述冬天坐月子的宜忌，冬天坐月子的新妈妈务必好好看一看哦！

115 忌室内密不透风

适时开窗通风会带来新鲜的空气，并且使室内的细菌数减少，新妈妈和宝宝可以在开窗时另处他室，待空气换过后再回来。

116 忌室温忽高忽低

冬季坐月子，尤其是居住在北方的新妈妈，要注意防寒保暖。室内温度以22~26℃为宜，切忌忽高忽低。在没有暖气的南方，可以采用空调和电暖气等保持室内温度。

117 宜保持室内湿度适宜

对新妈妈和宝宝来说，室内湿度以55%~65%为宜，室内太干燥易导致新妈妈和宝宝的鼻黏膜受损、咽部发干。

118 宜注意足部保暖

冬天坐月子应注意足部保暖，在家穿柔软的平底棉拖鞋，最好穿双棉袜，以免脚跟受凉而引发腹泻或腹部不适等。

119 宜穿高腰裤护脐

新妈妈可选择有收身效果的内裤和产后束身裤，以利于子宫复原和产后修身。冬天坐月子，穿一条加长的、高腰的长裤，可以将整个腹部包裹，还具有保护肚脐的作用。

120 宜在产后1周洗浴

冬天宜在产后1周洗浴，洗澡时要注意防寒，洗澡水温宜保持在35~37℃，洗澡时间以10分钟为宜。

121 宜穿着袜子睡觉

冬季人体受寒冷气温的影响，机体的生理功能会发生变化，尤其是新妈妈，免疫力会相对降低。为防止新妈妈在睡觉时着凉，最好的办法就是穿着袜子睡觉。

夏季坐月子宜忌

夏天，炎热的天气让新妈妈总是大汗淋漓，防暑成为夏天坐月子的首要任务。此外，还要注意健脾开胃，保持身体清洁。这一专题，专门讲述夏天坐月子的宜忌，让夏天坐月子的新妈妈同样“坐”出健康，“坐”出美丽！

122 忌空调开得太低

夏季坐月子，为了避暑，可以使用空调，但空调温度过低，不利于新妈妈恶露的排出，还易引发感冒等疾病。

123 忌随意使用蚊香

夏天多蚊虫，但新妈妈要慎用蚊香。蚊香中的特殊化学成分会通过消化道、呼吸道进入人体，并具有一定毒性，对新妈妈和宝宝十分不利。

124 忌洗澡贪凉

炎夏洗澡，水温以37℃左右为宜，切勿贪凉。新妈妈产后触冷会使气血凝滞，恶露不能顺畅排出，可能会导致日后痛经或月经不调。

125 宜多补充水分

夏季天热，容易大量出汗，新妈妈应该多喝一些温热的白开水，补充大量出汗时体内丢失的水分。

126 宜喝祛暑开胃汤

夏季炎热，人的食欲较差，这时，新妈妈可以适量喝常温的山楂汤、绿豆酸梅汤、西瓜翠衣汤等，祛暑的同时，也起到开胃的作用。

127 宜饮食清淡消暑

暑天闷热，让人感到头目昏困，口内不清爽，出现大小便不畅、舌苔厚腻等症状。鉴于此，新妈妈的饮食要注意清解暑热、益气生津、化湿健脾和清心养神。

128 宜常清洁身体

夏季里新妈妈要特别注意保持清洁，因为这是细菌容易滋生的季节。新妈妈可以经常用干毛巾或温水擦身，勤换棉质内衣，换内衣时要避免吹到冷风。

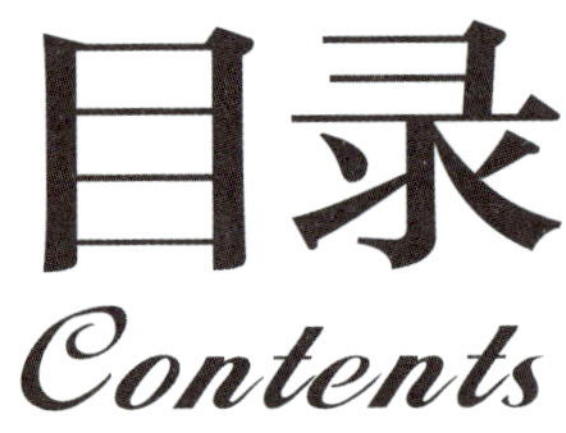

目录

第一部分 月子日常护理

第1天

第2天

第3天

第4天

第 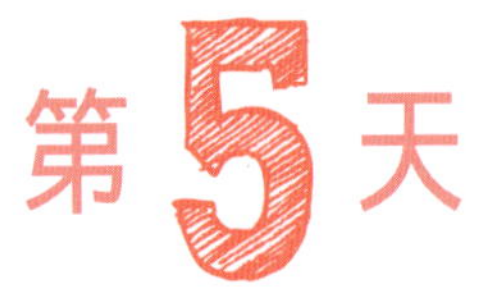 天

第 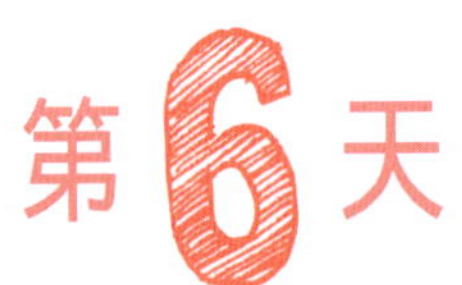 天

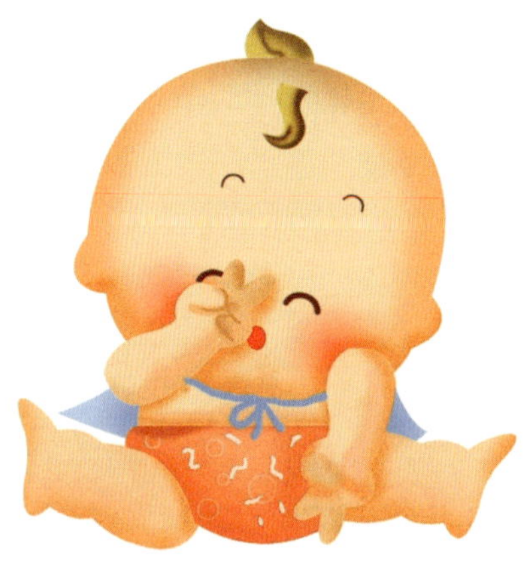

第7天

第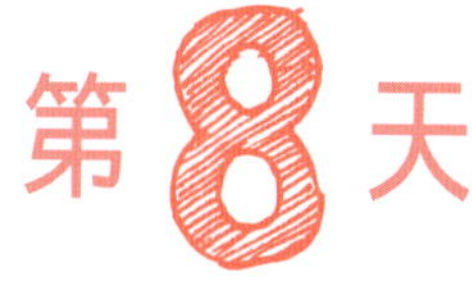天

第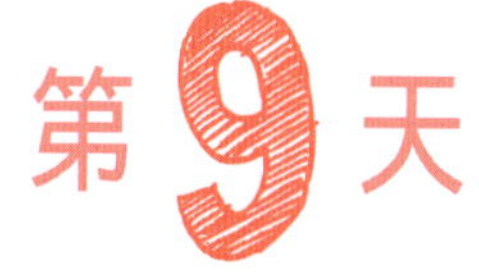天

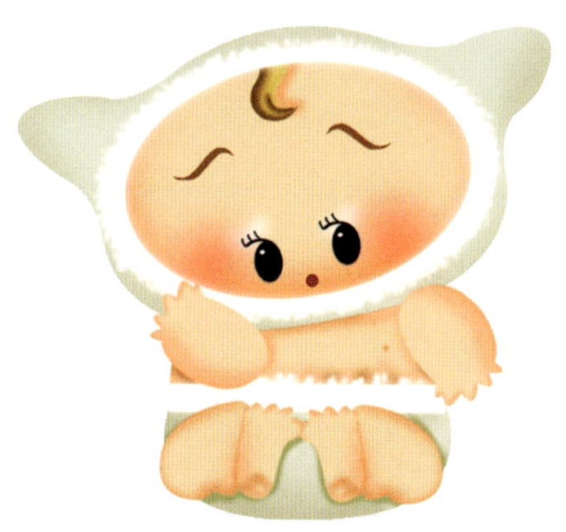

第10天

第11天

第12天

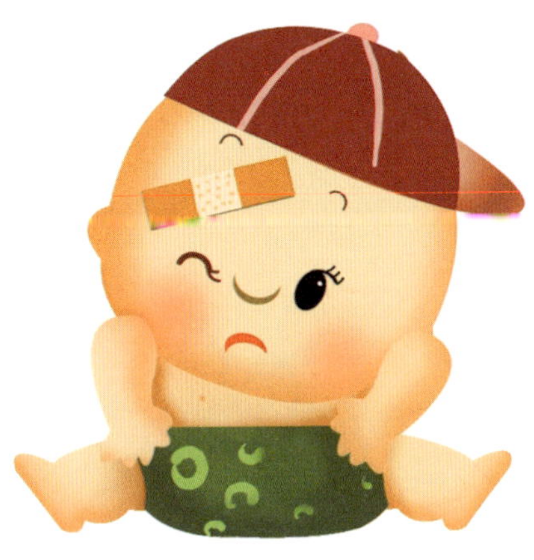

第13天

第14天

第15天

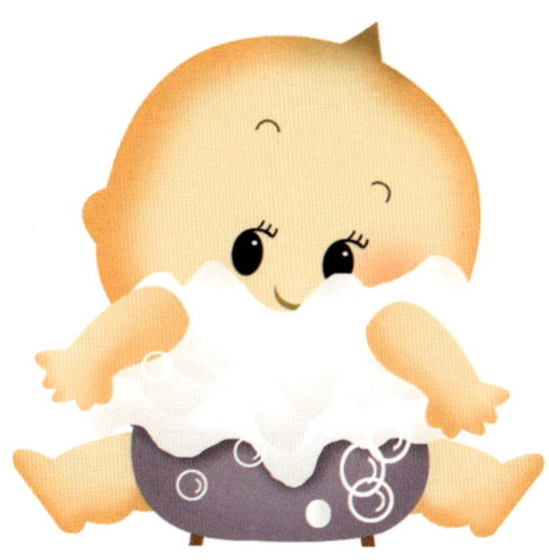

第16天

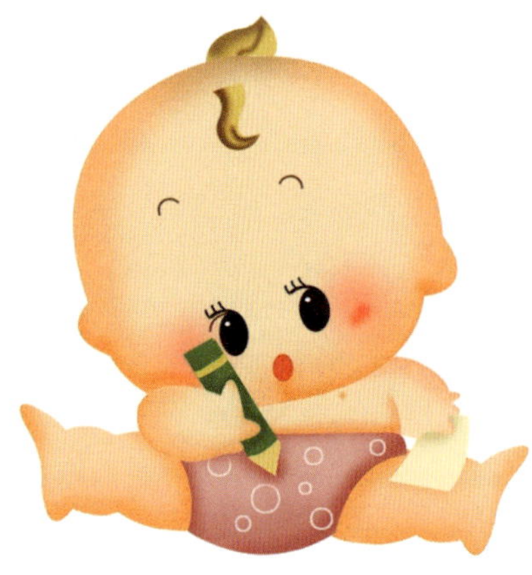

第17天

第18天

第19天

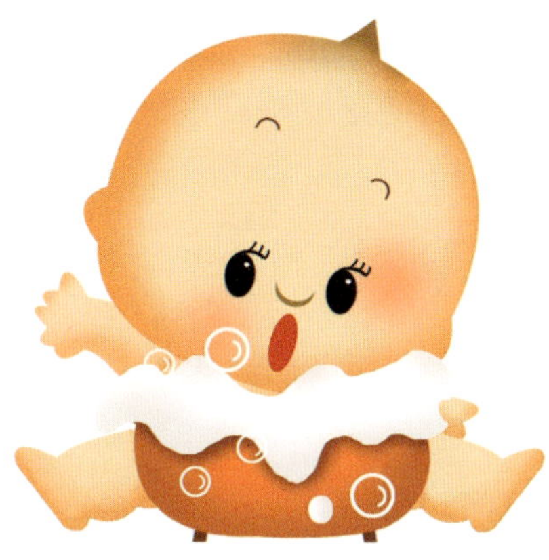

第20天

第21天

第22天

第23天

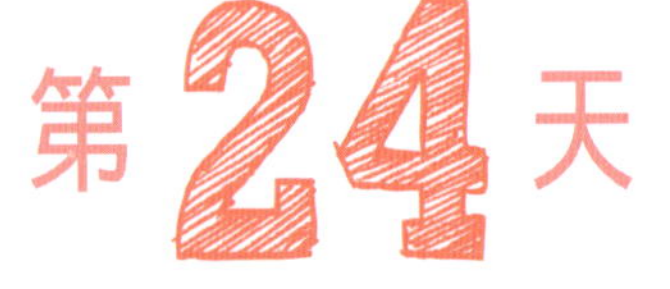

第24天

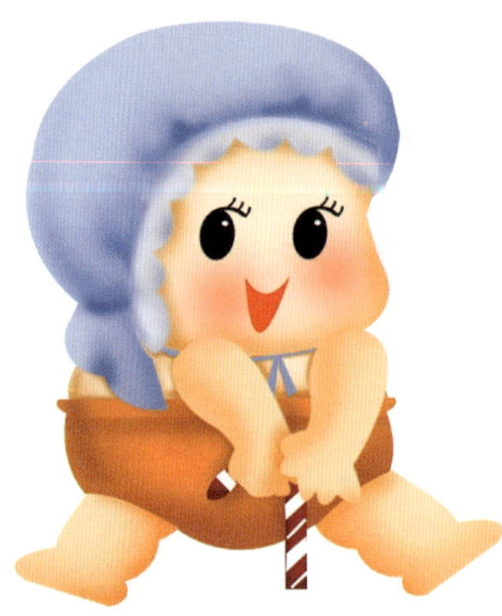

第25天

第26天

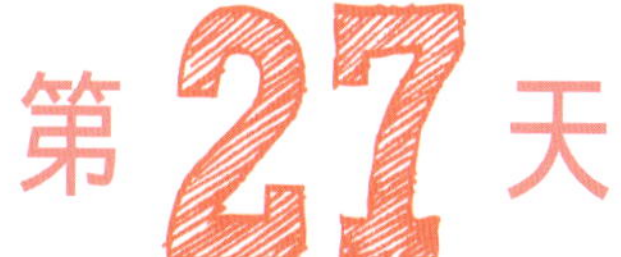

第27天

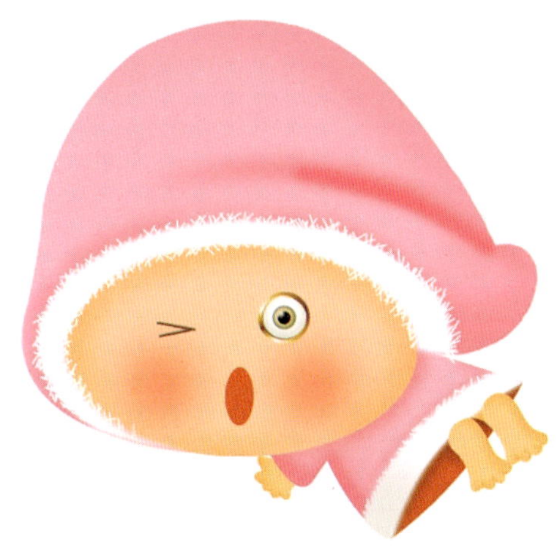

第28天

第29天

第30天

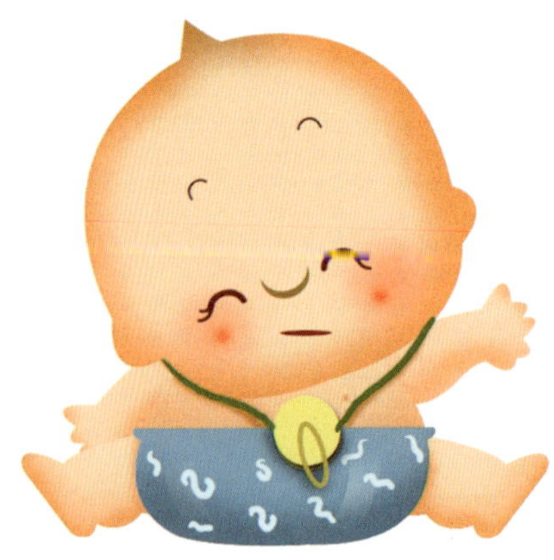

第31天

第32天

第33天

第34天

第二部分
月子特别护理

PART 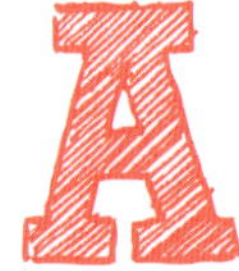

剖宫产妈妈的特别护理

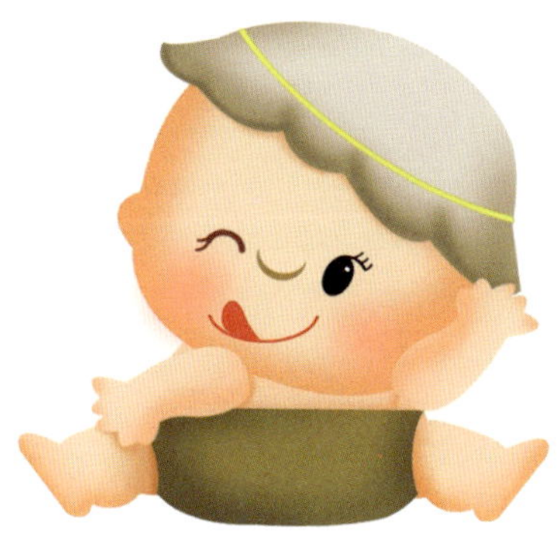

PART B

非哺乳妈妈的特别护理

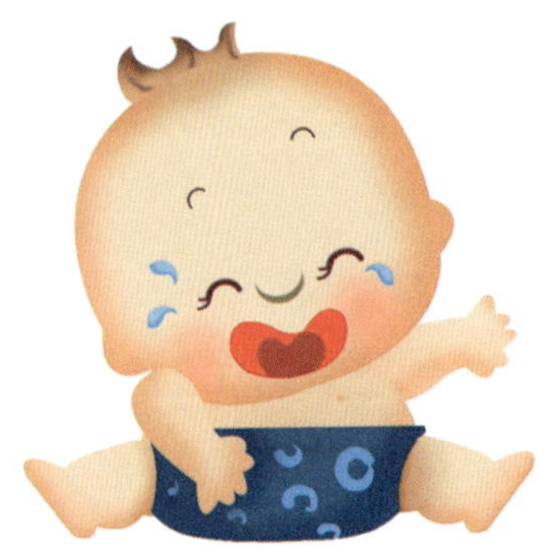

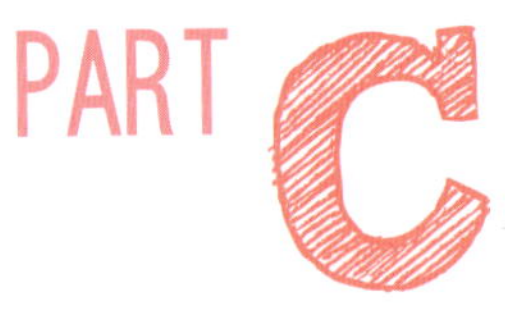

PART C 产后不适食疗调理

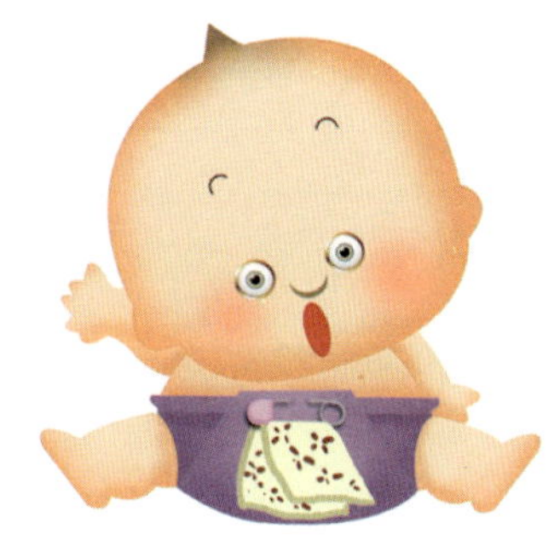

附　录

第1天

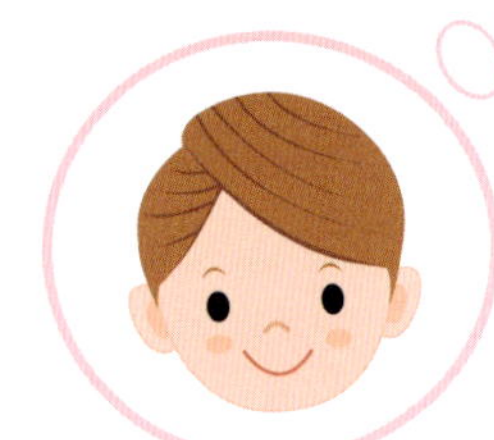

爸爸：全程陪护

妈妈入院之后，爸爸最重要的任务就是“全力支持妈妈分娩”。妈妈阵痛开始时，爸爸可以采用谈话、游戏或是说笑话的方式，转移妈妈的注意力，或者给予鼓励，帮妈妈按摩背部、双脚或者肩膀，以减轻妈妈的疼痛。

准备好待产包

妈妈用品

衣裤鞋帽：☐ 棉内裤3~4条或一次性内裤若干 ☐ 带后跟拖鞋 ☐ 出院穿的衣物
☐ 棉袜（建议进入产房时穿着保暖） ☐ 前开襟睡衣

洗漱用品：☐ 牙膏 ☐ 牙刷 ☐ 漱口杯 ☐ 梳子 ☐ 镜子 ☐ 香皂
☐ 毛巾3条（洗脸，清洁乳房或热敷，洗脚）
☐ 水盆3个（洗脸盆，清洁乳房或热敷盆，洗脚盆）

卫生用品：☐ 餐巾纸 ☐ 卫生纸 ☐ 加长加大的卫生巾

餐具：☐ 微波炉饭盒 ☐ 筷子 ☐ 勺子 ☐ 水杯 ☐ 弯头吸管 ☐ 洗洁精

食物：☐ 深色巧克力 ☐ 红糖

哺乳专用：☐ 哺乳内衣或大号内衣 ☐ 吸奶器 ☐ 防溢乳垫

通信留念：☐ 手机 ☐ 数码相机 ☐ 摄像机 ☐ 配套充电器

宝宝用品

喂养用品：☐ 奶瓶 ☐ 奶瓶刷 ☐ 配方奶粉（1小罐即可，以备母乳不足）

宝宝护肤：☐ 婴儿护臀霜 ☐ 婴儿湿巾 ☐ NB号纸尿裤1包

服装用品：☐ 和尚领内衣 ☐ 胎帽 ☐ 纱布手帕3条 ☐ 小棉袜2双
☐ 出院穿的衣物和抱被（根据季节准备）

证件资料

☐ 户口本或夫妻双方身份证 ☐ 准生证 ☐ 住院或手术押金
☐ 医疗保险或生育保险卡
☐ 孕妇保健手册（如果妈妈为乙肝患者，乙型肝炎登录表也需要带）

考虑好是否要进产房

分娩不易，爸爸需要认真考虑自己是否适合进产房。即使医院允许爸爸进产房，如果爸爸还没做好心理准备，也不要因为不敢进产房而感到内疚和不安。

如果爸爸一直陪伴在产床旁边，面对分娩只需要掌握一种技能——引导妻子控制呼吸。疼痛会使妈妈呼吸急促而且微弱，爸爸要适时地引导她慢慢地、深深地呼吸。深呼吸可以帮助妈妈放松、缓解疼痛，而且对宝宝也很有好处。

爸爸不要多说话，不要走来走去，不要试图做什么事来帮忙。医生会说："只要静静地待在妻子身边，不添麻烦就很好了。"

无论生男生女，都要表现得很开心

当妻子筋疲力尽地被护士从产房推出来时，爸爸别忘了及时地"献殷勤"，表示自己的感激和喜悦。有的爸爸会送上一束妻子喜欢的鲜花，有的爸爸会紧紧地握住妻子的手，有的爸爸会给妻子一个拥抱，不论是什么样的方式，只要妻子能感受到爱意都可以。需要注意的是，有的宝宝会对花粉过敏，所以鲜花最好不要摆在病房里。

无论妻子生的是男孩还是女孩，爸爸都应该表现得很开心，不要当着妻子的面抱怨宝宝的性别，也不要只顾看宝宝，而冷落了一旁辛苦生产的妻子。

分娩当晚陪床

不管是顺产还是剖宫产，产后新妈妈的身体都非常虚弱，丈夫的鼓励和关心能帮助她们尽快恢复。很多医院晚间允许家属陪床，此时，爸爸要主动承担起陪床的工作，这也会让妻子感受到关爱。

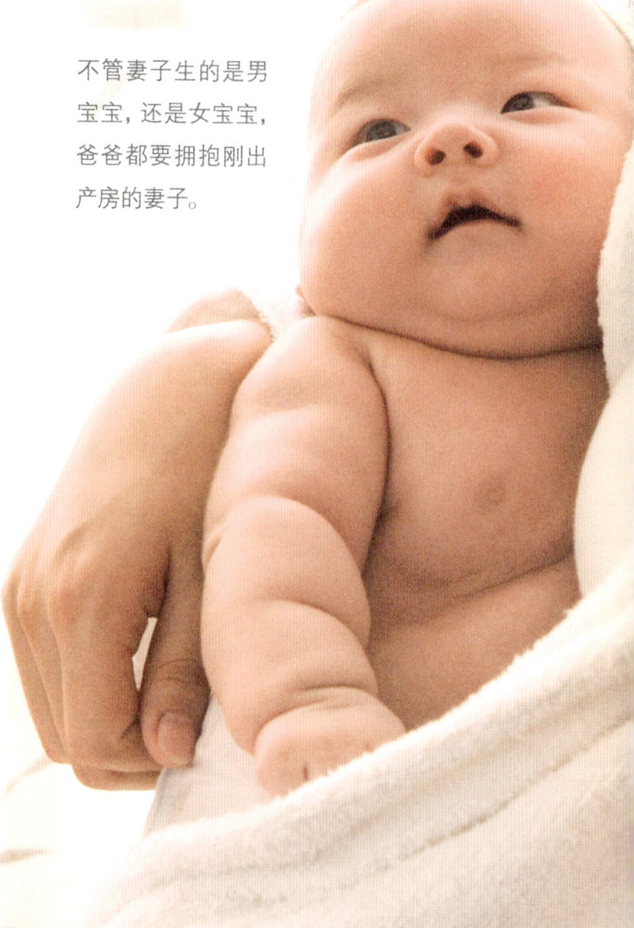

不管妻子生的是男宝宝，还是女宝宝，爸爸都要拥抱刚出产房的妻子。

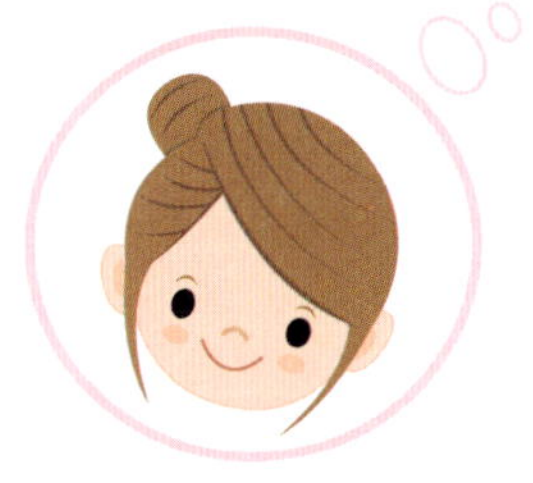

妈妈：彻底放松自己

第1次迎接新生命，很多妈妈都会感到紧张，临产前多向“妈妈”朋友们请教，也可以在网上搜索一些生产过程的视频看看，紧张的心情会缓解很多。

见红了，先洗个澡

“见红”是指阴道分泌物中出现稠厚带血性的黏液。见红多发生在临产前的24~48小时，也有少部分出现在临产前1周，也有见红之后马上就临产的。

见红后，如果尚未出现阵痛或破水等产兆，妈妈不要慌张，不要急着上医院，可以先快速洗个澡，吃饱饭，然后再和家人一起前往医院挂急诊。医生会做一些检查，比如评估子宫颈打开的状况、监护胎心等，再给出建议，是需要先回家休息还是需要直接入院待产。

值得注意的是，要区分见红和胎盘早剥。见红一般出血量都不大，如果出血量大，可能是胎盘早剥，需要立即到医院检查。

有宫缩，不用着急去医院

真正临产的标志是宫缩。有些人将宫缩形容为胃痛的感觉，当宫缩持续的时间延长，并且逐渐增加强度，而间隔时间越来越短的时候，这应该就是临产前的真正宫缩了。当宫缩开始时，妈妈可以在家先观察一下宫缩的情况，让家人记录下每次宫缩的时间。若是头胎妈妈，发现有规律的宫缩约5分钟1次，1次持续1分钟左右，就可到医院待产。若是二胎妈妈，只要是规律宫缩开始，就应该到医院待产，尤其是曾有急产病史的妈妈，更要提高警惕。

有时，子宫也会无规律地收缩，妈妈要分辨是否真的临产了，再决定是否去医院，“真假临产”可参照下表：

真临产	假临产
宫缩有规律，每5分钟1次	宫缩无规律，每3分钟、5分钟或10分钟1次
宫缩逐渐增强	宫缩强度不随时间而增加
当行走或休息时，宫缩不缓和	宫缩随活动或体位的改变而减轻
宫缩伴有见红	通常不伴有黏液增多或见红
宫颈口逐渐扩张	宫颈口无明显改变

破水后要马上去医院

破水是羊膜破裂羊水流出的现象，一般是胎宝宝进入产道时才会出现的现象。如果出现破水现象，妈妈要马上去医院。因为破水意味着分娩已经开始。

妈妈出现破水后，应立即平躺，防止羊水流出，可以垫干净的护垫。平躺后及时通知家人，并拨打120叫救护车。在这个过程中，如果阴道排出棕色或绿色柏油样物质，这是胎便，要告诉医生，这意味着胎宝宝可能出现受压的危险。一般认为，为了避免感染，破水后24小时内就应分娩出宝宝，如果还没有临产，则需要催产素引产了。

出现强烈便意，切勿用力上厕所

临产前，当胎头下降压迫到直肠时，妈妈会有很强的便意。此时应立即入院检查，切勿用力上厕所，否则可能将宝宝产到马桶里。一般来说在进产房后，医生都会叮嘱妈妈不要去厕所，但是有的妈妈怕拉到或是尿到裤子上而“不好意思”，偷偷去厕所，这是不对的。其实，在分娩过程中出现排便、排尿现象不必太在意。助产的医生、护士几乎见过分娩时发生的各种状况，而且具有专业素养，不会在意这种事情。

感觉快要生了却独自在家该怎么办

当你感觉羊水马上破了或者已经有羊水流出，就说明宝宝提前到来了。此时身边没有家人怎么办？

1 立刻拨打120。说清详细地址，请120派最近的救护车来家里协助。

2 给家人打电话。老公、爸妈、公婆、朋友，挑一个离你最近的人打。

3 打开家门，以免救护人员到了，你却疼得无法起身开门。

4 平躺下来。在救护人员到达之前，先平躺，并在身下垫个干净的棉被或其他柔软的物品，避免宝宝出生太快，头撞到地面。

另外，事先要准备好干净的大浴巾，在宝宝出生之后可以用大毛巾把他裹起来保暖。

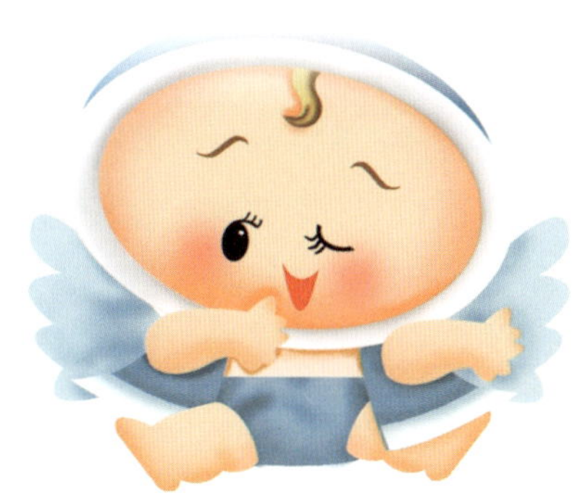

顺产3个产程

宝宝离开母体要经过3个阶段，医学上称为3个产程。这3个产程就是从子宫有节奏的收缩到胎盘娩出的全部过程，完成这个过程，才算分娩结束。

第1产程：宫口扩张阶段

子宫每隔10多分钟收缩1次，收缩的时间也比较短。越往后，子宫收缩得越来越频繁，每隔1~2分钟就要收缩1次，每次持续1分钟左右。

助产士会及时为妈妈测量血压，听胎心，观察宫缩情况，了解宫口是否开全，还要进行胎心监护，他们会针对妈妈的具体情况，做出正确的判断和及时处理。

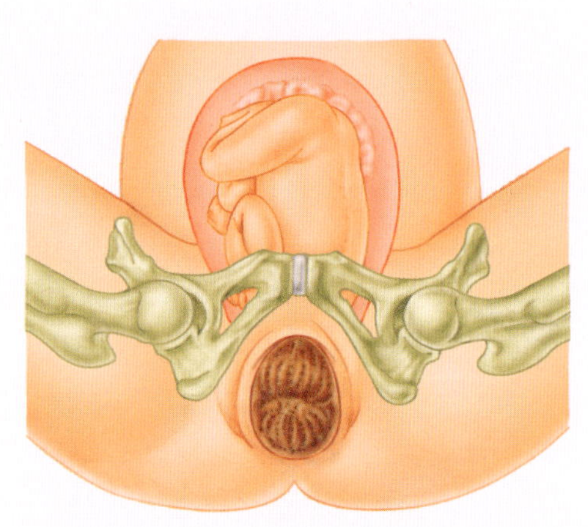

第2产程：推出宝宝阶段

这时，妈妈要躺在产床上等候，助产士会帮助分娩。妈妈用力的大小、正确与否，都直接关系到宝宝娩出的快慢、宝宝是否缺氧，以及妈妈的会阴部损伤轻重程度。所以，这时妈妈要按照助产士的指导，该用力时用力，不该用力时就抓紧时间休息。

这一时期，宫缩痛明显减轻，子宫的收缩力量更强。当出现宫缩时，妈妈的双脚要蹬在产床上，两手紧握产床边上的扶手，深吸一口气，然后屏住，像解大便一样向下用力，并向肛门屏气，持续的时间越长越好。如果宫缩还没有消失，就换口气继续同样用力使劲，这时宝宝会顺着产道逐渐下降。这时，子宫收缩越来越紧，每次间隔只有1~2分钟，持续1分钟，宝宝下降很快，迅速从宫颈口进入产道，然后又顺着产道达到阴道口露头。

当胎头即将娩出时，助产士会提醒妈妈不要再用力了。此时，妈妈可以松开手中紧握的产床扶手，双手放在胸前，宫缩时张口哈气，宫缩间歇时，稍向肛门方向屏气。这时，助产士会保护胎头缓慢娩出，同时保护妈妈的会阴部位，防止严重撕裂。当宝宝娩出的时候，妈妈的臀部不要扭动，保持正确的体位。这个阶段头胎妈妈一般需要1~2个小时，二胎妈妈只需要半个小时或几分钟。

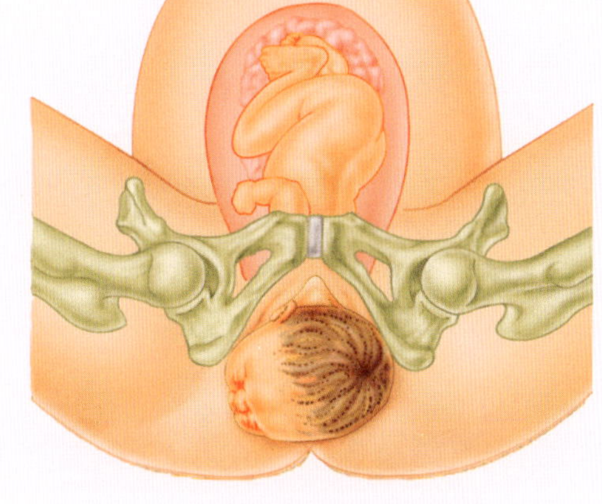

第3产程：胎盘娩出阶段

宝宝娩出，妈妈顿觉腹内空空，如释重负，子宫收缩，待5~30分钟后，胎盘及包绕宝宝的胎膜和子宫分开，随着子宫收缩而排出体外。如超过30分钟胎盘不下，则应听从医生安排，由医生帮助娩出胎盘。胎盘娩出意味着整个产程全部结束。

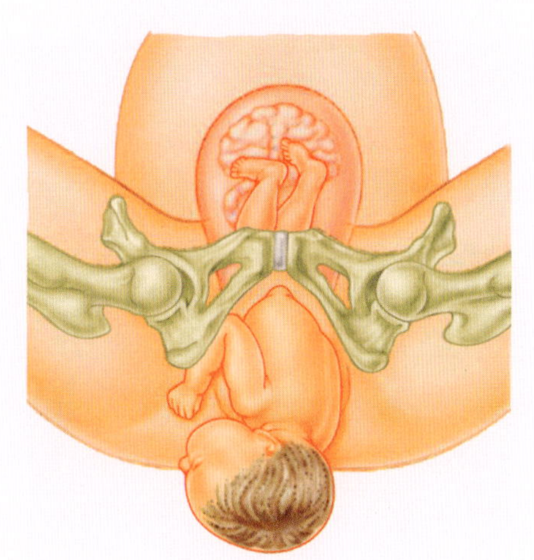

导乐指导和家人陪伴

一般情况下，头胎妈妈通常经历的分娩时间是12~14小时，所以最好有导乐或家人的陪伴，聊聊天，分散妈妈分娩的注意力，可以有效缓解分娩过程中的疼痛和不适。在妈妈宫缩疼痛时，家人拿一些枕头、靠背，确保妈妈的肘、腿、下腰、脖子都有支撑，然后帮妈妈做做按摩、揉揉腰，可以在心理上缓解妈妈的疼痛感。

吃深色巧克力补充体力

顺产妈妈在第1产程中，以半流质或软烂的食物为主，如鸡蛋挂面、蛋糕、面包、粥等。快进入第2产程时，由于子宫收缩频繁，疼痛加剧，消耗增加，应该选择能够快速消化、吸收的高糖或淀粉类食物，如深色巧克力，以快速补充体力。

爬楼梯，增加宫缩强度

如果妈妈处于临产的早期，还需要四处走动，多活动一下，可以在医生的建议下，在医院的走廊里散步或者爬楼梯等，加速产程。但是，不要认为肚子不是很疼就私自跑出医院买东西。

选择适合的分娩姿势

在国内，大部分医院都会要求妈妈躺着分娩，但没有一种方法是适合所有人的。妈妈可以尝试不同姿势，找到一个真正能让自己感觉最好的分娩姿势。所以，如果医院允许，妈妈可以选择一个更合适的分娩姿势，比如站着，或是蹲着分娩。

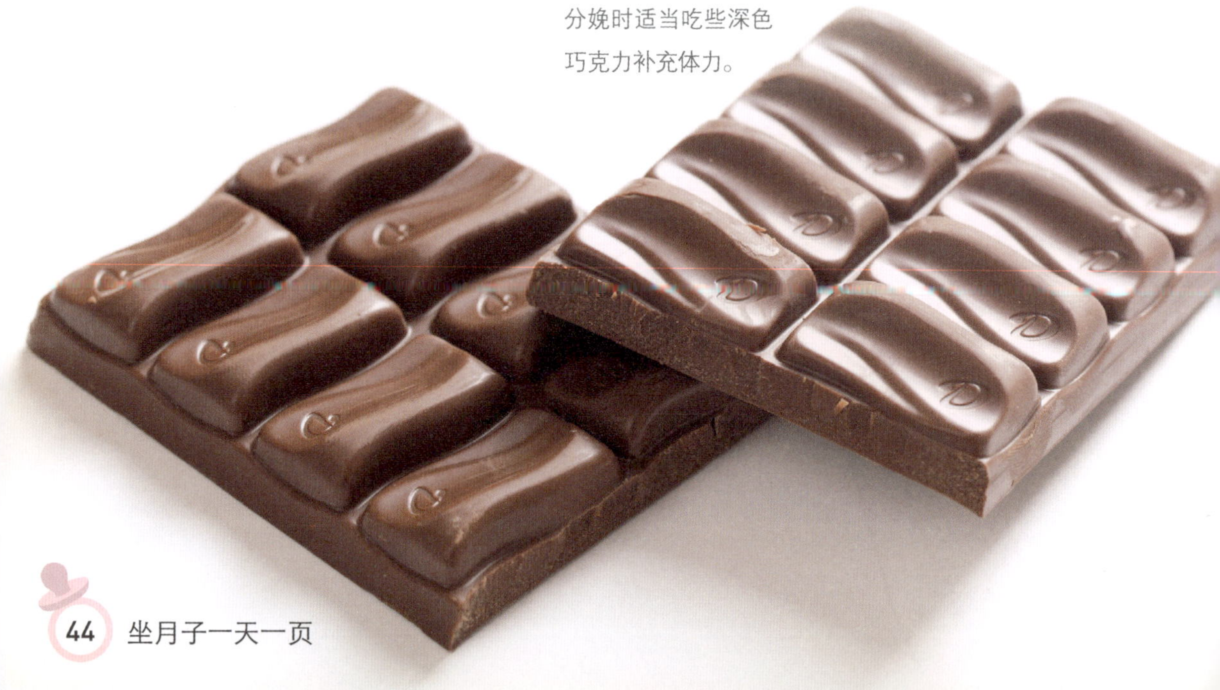

分娩时适当吃些深色巧克力补充体力。

阵痛来临不要大喊大叫

阵痛来临时大喊大叫并不好，妈妈大喊大叫往往吞入大量气体，引起肠管胀气，以至不能正常进食，随之，脱水、呕吐、排尿困难等接踵而来。大喊大叫还会使妈妈筋疲力尽，子宫收缩也逐渐变得不协调，有时因宫缩乏力，宫口迟迟不能开大，导致产程停滞。

积极配合用力

不管在哪个产程，都要听从医生的指示积极配合、正确用力，这样才能加速产程的进展。如果用力不当，不仅消耗体力影响产程，也容易让自己或宝宝受伤。

选择无痛分娩

无痛分娩确切地说是分娩镇痛，通过某些手段，使妈妈感受不到阵痛。分为非药物性镇痛(即精神性无痛分娩)和药物性镇痛两大类。硬膜外麻醉是目前最广泛采用的一种无痛分娩方式。特别怕疼、承受能力弱的妈妈可以选择此方式。无痛分娩的缺点是，会降低腹壁肌肉收缩功能，延长第2产程。

不要因为男医生就拒做指检

妈妈临产前入院，医生都会为妈妈做肛门检查，这时难免会遇到男医生，其实，没什么大不了的。妈妈所经历的分娩也许是第1次，但是对于医生而言，这是每天的日常工作，他们已经习以为常，完全把你当成病人，所以妈妈不必担心遇上男医生而难为情。

无痛分娩就是在腰椎间隙注入麻药，使妈妈感觉不到生产的疼痛。

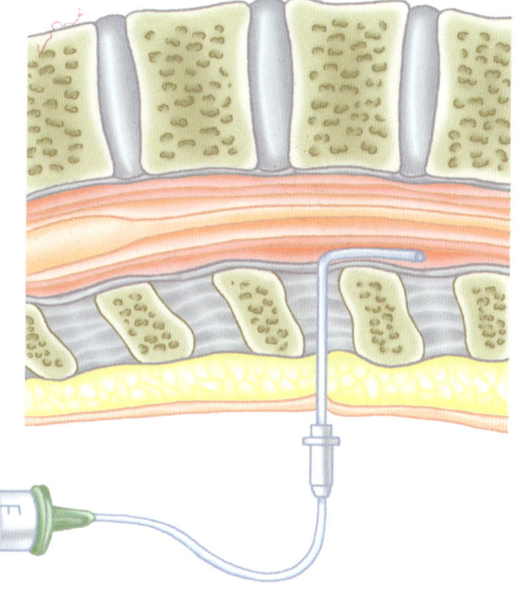

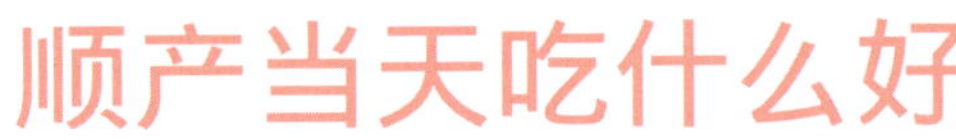

顺产当天吃什么好

如果是顺产，且没有出现什么特殊情况，稍加休息，新妈妈就可以进食了。产后第1餐应首选易消化、营养丰富的流质食物，等到第2天就可以吃一些软食或普通饭菜了。

先吃些汤和粥

这时候的饮食，以清淡温热最为适宜，太热、太凉或者过咸的食物都会让新妈妈感到不适。针对这时候的妈妈食欲差、消化功能较弱的特点，最好能给新妈妈喝一些汤或粥，如黄芪羊肉汤、花生红枣小米粥等，既含有丰富的营养，也不过分油腻，对产后体力恢复、疼痛缓解和伤口恢复都有一定的好处。

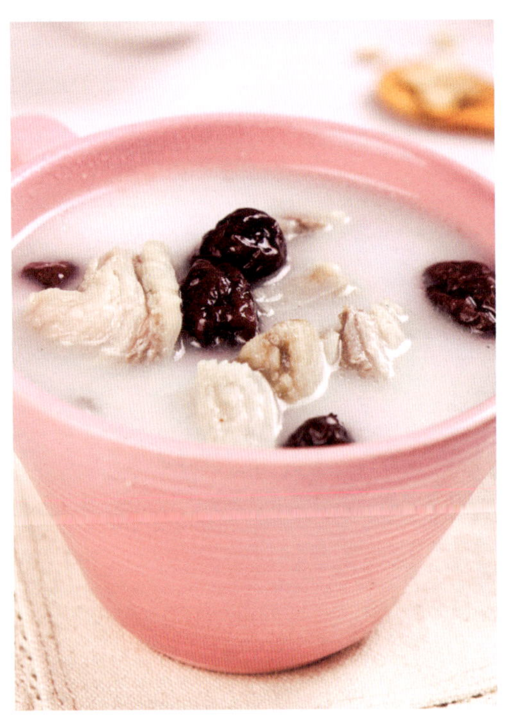

产后第1餐

黄芪羊肉汤

黄芪羊肉汤能够补充体力，有利于产后恢复，同时还有安神、快速消除疲劳的功效，对于防止产后恶露不尽也有一定作用。

原料：羊肉200克，黄芪15克，红枣5颗，红糖20克，姜片、盐各适量。

做法：①将羊肉洗净，切成小块，放在沸水锅中略煮一下去掉血沫，捞出；红枣洗净备用。②将羊肉块、黄芪、红枣、姜片、红糖一同放入锅内，加清水，以大火煮沸。③转小火慢炖至羊肉软烂，出锅前加入盐调味即可。

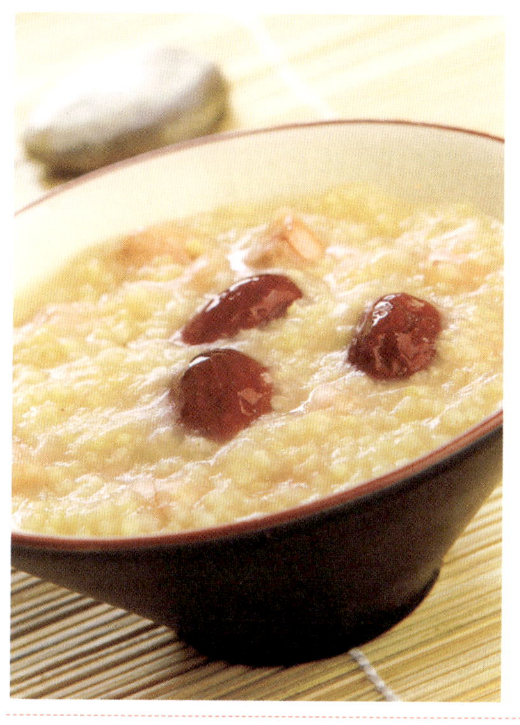

产后第2餐

花生红枣小米粥

花生与红枣配合食用，既可补虚，又能补血，可以使新妈妈产后虚寒的体质得到调养，帮助恢复体力。此粥营养丰富，对在生产过程中消耗了大量体力和营养物质的妈妈，有很好的补益作用，可加快身体恢复的速度。

原料：小米100克，花生50克，红枣8颗。

做法：①将小米、花生洗净，用清水浸泡30分钟。②红枣洗净，去掉枣核。③小米、花生、红枣一同放入锅中，加清水以大火煮沸，转小火将小米、花生煮至完全熟透后即可。

产后第3餐

西红柿菠菜面

番茄红素是一种使西红柿变红的天然色素，是一种较强的抗氧化剂。软软的面条非常好消化，西红柿稍酸的口感，可以帮新妈妈增强食欲。

原料：西红柿2个，菠菜50克，鸡蛋1个，面条100克，盐、油各适量。

做法：①将鸡蛋打匀成蛋液；菠菜洗净，切段，入沸水中略焯；西红柿洗净，切块。②油锅烧热，放入西红柿块煸出汤汁，加入清水烧开。③放入面条，煮至面条熟透，将蛋液、菠菜段放入锅内，大火再次煮开，加盐调味即可。

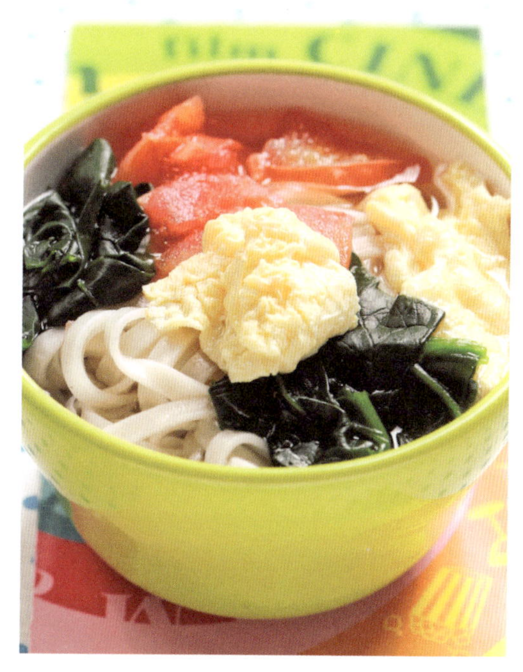

剖宫产：6小时后喝萝卜汤促排气

剖宫产手术，由于肠管受到刺激而使肠道功能受损，肠蠕动减慢，肠腔内有积气，术后易有腹胀感。剖宫产术后6小时内应禁食，等到排气后才可进食。

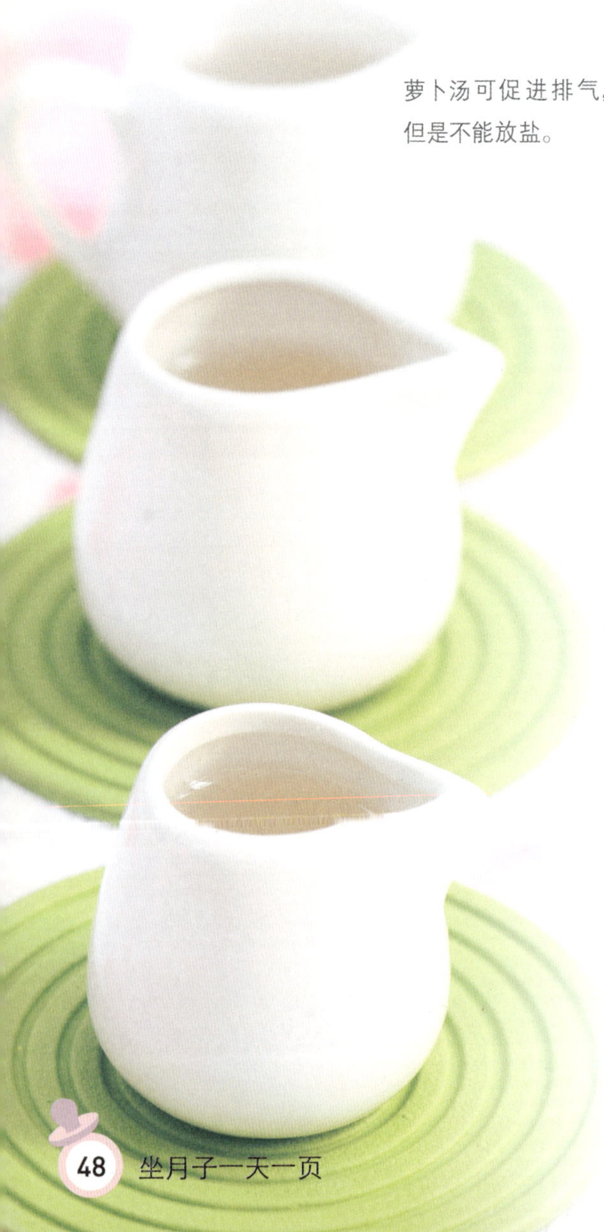

萝卜汤可促进排气，但是不能放盐。

剖宫产术前4小时应禁食

剖宫产手术需要硬膜外麻醉，而麻醉的并发症就是呕吐和反流。术中呕吐、反流时，很容易使胃容物进入气管内，引起机械性气道阻塞，影响妈妈和宝宝的健康。所以选择剖宫产的妈妈应在手术前禁食，至少要提前4小时禁食。

少吃易产气食物

剖宫产手术6小时后，宜服用促进排气的食物，如萝卜汤等，以增强肠蠕动，促进排气，减少腹胀，并使大小便通畅。易发酵产气多的食物，如糖类、黄豆、豆浆、淀粉类等，要少吃或不吃，以防腹胀。

排气之后以流食为主

剖宫产因为有伤口，同时产后腹内压突然减轻，腹肌松弛，肠蠕动缓慢，在饮食的安排上应以流食为主。待大量排气之后，饮食可由流质改为半流质，如蛋汤、粥、面条等，可根据新妈妈的体质而定，饮食逐渐恢复到正常。禁止过早喝鸡汤、鲫鱼汤等油腻类和催乳类食物。

术后6小时内不能枕枕头

新妈妈手术后回到病房，需要头偏向一侧、去枕头平卧6个小时。头偏向一侧可以预防呕吐物的误吸，去枕平卧则可以预防头痛。6个小时后，可以垫上枕头，进行翻身，变换不同的体位。采取半卧位的姿势比平卧更有好处，可以减轻对伤口的震动和牵拉痛。同时，半卧位还可使子宫腔内的积血排出。半卧位的程度，一般使身体和床呈20°~30° 为宜，可用摇床，或垫上被褥。

术后24小时要卧床休息

无论是局部麻醉还是全身麻醉的新妈妈，手术后24小时以内都应卧床休息，每隔3~4小时在家人或者护理人员的帮助下翻1次身，以免局部压出褥疮。新妈妈要忍住疼痛多翻身，能帮助尽快排气。因为剖宫产手术对肠道的刺激，以及受麻醉药的影响，新妈妈在产后都会有不同程度的胀气。如果多做翻身的动作，会使肠蠕动功能尽快恢复，尽早排气解除腹胀，还可避免肠粘连。

密切关注阴道出血量

剖宫产时，子宫的出血会较多，新妈妈和陪护的家属要在手术后24小时内密切关注阴道出血量，如发现超过正常的月经量，要及时通知医生。另外，咳嗽、恶心、呕吐时，应压住伤口两侧，防止缝线断裂。

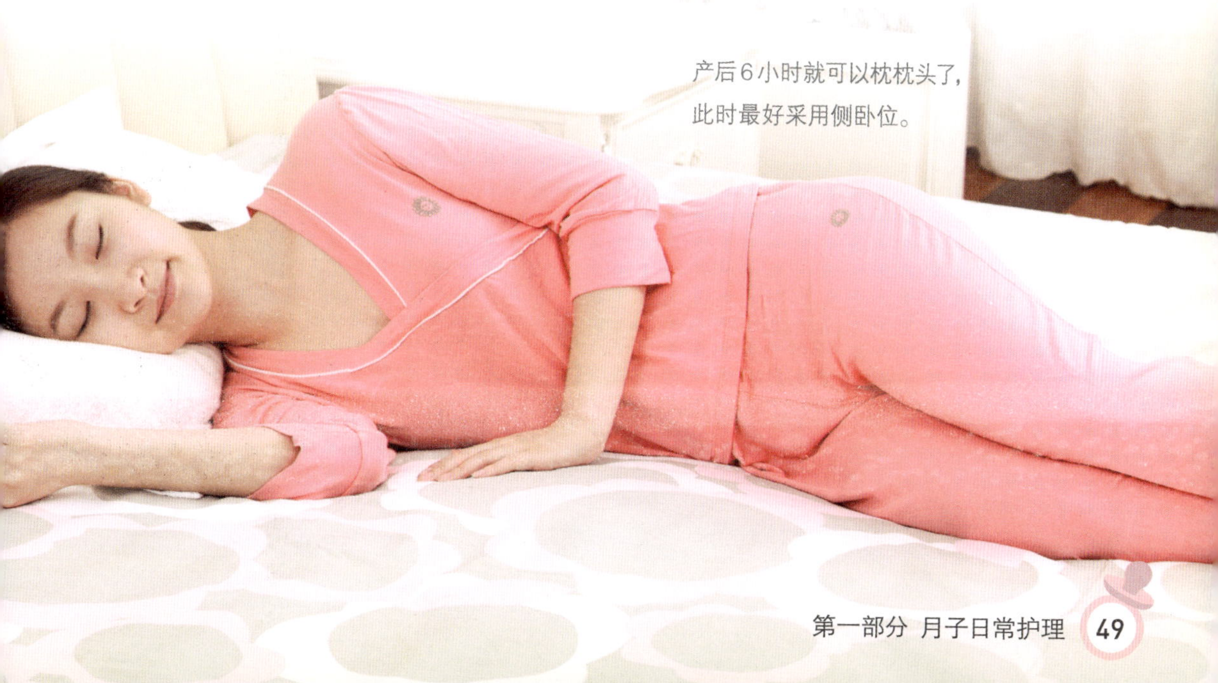

产后6小时就可以枕枕头了，此时最好采用侧卧位。

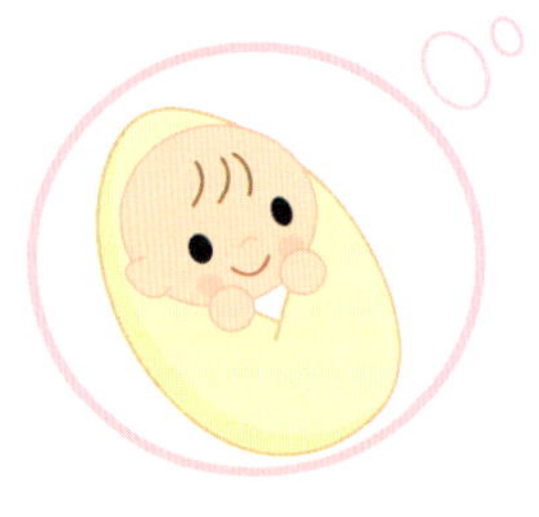

宝宝：皮肤皱皱的“小老头”

当医生将宝宝抱给你看时，你会发现，他皮肤红红的，头部相对较大，头发湿润地贴在头皮上，四肢好像害怕一样蜷曲着，小手紧握，哭声响亮，像个“小老头”。有些顺产的宝宝，由于受到产道的挤压，头部看上去有点扁。但是，很快你就会见证一个“丑小鸭变天鹅”的过程。

戴着手环或脚环

出生后的宝宝手上或脚踝上会戴着1个手环或脚环，上面写着妈妈姓名、床号、住院号，宝宝的身高、体重以及出生日期。因为1个产房会有好几个妈妈相继生产，有了这样1个手环或者脚环，不会发生抱错宝宝的事情。出院回家后，妈妈可以剪断手环或脚环保留下来，当作宝宝的第1个“身份证”以作留念。

天生会吃奶

在生产后半小时，护士会将宝宝抱到新妈妈身边“开奶”。新妈妈会发现，当用乳头或手指触碰宝宝的口唇时，宝宝会相应出现口唇及舌的吸吮蠕动，这就是“吸吮反射”，是哺乳动物及人类婴儿天生所具有的反射之一。一般在宝宝3~4个月大时，吸吮反射自行消失，逐渐被主动的进食动作代替。

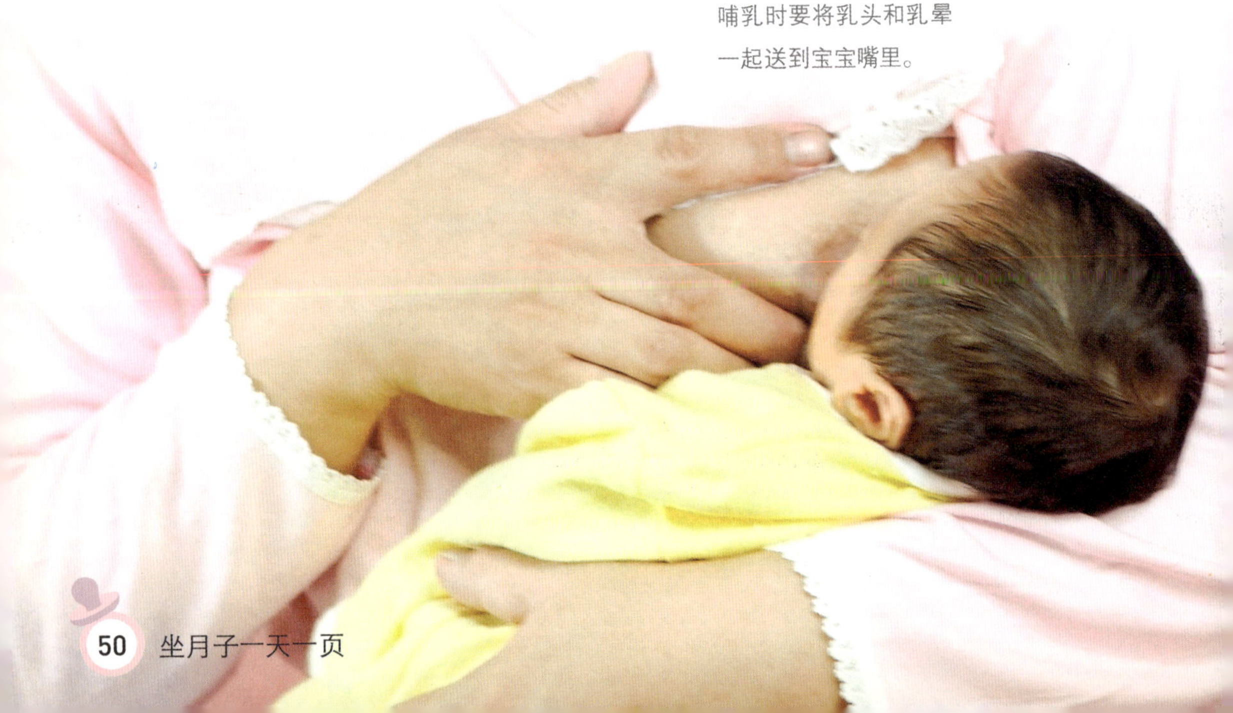

哺乳时要将乳头和乳晕一起送到宝宝嘴里。

即使奶水没有下来，也要多给宝宝喂奶，2~3小时至少要喂1次。吃得越早，奶水下得越早；吃得越勤，奶水下得越足。尤其是奶水刚下时的“初乳”，含有丰富的抗体，对多种细菌、病毒具有抵抗作用，应当及时让宝宝吃。

会握住你的手指

尽管宝宝看上去似乎什么都不懂，但是当妈妈用手指轻轻地点点他的手掌时，他会立即握住妈妈的手指，并且抓得死死的。要是妈妈用手指点点他的脚底时，会看到宝宝的脚底屈曲，脚趾收紧。以上这两种情况，就是宝宝的“抓握反射”。

能看清并记住20~30厘米内的物体

很多人都以为刚出生的宝宝什么都看不见，其实这是错误的。宝宝在出生时，就能够看清并记住20~30厘米距离范围内的物体。因此，新妈妈给宝宝喂奶时，宝宝可以很清楚地看见妈妈的脸。此时，妈妈应该微笑着，专注地盯着宝宝的眼睛。有的宝宝和妈妈眼神对视时，会暂时停住吃奶，全神贯注地凝视妈妈。用不了多久，妈妈就会发现，自己出现在宝宝面前时，他就会表现出很兴奋的样子，这表明宝宝已经认出妈妈了。

除了吃，就是睡

刚出生的宝宝大脑皮质兴奋性低，一昼夜有18~22小时都处于睡眠状态，只有饿了想吃奶时才会醒，吃饱后又会安然入睡。妈妈可以看到，当宝宝睡熟时，他的腹部随着呼吸起伏，节律常不一致，每分钟40~60次。这主要是因为宝宝以腹式呼吸为主，呼吸很浅，且呼吸频率忽快忽慢。

新生宝宝要接种哪些疫苗

宝宝出生后，由于免疫功能尚未发育完全，对一些疾病缺乏抵抗力，需要进行疫苗接种。一般来说，宝宝需要接种卡介苗疫苗和乙型肝炎疫苗。卡介苗的接种可以增强宝宝对结核病的抵抗力，预防肺结核和结核性脑膜炎。宝宝出生后24小时内，就会接种卡介苗第一针，但患有高热、严重湿疹、免疫不全或其他疾病的宝宝不应接种。乙型肝炎疫苗是在出生后24小时内接种，每个宝宝都会接种，除了先天畸形或严重内脏功能障碍者，或出现窒息、呼吸困难、严重黄疸、昏迷等严重病情时，不可接种。早产儿在出生1个月之后方可注射。此外，如果妈妈是乙型肝炎病毒携带者，宝宝出生24小时内要注射第1次高效价免疫球蛋白和乙肝疫苗，以后第1、第6个月要再次注射乙肝疫苗。

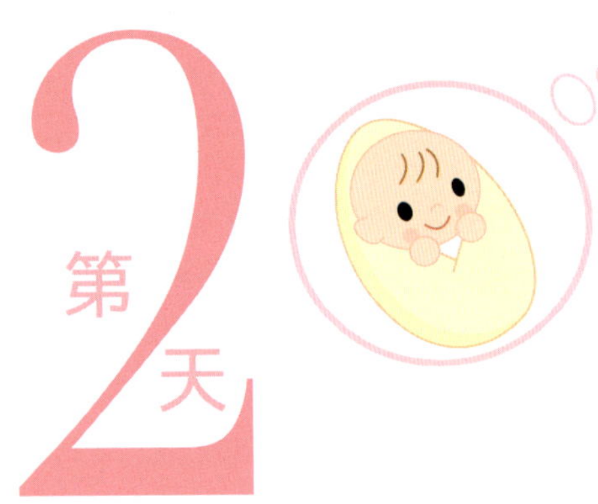

宝宝：排出墨绿色胎便

新生儿出生后12小时左右开始排胎便，呈墨绿色或黑色黏稠状，此时的胎便是由脱落的肠黏膜上皮细胞，咽下的羊水、胎毛和红细胞中血红蛋白的分解产物胆绿素等物质构成。约48小时后，变为混着胎便的乳便，这叫过渡便。

尽量不要抱着宝宝睡觉

不要抱着宝宝睡觉，也不要用手拍着宝宝，嘴里哼着儿歌，脚不停地来回走动，这些都是错误的做法。这样不仅影响宝宝的睡眠，而且养成抱着睡的习惯之后，也会影响大人的休息。最好的方法是，待宝宝喝饱了之后，自己躺在小床上，从小养成良好的睡眠习惯。

3个月前睡觉不要枕头

刚出生的宝宝，脊柱是平直的，也就是说，宝宝在平躺时背和后脑勺在同一个平面，颈、背部肌肉会自然松弛；侧卧时头与身体也在同一平面。所以，建议不给新出生的宝宝用枕头，否则易使脖颈弯曲，引起呼吸困难，甚至影响宝宝正常的生长发育。3个月以后则要及时垫上枕头。宝宝3个月后已经可以自主抬起头来，脊柱颈段也开始出现向前的生理弯曲；宝宝6个月后开始学坐，脊柱胸段开始出现向后的生理弯曲，肩部也开始发育变宽。所以这时应及时给宝宝枕上枕头，否则宝宝睡觉时头位偏低，会使脑部血液过多，影响入睡。

爸爸：看护好自己的宝宝

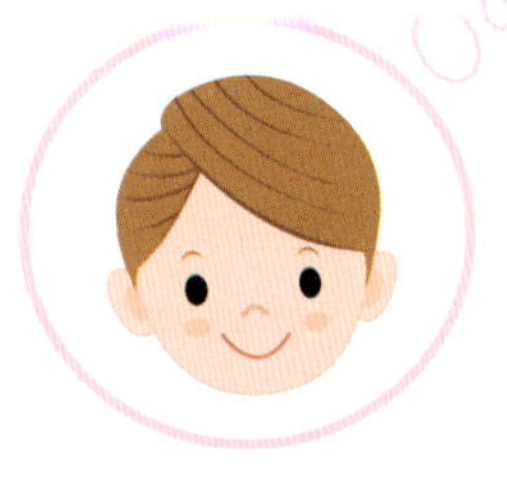

新妈妈生产完身体还很虚弱，宝宝此时又非常需要照顾，爸爸要担负起看护宝宝的重任。随时和宝宝在一起，不要随便让人抱走宝宝，即使是穿着白大褂的医生，也要问清楚。

妈妈：红色恶露量增加

从产后第1天开始，新妈妈会排出类似“月经”的东西（含有血液、少量胎膜及坏死的虹膜组织），这就是恶露。此后1周时间内，是新妈妈排恶露的关键期，第2天的恶露呈鲜红色。

妈妈产后第1次下床

如果是顺产妈妈，在产后6~8小时就可以下床活动，每次5~10分钟。如果会阴撕裂或侧切，应在12小时以后再活动，动作要慢，避免将缝合的伤口撕开。

剖宫产妈妈手术后24小时内需要卧床休息，第2天可以在床上活动或扶着床边走，之后可以下床活动。开始下床活动时，妈妈会有些疼痛，但是对于恢复消化功能很有好处。手术后第2天，妈妈要及早下床，可以先在床上坐一会儿，再移到床边坐一会儿，然后在家人的帮助下，忍住刀口的疼痛，在地上站立一会儿或扶着床边走几步，每天坚持3~4次。如果刀口太疼无法站立，妈妈也要在床上坐一会儿，避免内脏器官的粘连。

妈妈产后第1次排尿

如果是顺产妈妈，一般在分娩后4小时即可排尿。产后第1次排尿会有疼痛感，这是正常现象，妈妈不要担心。如果实在排不出，可以请医生进行药物治疗或导尿。

剖宫产妈妈在手术后会进行导尿，一般手术后24小时就可以拔掉尿管，妈妈需要自行排尿。很多妈妈害怕下床时伤口疼痛而不肯去排尿，这样极易引起尿道发炎等疾病。妈妈去排尿时，要有家人帮忙搀扶。

前3天刷牙用指漱

传统月子认为“在坐月子时，不能刷牙、漱口”，从今天的医学角度来看，这种说法毫无科学根据，坐月子不坚持刷牙、漱口，会给新妈妈和宝宝健康带来危害。但产后前3天应采用指漱最好，指漱就是把食指洗净或在食指上缠上纱布，然后把牙膏挤于手指上充当刷头，像正常刷牙一样在牙齿上来回、上下擦拭，用温水漱口，最后再用手指按压牙龈数遍。

月子餐

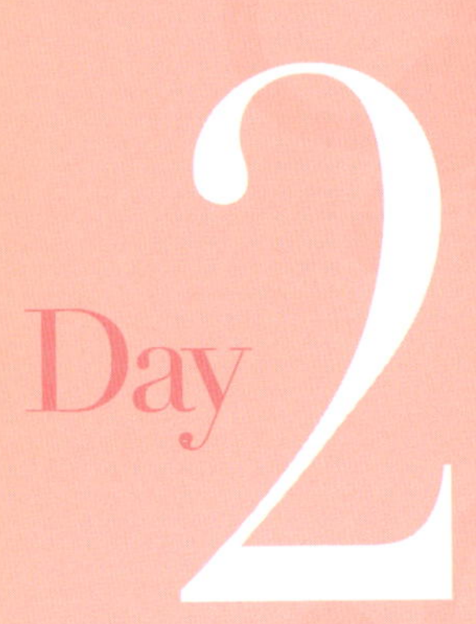

今天身体的疼痛会降低食欲，肠胃的功能也在初步的调整中，饮食还是以清淡为主，可适当进食谷类、水果、牛奶等。一般情况下，产后3天乳房才能开始完全泌乳，因此不要着急喝下奶汤，先吃些素炖补，如什菌一品煲，既有丰富的营养，也不过分油腻。

8:00

早餐

红糖、小米是传统坐月子常用的食材，搭配食用能为新妈妈迅速补充身体气血。

红糖小米粥
煮鸡蛋

12:00

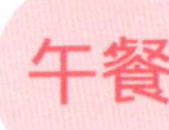

午餐

素素的什菌汤，有很好的开胃作用，很适合产后虚弱、食欲不佳的新妈妈食用。

什菌一品煲
米饭

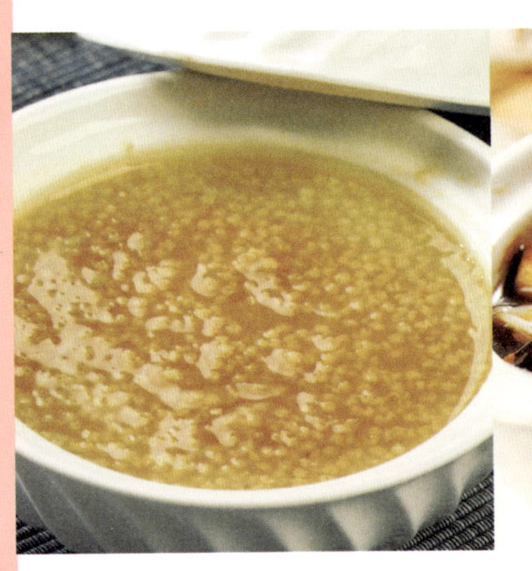

红糖小米粥

原料： 小米100克，红糖适量。

做法： ①将小米洗净，放入锅中，加适量清水，大火烧沸，转小火慢慢熬煮。②待小米开花时加入红糖拌匀，再熬煮几分钟即可。

什菌一品煲

原料： 猴头菌、草菇、平菇、白菜心各50克，干香菇30克，葱花、盐各适量。

做法： ①干香菇泡发后洗净，去蒂，划出花刀；平菇洗净切去根部，撕片；猴头菌、草菇洗净后切开；白菜心掰开洗净。②锅内放入清水、葱花，大火烧开。③再放入香菇、草菇、平菇、猴头菌、白菜心，转小火炖煮10分钟，加盐调味即可

15:00

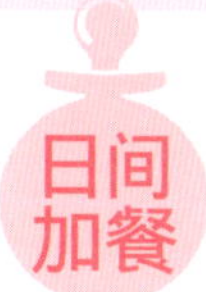

日间加餐

薏米有清利湿热、利小便的功效，百合可以缓解产后失眠症状，红枣是天然的补血上品。

薏米红枣百合汤
苹果

18:00

晚餐

什锦面含有多种营养素和膳食纤维，适合新妈妈产后初期调养身体、恢复体力之用。

什锦面

21:00

晚间加餐

牛奶含有较多的钙，搭配红枣一起食用，补铁、补钙，是新妈妈宜经常食用的佳品。

牛奶红枣粥

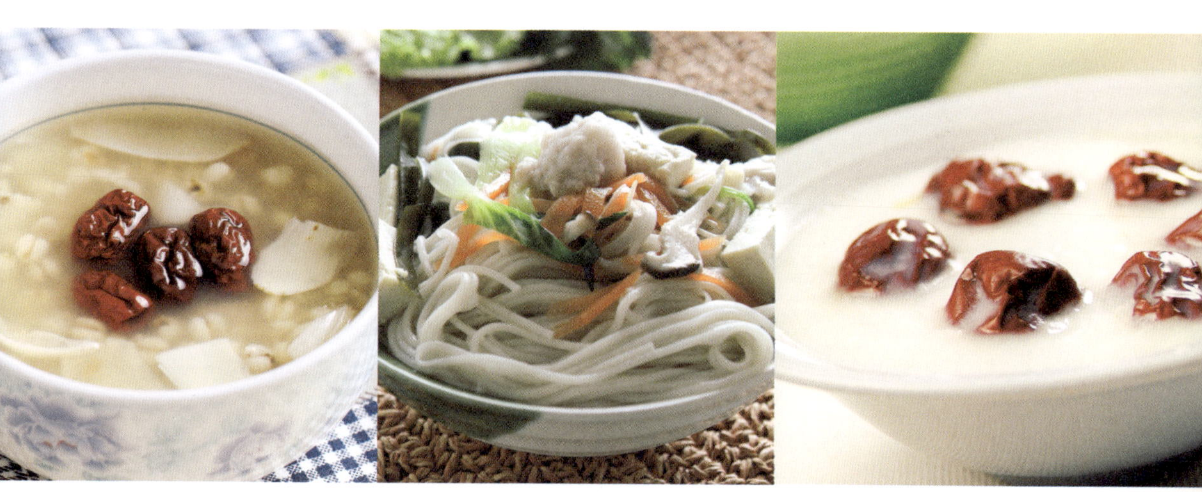

薏米红枣百合汤

原料： 薏米100克，鲜百合20克，红枣10颗。

做法： ①将薏米淘洗干净，放入清水中浸泡4小时；鲜百合洗净，掰成片；红枣洗净，去核。②将薏米和清水一起放入锅中，大火煮开后，转小火煮1小时。③放入鲜百合、红枣，再煮30分钟即可。

什锦面

原料： 面条100克，肉馅50克，鸡蛋1个，香菇、豆腐、胡萝卜各20克，香油、盐、鸡骨头、海带、葱花各适量。

做法： ①鸡骨头和洗净的海带一起熬汤；香菇、胡萝卜洗净，切丝；豆腐洗净切条。②肉馅中加入蛋清揉成小丸子，入开水烫熟。③把面条放入熬好的汤中煮熟，放入香菇丝、胡萝卜丝、豆腐条、肉丸及葱花、盐、香油即可。

牛奶红枣粥

原料： 大米50克，鲜牛奶250毫升，红枣10颗。

做法： ①红枣洗净，去核；大米淘洗干净，用清水浸泡30分钟。②锅内加入清水，将大米放入后，大火煮沸，转小火熬煮30分钟。③加入鲜牛奶、红枣，煮10分钟即可。

第3天

宝宝：皮肤由红变黄，出现黄疸

细心的爸爸妈妈会发现，现在宝宝皮肤由红色变成黄色，并且出现黄疸。所有的新生儿出生时都有过量的胆红素，慢慢会被肝脏摄取吸收，宝宝的皮肤就会由红慢慢变黄了。这叫“新生儿黄疸”，大多都是没有危险的，很快就会自愈。

每天应喝多少奶

产后3~7天是妈妈开始泌乳的过程，且乳汁量也不多，这段时间哺乳次数应该频繁一些。每天可哺乳8~12次，哺乳时让宝宝吸空一侧乳房后再吸另一侧乳房。如果宝宝没有将乳汁吸空，妈妈应该自行将乳汁挤出或者用吸乳器把乳汁吸出。这样才有利于保持乳汁的分泌及排出通畅。不过宝宝哺乳不必拘泥于次数，只要宝宝想吃，就马上让他吃，即按照宝宝的需要来哺乳，一方面可以让宝宝获得充足的乳汁，另一方面也可以有效地刺激乳汁分泌。

大小便后勤更换纸尿裤

宝宝出生后6小时就可能排尿，每次大小便后，宝宝的纸尿裤最好要更换。新生宝宝的皮肤十分娇嫩，被含有酸碱性的大小便刺激后，容易引起红臀。如果大便污染女宝宝的尿道口，还会发生尿路感染。宝宝每次大便后，先用婴儿湿巾擦拭，女宝宝擦拭时要由前向后擦，再用温水清洗，清洗干净后抹上护臀霜，然后更换纸尿裤。

爸爸：协助妻子下床走走

新妈妈生产时会消耗很多体力，易感到十分疲劳，的确需要很好休息，但长期卧床休息，不活动也有许多坏处。如无特殊情况，顺产的新妈妈产后24小时，就可起床下地活动了。新爸爸应协助妻子下床走几步，促进宫内积血排出，减少感染的发生。

妈妈：开始分泌乳汁

母乳中不仅各种营养素含量高，而且各种营养素的比例搭配适宜，因此对宝宝来说，它的营养价值高于任何其他代乳品。母乳中还含有多种抗感染因子，使得母乳喂养的宝宝抵抗力强，呼吸道及肠道感染明显低于人工喂养的宝宝。从现在开始，新妈妈开始分泌乳汁，同时食欲也变得旺盛。

不同时期的乳汁和营养成分

宝宝一出生，妈妈就开始分泌乳汁，但不同时期分泌的乳汁营养成分也略有差异，这种差异正好适应了宝宝身体的需要。初乳是指分娩后4~5天内分泌的乳汁，呈淡黄色，较黏稠。其中含有丰富的热量和磷酸钙、氯化钙等盐类，并含有丰富的免疫类物质。所以，妈妈产后应及时让宝宝吮吸乳汁。过渡乳是指分娩后6~10天分泌的乳汁。成熟乳是分娩后11天到9个月分泌的乳汁。晚乳是分娩10个月以后分泌的乳汁。过渡乳、成熟乳和晚乳中都含有丰富的蛋白质和热量，同时也含有符合宝宝不同阶段成长需求的免疫类物质。

哪些情况不宜母乳喂养

乳房疾病： 严重的乳头皲裂、急性乳腺炎、乳房脓肿等，可暂时停止哺乳。

感染性疾病： 患上呼吸道感染伴发热，产褥感染病情较重者，或必须服用对宝宝有影响的药物者。梅毒、结核病活动期也不宜哺乳。

病毒感染： 急性肝炎或大三阳，因传染力强不应母乳喂养，但乙型肝炎单纯表面抗原（HBsAg）阳性者不必禁止母乳喂养。如已确诊艾滋病病毒（HIV）感染，也不宜母乳喂养。

癫痫病： 由于抗癫痫药对宝宝危害较大，故主张禁止母乳喂养，但小发作或用药量少的，也可母乳喂养。

心脏病： 心脏病Ⅲ~Ⅳ级患者（轻微活动即出现心慌、胸闷、憋气等症状），或孕前有心衰病史者，不宜母乳喂养。

宜喝生化汤排毒

生化汤是一种传统的产后方，能帮助妈妈排出恶露，但不可过量，否则会增大出血量，不利于子宫的修复。一般自然分娩的妈妈在无凝血功能障碍、血崩和伤口感染的情况下，可以产后第3天服用，每天1帖，连服7~10帖。剖宫产妈妈最好在产后7天以后服用，每天1帖，每帖分3份，早中晚三餐前温热服用，连续服用5~7帖。喝之前可咨询医生。

月子餐

Day 3

产后第3天开始分泌乳汁了，充足乳汁的来源要靠妈妈均衡的营养摄入，因此哺乳的妈妈应多吃营养丰富的食物和汤类。妈妈不仅需要补充足量的蛋白质、糖、脂肪和水，还需要增加丰富的矿物质和维生素，以提高乳汁质量，满足宝宝身体发育的需要。

8:00

早餐

小米与胡萝卜同食，可滋阴养血，最适合产后新妈妈调养身体，恢复体力。

胡萝卜小米粥
煮鸡蛋

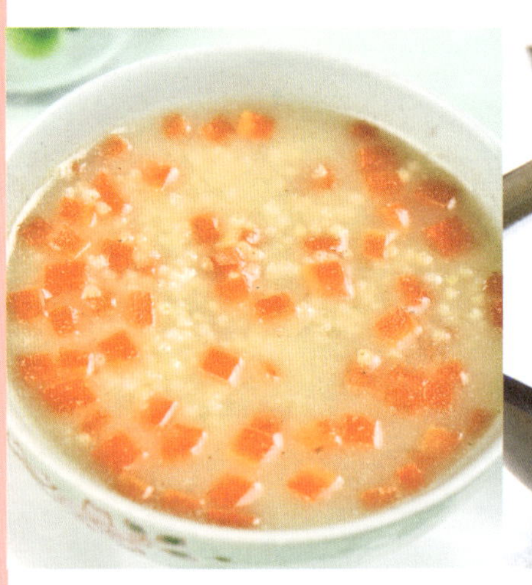

胡萝卜小米粥

原料： 小米、胡萝卜各50克。

做法： ①将小米淘洗干净；胡萝卜洗净，切丁。②将小米和胡萝卜放入锅中，加适量清水，大火煮沸，转小火煮至胡萝卜绵软，小米开花即可。

12:00

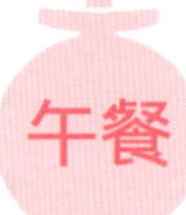

午餐

黄芪和当归同食，有利于产后子宫复原、恶露排除，但有高血压的新妈妈慎用。

芪归炖鸡汤
清炒鸡毛菜
米饭

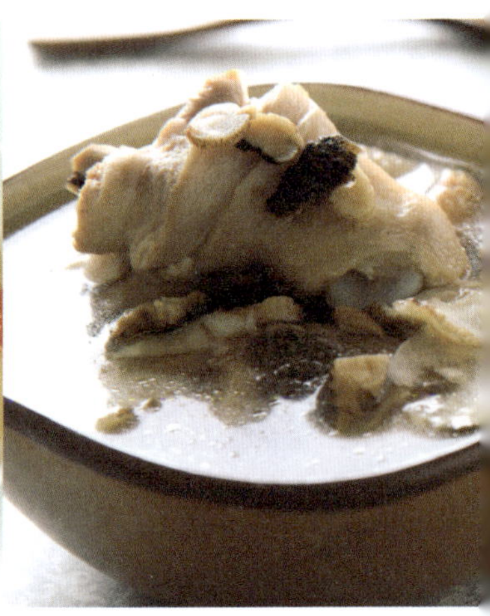

芪归炖鸡汤

原料： 公鸡1只，黄芪50克，当归10克，盐适量。

做法： ①公鸡处理干净，用清水冲洗；黄芪去粗皮，与当归均洗净。②砂锅中加水后放入全鸡，烧开，撇去浮沫。③加黄芪、当归，小火炖2小时左右；加入盐，再炖2分钟即可食用。

15:00

紫菜和虾皮都是补钙佳品，含有丰富的蛋白质、铁、碘等营养素，适合新妈妈。

紫菜鸡蛋汤
香蕉

18:00

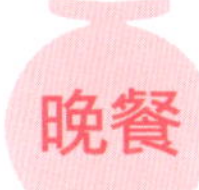

生化汤具有活血散寒的功效，可缓解产后血瘀腹痛，恶露不尽。

生化汤
清炒黄豆芽
馒头

21:00

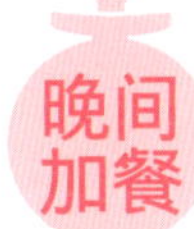

红豆有清热解毒、健脾益胃、通气除烦的功效，适合产后虚弱的新妈妈。

红豆西米露

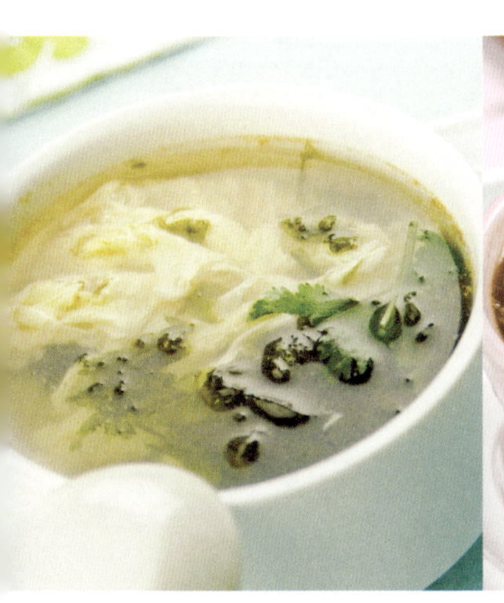

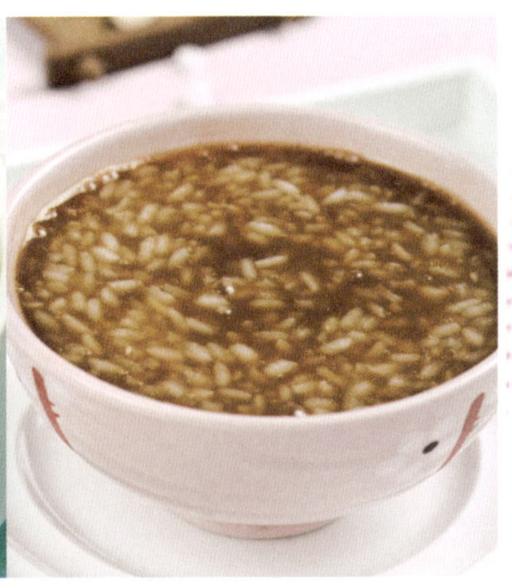

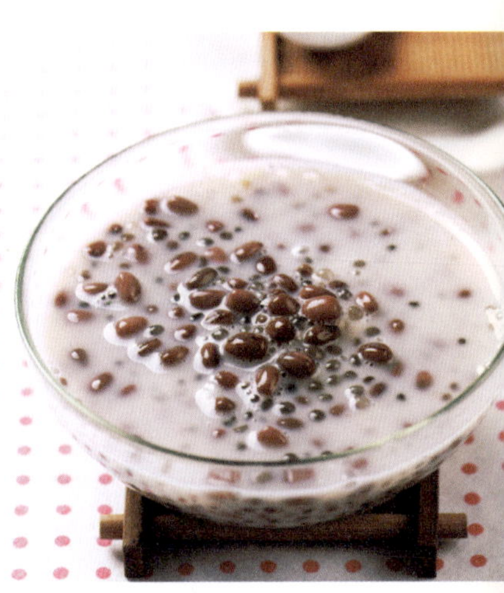

紫菜鸡蛋汤

原料： 鸡蛋1个，虾皮10克，紫菜10克，香菜50克，盐、葱花各适量。

做法： ①虾皮用温水洗净；紫菜撕碎放入碗中；鸡蛋打散；香菜择洗干净，切段。②油锅烧热，下入葱花略煸，加入水、虾皮，用小火煮片刻，加入盐、香菜段和鸡蛋液。③待鸡蛋液起花于汤面，将锅内的汤全部倒入装有紫菜的小碗内即可。

生化汤

原料： 川芎6克，黑姜10克，甘草3克，大米100克，当归、桃仁各15克，红糖适量。

做法： ①大米淘洗干净，用清水浸泡30分钟。②将当归、桃仁、川芎、黑姜、甘草和水以1:10的比例共同煎煮。③所有原料需要用小火煮30分钟，取汁去渣；将药汁和淘洗干净的大米熬煮为稀粥，调入红糖即可。

红豆西米露

原料： 红豆100克，西米100克，白糖、鲜牛奶各适量。

做法： ①红豆洗净，用水泡4小时，放入锅中，煮至烂熟；捞出红豆，捣成红豆沙。②西米放入沸水锅中，边煮边搅拌，煮到西米中间剩下一个小白点时，关火焖10分钟。③将西米加入鲜牛奶，冷藏半小时；把做好的红豆沙和鲜牛奶西米拌匀，加白糖即可。

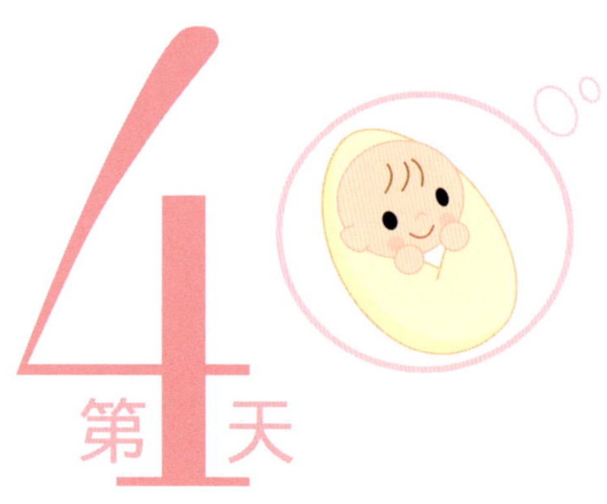

宝宝：体重稍减轻

宝宝出生后的最初几天，睡眠时间长，吸吮力弱，吃奶时间和次数少，肺和皮肤蒸发大量水分，大小便的排泄也相对多，再加上妈妈开始时乳汁分泌量少，所以宝宝在出生的头几天，体重不会增加，反而会下降，这是正常的生理现象，新手爸妈不必担心。

宝宝出院回家的注意事项

如果是顺产的新妈妈，那么今天，就可以和宝宝一起出院回家了。回家前，一般要经医生检查，一切正常后就可以出院。这时候，爸爸不要忘记在出院前给宝宝办理一张出生证明。回家的路上，宝宝要注意防风防寒，但也不要捂得过严，路上尽量减少颠簸。

脐带用酒精消毒

宝宝出生后7~10天，脐带会自行脱落。在脱落之前，为了避免脐带感染，妈妈每天至少要为宝宝进行3次脐带护理（如果是住院生产的话，你要跟护士虚心请教，自己操作的时候才会有把握）。方法是用小棉棒蘸75%酒精，从脐带根部由内向外消毒。需要注意的是，脐带一定要略微拉起，保证脐带和肚脐的接触点，也就是脐根部、脐轮周围也都进行消毒。即使脐带已经脱落，仍要继续护理，直到脐根部完全干燥。若脐带脱落后，脐根部仍有潮湿、液体渗出的情况，还需继续消毒。

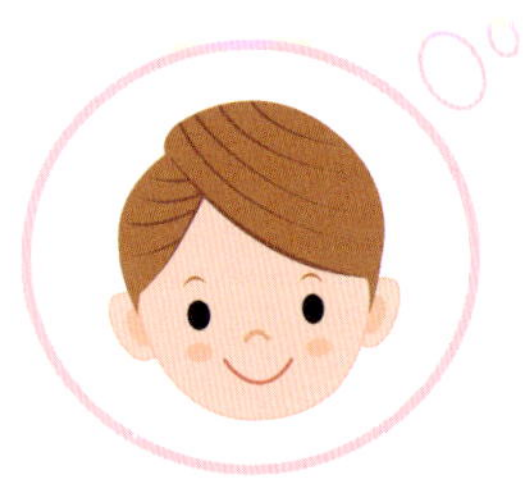

爸爸：接妻子和宝宝回家

如果宝宝是顺产的话，今天可以接妻子和宝宝回家了。不过接妻子回家之前要把家里收拾得干净点，“产后抑郁”可是说来就来的，爸爸要尽量避开那些会惹她不开心的事。此外，干净的室内环境对妈妈身体的恢复和宝宝的健康成长都十分重要。

妈妈：子宫慢慢缩小

今天，妈妈也许会有些感觉，子宫在慢慢缩小，已经下降到肚脐和耻骨联合之间了。如果是母乳喂养宝宝，子宫的缩小会更快一些，因为在哺乳期间会释放较多的催产素。顺产妈妈产后第4天就可以出院，如果是剖宫产妈妈一般需要住院1个星期。

家中温度适宜

冬季，妈妈出院时要比常人稍多穿一件厚外套，要戴上帽子、围上围巾；春秋季节多穿一件风衣或外套即可，也需戴上便帽以防风；夏天则要注意不要捂得太严、穿得太多，以防新妈妈出汗过多中暑，或汗后被风吹着凉。回家时，家人一定要提前将家中温度调好，特别是冬天。一般情况下，冬天室温要保持在18~25℃，湿度要保持30%~80%；夏天室温则要保持在23~28℃，湿度要保持30%~60%。最好可以在家中放置一个测试温度和湿度的仪器。

和宝宝多亲密接触

现代亲密育儿法提倡母婴同室。宝宝从一出生就要和妈妈待在一起，要充分进行肌肤接触。蒙台梭利教育法的教育理念就说，童年宝宝的智慧都是通过父母对其身体的触摸获得的。所以，一定不要吝啬你的抚摸和怀抱。

喂奶的正确姿势

妈妈全身肌肉要放松，腰后、肘下、怀中要垫好枕头。如果坐在椅子上，踩只脚凳，将膝盖提高。如果坐在床上，就用枕头垫在膝盖下。不要前倾身体将奶头送进孩子嘴里，而是利用枕头将孩子拥抱到你胸前。宝宝横躺在你怀里，整个身体对着你的身体，脸对着你的乳房。他的头应该枕在你的前臂或者肘窝里，你的前臂托住他的背，你的手托住他的屁股或腿。鼓励宝宝正确地衔住乳房，宝宝吸吮的应该是你的乳晕，这样才能有效地刺激乳腺分泌乳汁。仅仅吸吮乳头不仅不会让宝宝吃到奶，而且会引起妈妈乳头的皲裂。

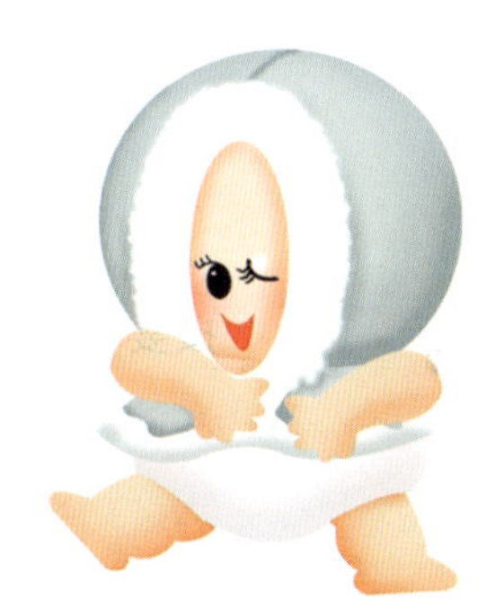

月子餐

Day 4

新妈妈由于分娩时耗费巨大精力，同时也消耗了大量的能量，出血也会导致蛋白质和铁的丢失，因此产后初期会感到疲乏无力，面色苍白，易出虚汗，且肠胃功能也趋于紊乱，出现食欲缺乏、食而无味等现象，此时应加强营养的补充。在给新妈妈制作月子餐的时候，应多用炖、煮、蒸等方法，尽量不用煎、炸等方式烹调。

8:00

早餐

新妈妈常有健忘的情况发生，苹果含丰富的锌元素，多吃苹果可以增强记忆力。

葡萄干苹果粥
馒头

12:00

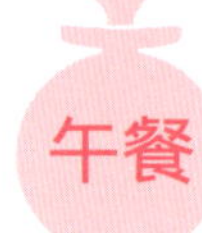

午餐

鸡蛋及猪肉均有良好的养血生津、补益脏腑的功效，非常适合脾胃虚弱的新妈妈。

肉末蒸蛋
什菌一品煲
米饭

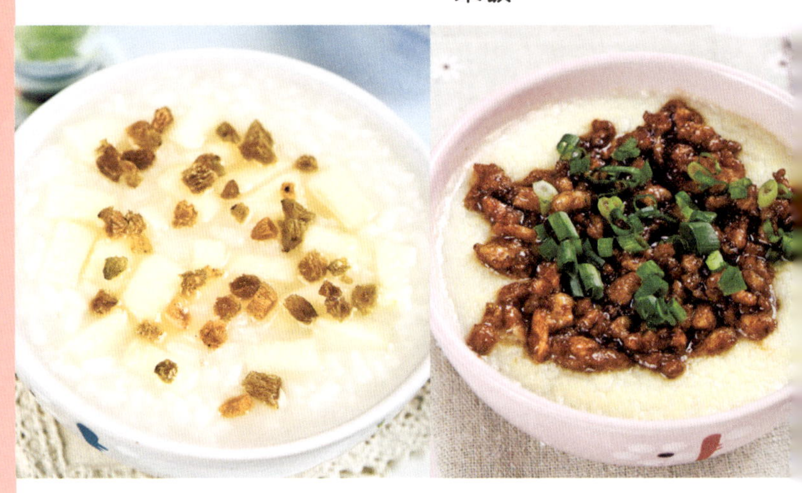

葡萄干苹果粥

原料：大米50克，苹果1个，葡萄干20克，蜂蜜适量。

做法：①大米洗净沥干。②苹果洗净去皮，切丁，要立即放入清水锅中，以免氧化。③锅内再放入大米，与苹果一同煮沸后，改用小火煮40分钟。④加入蜂蜜、葡萄干搅匀即可。

肉末蒸蛋

原料：鸡蛋2个，猪肉50克，水淀粉、盐、葱花各适量，酱油少量。

做法：①将鸡蛋打散，放入盐和适量清水搅匀，上锅蒸熟。②选用三成肥七成瘦的猪肉剁成末。③油锅烧热，放入肉末，炒至松散出油；加入葱花、酱油及水，用水淀粉勾芡后，浇在蒸好的鸡蛋上即可。

15:00

香蕉对失眠和情绪紧张有一定的疗效，产后新妈妈吃点香蕉可起到镇静作用。

香蕉银耳百合汤

18:00

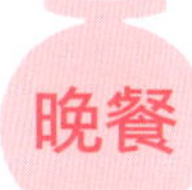

干贝有稳定情绪的作用，吃些天然食物来对抗抑郁，对妈妈和宝宝来说都很安全。

西红柿炒鸡蛋
干贝冬瓜汤
花卷

21:00

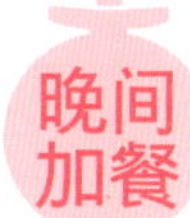

红薯可以预防宝宝由于维生素A缺乏所导致的眼部疾病。

红薯粥

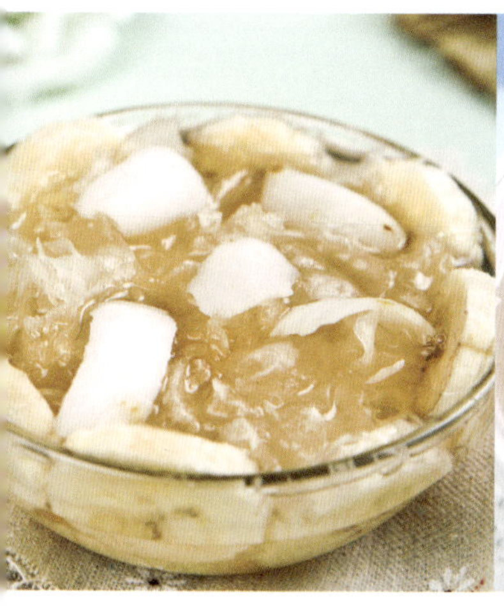

香蕉银耳百合汤

原料：干银耳20克，鲜百合50克，香蕉2根，冰糖10克。

做法：①干银耳用清水浸泡2小时，择去老根及杂质，撕成小朵放入碗中，以1:4的比例加入清水，放入蒸锅内隔水加热30分钟。②鲜百合剥开，洗净去老根；香蕉去皮，切片。③将蒸好后的银耳与百合、香蕉片一同放入锅中，加清水，煮10分钟；出锅时加入冰糖至化开即可。

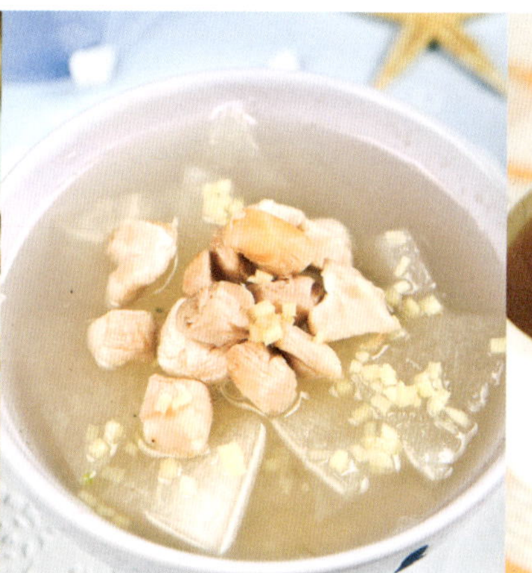

干贝冬瓜汤

原料：冬瓜100克，干贝50克，料酒适量。

做法：①冬瓜削皮，去子，洗净后切片；干贝洗净，浸泡30分钟，去掉老肉。②干贝放入瓷碗内，加入料酒、水，水以没过干贝为宜，隔水用大火蒸30分钟。③再与冬瓜片一起放入锅内，加水煮15分钟出锅即可。

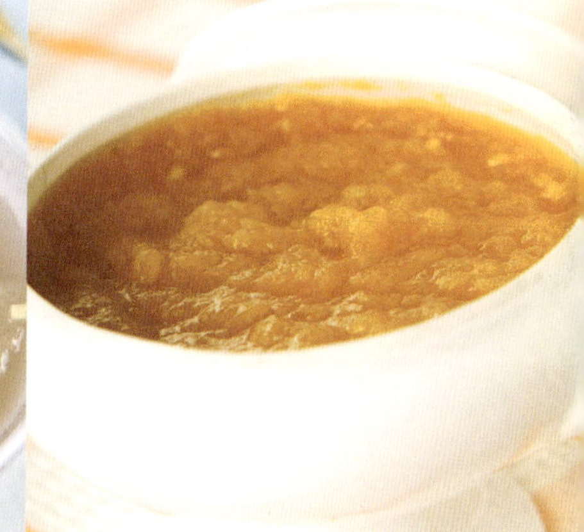

红薯粥

原 料：红薯100克，大米50克。

做法：①将红薯洗净，连皮切成块。②大米洗净，用清水浸泡30分钟。③将泡好的大米和红薯块放入锅内，大火煮沸后，转小火继续煮成浓稠的粥即可。

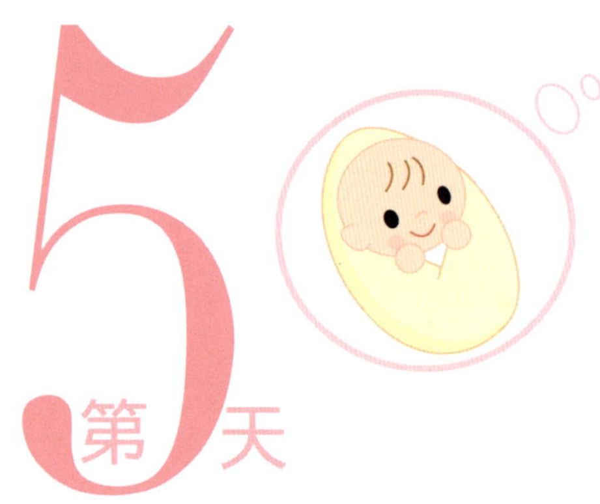

宝宝：黄疸达到高峰

宝宝已经学会熟练地吸吮妈妈的乳汁了。这是不是让妈妈充满了自豪感，这个自己孕育的生命可以自主获得生命的能量了！不过，妈妈也会有小小的心疼，宝宝身上的黄疸程度达到高峰，看得让人有些不忍，不过，过段时间黄疸就会消退。

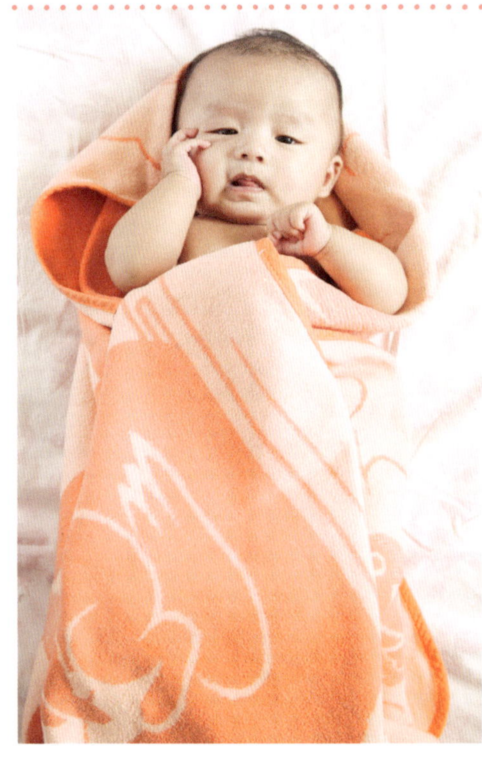

怎么给宝宝包襁褓

包襁褓，就是用棉布做成的被、毯包裹新生宝宝。包襁褓是帮助宝宝适应新的肢体顺直状态。包襁褓不宜过紧，方法如下：

①把毯子铺平，右上角折下约15厘米。把宝宝仰面放在毯子上，头部枕在折叠的位置。

②把宝宝左手毯子的一角拉起来盖住宝宝的身体，并把边角从宝宝的右手臂下侧掖进宝宝身体后面。

③把宝宝右手毯子的一角拉向身体左侧，并从左侧掖进身体下面。

④将毯子下角折回来盖到宝宝的下巴以下，把被角掖到被子里。

爸爸：多给妻子心理安慰

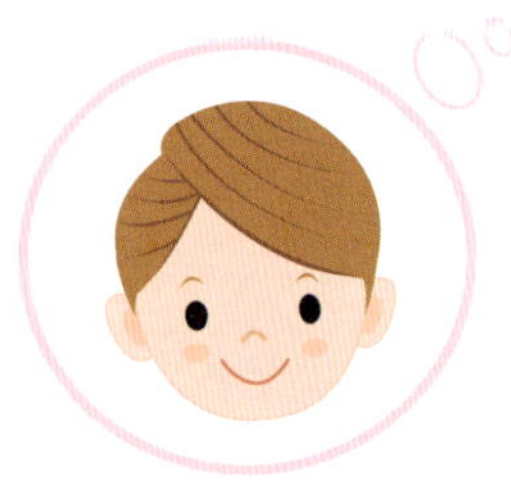

爸爸要多鼓励妻子坚持母乳喂养，对于母乳喂养遇到的问题一定要通过咨询医生、请教老人、多查资料一一解决。别忘了强调母乳喂养对妈妈和宝宝都有好处，你不妨多说几次“宝宝吃母乳，你的身材恢复得更快哦”。

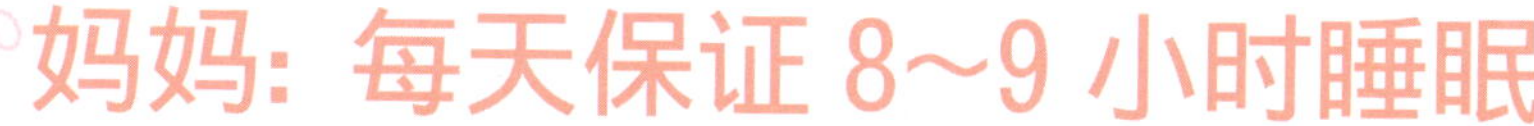

妈妈：每天保证 8~9 小时睡眠

生完宝宝后，新妈妈有很多事要做，如喂奶、换尿片、哄宝宝睡觉……睡个好觉都快成了一种奢望。一项最新的调查显示，有超过40%的新妈妈都会出现睡眠问题。为了自己和宝宝的身体健康，新妈妈必须保证每天的睡眠时间在8~9小时。睡前不吃巧克力、甜点及喝甜的饮料，因为甜食很容易让人感到激动、兴奋，导致难以入眠。

不要睡过软的床

坐月子睡什么样的床也要注意。专家建议，为了保护妈妈的腰骨，避免腰痛，最好不要睡太软的床，尤其是剖宫产的妈妈。还有注意垫的被褥不要过厚，即使在冬季也要比怀孕后期薄一些。此外，盖的被子宜轻，要选用棉质或麻质等轻柔透气的床品，每1~2周换洗和暴晒1次。

下床活动要防止眩晕

1 新妈妈下床时，应有家属陪伴协助，下床前先在床头坐5分钟，确定没有不舒服再起身。

2 下床排便前要先吃点东西才能恢复体力，以免昏倒在厕所。上厕所的时间如果较久，站起来动作要慢，不要突然站起来。

3 如果有头晕现象，要立刻坐下来，把头向前放低，在原地休息，并喝点热水，等到脸色恢复，再移动回到床上。

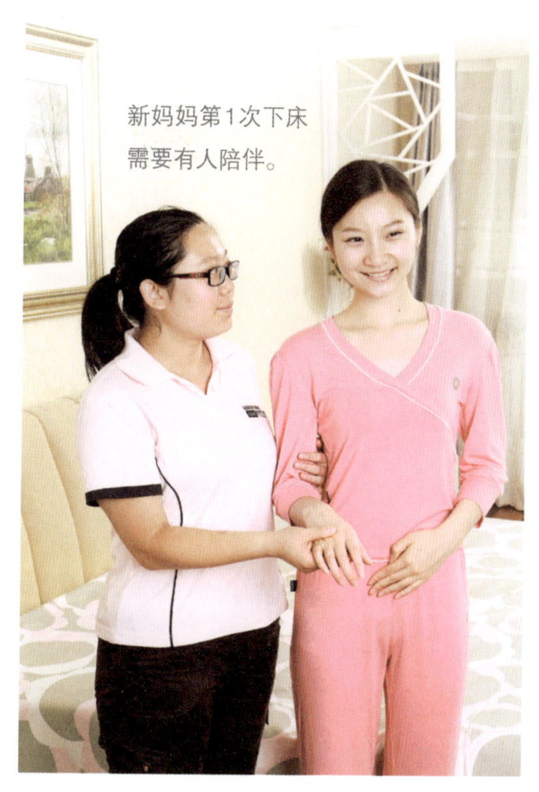

新妈妈第1次下床需要有人陪伴。

月子餐

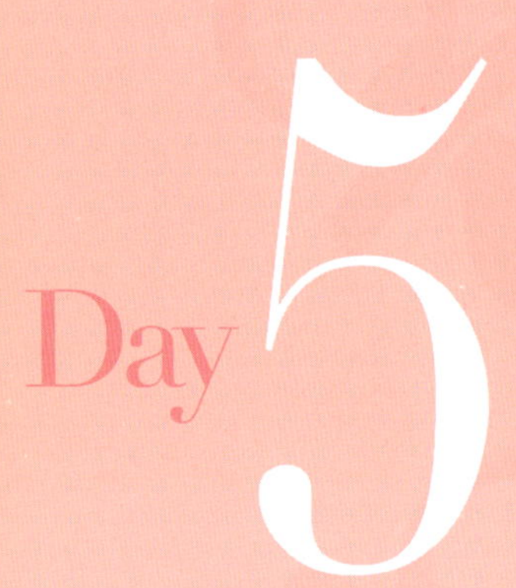

Day 5

雌激素对人的情绪有很大影响，分娩后的新妈妈身体内的雌激素会降低，很容易发生抑郁性的心理异常表现，情绪容易波动、不安、低落。出现这种抑郁情绪，不但影响妈妈本身的恢复和精神状态，还会影响正常哺乳。此时，应该多吃些鱼肉和海产品。鱼肉含有一种特殊的脂肪酸，有抗抑郁作用。

8:00

早餐

糯米有健脾益气、调和气血的功效，莲子特别适合新妈妈滋补元气。

红枣莲子糯米粥
馒头

12:00

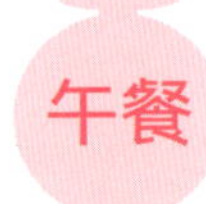

午餐

四物药材可以促进子宫收缩，具有减轻产后腹痛的作用。

四物炖鸡汤
清炒苋菜
米饭

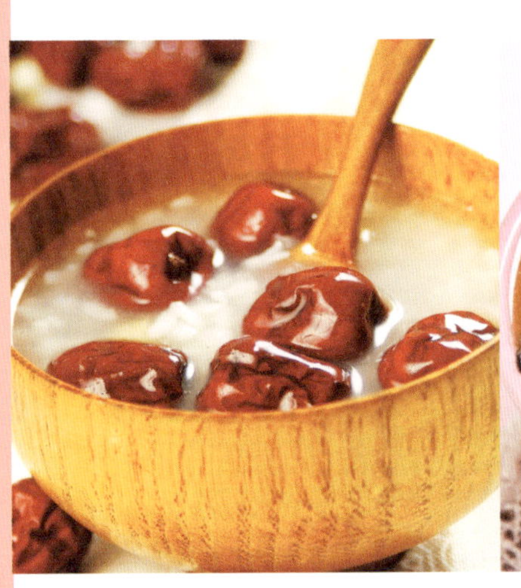

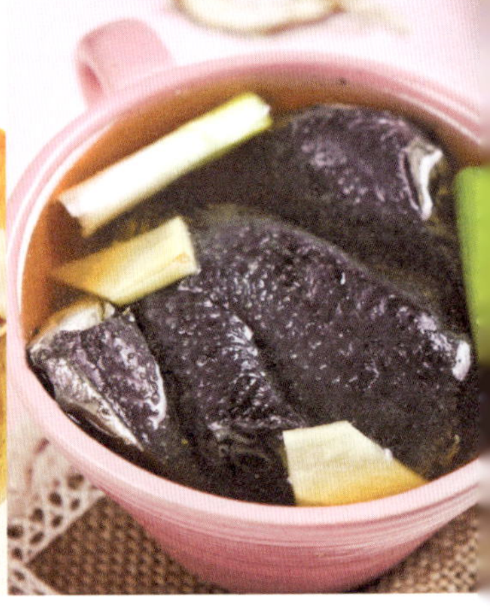

红枣莲子糯米粥

原料： 糯米100克，红枣6颗，莲子10克。

做法： ①将糯米洗净，并加清水浸泡约1小时；红枣洗净，莲子要用温水洗净。②将泡过的糯米连同清水一起放入锅内，再放入红枣和莲子。③先以大火煮沸，再转小火煮成稍微黏稠的粥即可。

四物炖鸡汤

原料： 乌鸡1只，当归、白芍、熟地各10克，川芎6克，盐、姜片、葱段、绍酒各适量。

做法： ①将乌鸡处理干净，洗净，入沸水中焯一下，再用清水冲洗干净；当归、川芎、白芍、熟地洗净，切成薄片，装入双层纱布袋中。②将锅置火上，放入乌鸡和药包，汤沸后，撇去浮沫。③加姜片、葱段、绍酒，转小火炖至鸡肉和骨架变软，加盐调味，除去药包即可。

15:00

日间加餐

西红柿不仅有抗氧化的功能，还有提升免疫力的功效，可增强产后妈妈的抗病能力。

西红柿菠菜蛋花汤
香蕉

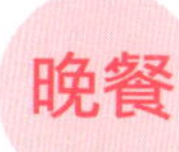

18:00

晚餐

虾肉软烂易消化，可滋阴养胃，营养丰富的动植物食材还能大大提升新妈妈的食欲。

玉米香菇虾肉饺

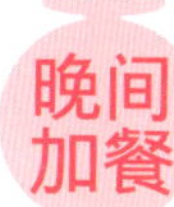

21:00

晚间加餐

牛奶对于产后体虚而导致神经衰弱的妈妈有安眠作用，还能促进宝宝骨骼发育。

木瓜牛奶露

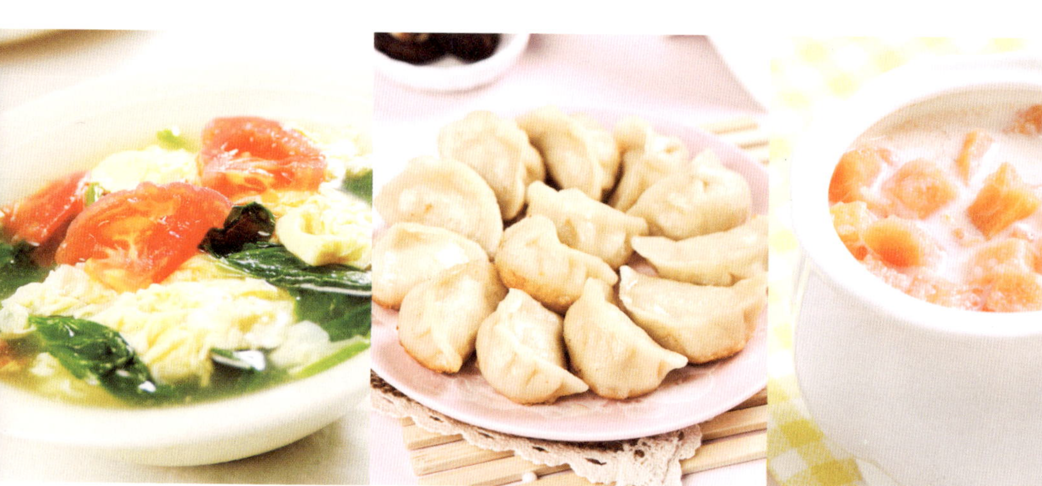

西红柿菠菜蛋花汤

原料：西红柿2个，菠菜50克，鸡蛋1个，香油、盐各适量。

做法：①将西红柿洗净，去皮，切片；菠菜择洗干净，切成段；鸡蛋打散。②油锅烧热，放入西红柿煸出汤汁，加入适量水。③水烧开后，放入菠菜、蛋液、盐，再煮3分钟，出锅时滴入香油即可。

玉米香菇虾肉饺

原料：饺子皮15个，猪肉150克，干香菇、虾各50克，玉米粒15克，胡萝卜30克，盐、油各适量。

做法：①玉米粒洗净；胡萝卜洗净切丁；干香菇泡发洗净切丁；虾去壳去虾线，洗净切丁。②猪肉洗净和胡萝卜丁一起剁碎，放入香菇丁、虾丁、玉米粒拌匀，加盐、泡香菇水制成肉馅。③肉馅包入饺子皮，锅中放油，将饺子煎至两面微焦，加适量水，煮至收干即可。

木瓜牛奶露

原料：木瓜200克，鲜牛奶250毫升，冰糖适量。

做法：①木瓜洗净，去皮去子，切成细丝。②木瓜丝放入锅内，加适量的水（水没过木瓜丝），大火熬煮至木瓜丝熟烂。③锅中放入鲜牛奶和冰糖，调匀后再煮至汤微沸即可。

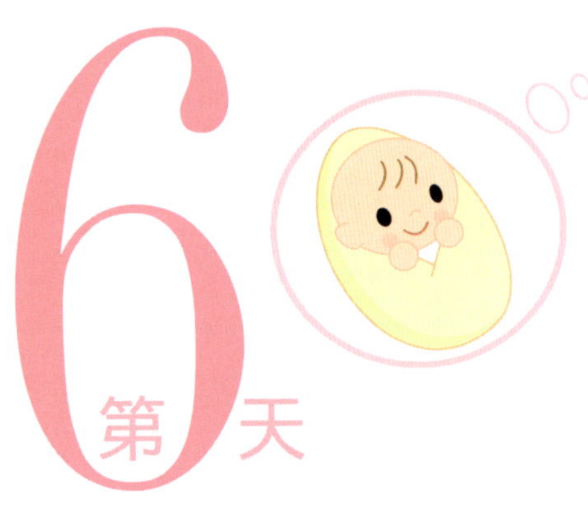

宝宝：体重开始增加

宝宝出生的最初几天由于生活环境改变，而且初生的宝宝食入量很少，造成生理性体重下降。但是从现在开始，宝宝开始适应外面的环境，加上营养的充足，体重就会开始增加。此外，宝宝的胎便由暗绿色变为黄色，皮肤变得比出生的时候粗糙了。

宝宝蜕皮不用担心

几乎所有刚出生的宝宝都会有蜕皮的现象，不论是轻微的皮屑，或是严重的蜕皮，都不用担心。只要宝宝饮食正常、睡眠也没有问题，就是正常现象。蜕皮是因为宝宝皮肤最上层的角质层发育不完全引起的。此外，宝宝连接表皮和真皮的基底膜不够发达，也会造成表皮的脱落。这种蜕皮现象全身部位都有可能出现，但以四肢、耳后较为明显，只要在洗澡时使其自然脱落即可，不要强行将蜕皮撕下。若蜕皮合并红肿或水疱等其他症状，则可能为病症，需要就诊。

女宝宝“假月经”别紧张

一些女宝宝出生后1周内，会出现大阴唇轻度肿胀，或阴道流出少量黏液及血性分泌物，称之为“假月经”。这是由于宝宝胎儿时期在母体内受到雌激素的影响，而出生后体内的雌激素便大幅下降，使子宫及阴道上皮组织脱落，这是一种正常的生理现象，不必太担心。一般2~3天即消失，不必作任何处理。

爸爸：半夜起床给宝宝换尿布

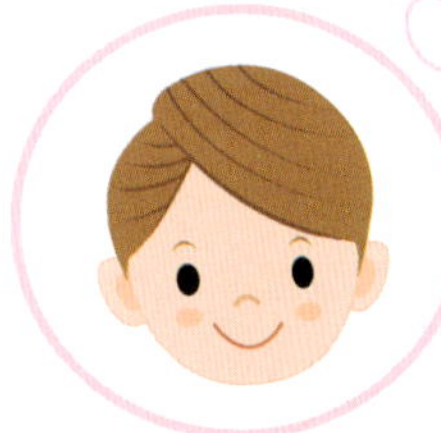

宝宝半夜常常会尿尿，尿湿了睡得不舒服就会哭闹，尿布长时间不换，还会导致宝宝红屁股。新妈妈此时身体正虚弱，体贴的新爸爸半夜里应该主动起床给宝宝更换尿布。

妈妈：不要盲目“捂”月子

老一辈说的“捂”月子，即不能外出、要包头巾、不能开窗，这是错误的。不管是哪个季节，新妈妈和宝宝都需要新鲜的空气，否则，容易得感冒、患肺炎。妈妈回家后，要经常开窗通风，通风可谓是一种简单、方便、有效的空气消毒方法，可以大大减少居室内的病菌。

会阴侧切伤口护理

生宝宝时，如果妈妈有会阴侧切，一定要注意伤口的护理。在产后的前几天，卫生巾要经常更换以防伤口感染细菌。待回家之后，医生会根据具体情况，给出冲温水、冲洗液、坐浴等不同的建议。大小便之后，妈妈也要用温水冲洗外阴，以保持伤口的清洁和干燥。此外，如果伤口在左侧，应该向右侧睡；如果伤口在右侧，应该向左侧睡。

剖宫产伤口护理

一般剖宫产的手术伤口较大，完全恢复需要4~6周的时间。妈妈不要过早地揭伤口的结痂，容易发炎，最好待结痂自然脱落。注意保持伤口处的卫生，及时擦去汗液，不要用手去抓挠，也不要用衣服摩擦瘢痕来止痒，还要避免太阳直射，导致色素沉淀。为了伤口及时愈合，妈妈还要改善饮食习惯，多吃鸡蛋、瘦肉、水果和蔬菜等，这些食物能促进血液循环，改善表皮代谢功能。

可以穿哺乳内衣

妈妈在哺乳期间可选择专用的窗式结构的棉质哺乳内衣，轻薄透气、吸水性好，以起到支托乳房和方便哺乳的作用。如果妈妈乳汁较多，可以购买偏大一点的，方便加入防溢乳垫。另外，贴身内衣应该经常换洗。

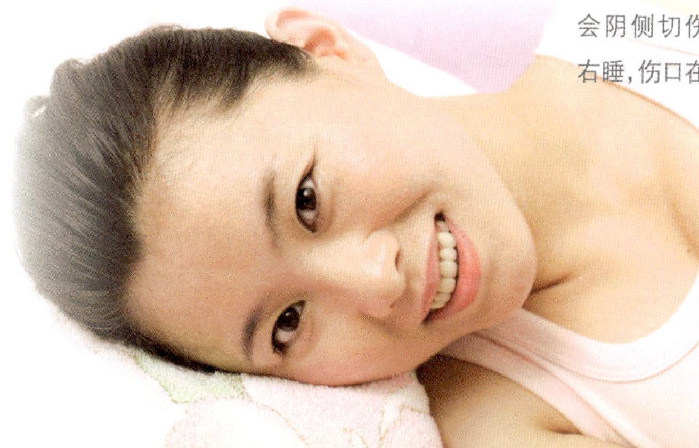

会阴侧切伤口在左就应向右睡，伤口在右就应向左睡。

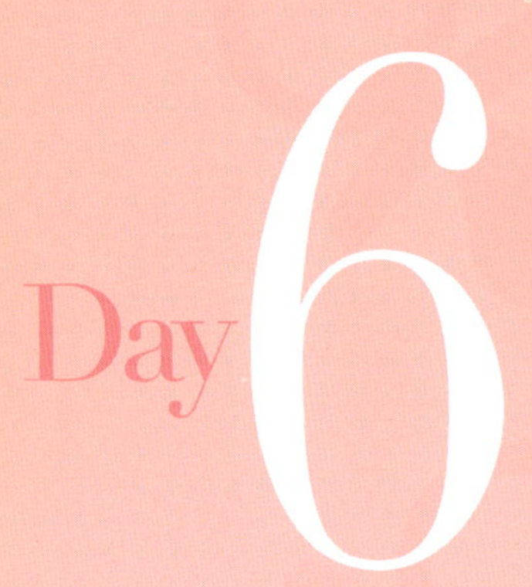

人体在经过一晚上的睡眠以后，流失了大量的水分，尤其是哺乳期妈妈，分泌的乳汁也含有大量水分，所以应注意补水，除平时喝水以外，早餐前饮水也非常重要。当然，补水不一定只喝白开水，果汁、牛奶、清汤等都是较好的选择。但要注意不要过早喝一些营养丰富，具有催乳作用的浓汤，以免乳房胀痛。

8:00

早餐

此粥具有润肠通便、益气健脾的功效，适用于产后津伤、肠失濡润而致的便秘。

黑芝麻杏仁粥
牛奶

12:00

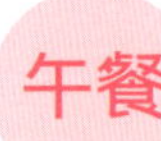

午餐

黑木耳有益气强智、止血止痛等功效，是产后贫血妈妈重要的保健食品。

黑木耳炒鸡蛋
干贝冬瓜汤
米饭

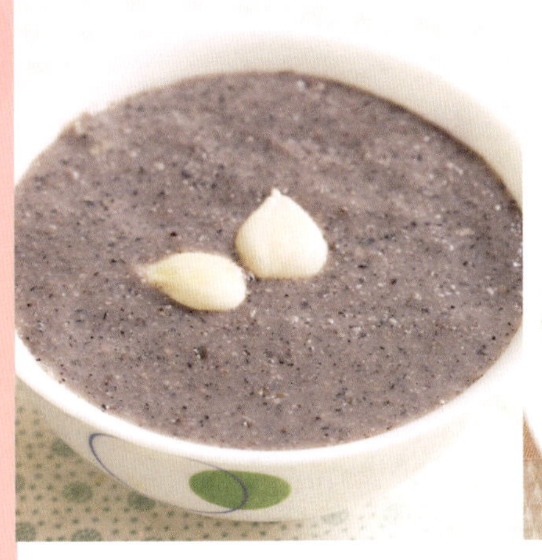

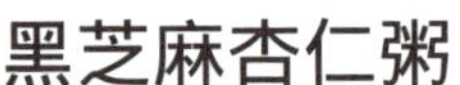

黑芝麻杏仁粥

原料： 黑芝麻20克，熟杏仁15克，大米100克，冰糖适量。

做法： ①将黑芝麻、杏仁、大米洗净。②将杏仁去皮；黑芝麻与大米一起放入料理机中打成糊状。③锅内放少许水，烧沸，加冰糖溶化后将黑芝麻米糊缓缓放入，边倒边搅拌，煮熟后放入杏仁即可。

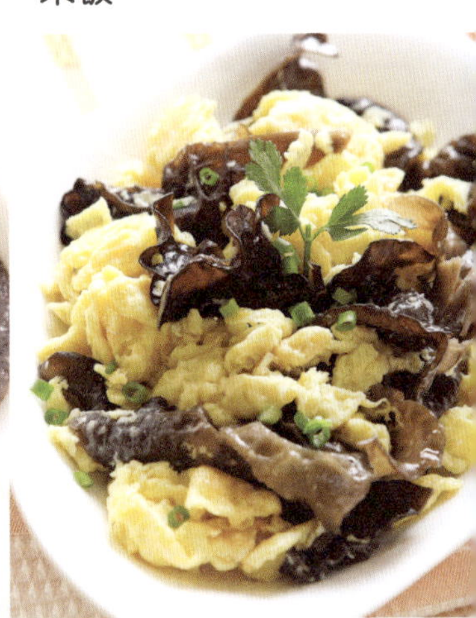

黑木耳炒鸡蛋

原料： 鸡蛋2个，水发黑木耳50克，葱花、香菜段、盐、油各适量。

做法： ①将水发黑木耳择洗干净，沥水；将鸡蛋打入碗内，搅匀。②油锅烧热，将鸡蛋倒入，炒熟。③另起油锅，将黑木耳放入锅内炒几下，再放入鸡蛋，加入盐、葱花、香菜段调味即可。

15:00

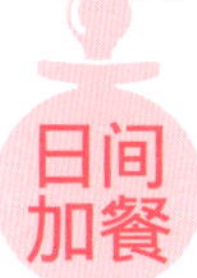

日间加餐

西红柿鹌鹑蛋汤是很好的滋补汤，可补五脏、通经活血、强身健脑。

西红柿鹌鹑蛋汤
草莓

18:00

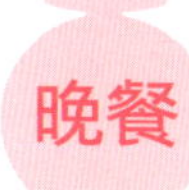

晚餐

牛肉富含丰富蛋白质，能提高机体抗病能力，适合产后妈妈补充失血、修复组织。

嫩炒牛肉片
清炒黄瓜
馒头

21:00

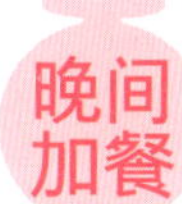

晚间加餐

胡萝卜健脾和胃，玉米调中健胃，都很适合产后的新妈妈食用。

玉米胡萝卜粥

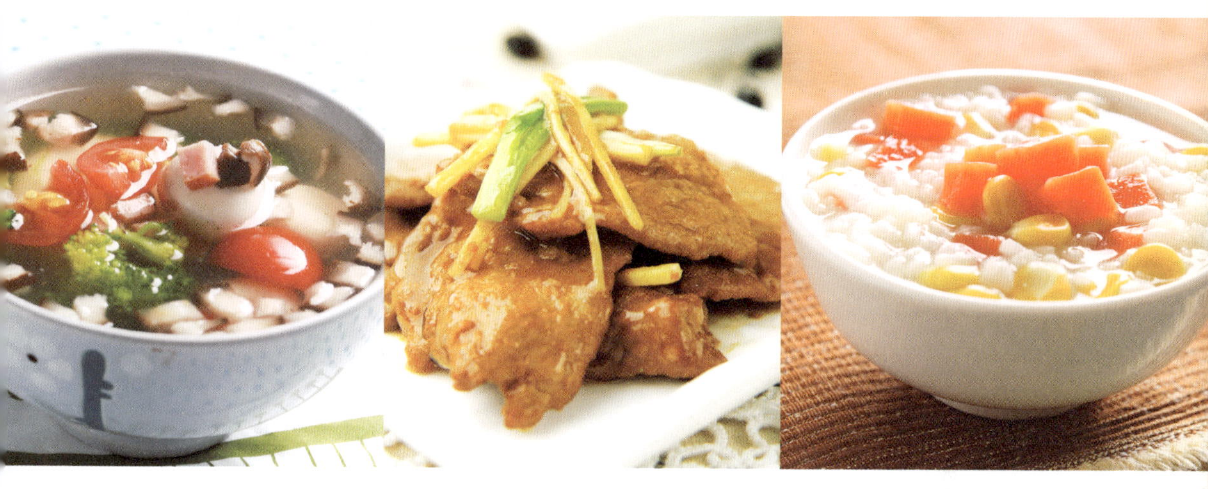

西红柿鹌鹑蛋汤

原料：西蓝花100克，鹌鹑蛋5个，干香菇5个，西红柿1个，盐、火腿丁适量。

做法：①西蓝花切小朵，洗净，焯水；鹌鹑蛋煮熟，去壳；干香菇泡发去蒂，洗净，切丁；西红柿洗净，切块。②将香菇、西红柿块放入锅中，加适量清水，大火煮沸，转小火再煮10分钟。③放入鹌鹑蛋、西蓝花、火腿丁再次煮沸，加盐调味即可。

嫩炒牛肉片

原料：牛肉400克，香油、料酒、水淀粉、葱丝、姜丝、盐、油各适量。

做法：①将牛肉洗净，切成薄片，加适量水淀粉，抓拌均匀。②油锅烧热，牛肉片下锅，滑开炒熟，放入葱丝、姜丝、料酒、盐翻炒几下，淋上香油即可。

玉米胡萝卜粥

原料：玉米粒60克，胡萝卜半根，大米60克。

做法：①玉米粒洗净；胡萝卜洗净，去皮，切丁；大米淘洗干净。②将大米、胡萝卜丁、玉米粒一同放入锅内，加适量清水。③大火煮沸，转小火继续煮至大米熟透即可。

第7天

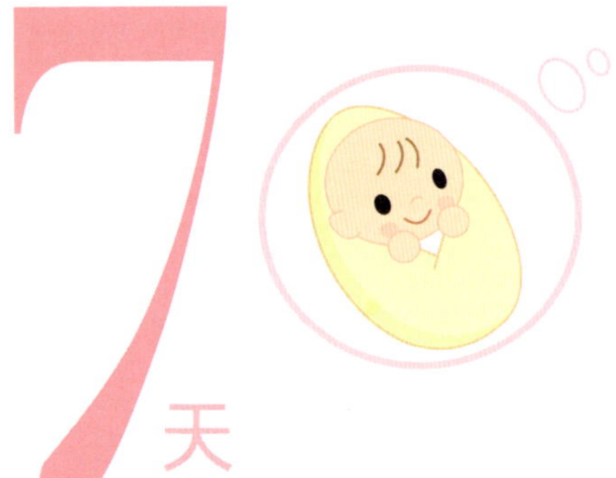

宝宝：小小罗圈腿

宝宝生下来都会有点罗圈腿，有些旧习俗会用捆绑的方式纠正，其实这是不对的。出生后，随着宝宝经常运动，臀部和腿部的肌肉力量加强，宝宝的身体和脚自然会慢慢变直。

如何给宝宝洗澡

准备工作

①如果是冬天，开足暖气，室温在26~28℃为宜。

②准备好洗澡盆、洗脸毛巾2~3条、浴巾、婴儿洗发液和更换的衣服等。

③先倒凉水，再倒热水，洗澡时间以10分钟为宜，水温37~38℃最好。

④脐带没脱落，或脱落后没有长好，不要把宝宝放到水中洗澡，只能擦洗，避免脐带进水；一旦进水，要用75%酒精擦洗。

⑤洗澡时间在每天上午9~10点，吃奶前1个小时到一个半小时，觉醒状态。不要给吃奶后或睡眠中的宝宝洗澡。

洗澡步骤

①大人左臂和身体轻轻夹住宝宝，左手托住宝宝的头部，并用左手拇指、中指从宝宝耳后向前压住耳廓，以盖住耳孔，防止洗澡水流入。用小毛巾蘸水，从眼角内侧向外轻拭双眼、嘴、鼻、脸及耳后，以少许婴儿洗发液洗头部，然后用清水洗干净，揩干头部。

②依次洗颈部、上肢、前胸、腹部，再洗后背、下肢、外阴、臀部等处，注意皮肤褶皱处也要洗净。

③洗完后用浴巾把水分擦干。也可以给宝宝涂上润肤油，做按摩抚触。

爸爸：学习给宝宝穿衣服

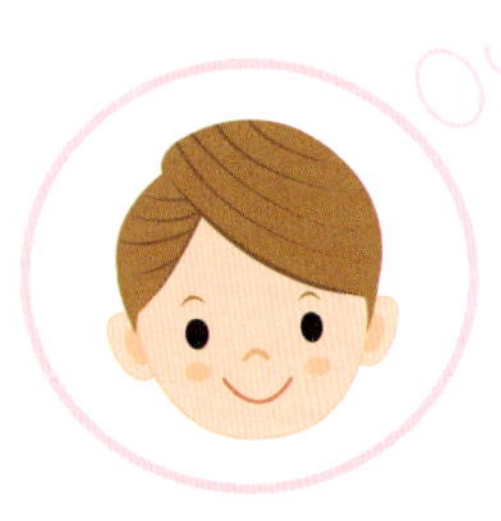

给宝宝穿衣服时，先将干净衣服展开，解开衣带，平放在床上，然后将宝宝放到展开的衣服中。爸爸从宝宝衣服袖口处伸手，穿过宝宝衣服整个袖子，抓住宝宝手臂，帮宝宝穿好一个袖子，再用同样方法帮宝宝穿好另一只手臂，整理好前襟，系上带子即可。

妈妈：会阴缝合部位愈合

实施了会阴侧切手术的新妈妈会阴缝合部位基本愈合，此时的子宫缩小到只有拳头大小。大概两周后完全愈合，也有愈合慢，需要1个月左右才完全恢复的。在此阶段，新妈妈切忌用力，勿提重物，避免性行为。

穿带后跟的棉拖鞋

生完宝宝后，妈妈不要忽视脚部的保暖，一定要穿带后跟的棉拖鞋，不能让脚后跟受凉。因为脚后跟的内侧就是子宫反射区，脚后跟的外侧就是卵巢反射区，脚受凉之后会引起血液瘀堵，对健康十分不利。即使在室内活动，也应该穿带后跟的棉拖鞋，不要穿无后跟拖鞋，更不要穿高跟鞋。

妈妈穿衣要点

新妈妈坐月子期间，应根据季节的变化注意衣物的增减。坐月子期间出汗多，这时妈妈应该多备一些内衣裤，感觉出汗太多的时候要立马把衣服换下来，以防着凉。另外，新妈妈还要注意的是，如果自己有夜里蹬被子的情况，最好穿着睡衣和袜子睡觉，以免着凉。

空调、风扇不要对着吹

坐月子期间，房间要保持合适的温度和湿度。一般冬季室温21~25℃，湿度50%~60%；夏季室温23~28℃，湿度40%~60%。如果气温过高或者过低，妈妈可以通过空调和风扇来调节室温，但注意不能让风对着妈妈和宝宝吹，易引起感冒。此外，房间内还要保持舒适的灯光，最好是暖色调的黄色灯最相宜。

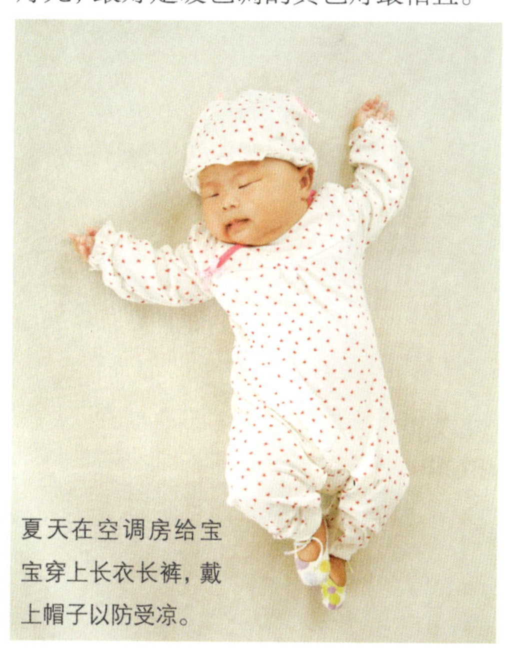

夏天在空调房给宝宝穿上长衣长裤，戴上帽子以防受凉。

月子餐

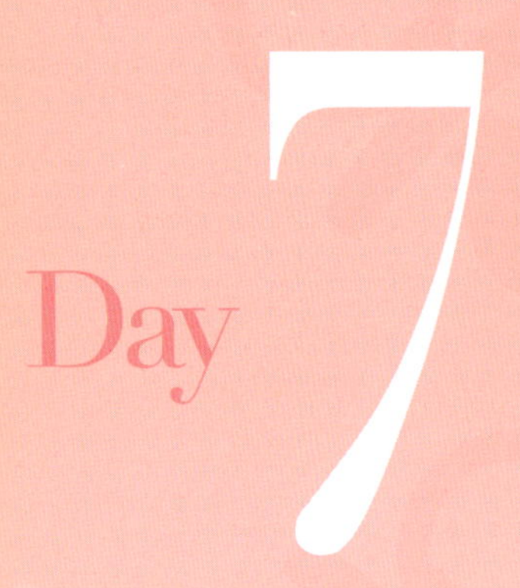

要保证身体尽快复原，月子餐就必须要选择考究的原料，如选择时令新鲜的蔬菜水果。同时食材的选购也要注意选择天然无污染的种类，最好到正规菜市场或商场、超市购买。此外，新妈妈的月子餐应做到干稀搭配。干者可保证营养的充分供给，稀者则可以提供足够的水分，还能防止产后便秘。

8:00

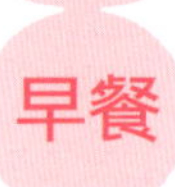

早餐

什锦海鲜面富含蛋白质、钙、磷、铁等，可以补充脑力，改善新妈妈产后记忆力下降。

什锦海鲜面
牛奶

12:00

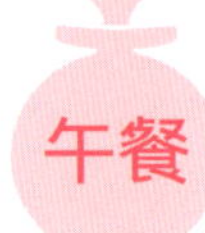

午餐

山药羊肉羹可以益气补虚，温中暖下，缓解产后疲倦气短、失眠等症。

山药羊肉羹
西红柿炒鸡蛋
米饭

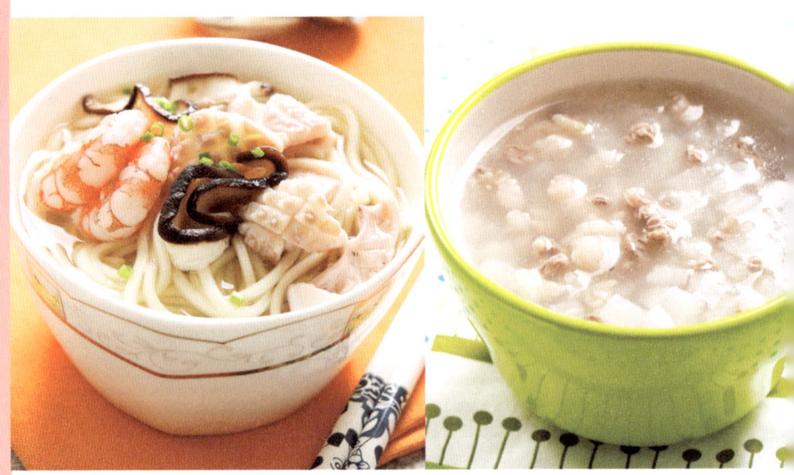

什锦海鲜面

原料： 面条150克，虾2只，鱿鱼1只，干香菇2朵，猪肉15克，葱花、油、盐各适量。

做法： ①虾洗净，去虾线，去头；鱿鱼、猪肉洗净，切片；干香菇泡发，洗净，去蒂，切片。②油锅烧热，下葱花、猪肉炒香，再放入香菇片和适量水煮开。③将鱿鱼、虾放入锅中煮熟，加盐调味后盛入碗中；面条用开水煮熟，捞起放入碗里即可。

山药羊肉羹

原料： 瘦羊肉200克，山药150克，鲜牛奶、盐、姜片各适量。

做法： ①羊肉洗净，切丁；山药去皮，洗净，切丁。②将羊肉、山药、姜片放入锅内，加入适量清水，小火炖煮至肉烂，出锅前加入鲜牛奶、盐，稍煮即可。

15:00

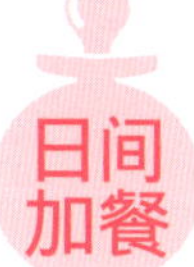

鸡蛋红枣羹醇香味浓，具有补气养血、收敛固摄的功效，适用于产后气虚、恶露不尽。

鸡蛋红枣羹
香蕉

18:00

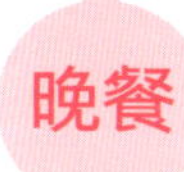

空心菜和排骨都富含钙质，可以为新妈妈补充充足的钙。

空心菜排骨汤
清炒黄豆芽
馒头

21:00

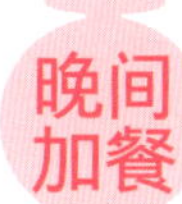

莲子玉米面发糕可以调中开胃、降低血脂，适用于血脂偏高、食欲欠佳、便秘的新妈妈。

莲子玉米面发糕
豆浆

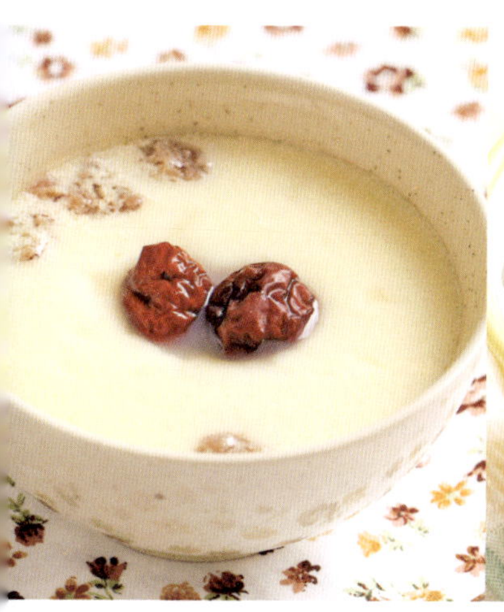

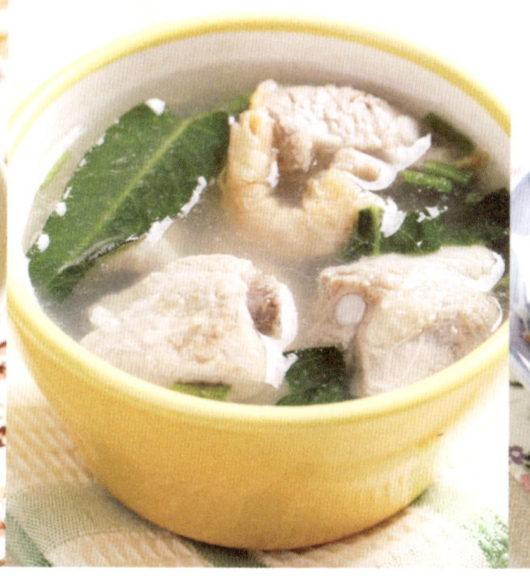

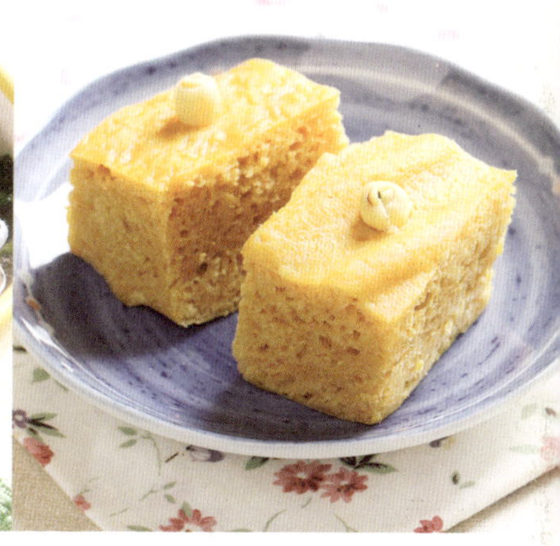

鸡蛋红枣羹

原料：鸡蛋2个，红枣10颗，料酒、醋各适量。

做法：①将红枣洗净，去核；鸡蛋打入汤碗内，加入料酒、醋调匀，再放清水调匀，放入红枣。②锅置火上，放入盛蛋液的汤碗，隔水蒸20分钟即可。

空心菜排骨汤

原料：排骨200克，空心菜100克，虾米50克，香油、盐各适量。

做法：①排骨洗净，切成小块；空心菜去根洗净；虾米用清水浸泡。②锅内加适量清水，放入排骨、虾米，以大火煮滚。③转中火煮1小时，放入空心菜、香油、盐，煮5分钟即可。

莲子玉米面发糕

原料：玉米面200克，莲子30克，酵母10克，小苏打粉、白糖适量。

做法：①将玉米面放入盆内，加入酵母和适量温水，搅拌均匀，发酵；莲子洗净，泡软。②待面发酵好，放入白糖、小苏打粉揉匀，稍饧，点缀莲子。将笼屉内铺上湿屉布，倒入玉米面，铺平，大火蒸15分钟即可。

第8天

宝宝：天生是个“近视眼”

现在的宝宝看东西还是模模糊糊的，只能看清眼前20~25厘米左右的东西，所以只有当你紧紧抱着他时，他才能看清你的脸。

怎样清洗男宝宝的外生殖器

男宝宝的外生殖器皮肤组织很薄弱，几乎都是包茎，容易发生炎症，因此需要注意男宝宝外生殖器的日常护理。清洗时要先轻轻抬起宝宝的阴茎，用一块柔软的纱布轻柔地蘸洗根部。然后清洗宝宝的阴囊，这里褶皱多，较容易藏匿汗污。阴囊下边也是汗液和污垢容易隐蔽的地方，包括腹股沟的附近，要着重擦拭。清洗宝宝的包皮时，用你的右手拇指和食指轻轻捏着宝宝阴茎的中段，朝他身体的方向轻柔地向后推包皮，然后在清水中轻轻涮洗。向后推宝宝的包皮时，千万不要强力推拉，以免给宝宝带来不适，甚至伤害宝宝脆弱的身体组织。

女宝宝外阴的护理

女宝宝阴部的自我防御功能弱，且阴唇单薄，对内部器官的保护作用小。同时，女宝宝的阴道和肛门的距离比较近，容易受到大便的污染。父母需要格外注意女宝宝阴部的护理方法。

首先，每次给宝宝换尿布时以及每次大小便后，都要仔细擦拭宝宝的外阴。最好是用柔软、无屑的卫生纸巾擦拭尿道口及周围。擦拭时，方向是由前向后，以免不小心让粪便残渣进入宝宝阴部。其次帮助宝宝清洗外阴时，最好每天用温水清洗两次。女宝宝阴部的清洗顺序跟擦拭的方向一样，一定要从前向后，因为女宝宝的尿道口、阴道口与肛门的距离非常近，更容易受到粪便的污染。

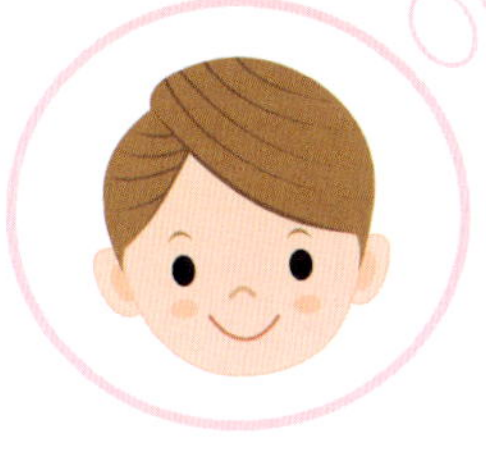

爸爸：上班前安排好如何伺候月子

新爸爸的产假时间比较短，休完产假后就要恢复正常的上班时间。然而，此时新妈妈的身体还比较虚弱，宝宝也非常需要人照顾。新爸爸要安排好如何伺候月子，是请月嫂还是找双方的父母，都要提前安排好，不要到时候手忙脚乱。

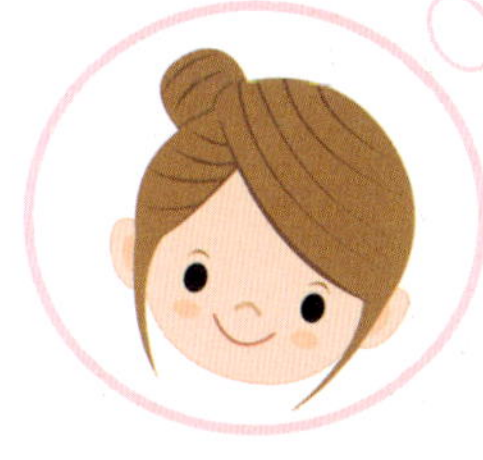

妈妈：水肿和瘀血渐渐消失

分娩后，阴道变为松弛的管道，阴道周围组织和阴道壁出现水肿，瘀血呈紫红色。如果没有严重的损伤，产后1周内，水肿和瘀血就可迅速消失，组织的张力逐渐恢复。最好能结合产后锻炼，否则难以恢复到孕前的水平。如果产后过早劳动，特别是体力劳动，就可引起阴道壁膨出及子宫脱垂，应特别注意。

饮食开胃是重点

产后新妈妈会感觉身体虚弱、胃口较差，因为新妈妈的肠胃功能还没有复原，所以，进补不是本周的主要目的，而是要进食易于消化、吸收的食物，以利于胃肠的恢复。比如清淡的鱼汤、鸡汤、蛋花汤等，主食可以吃些馒头、龙须面、米饭等。另外，时令蔬菜和苹果、香蕉等水果也可提升新妈妈的食欲。

产后为什么要少吃味精

味精的主要成分是谷氨酸钠，对12周以内的宝宝十分不利。如果哺乳妈妈食用过多的味精，谷氨酸钠就会通过乳汁进入宝宝体内，导致宝宝出现味觉差、厌食等症状，还会造成智力减退、生长发育迟缓、性晚熟等不良后果。因此，哺乳妈妈在3个月内应少吃或不吃味精。

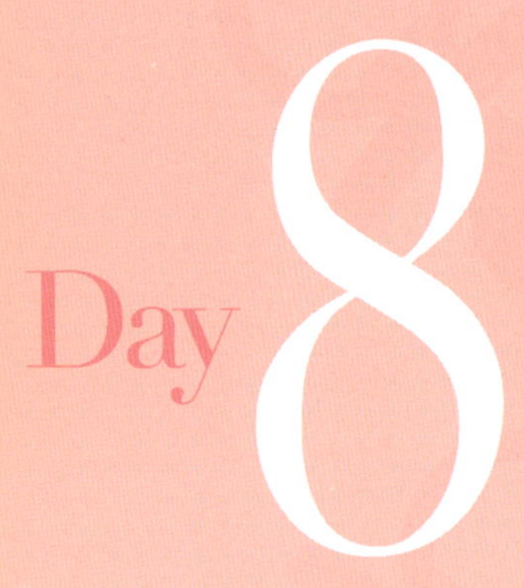

月子餐 Day 8

饮食上应注意多补充优质蛋白质，但仍需以鱼类、虾、蛋、豆制品为主，晚餐的粥类可做些咸鲜口味，如皮蛋瘦肉粥。产后新妈妈大量失血、出汗，辛辣燥热食物均会伤津耗液，容易引起新妈妈上火、口舌生疮，而且会通过乳汁使宝宝内热加重。因此，新妈妈应忌食辣椒、胡椒、小茴香等。

8:00 早餐

不喜欢喝牛奶的新妈妈可以尝试牛奶馒头增加乳汁中钙的含量。

牛奶馒头
豆浆

12:00 午餐

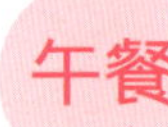

鲤鱼的蛋白质含量高，可健脾开胃、消水肿、利小便、通乳。

莼菜鲤鱼汤
黑木耳炒鸡蛋
米饭

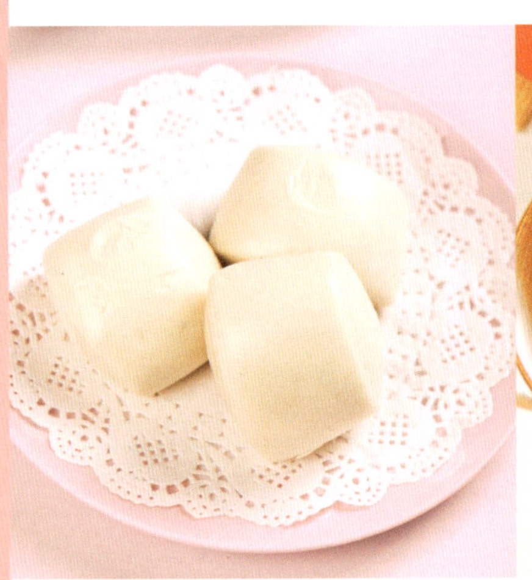

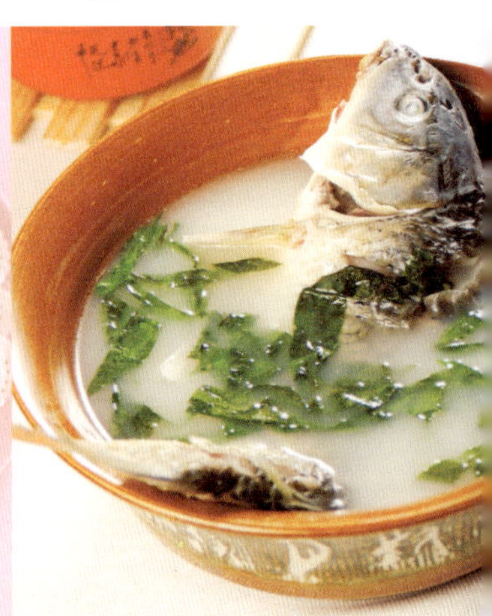

牛奶馒头

原料：面粉100克，鲜牛奶250毫升，白糖、发酵粉各适量。

做法：①面粉放入盆中，逐渐加入鲜牛奶、白糖、发酵粉并搅拌，直至面粉成絮状，放置温暖处发酵1小时。②发好的面团在案板上揉10分钟，至光滑，再搓成圆柱状，切小块，放入蒸笼饧发20分钟。③凉水上锅蒸15分钟即可。

莼菜鲤鱼汤

原料：鲤鱼1条，莼菜100克，葱花、盐、料酒、香油各适量。

做法：①莼菜洗净；鲤鱼处理干净，洗净，沥干。②将鲤鱼、莼菜放入锅内，加清水煮沸，去浮沫，加入料酒，转小火煮20分钟。③出锅前加入盐调味，撒上葱花、香油即可。

15:00

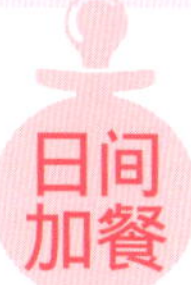

通乳的黄花菜，配以滋补强壮、清热化痰的香菇烹制，对产后的妈妈非常有益。

三丝黄花羹
猕猴桃

18:00

常食海带和豆制品，有利于降脂降压。

嫩炒牛肉片
海带炒干丝
花卷

21:00

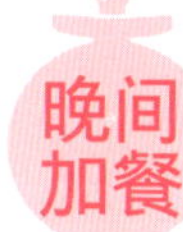

此粥有助于产后妈妈的排便及蛋白质补充。

香菇瘦肉粥

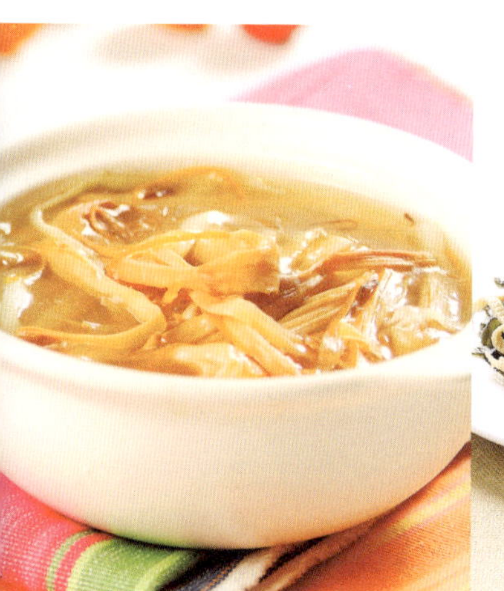

三丝黄花羹

原料： 干黄花菜50克，鲜香菇5个，冬笋25克，胡萝卜25克，盐、白糖、油各适量。

做法： ①将干黄花菜入温水泡软，拣去老根洗净，沥水；鲜香菇、冬笋、胡萝卜洗净，切丝。②锅内放油烧热，放入黄花菜、冬笋、香菇、胡萝卜煸炒1分钟。③加入清水、盐、白糖，用小火煮至黄花菜入味，熟透即可。

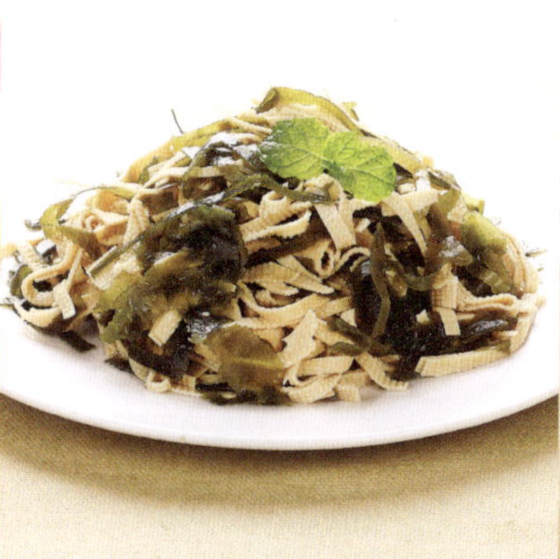

海带炒干丝

原料： 海带1片，豆腐皮1张，香菜叶、油、盐各适量。

做法： ①海带用水发透，切成丝；豆腐皮切细。②油锅烧热，先入豆腐皮翻炒，再下海带丝，加盐、香菜叶，翻炒至熟即可。

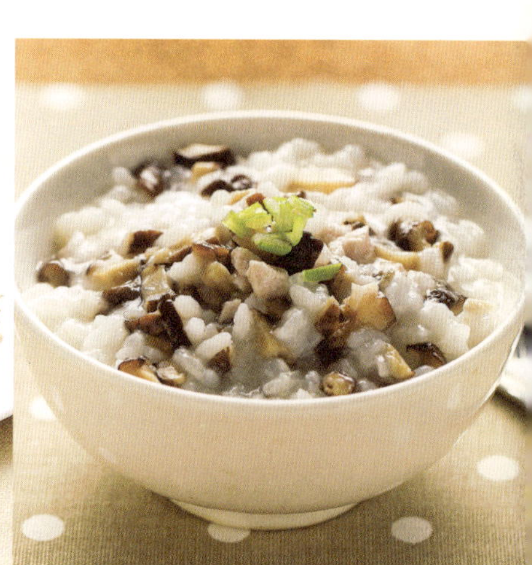

香菇瘦肉粥

原料： 大米、小米、糙米各100克，猪肉50克，干香菇3朵，葱花、盐各适量。

做法： ①将大米、小米、糙米淘洗干净；猪肉洗净，切丁；干香菇泡发，洗净，去蒂，切丁。②油锅烧热，倒入香菇爆香后加水煮开，加入洗净的大米、小米、糙米、猪肉丁。③煮熟后加盐调味，撒上葱花即可。

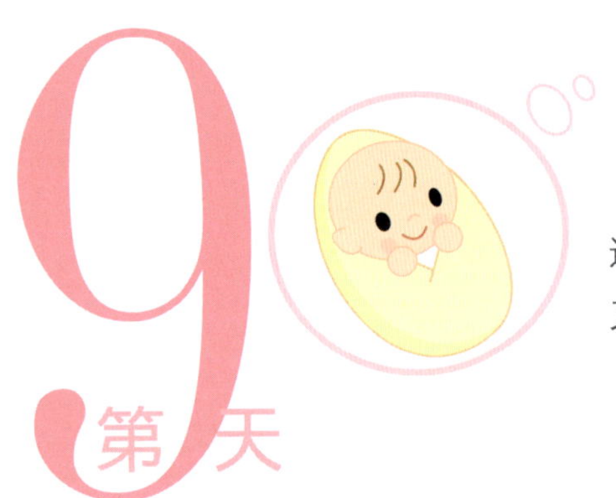

宝宝：适应新环境

在妈妈努力适应新角色的同时，宝宝也在努力适应这个新环境。与妈妈的子宫相比，外面的世界又吵又亮，而且，少了在妈妈羊水里的安全感。

怎么知道宝宝吃饱了

从妈妈乳房的感觉看，哺喂前乳房比较丰满，哺喂后乳房较柔软，有下乳的感觉。从宝宝的情况看，能够听到连续几次到十几次的吞咽声；两次哺喂间隔期内，宝宝安静而满足。吃饱后的宝宝可安静地睡2~3小时或玩耍一会儿。倘若宝宝没吃饱，常表现为哭闹、烦躁、吸吮指头等异物，渴望妈妈的拥抱，吃奶时比较专注、急促。

宝宝溢奶怎么办

由于宝宝的胃容量小，且贲门肌肉不发达，喝完奶之后容易溢奶，特别是喝完之后躺下的时候。此外宝宝喝奶时咽下太多空气也会导致溢奶。溢奶是正常现象，对宝宝的成长并无影响，不过经常溢奶会使宝宝感觉难受，妈妈可以通过以下几个方法防止宝宝溢奶。

宝宝喝完奶之后，不要马上放在床上躺下，最好是竖着抱起宝宝，轻拍后背，即可把咽下的空气排出来，也就是听见宝宝打嗝的声音。每次喝完奶后，放宝宝睡觉时应尽量把宝宝的上半身抬高，可减少溢奶。此外，宝宝喝完奶睡觉时，应采用侧卧位，可防止奶汁误入呼吸道引起窒息。为了防止宝宝睡歪头脸，可采用左右轮流侧卧。

爸爸：及时清洗奶具

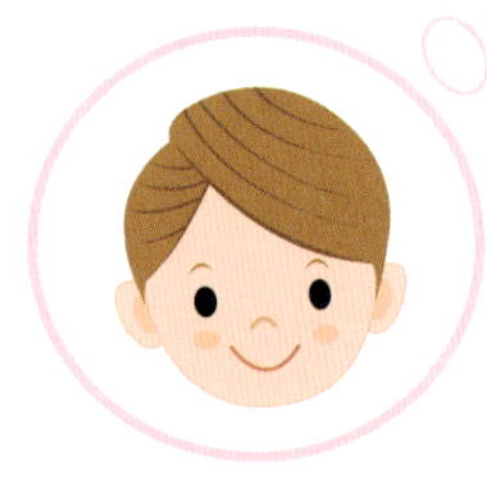

宝宝的奶具用完后最好立即清洗干净，爸爸可以承担起这个任务。不要等到消毒的时候才清洗。因为附着在瓶壁的剩余奶液久置后会固着在瓶壁上，不容易清洗。清洗奶具时，可用专门的清洗刷；刷洗时注意瓶口螺纹处；奶嘴和奶嘴座需拆开；尽量不要用洗洁精等有化学成分的去污产品清洗奶具。

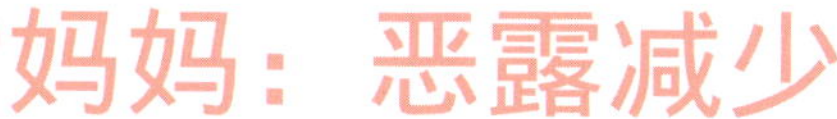

妈妈：恶露减少

今天新妈妈的恶露量比上一周明显减少，有点血腥味，但不臭。新妈妈要留心观察恶露的质和量、颜色及气味的变化，以便掌握子宫恢复情况。

产后大量出汗怎么办

妈妈在生完宝宝之后会大量出汗，这种情况会持续2~3周，不必太担心。大量出汗与分娩时消耗大量体力有关，此外孕期雌激素水平增高，使妈妈身体内潴留一些水分，这些多余的体液都要通过尿液和汗液排出。妈妈大量出汗这段期间，需要适当饮水，补充体液，还要注意皮肤清洁，经常洗澡或擦澡。穿衣服也要适当，穿太厚会妨碍汗液排出，穿太少又容易感冒，最好和平时穿差不多，以不感觉冷或热为宜。

宜多吃补血食物

新妈妈的伤口基本上愈合了，胃口也明显好转。从现在开始，可以尽量吃一些传统补血食物，以调理气血，促进内脏收缩，如猪心、红枣、猪蹄、红衣花生、枸杞子等。

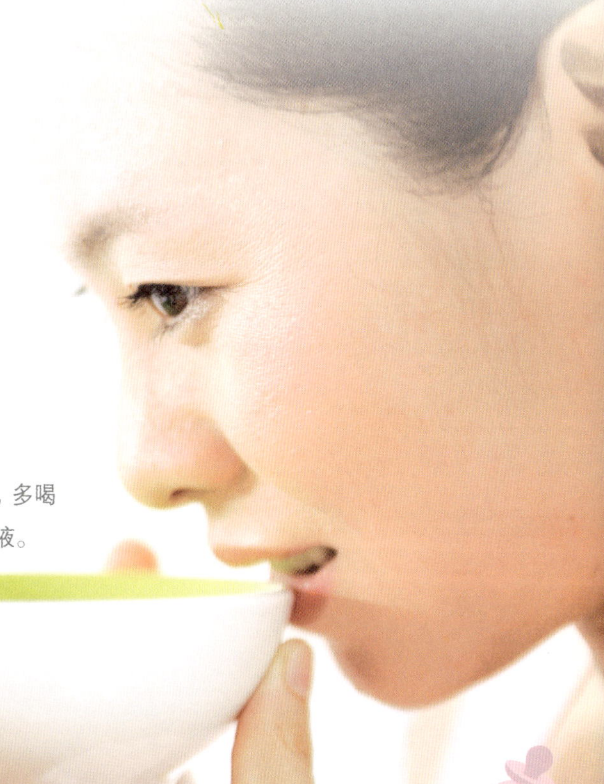

产后会出虚汗，多喝水和汤补充体液。

月子餐

Day 9

产后适当多喝些鸡汤、鱼汤、排骨汤、豆腐汤等，确实可促进乳汁分泌。但同时也要吃肉，因为主要营养都在肉里，只喝汤不吃肉会影响身体对营养的摄取。镁是叶绿素中的主要成分，哺乳妈妈在日常饮食中要经常进食绿色蔬菜。此外，海产品、牛肉、猪肉、瓜果以及花生、黑芝麻、大豆等都要多吃。

8:00

早餐

木瓜口感好，糖分低，其中的木瓜酶可促进乳腺发育，有催乳下奶的作用。

木瓜牛奶蒸蛋
苹果

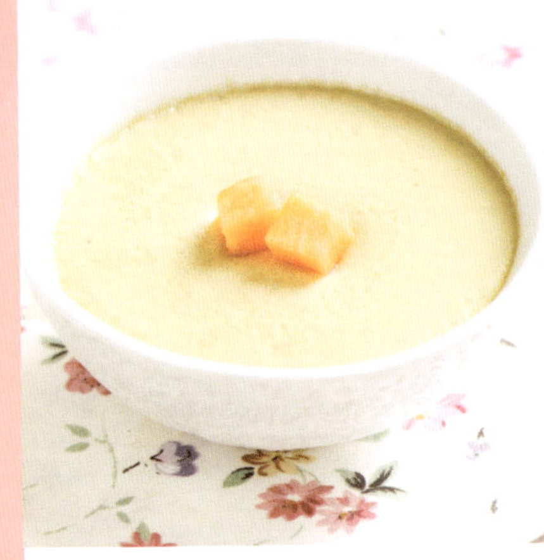

木瓜牛奶蒸蛋

原料：木瓜半个，鸡蛋2个，鲜牛奶200毫升，红糖适量。

做法：①木瓜去皮，去子，切块，平铺碗底；鸡蛋、红糖搅匀。②鲜牛奶加温，加入蛋液内，鲜牛奶和蛋液的比例大概是1:4。③把鲜牛奶、蛋液倒入装木瓜的碗里，隔水蒸10分钟即可。

12:00

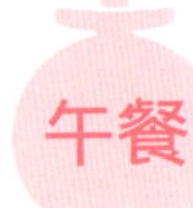

午餐

虾的通乳作用较强，对产后乳汁分泌不畅的新妈妈尤为适宜。

明虾炖豆腐
清炒芦蒿
米饭

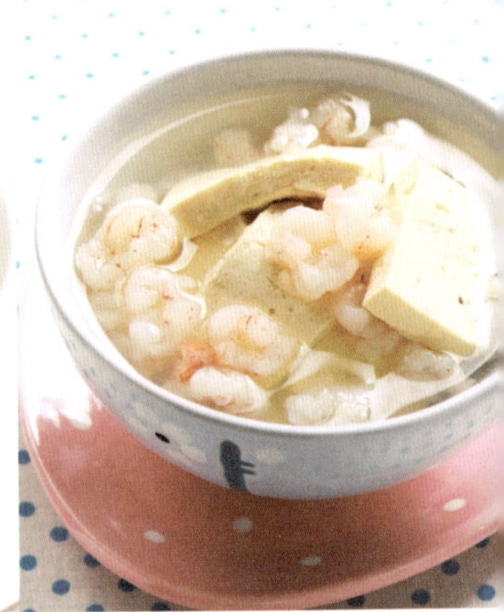

明虾炖豆腐

原料：虾100克，豆腐100克，姜片、盐各适量。

做法：①将虾线挑出，去掉虾头，洗净；豆腐切成小块。②锅内放水烧沸，将虾和豆腐块放入烫一下，盛出。③锅置火上，放入虾、豆腐块和姜片，煮沸后撇去浮沫，转小火炖至虾肉熟透。④拣去姜片，放入盐调味即可。

15:00

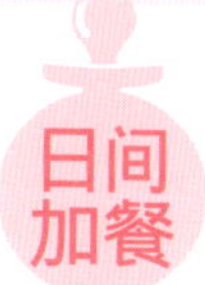

荔枝有助于增强机体免疫功能，提高抗病能力，还能明显改善失眠与健忘症状。

荔枝粥
哈密瓜

18:00

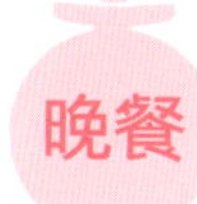

猪蹄茭白汤可有效地促进乳汁的分泌，适用于产后无乳、乳汁不通。

猪蹄茭白汤
馒头

21:00

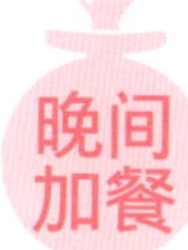

生产时的失血会使妈妈有贫血的现象产生，红豆有很好的补血作用。

花生红豆汤

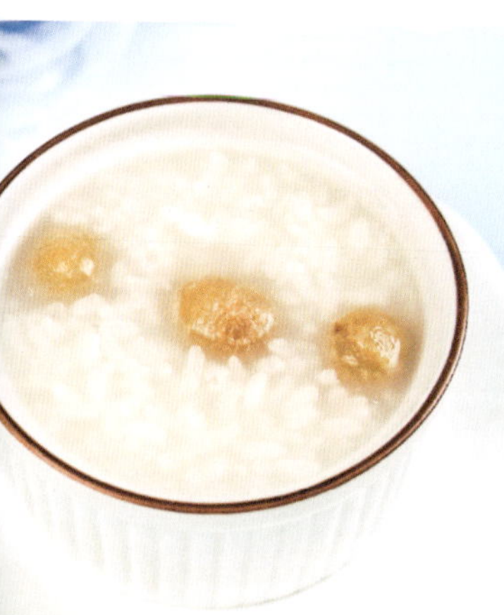

荔枝粥

原料： 干荔枝50克，大米100克。

做法： ①将大米淘洗干净，用清水浸泡30分钟；干荔枝去壳取肉，用清水洗净。②将大米与干荔枝肉同放锅内，加清水，用大火煮沸。③转小火煮至米烂粥稠即可。

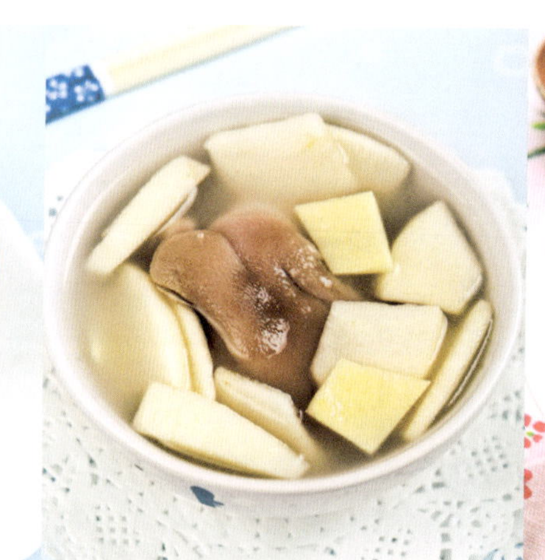

猪蹄茭白汤

原料： 猪蹄200克，茭白50克，料酒、葱花、姜片、盐适量。

做法： ①猪蹄用沸水烫后去浮皮，去毛，冲洗干净；茭白洗净，切片。②将猪蹄放入锅内，加入清水，没过猪蹄。放入料酒、葱花，旺火煮沸。③煮沸后撇去浮沫，小火将猪蹄炖至酥烂。④猪蹄酥烂后放入切好的茭白片，再煮5分钟，加入食盐调匀即可。

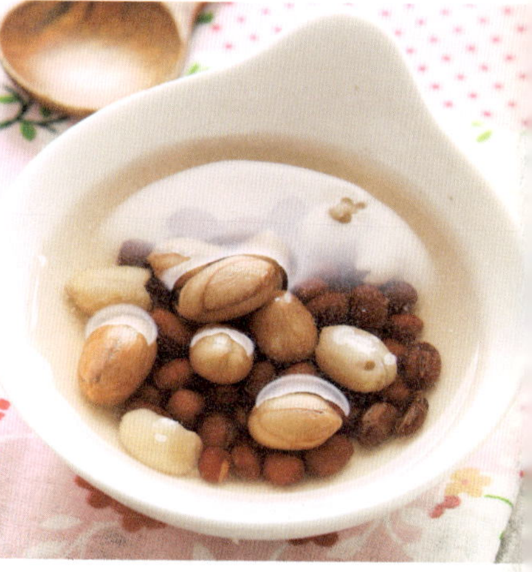

花生红豆汤

原料： 红豆50克，花生50克，糖桂花5克。

做法： ①将红豆与花生清洗干净，并用清水泡2个小时。②将泡好的红豆与花生连同清水一并放入锅内，开大火煮沸。③煮沸后改用小火煲制1小时，出锅时将糖桂花放入拌匀即可。

第10天

宝宝：黄疸自然消退

足月的宝宝一般在出生后10天左右黄疸消退，最迟不超过出生后2周，早产儿可延迟到出生后3~4周退净。如果黄疸消退超过了正常时间，或者退后又重新出现，均属于不正常，需要治疗。

如何清洗宝宝的衣服

为了避免细菌交叉感染，宝宝的衣服最好用专门的盆单独手洗。洗涤时不要用化学物品，可以用肥皂清洗宝宝贴身内衣。此外消毒液等消毒产品千万不要用，因为它刺激性强，很难漂洗干净。漂洗时，要用清水反复过水2~3次，直到水清为止。洗完宝宝的衣服之后，最好用晒太阳的方法除菌。如果碰到阴天，也可以用熨斗熨一下，也可以起到高温消毒和杀菌的效果。

宝宝衣服存放有讲究

宝宝的衣服最好有专门的地方或储存空间，不要与爸爸妈妈的衣服放在一起。因为宝宝皮肤娇嫩，抵抗力低，沾染细菌容易生病。在存放新生宝宝衣服的空间内，最好不要放樟脑丸等有挥发性的除虫剂、香味剂等，以免这些东西中的化学物质透过衣服影响宝宝健康。

爸爸：勤给宝宝洗小屁股

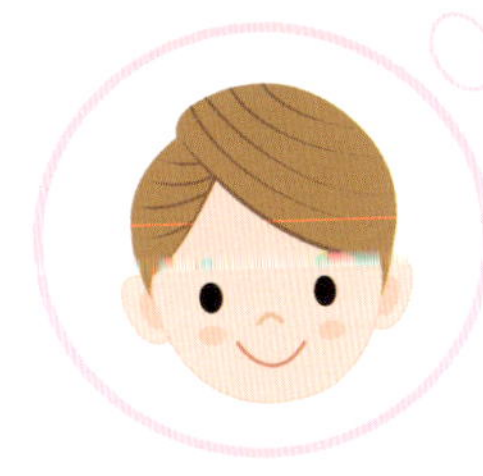

新生宝宝一般排便次数多，且没有规律。由于宝宝皮肤很娇嫩，被潮湿且脏的纸尿裤包裹之后，皮肤容易发红且发生皮疹，严重时还可能发生溃烂。所以，在宝宝解完大小便之后，爸爸可以用温水冲洗宝宝臀部，勤换纸尿裤，减少潮湿的纸尿裤对皮肤的刺激，保持皮肤清洁且干燥。洗完之后，可以给皮肤发红的地方涂一些护臀霜，可起到护臀的作用。

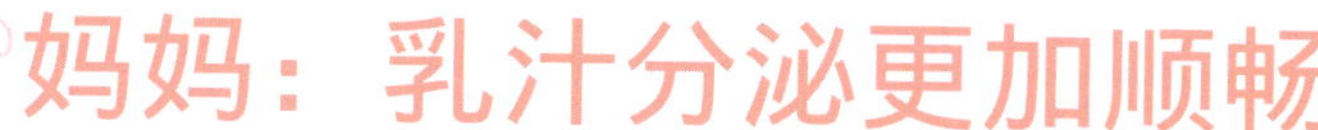

妈妈：乳汁分泌更加顺畅

第2周开始，新妈妈的乳汁分泌得更加顺畅。其实大部分新妈妈的奶水对宝宝来说是充足的，关键是要坚持让宝宝吮吸，尽量排空乳房，使乳汁分泌顺畅，这样还有利于赶走乳房的胀痛问题。同时在饮食上最好也注意搭配，适当添加一些汤水，如猪蹄汤、鱼汤之类的高蛋白汤水，有助于乳汁分泌。

如何判断母乳量是否够

有些妈妈发现宝宝每次喝完母乳之后，还可以喝下一小瓶配方奶，就觉得是不是自己的母乳量不够。其实母乳喂养的宝宝，即使喝饱了母乳，也可能还会再喝下50毫升的配方奶，这是新生宝宝的一种天性。新生宝宝只是需要吮吸这一动作，奶瓶正好满足了这一要求，其实他的身体并不需要额外的热量。妈妈可在宝宝吃完后，再抱一会，让他吮吸，看他是否还会哭闹。如果不哭闹，则表示母乳量已经足够，不需要再喝配方奶了。如果宝宝还是哭闹，则表示母乳量不够，需要采取其他方法。

母乳不足可采取的办法

造成妈妈乳汁不足的原因有很多，如采用剖宫产分娩方式，如果乳汁不足，可尝试加强宝宝的吮吸，适当多吃一些催乳的食物。如果仍乳汁不足，可考虑混合喂养，即母乳和配方奶相结合。配方奶粉需要按照月龄给宝宝喝，并且要严格按照调配说明进行冲调，过浓和过稀都不利于宝宝的健康。

出生1周内的宝宝每次饮奶量约为50毫升。

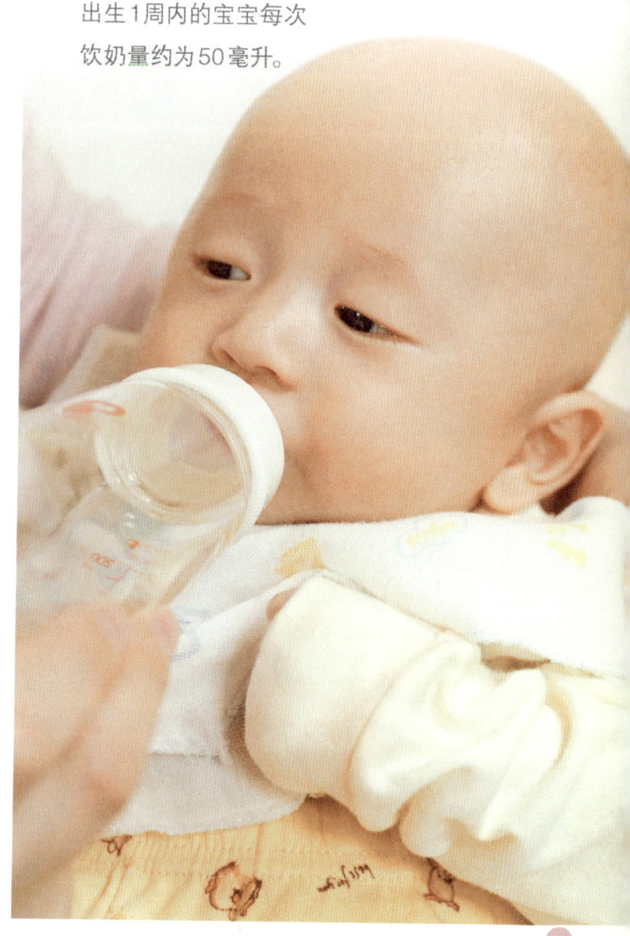

月子餐

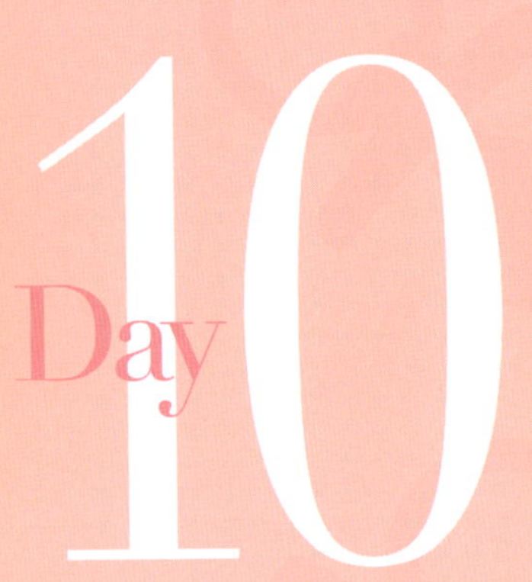

蔬菜和水果富含维生素、矿物质和膳食纤维，可促进胃肠道功能的恢复，增进食欲，促进糖分、蛋白质的吸收利用，特别是可以预防便秘，帮助新妈妈达到营养均衡的目的。加热牛奶要适度，否则在高温下，牛奶中的氨基酸与糖形成果糖基氨基酸，不但不宜消化吸收，还会影响人体健康。

8:00

早餐

南瓜富含维生素A，能帮助新妈妈眼睛尽快恢复到产前状态。

南瓜青菜粥
蜂蜜水

12:00

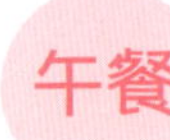

午餐

胡萝卜可明目，常吃能缓解产后妈妈眼睛的疲劳、干涩等不适症状。

空心菜排骨汤
干拌胡萝卜丝
米饭

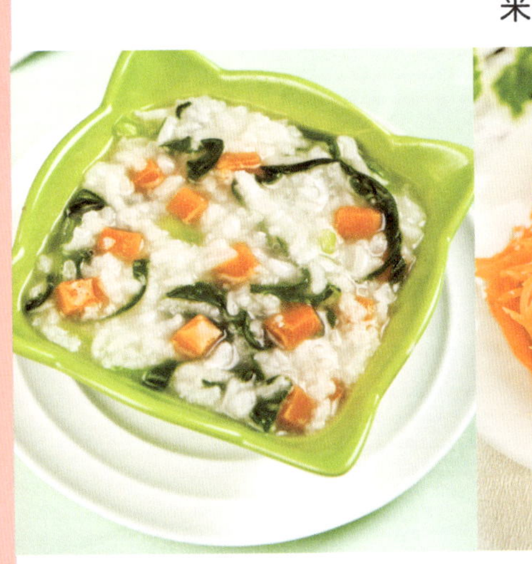

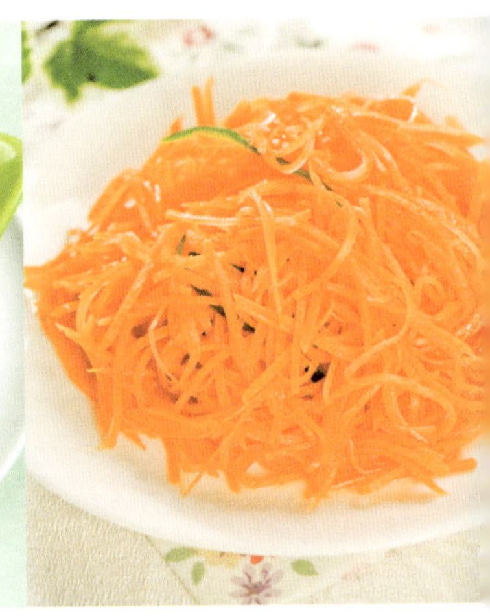

南瓜青菜粥

原料： 大米100克，南瓜50克，青菜2棵。

做法： ①南瓜去皮去子，洗净，切丁；青菜择洗干净，切碎；大米淘洗干净。②锅中放入大米、南瓜丁、青菜丝，加适量水煮熟即可。

干拌胡萝卜丝

原料： 胡萝卜2根，香油、盐各适量。

做法： ①将胡萝卜去皮，洗净切成细丝。②把胡萝卜丝在沸水中焯一下，捞出沥干水分，放入盘中，加盐、香油拌匀即可。

15:00

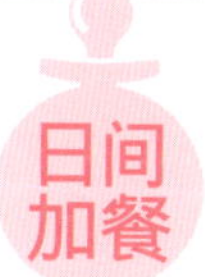

核桃仁有补血养气、润燥通便等功效，百合能够清心安神，帮助新妈妈缓解疲劳。

核桃百合粥
苹果

18:00

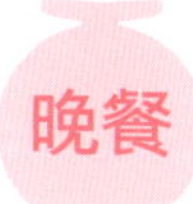

紫米含有丰富的钙、铁、蛋白质、B族维生素，可以有效防治贫血。

紫菜蛋花汤
紫米炒饭

21:00

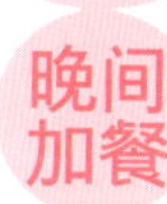

红薯可益气通乳、润肠通便，新妈妈可常吃。

炒红薯泥

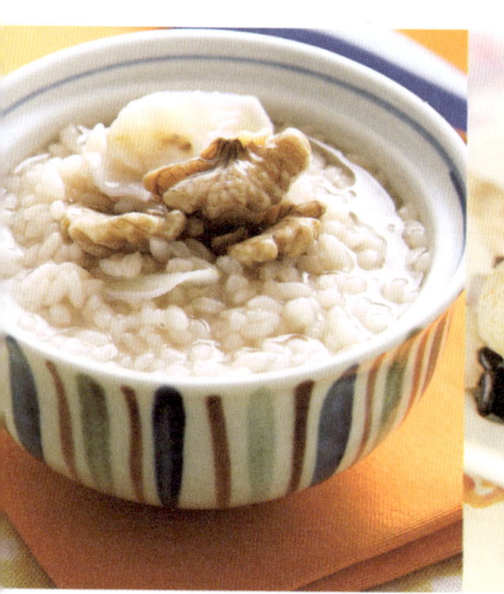

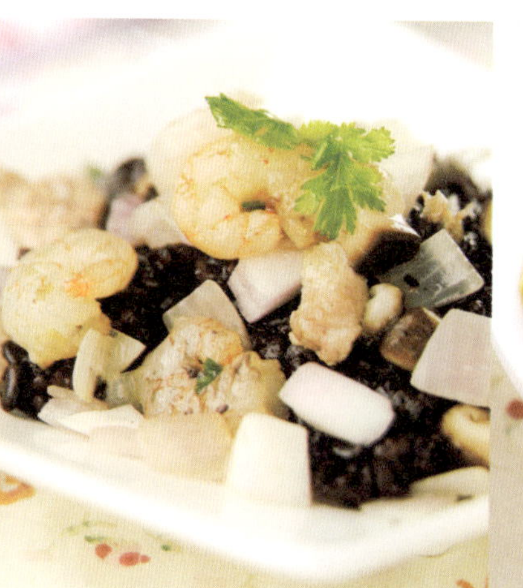

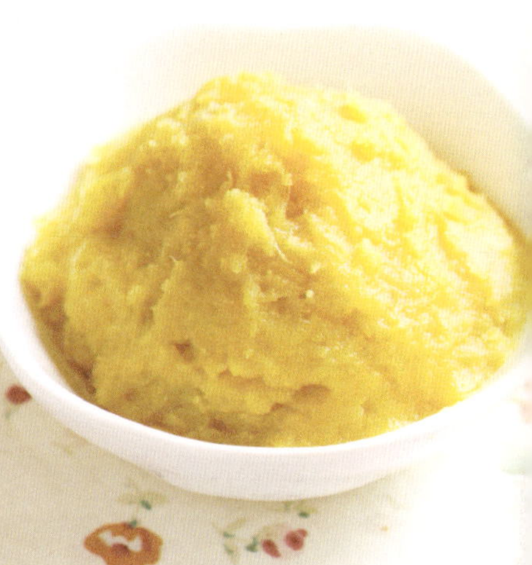

核桃百合粥

原料：核桃仁、鲜百合各20克，大米50克。

做法：①鲜百合洗净，掰成片；大米洗净。②将大米、核桃仁、鲜百合一起放入锅中，加适量清水，用大火煮沸。③改用小火继续煮至大米熟透即可。

紫米炒饭

原料：紫米100克，五花肉、洋葱、水发香菇、虾仁各30克，盐、油各适量。

做法：①紫米洗净，浸泡3小时，放入电饭煲加适量水煮熟。②水发香菇、洋葱洗干净，切丁；虾仁洗干净；五花肉洗净，切块。③油锅烧热，放入洋葱丁爆香，加入五花肉、虾仁、香菇丁翻炒至熟，加盐调味后盛出，浇在煮好的紫米饭上即可。

炒红薯泥

原料：红薯300克，油、白糖适量。

做法：①红薯上锅蒸熟后，趁热去皮，捣成薯泥，加入白糖。②油锅烧热，倒入红薯泥，快速翻炒，要不停地晃动炒锅，以防止红薯泥粘锅，待红薯泥翻炒至变色后，即可出锅。

第11天

宝宝：听到声音有反应

宝宝出生后就能感觉到光的存在，在光线适度的情况下会睁开眼睛；听觉已相当灵敏，因为宝宝在妈妈肚子里听惯了妈妈的声音及妈妈的心跳，所以哺乳时很安静。现在，你用声音来吸引宝宝注意时，宝宝已经会有反应。

冲调配方奶粉有技巧

配方奶粉中营养成分多，对操作方法要求较高，所以新手爸妈在冲调配方奶粉时，应严格按照奶粉说明中的方法冲调。

① 洗净双手，取干净的冲调用具，在干净的桌面上进行操作。

② 将沸水冷却至40~60℃，按照要冲调奶粉量在奶瓶中倒入适量温开水，然后用奶粉搭配量勺舀取准确分量的奶粉放入奶瓶中，旋紧奶瓶的胶盖，使奶瓶密闭，充分摇动奶瓶，让奶粉与水完全融合即可。

不要用开水冲泡奶粉

用开水冲泡奶粉是错误的。因为水温过高会使奶粉中的乳清蛋白产生凝块，影响消化和吸收。另外，某些遇热不稳定的维生素会被破坏，特别是有的奶粉中添加了免疫活性物质会被全部破坏。一般冲泡奶粉的水温控制在40~60℃。冲泡奶粉时，可先在奶瓶里放入温开水，加入适量的奶粉，盖紧盖子之后摇匀即可给宝宝喝了。奶粉冲泡要即冲即喝。

爸爸：控制亲友的探视频率

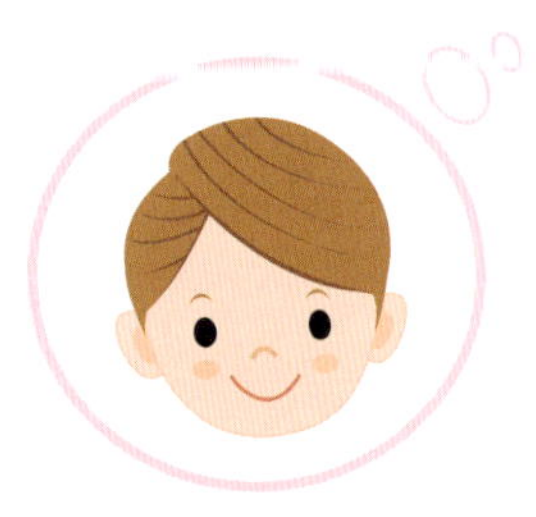

新妈妈的身体经过1周多的调养，已经恢复了些，但还是很虚弱。对于亲朋好友的探望，新爸爸要征求一下妻子的意见，在不打扰宝宝休息、妈妈调理的情况下，有选择地进行接待。

妈妈：恶露由鲜红色变为浅红色

产后第1周，恶露的量较多，颜色鲜红，含有大量的血液、小血块和坏死的蜕膜组织，称为“红色恶露”。1周以后至半个月内，恶露中的血液量减少，较多的是坏死的蜕膜、宫颈黏液、阴道分泌物及细菌，使得恶露变为浅红色的浆液，此时的恶露称为“浆性恶露”。

多吃动物肝脏补铜

铜能维持神经系统的正常功能，并参与多种物质代谢的关键酶的功能发挥，哺乳妈妈要注意合理摄取铜。含铜丰富的食物首推动物肝脏，其次是猪肉、黑芝麻、荠菜、大豆、龙须菜、芋头、青菜等。

乳头凹陷的妈妈如何喂奶

喂奶的时候，可先用食指及拇指将乳头提起，送入宝宝口中，以利宝宝将乳头及乳晕一起含在口中吸吮，直到宝宝吸住乳头再放手。具体做法如下：

1 在宝宝饥饿时先喂乳头凹陷一侧的乳房，这时吸吮力强，易吸住乳头及大部分乳晕。

2 采取环抱式或侧坐式哺喂，能较好地固定宝宝头部位置。

3 如吸吮未成功，可以在乳头上罩上特殊人工乳头喂母乳，也可用抽吸法使乳头突出。

产后妈妈要补钙

新妈妈产后体内钙含量下降，骨骼更新钙的能力下降，哺乳也会让妈妈流失更多的钙。研究表明，每分泌1000~1500毫升的乳汁，妈妈就要失去500毫克的钙，乳汁分泌量越大，钙的流失量就越多。因此，产后妈妈应多吃含钙丰富的食物。牛奶、鸡蛋不仅含钙丰富，且易于吸收。如果食补效果不佳，妈妈也可以在医生的指导下服用哺乳期可服用的钙剂。

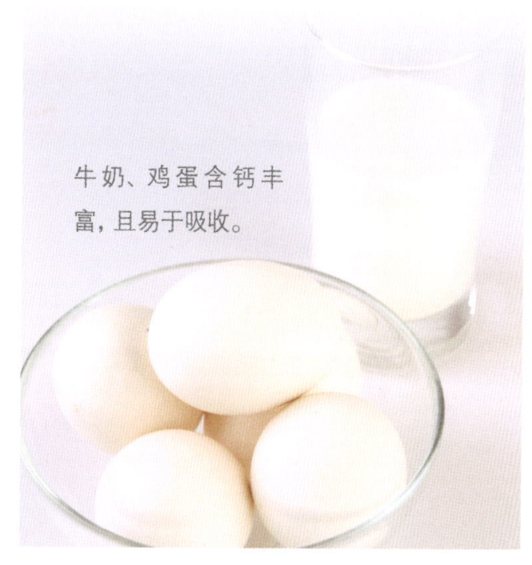

牛奶、鸡蛋含钙丰富，且易于吸收。

月子餐

Day 11

产后饮食虽有讲究，但忌口不宜过多，荤素搭配很重要。进食的品种越丰富，营养才平衡和全面。除了明确对身体无益的和吃后可能会过敏的食物外，荤素的品种应尽量丰富多样。食用鸡蛋要讲究方法，生鸡蛋不可以吃，因为它难消化，易受细菌感染，有损健康；鸡蛋煎煮得过老会使新妈妈脾胃不适，也不适合吃。

8:00

早餐

黑芝麻含有多种人体必需氨基酸，做成米糊营养丰富，又容易消化，便于吸收。

黑芝麻米糊
煮鸡蛋

12:00

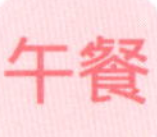

午餐

芋头中有多种矿物质，能增强人体的抵抗能力。

芋头排骨汤
西红柿炒鸡蛋
米饭

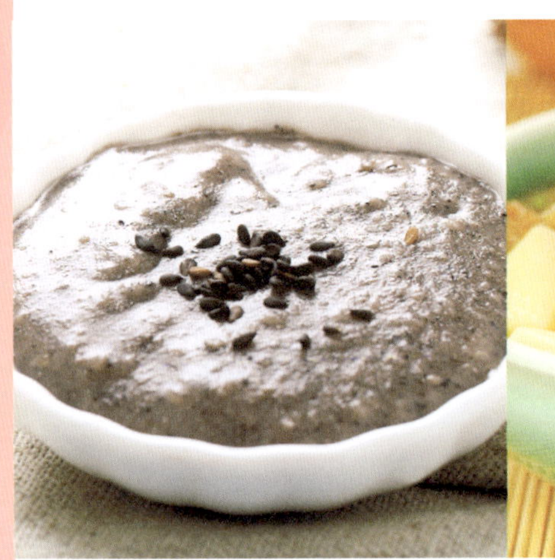

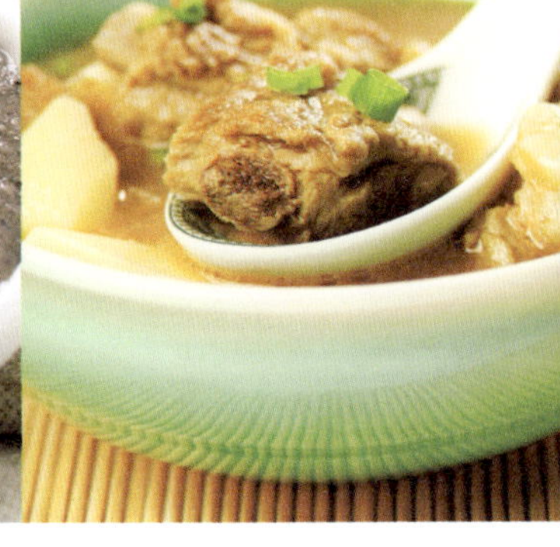

黑芝麻米糊

原料： 大米20克，莲子10克，黑芝麻15克。

做法： ①将大米洗净、晒干，与莲子、黑芝麻混合后，用榨汁机榨成粉。②把制作好的米粉放入锅中加适量清水，煮熟即可。

芋头排骨汤

原料： 排骨250克，芋头150克，料酒、葱花、姜片、盐各适量。

做法： ①芋头去皮洗净，切块；排骨洗净，切段，放入热水中烫去血沫后捞出。②先将排骨、姜片、葱花、料酒放入锅中，加清水，用大火煮沸，转中火焖煮15分钟。③拣出姜片，加入芋头和盐，小火慢煮45分钟即可。

15:00

日间加餐

猪肚为补脾胃之要品，莲子有健脾益气功效。此汤健脾益胃，补虚益气，易于消化。

莲子猪肚汤
葡萄

18:00

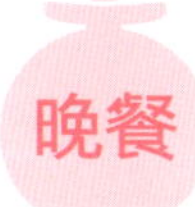

晚餐

乌鸡是药食两用佳品，对产后气虚、血虚、脾虚、肾虚等症尤为有效。

姜枣枸杞乌鸡汤
牛奶馒头

21:00

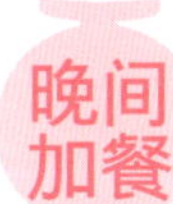

晚间加餐

银耳有养阴清热、安眠健胃的功效，与小米、牛奶同食，是新妈妈恢复身体的佳品。

牛奶银耳小米粥

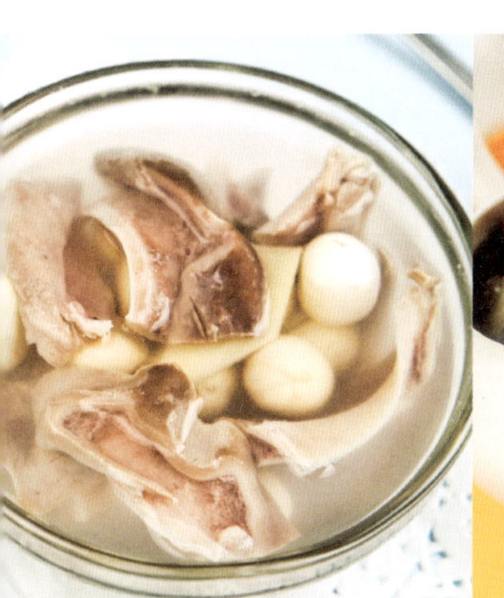

莲子猪肚汤

原料： 猪肚150克，莲子30克，姜片、盐适量。

做法： ①莲子洗净去芯，用清水浸泡30分钟；猪肚用盐反复揉擦，用水冲洗干净。②把猪肚放在沸水中煮1分钟，将里面的白膜去掉切长条。③将烫过的猪肚、莲子、姜片一同放入锅内，加清水煮沸，撇去锅中的浮沫。④锅中放盐，转小火继续炖2个小时即可。

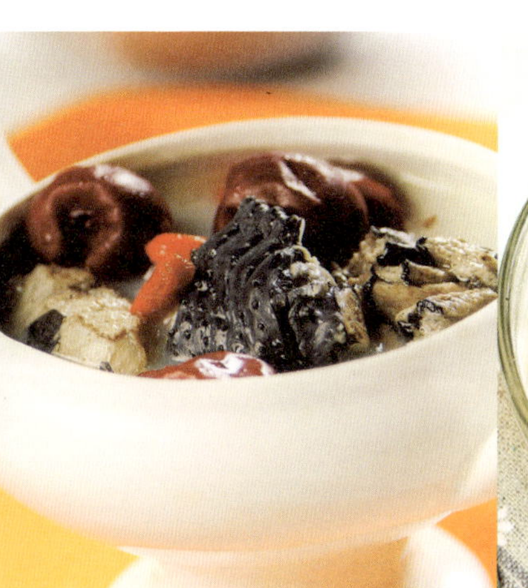

姜枣枸杞乌鸡汤

原料： 乌鸡1只，姜20克，红枣6颗，枸杞子10克，盐、料酒适量。

做法： ①乌鸡去内脏，洗净；红枣、枸杞子洗净；生姜洗净，去皮，拍破。②将乌鸡放进温水里加料酒用大火煮，水沸后捞出乌鸡，放进清水洗去浮沫，去血腥味。③锅内加入红枣、枸杞子、生姜加水大火煮开。④改用小火炖至乌鸡肉熟烂，出锅时加入盐调味即可。

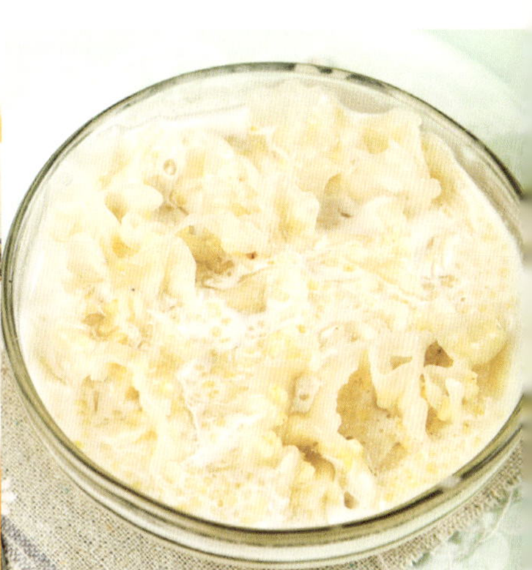

牛奶银耳小米粥

原料： 小米100克，鲜牛奶125毫升，干银耳3朵，白糖适量。

做法： ①干银耳泡发，洗净，去蒂，择成小朵；小米淘洗干净。②锅中放入小米和适量水煮开，放入银耳继续煮20分钟，倒入鲜牛奶，开锅放适量白糖即可。

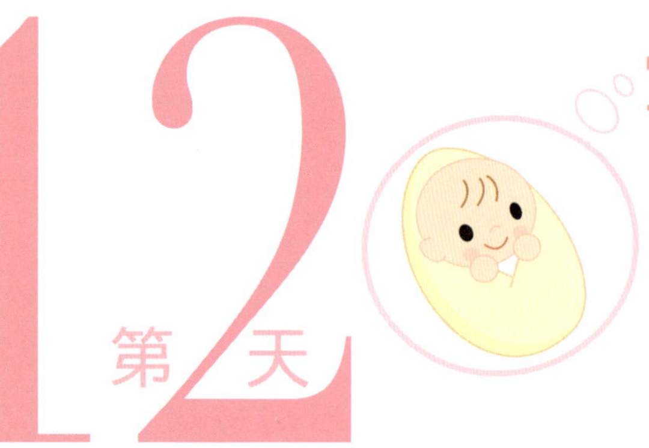

第12天

宝宝：脐带变黑脱落

爸爸妈妈平时要注意宝宝脐带的颜色，保持宝宝脐带部位干燥，每天消毒局部。一般2周以内，宝宝的脐带就会变黑，自动脱落。若2周后，脐带还没有脱落，但是没有红肿或其他感染，可再观察一段时间。如果长期不脱落，须前往医院咨询医生。

根据宝宝的需要及时更换奶瓶、奶嘴

新生儿阶段的宝宝通常选用小号的奶瓶。但随着宝宝一天天长大，对奶水的需求量也会越来越大。这时候，新手爸妈应该及时给宝宝更换容量稍大的奶瓶。建议新手爸妈可以给宝宝选择1~2个小号奶瓶，以作替换，同时准备2个稍大容量的奶瓶留以备用。

如何给奶具消毒

首先将奶具清洗干净，然后将其放入装有清水的不锈钢煮锅（塑料或橡胶奶具等水沸5分钟后再放入）。锅中水量以没过奶具为宜，并保证奶瓶中注满清水，然后开火煮沸。水沸5分钟后，放入塑料奶具，再煮5分钟，然后关火。放置稍凉后，取出所有奶具，控干水分。

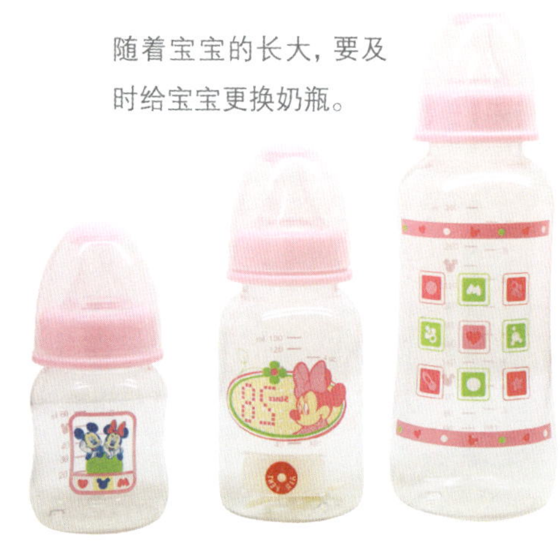

随着宝宝的长大，要及时给宝宝更换奶瓶。

爸爸：清洗宝宝的衣物

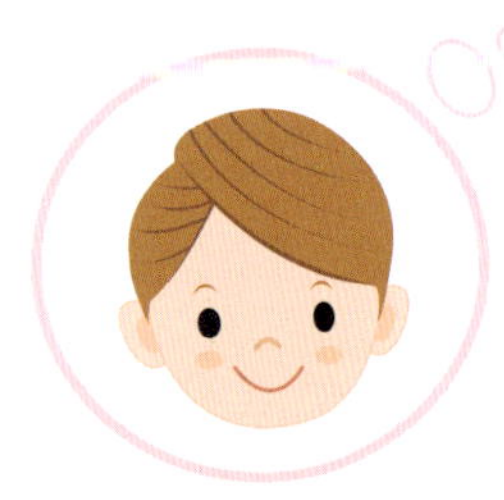

爸爸在月子期间，要主动清洗宝宝的衣物。清洗的时候最好不要用化学洗剂，那样会对宝宝皮肤产生强烈刺激，也不要用洗衣机洗，洗衣机里一般会残留大人衣物上的细菌。建议手洗，用婴儿洗衣肥皂，比较容易清洗干净，不会有残留。

妈妈：乳房变得更加充盈

喂奶后，新妈妈的乳房变得更加充盈。新妈妈要保持乳房的清洁，必须经常清洁乳房。每次喂奶前，也都要把乳房擦洗干净。

产后洗头的注意事项

产后新妈妈新陈代谢较快，汗液增多，会使头皮及头发变得很脏，产生异味。洗头可促进头皮的血液循环，增加头发生长所需要的营养物质，避免脱发、发丝断裂或分叉，使头发更密、更亮。洗头时应注意清洗头皮，但不要使用太刺激的洗发用品，以免过敏或引起不适。水温一定要适宜，最好在37℃左右。洗完头后及时用干发毛巾把头发擦干，最好用吹风机吹干，避免着凉。头发未干之前不要睡觉，以免头痛、脖子痛。

多吃牛肉补气健脾

牛肉蛋白质含量高，而脂肪含量低，有补中益气、滋养脾胃、强健筋骨的功效。产科医生一般都会建议生完宝宝后的妈妈多吃牛肉。多吃牛肉，还能提高身体的抵抗力，在补血、修复组织等方面特别有效，适合产后气短体虚、筋骨酸软的妈妈吃。

新妈妈洗澡注意事项

待伤口完全愈合之后，妈妈可以淋浴洗澡。产后洗澡讲究“冬防寒、夏防暑、春秋防风”。在夏天，浴室温度保持常温即可，天冷时浴室宜暖和、避风。洗澡水温宜保持在35~37℃，夏天也不可用较凉的水冲澡，以免恶露排出不畅，引起腹痛及日后月经不调、身痛等。每次洗澡的时间不宜过长，10分钟左右即可，洗后尽快将身体上的水擦去，及时穿上衣服后再走出浴室，避免身体着凉。

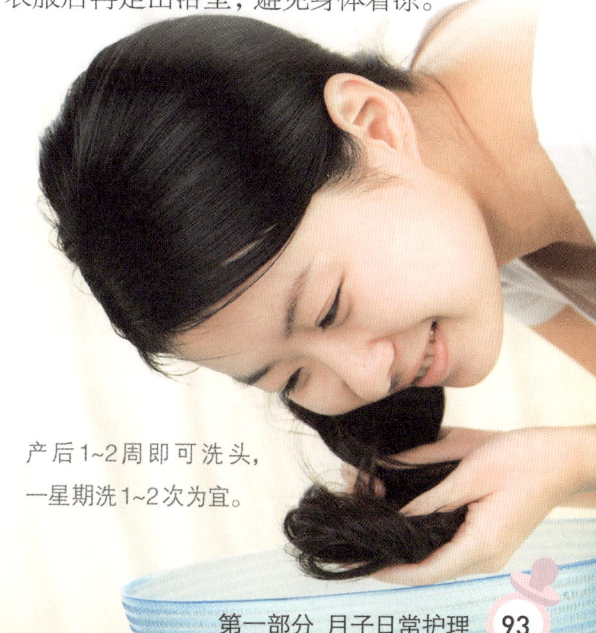

产后1~2周即可洗头，一星期洗1~2次为宜。

月子餐

Day 12

随着看护宝宝的工作量日益加大，体力消耗也比之前增大，伤口开始愈合。饮食上应注意多补充优质蛋白质，但仍需以鱼类、虾、蛋、豆制品为主，可比之前增加些排骨、瘦肉类。含碘丰富的食物主要是海产品，如海带、海藻、紫菜等，哺乳妈妈可适当食用。缺碘地区的哺乳妈妈除了在饮食中注意补碘外，还应坚持食用加碘盐，加强补充碘。

8:00

早餐

西红柿面疙瘩清淡可口，在新妈妈滋补的同时，可解油腻、养肠胃。

西红柿面疙瘩
苹果

12:00

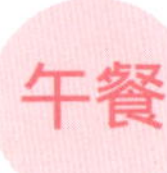

午餐

通草有通乳汁的作用，此道汤品是缺乳的新妈妈必备的一道药膳。

通草鲫鱼汤
炝胡萝卜丝
米饭

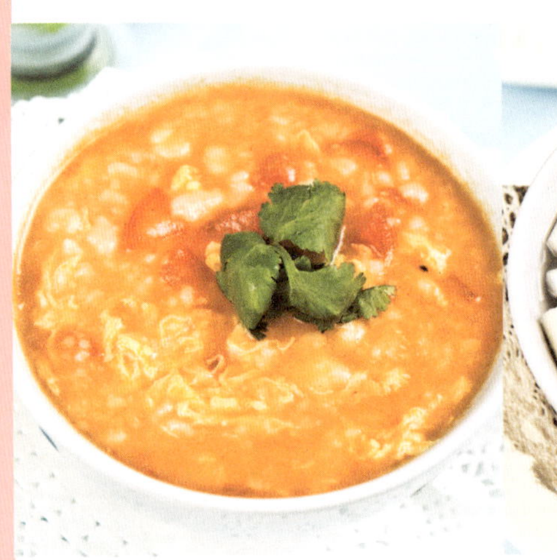

西红柿面疙瘩

原料：西红柿1个，面粉50克，鸡蛋2个，油、盐适量。

做法：①面粉中边加水边用筷子搅拌成颗粒状，静置10分钟；鸡蛋打散；西红柿洗净，切小块。②油锅烧热，倒入鸡蛋液炒散，加入适量水，将鸡蛋煮开，至汤发白时倒入西红柿块。③再将面粉慢慢倒入西红柿鸡蛋汤中煮3分钟后，放盐即可。

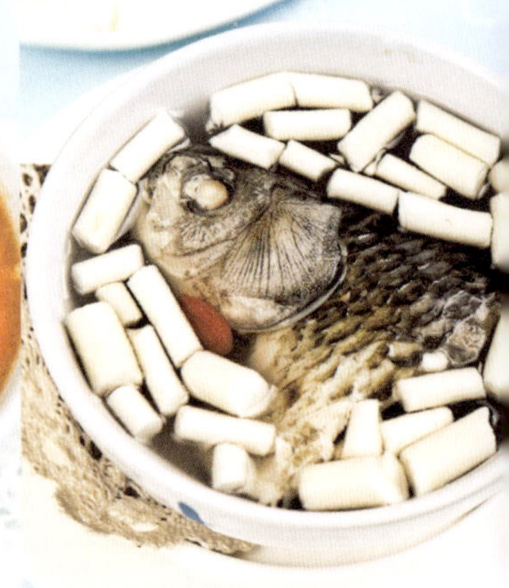

通草鲫鱼汤

原料：鲫鱼1条，黄豆芽30克，通草3克，盐适量。

做法：①将鲫鱼处理干净；黄豆芽择洗干净。②锅置火上，加入适量清水，放入鲫鱼，用小火炖煮15分钟。③再放入黄豆芽、通草、盐炖煮10分钟，去掉黄豆芽、通草，食鱼饮汤即可。

15:00

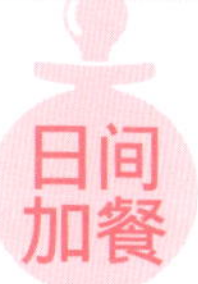

莲藕中含有丰富的维生素K,具有收缩血管和止血的作用。

核桃仁莲藕汤
香蕉

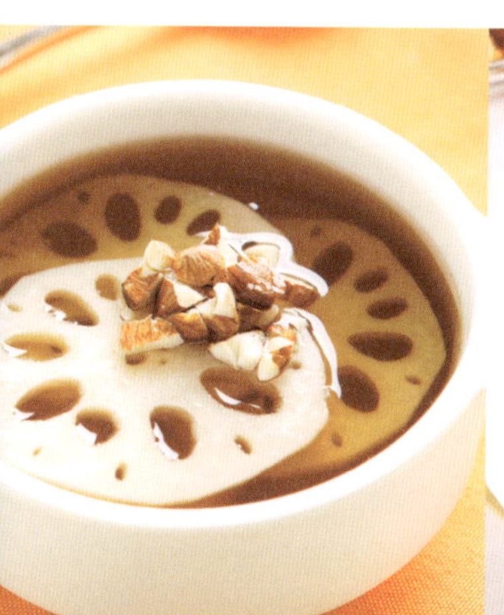

核桃仁莲藕汤

原料： 核桃仁15克，莲藕50克，红糖适量。

做法： ①莲藕洗净切片；核桃仁打碎。②将核桃仁、莲藕片放锅中，加适量清水，用小火慢煮至莲藕绵软。③出锅时加适量红糖调味即可。

18:00

牛肉与芹菜搭配成菜，能强筋壮骨、补气健脾，适合产后新妈妈。

芹菜牛肉丝
紫菜蛋汤
馒头

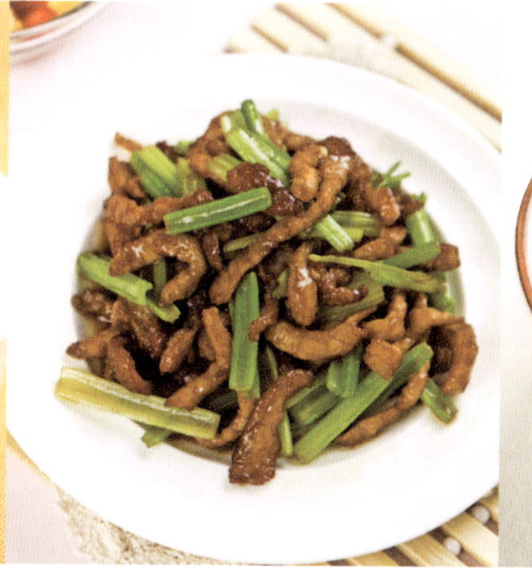

芹菜牛肉丝

原料： 牛肉150克，芹菜30克，水淀粉、白糖、盐、油、姜末、葱花各适量。

做法： ①牛肉洗净，切丝，加酱油、水淀粉腌制1小时左右；芹菜择叶，去根，洗净，切段。②热锅放油，下姜末、葱花煸香，然后加入腌制好的牛肉丝和芹菜段翻炒，可适当加一点清水。③最后放入适量盐和白糖，出锅即可。

21:00

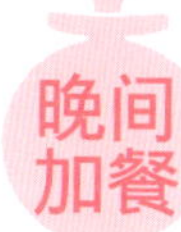

薏米具有利尿、补血、祛湿、消水肿的功效，很适合新妈妈产后排除体内积水。

薏米绿豆粥

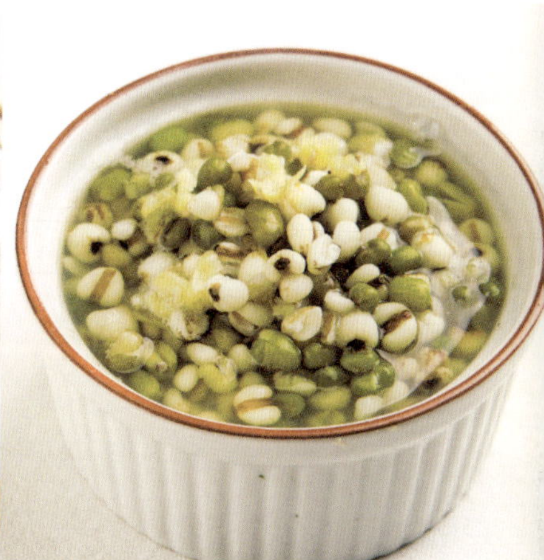

薏米绿豆粥

原料： 绿豆、薏米、大米、糙米各50克，白糖适量。

做法： ①糙米、薏米、大米、绿豆洗净，泡水2小时。②所有材料放入锅中，加入适量水煮开。③转小火边搅拌边熬煮半小时至熟烂。④待粥浓时，加入白糖调味即可。

第13天

宝宝：甜甜的睡梦中成长

新生的宝宝正在快速发育期，睡眠是他快速生长的前提，也是头等大事。爸爸妈妈要保证宝宝每天的睡眠时间，在宝宝入睡前，应让宝宝安静下来，给宝宝创造一个良好的睡眠环境，室温要适宜，盖的东西不要太重。

如何选择优质的配方奶粉

挑选配方奶粉时，新手爸妈要仔细阅读配方奶粉说明，选择一款适合自己宝宝的奶粉非常重要。

①检查配方奶粉的配料、营养成分、食用方法及适用对象等，判断该配方奶粉是否适合自己的宝宝。

②检查外包装上的厂名、厂址、出产地、生产日期、保质期、执行标准等，若说明不清，不要购买。

③检查配方奶粉的外包装，看是否有漏气现象，不论是袋装或罐装奶粉，一旦出现漏气、漏粉现象，切不可购买。

④通过摇（捏），判断奶粉中是否有块状物，如果不存在块状物，且听到奶粉发出细微的沙沙声音，说明没有问题。

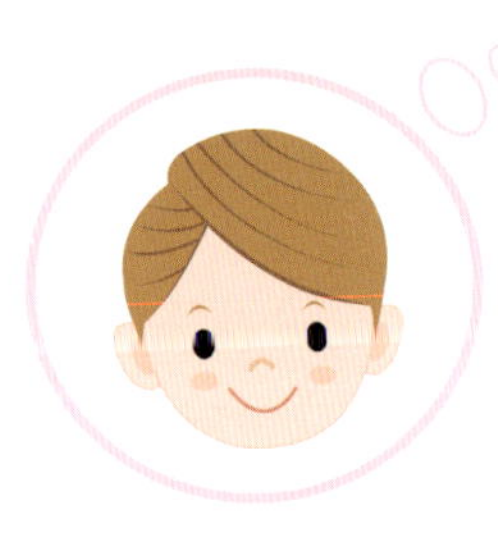

爸爸：定期打扫、消毒坐月子的房间

坐月子期间，如果新妈妈和宝宝的房间杂乱无章、空气污浊、喧嚣吵闹，就会使新妈妈的身心健康受到很大影响。因此，产后新妈妈的房间一定要安宁、整洁、舒适，有利于新妈妈身体康复。爸爸可以定期打扫、消毒坐月子的房间。要保持卫生间的清洁卫生，随时清除便池的污垢，排出臭气，以免污染室内空气。最后提醒一点，新爸爸要监督自己和家人，不要在房间里抽烟。

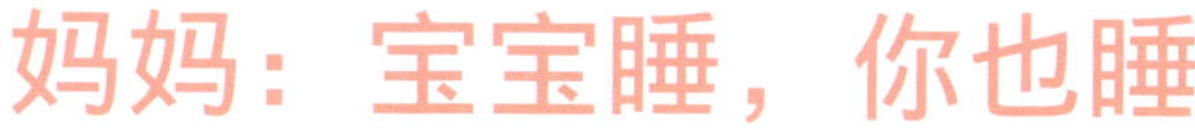

妈妈：宝宝睡，你也睡

休息好才能恢复得快，新妈妈要珍惜每一个睡眠机会。宝宝醒着的时候离不开人的照顾，新妈妈也要时常给宝宝喂奶。当宝宝安然入睡时，新妈妈不要去上网或玩手机，而是要抓紧时间闭目养神，跟宝宝的作息时间保持一致。

不能挤压乳房

乳房受外力挤压，会有两大弊端：一是乳房内部软组织易受到挫伤，使内部引起增生等；二是乳房受到外力挤压后，外部形状容易改变，使上耸的双乳下塌、下垂等。所以新妈妈睡觉时尽量不要长期向一个方向侧卧，这样不但易挤压乳房，也容易引起两侧乳房发育不平衡。

改善乳房肿胀的方法

月子期间，很多新妈妈的乳房会肿胀疼痛得厉害，可以采用按摩法。按摩前用热毛巾做热敷，一手指端并拢托住乳房，另一只手从乳房根部，向乳头方向按摩，双手交替反复进行，同时轻轻拍打、抖动，直至肿胀的乳房变软无硬结，乳汁通畅为止。注意热敷乳房时，防止烫伤皮肤，按摩乳房时用力不可过大，手不要在皮肤上划动，以免损伤皮肤。

采用挤奶法，按摩后一部分乳汁可流出，有部分乳汁淤积在乳房及乳头处。此时将大拇指放在离乳头根部2厘米处的乳晕上，其他四指放在拇指的对侧，有节奏地向胸壁挤压放松，如此反复，依次挤压所有的乳窦，直至乳腺管内乳汁全部排出。

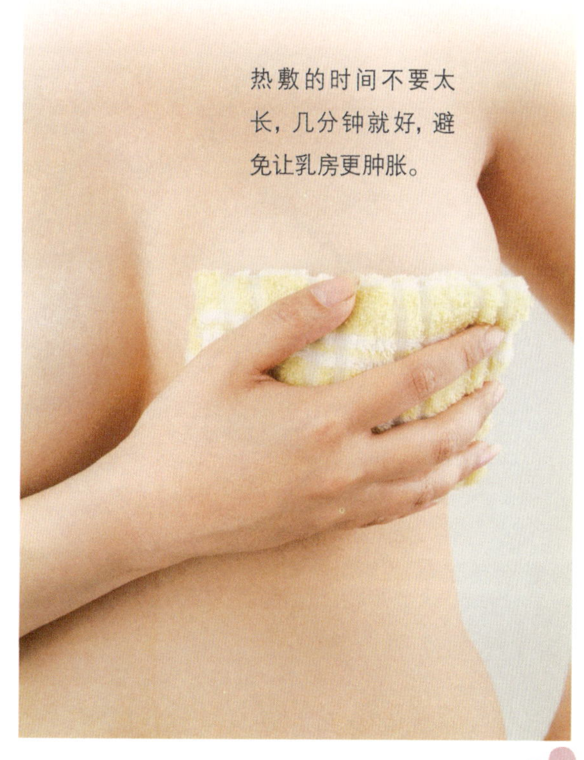

热敷的时间不要太长，几分钟就好，避免让乳房更肿胀。

月子餐

Day 13

这段时间，新妈妈的情绪和身体都会有明显的好转，熟悉的环境、温暖的氛围都会给新妈妈带来良好的感觉，新妈妈此时也已适应产后的生活规律，体力也在慢慢恢复。而且随着宝宝食量的增加觉得奶水分泌还不是很理想，催乳是当前最重要的事情，由于宝宝在6个月前每天需要约300毫克的钙，新妈妈的补钙问题也不容忽视。

8:00

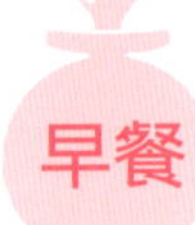

猪肝中含有的铁，是人体制造血红蛋白的基本原料，新妈妈此时要增加补血的食物。

腐竹玉米猪肝粥
草莓

12:00

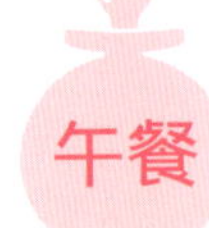

丝瓜汤色泽鲜艳，味道鲜美，对新妈妈有很好的进补和催乳功效。

嫩炒牛肉片
丝瓜蛋汤
米饭

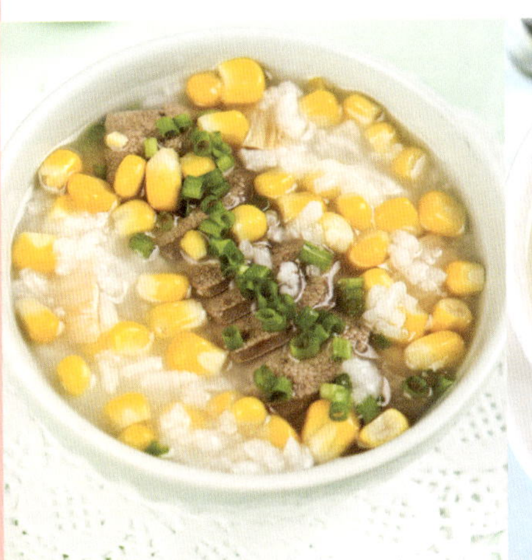

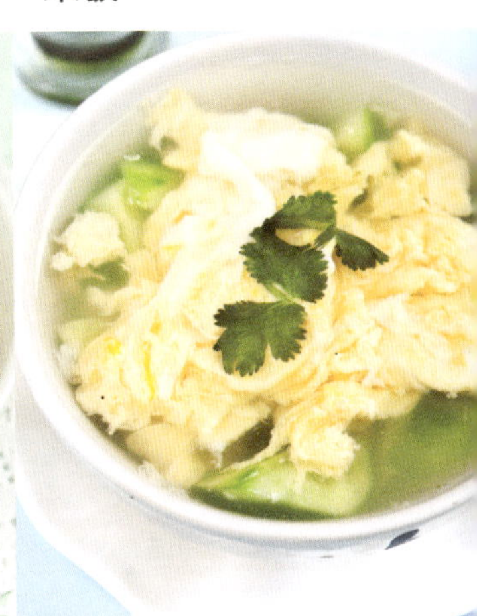

腐竹玉米猪肝粥

原料：腐竹、大米、玉米粒各50克，猪肝30克，葱花、盐适量。

做法：①腐竹用温水浸泡，洗净，切段；大米、玉米粒均洗净，浸泡30分钟；猪肝洗净，汆烫，切片，用少许盐腌制调味。②将腐竹、大米、玉米粒放入锅中，加适量清水，大火煮沸，转小火慢炖30分钟。③放入猪肝，转大火再煮10分钟，出锅前撒上葱花，放盐调味即可。

丝瓜蛋汤

原料：鸡蛋1个，丝瓜50克，油、盐、香菜叶适量。

做法：①鸡蛋打散在容器中，加入油搅拌；丝瓜洗净去皮，切成滚刀块。②锅中放水，倒入丝瓜，水开后倒入鸡蛋液，起锅时，放入盐、香菜叶调味即可。

15:00

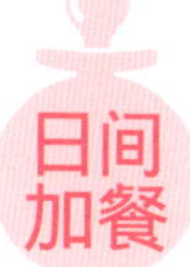

日间加餐

豌豆排骨粥鲜香适口，软烂顺滑，还有下乳的作用，适合产后乳汁较少的新妈妈食用。

豌豆排骨粥
香蕉

18:00

晚餐

海带豆腐汤清香滑爽，常食不腻，富含蛋白质和钙、碘、锌等矿物质，适合产后新妈妈。

海带豆腐汤
馒头

21:00

晚间加餐

西米可以健脾、补肺、化痰，火龙果有抗氧化、抗自由基、抗衰老的作用。

火龙果西米汁

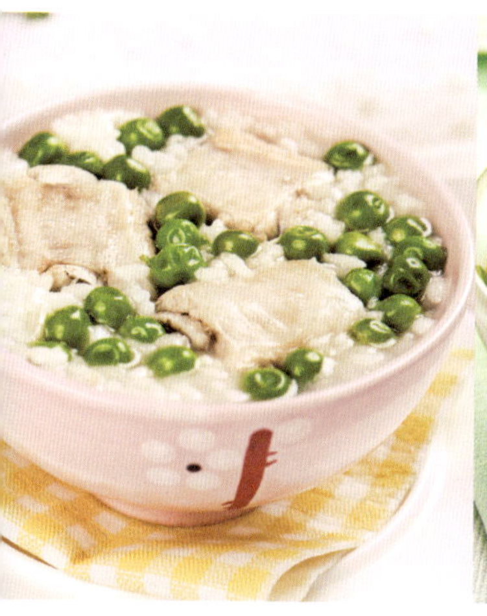

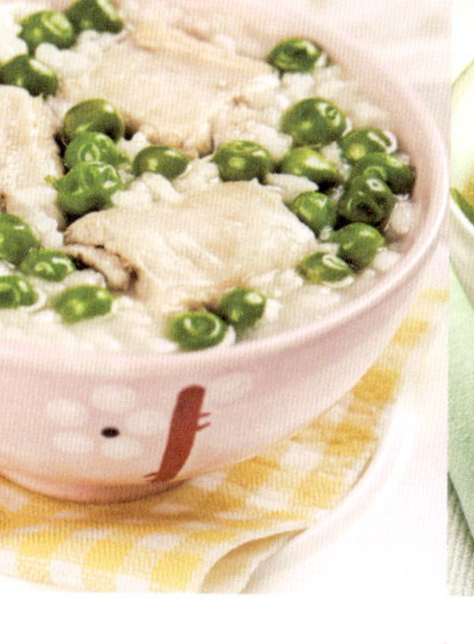

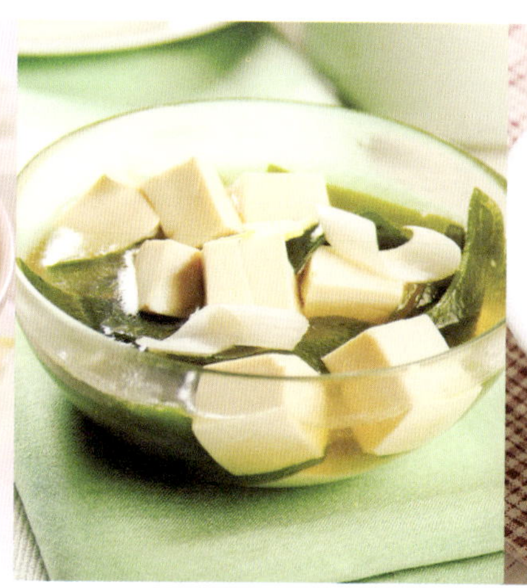

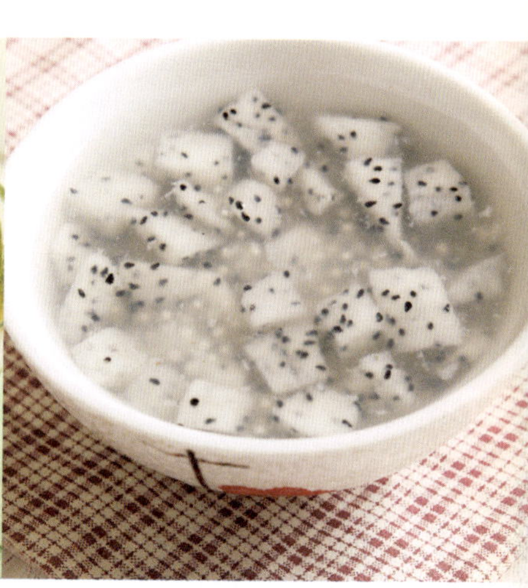

豌豆排骨粥

原料： 大米100克，豌豆、猪排骨各50克，盐适量。

做法： ①豌豆洗净；猪排骨洗净，剁成小块。②锅置火上，放入适量清水，下豌豆、排骨，煮至豌豆熟烂，加盐调味。③大米淘洗干净，煮成粥。④将煮熟的豌豆、排骨一起放入米粥中炖煮至沸即可。

海带豆腐汤

原料： 豆腐100克，海带50克，盐适量。

做法： ①将豆腐洗净，切成块。②海带洗净，切成条。③锅中加清水，放入海带并用大火煮沸，煮沸后改用中火将海带煮软。④放入豆腐块，以盐调味，把豆腐煮熟即可。

火龙果西米汁

原料： 西米50克，火龙果1个，白糖、水淀粉各适量。

做法： ①西米用水泡透蒸熟；火龙果对半剖开，挖空后，果肉切成小粒。②锅中放入清水，加入白糖、西米、火龙果粒一起煮开，用水淀粉勾芡即可。

14 第 天

宝宝：喝完奶会满足地笑

宝宝的面部表情开始丰富了。他会咿咿呀呀说个不停，时不时就歪歪小嘴偷着乐。新手爸妈可以在宝宝醒的时候给他一个微笑，轻轻地呼唤他的小名，宝宝会感觉很快乐。当然，最快乐的时候还是喝奶的时候，宝宝在喝完奶感到满足的时候，也会露出甜甜的笑。

不要让宝宝含着乳头睡觉

每个新生宝宝在夜间都会醒来吃两三次奶，整晚睡觉的情况很少见。因为宝宝此时正处于快速生长期，很容易出现整天都饿的情况，如果夜间不给宝宝吃奶，宝宝就会因饥饿而哭闹。夜间喂奶时，别让宝宝含着乳头睡觉。含着奶头睡觉，既影响宝宝睡眠，也不易养成良好的吃奶习惯，而且容易造成窒息，也有可能导致妈妈出现乳头皲裂。正确做法是坐起来抱着宝宝喂奶，喂完奶后轻轻拍拍奶嗝，或者是哼首摇篮曲让宝宝快速进入梦乡。

宝宝斜视不用担心

宝宝在6个月之前，眼睛可能不是一直都直视前方。因为新生宝宝不会同时使用两只眼睛，所以影像在两眼视网膜上的落点不相同，导致宝宝对距离的感知能力不佳。等宝宝学会让头跟眼睛都保持静止，看到的影像就会变得比较清楚，对距离的感知能力也会改善，宝宝注视你的眼睛的时间就会比较持久。这种双眼视力约在宝宝6周大时开始发展，4个月大之前就能完全确立。

爸爸：及时帮宝宝清理便便

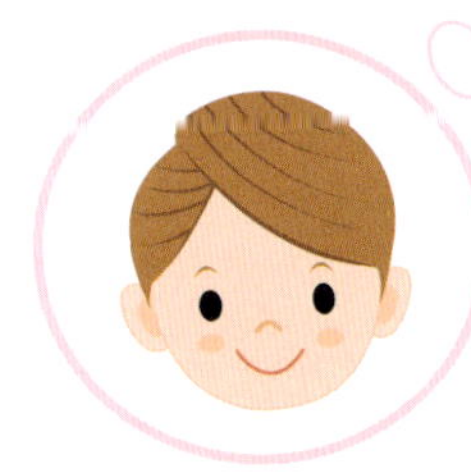

发现宝宝便便后，先打开宝宝的尿布或纸尿裤，暂时停留一会儿，因为很多宝宝在这时候会小便。然后，爸爸轻轻握住宝宝的脚踝，提起宝宝臀部，用湿纸巾或湿毛巾将宝宝的便便擦干净。接着，爸爸可以用温水将残留在宝宝肚皮、臀部的脏东西擦干净。清洗完小屁股后，爸爸用干毛巾把它擦干，最后给宝宝换上干净的尿布或者纸尿裤即可。

妈妈：食欲明显增强

经过2周的调养，妈妈的肠胃功能逐渐恢复，胃口也开始好起来。从现在开始，妈妈可以适当多吃一些有营养的食物，且不要偏食，粗粮和细粮都要吃，还要搭配杂粮，如小米、燕麦、玉米粉、糙米、红豆等。此外，要少吃寒凉的食物，避免吃影响乳汁分泌的麦芽。

循序渐进补充催乳食物

妈妈催乳应根据生理变化特点循序渐进，不宜操之过急。产后前2周，宝宝的胃容量小，对乳汁的需求量不大，不宜进行催乳。因为妈妈刚生完宝宝后，胃肠功能尚未恢复，乳腺才开始分泌乳汁，乳腺管还不够通畅，过早催乳会导致乳汁瘀滞，甚至引起乳腺炎。待到产后第3周，宝宝吃奶量大大增加，吃奶开始有规律。妈妈要开始多补充催乳食物，尤其是富含蛋白质的食物，补充能量的同时增加乳汁的分泌量，有利于产后恢复。

坐月子期间不要流泪

坐月子期间，新妈妈可不能流泪，俗话说"妈妈一滴泪比十两黄金还贵重"。这话是有道理的，女性身体最开始老化就是从眼睛开始，因此产后眼部的保养非常重要。妈妈如果哭泣的话，眼睛会提早老化，有时会演变为眼睛酸痛或白内障的起因。有时间可以做一做眼保健操。另外，经常吃些动物的肝、蜂蜜和胡萝卜、南瓜等黄绿色蔬菜，能使眼睛明亮，这些食物中富含维生素A和维生素B_2。

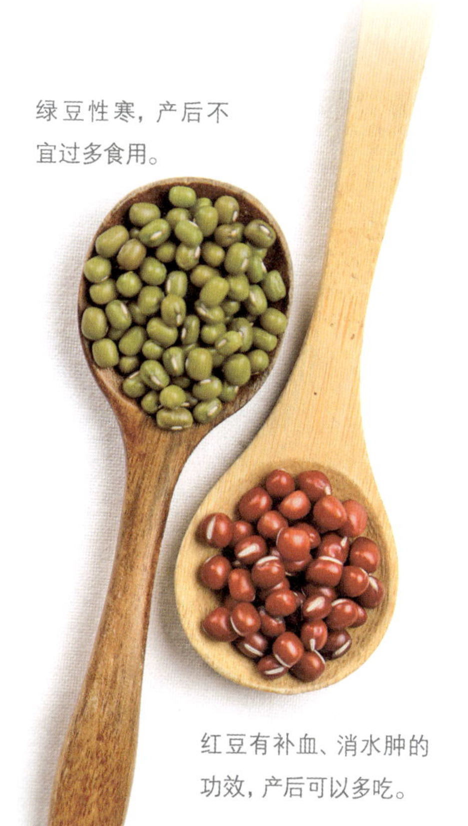

绿豆性寒，产后不宜过多食用。

红豆有补血、消水肿的功效，产后可以多吃。

月子餐

Day 14

新妈妈身上的不适感慢慢减少，开始将全部的心思都放在喂养宝宝上，促进乳汁分泌还是重中之重。除了催奶之外，妈妈要注意补钙和补铁，以免骨质疏松和贫血。

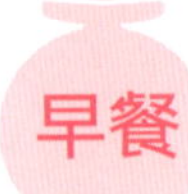

8:00 早餐

红枣能补血，栗子健脾补肾，与大米搭配煮粥，对健脑和强身起着显著的作用。

红枣栗子粥
猕猴桃

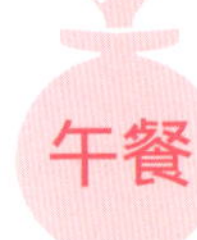

12:00 午餐

鸡蛋含有优质蛋白质，春笋含有矿物质和膳食纤维，适宜春天坐月子的新妈妈食用

春笋蒸蛋
花生红豆汤
米饭

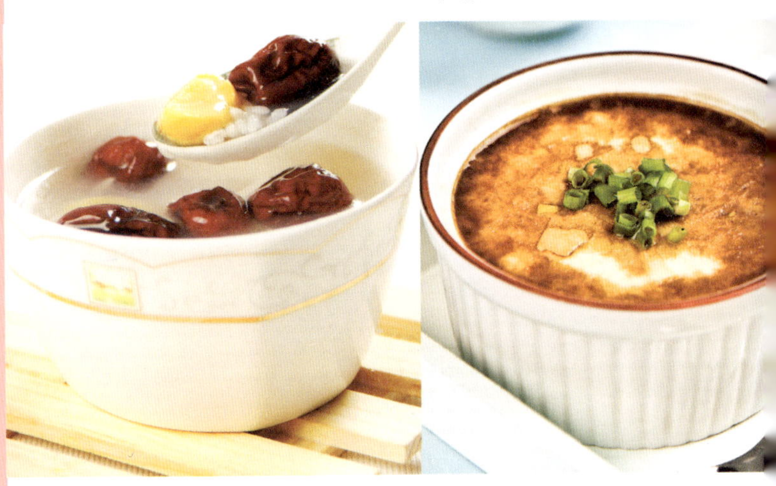

红枣栗子粥

原料：红枣6颗，栗子8颗，大米100克。

做法：①栗子煮熟去皮；红枣洗净；大米洗净，清水浸泡30分钟。②将栗子、红枣和大米放入锅中，加清水煮沸后转小火，待大米熟透即可。

春笋蒸蛋

原料：鸡蛋1个，春笋尖20克，葱花、盐、香油各适量。

做法：①将鸡蛋充分打匀，春笋尖切成细末。②将笋末和葱花加到蛋液中，再加温开水到八分满。③根据个人口味加适量盐和香油。④调匀后蒸熟即可。

15:00

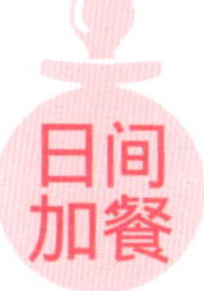

西红柿是维生素C的良好来源，豆腐能补钙，可满足新妈妈营养需求。

西红柿豆腐汤
苹果

18:00

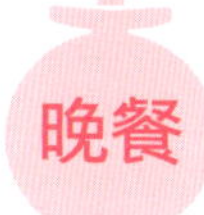

百合能润肺安神，对产后虚弱的新妈妈非常有益。

山药羊肉羹
西芹炒百合
花卷

21:00

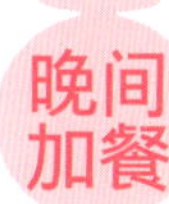

菠菜可养颜补血，玉米富含膳食纤维，既能瘦身，又不影响新妈妈的健康。

菠菜玉米粥

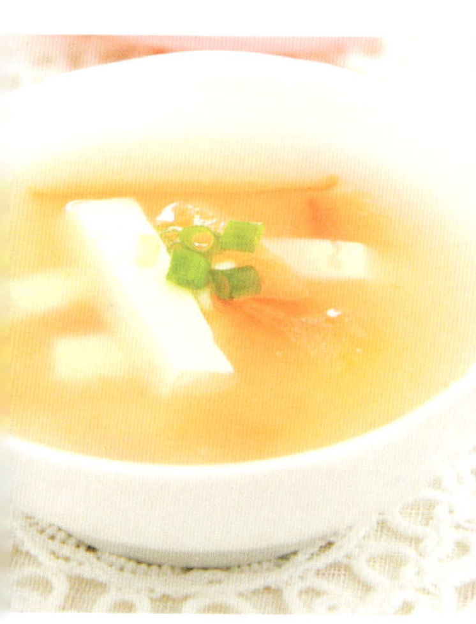

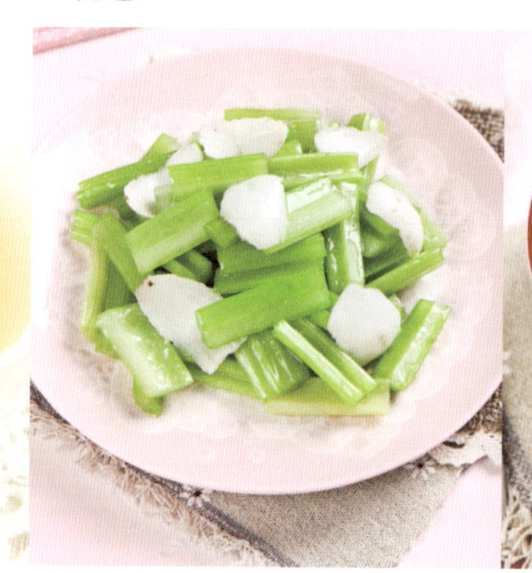

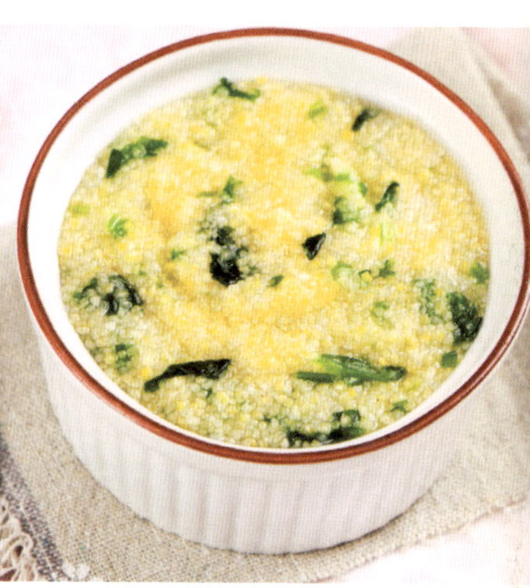

西红柿豆腐汤

原料： 西红柿2个，豆腐1块，油、盐、葱花适量。

做法： ①西红柿洗净切片；豆腐洗净切条。②油锅烧热，西红柿片放入锅中煸炒，约七八分钟至西红柿炒成汤汁状；加入豆腐条，添适量水、盐，大火烧开后改小火慢炖，10分钟左右收汁，撒上葱花即可。

西芹炒百合

原料： 鲜百合50克，西芹300克，油、盐适量。

做法： ①鲜百合洗净、掰成小瓣；西芹择洗干净切段，用开水焯一下。②油锅烧热，放入西芹和百合混合炒熟，加入盐调味即可。

菠菜玉米粥

原料： 菠菜100克，玉米糁100克、盐适量。

做法： ①菠菜洗净，用开水焯一下，沥干水分后切成碎末。②锅置火上，加适量清水，烧开后撒入玉米糁，边撒边搅，煮至八成熟时撒入菠菜末、盐，再煮至粥熟即可。

15 第天

宝宝：该吃鱼肝油了

从第3周开始，宝宝就应该补充鱼肝油，至少要补充至2岁。因为母乳和奶粉中钙多，但维生素D的含量较少，因此必须额外补充鱼肝油，以促进钙质的吸收。多晒太阳也有利于维生素D的合成，新生宝宝可以适当多晒太阳。鱼肝油的补充量要遵医嘱，不要超量。

没有明显缺钙现象时不要补钙

如果宝宝没有明显的缺钙现象，就不要额外补充钙剂了。一般来说，母乳和配方奶中的含钙量都比较高。如果宝宝经常烦躁不安，不容易入睡，睡着之后又容易惊醒；或者出汗多，即使在冬季也容易出汗，就要考虑是否缺钙，应在医生的指导下检查微量元素。如果缺钙，要及时补充，否则会影响宝宝的骨骼和牙齿发育，影响智力和免疫力等。

人工喂养宝宝要喂水

与母乳喂养宝宝略有区别，人工喂养新生宝宝需要额外喂水，否则宝宝容易出现便秘。

新生宝宝喂水的最佳时间是两顿奶之间，用具最好选用婴儿用小勺。喂水时，用小勺舀适量温开水，放在宝宝唇边，使唇接触温水，宝宝自然会吸吮。

每次喂水不需要太多，2~4勺即可。如果发现宝宝有便秘或者嘴唇干的情况，可适当增加喂水量。

爸爸：逗引宝宝笑

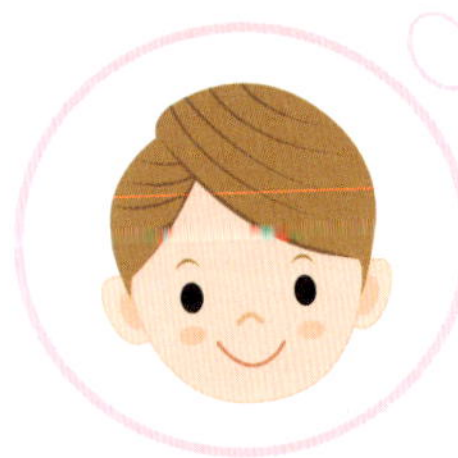

宝宝一般睡醒了之后精神会很好，爸爸可以在离宝宝5厘米左右的地方对着宝宝笑，或者做几个好玩的表情，宝宝看到之后会发笑，有时还会模仿。

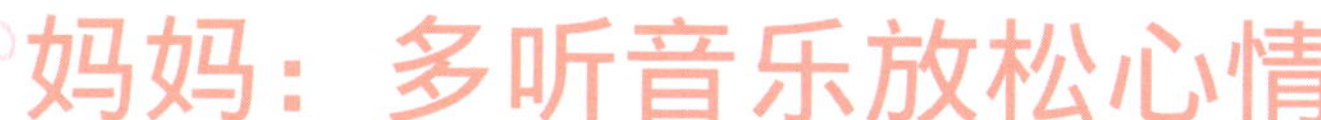

妈妈：多听音乐放松心情

一边看着可爱的宝宝，一边听音乐，会让妈妈的心情豁然开朗。音乐的选择上，最好选轻柔、积极向上的音乐，如轻音乐、儿童歌曲，太过低沉和忧郁的音乐不适合妈妈，容易引起情绪低落，甚至导致产后抑郁症。

小妙招，让你远离产后抑郁症

1 向信赖的亲人好友适时吐吐苦水。等可以外出时，不妨多散散步，见见朋友，新妈妈要善于发现更多的快乐。

2 多寻求家人帮助。不要什么事情都亲自去做，向家人和朋友，尤其是爸爸寻求帮助。

3 强化夫妻彼此间的沟通，多一点关怀、坦诚、倾听和赞美。爸爸在此期间要多付出些，给妻子创造一个心情愉快、适合机体恢复的环境。

4 增加钙质可防产后抑郁症。研究表明，妈妈多喝牛奶和吃钙片，可预防产后抑郁症。

5 用正确的态度面对问题。如果妈妈出现产后抑郁症的症状，要科学地治疗，及时在医生的指导下服用抗抑郁类药物，不要轻视抑郁症的危害性。

不要频繁亲吻新生宝宝

不论是爸爸妈妈，还是其他人，都不要频繁亲吻新生宝宝。因为大人亲吻宝宝的时候，很可能把自己口腔里带有的病菌和病毒传给宝宝，使宝宝患上一些易传染病。此外，经常亲吻宝宝的小嘴，会使宝宝的口水增多，影响消化功能。爸爸的胡须很硬，亲吻时还容易刺伤宝宝，发生感染。

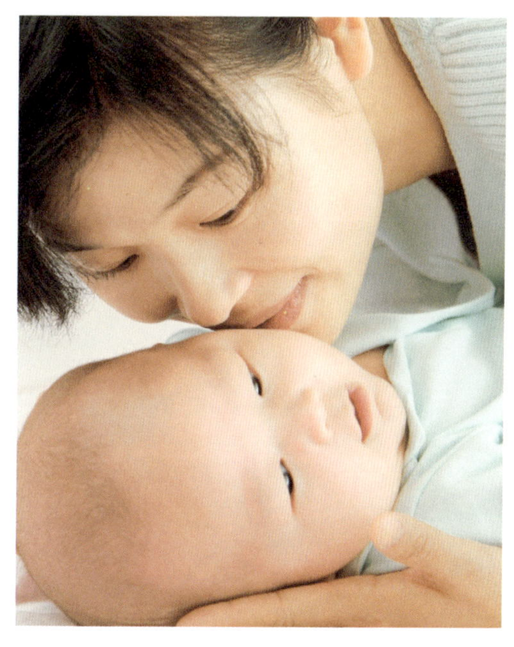

如果妈妈肠胃不舒适，也要避免亲吻宝宝。

月子餐

Day 15

新妈妈产后身体的恢复和宝宝营养的摄取均需要各类营养成分，因而新妈妈千万不要偏食，粗粮和细粮都要吃，不能只吃精米、精面，还要搭配杂粮。这样既可保证各种营养的摄取，还可与蛋白质起到互补的作用，提高食物的营养价值，对新妈妈身体的恢复很有益处。

8:00

早餐

夏季心烦气闷时，清香可口的苋菜糙米粥尤其适合坐月子的妈妈补充矿物质。

苋菜糙米粥
苹果

12:00

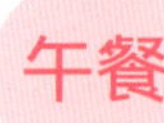

萝卜具有温胃消食、滋阴润燥的功效，吃萝卜喝汤，对下奶有益。

芹菜牛肉丝
猪骨萝卜汤
米饭

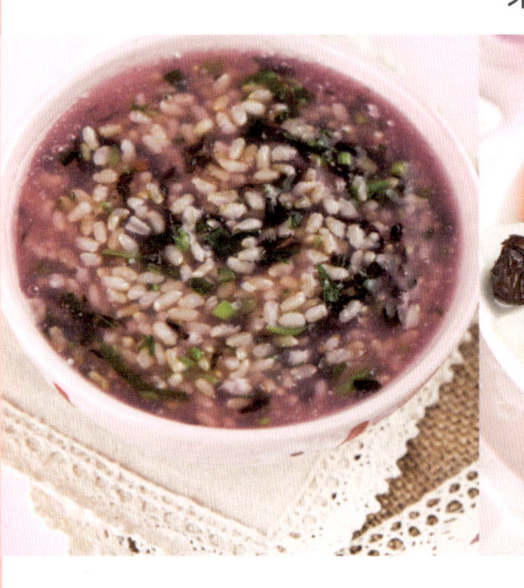

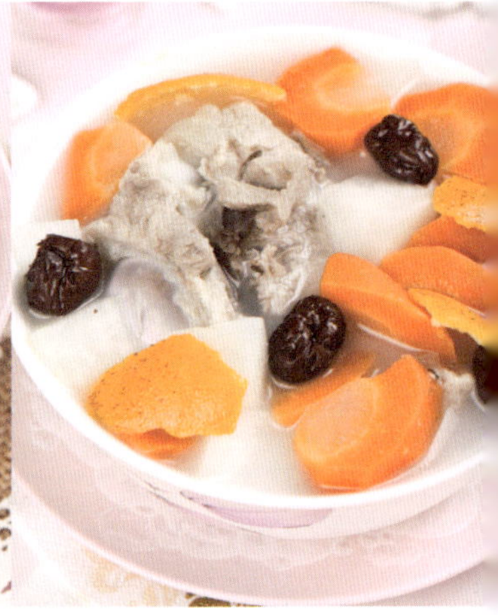

苋菜糙米粥

原料： 苋菜20克，糙米40克，盐适量。

做法： ①苋菜洗净，切碎；糙米洗净。②锅内放入适量清水和糙米，煮成粥。③加入苋菜和适量盐，用大火煮开即可。

猪骨萝卜汤

原料： 猪棒骨200克，白萝卜50克，胡萝卜30克，陈皮5克，蜜枣5颗，盐适量。

做法： ①猪棒骨洗净，用热水汆烫；白萝卜、胡萝卜去皮洗净，切滚刀块；陈皮浸开，刮洗净。②煲内放适量清水，待水煮沸时，放入猪棒骨、白萝卜、胡萝卜、陈皮、蜜枣同煲3小时，最后用盐调味即可。

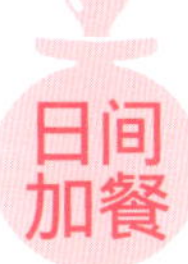

15:00

日间加餐

香蕉对失眠或情绪紧张有一定的疗效，可以起到镇静的作用。

香蕉百合银耳汤
葡萄干

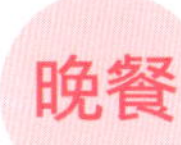

18:00

晚餐

这道菜含有丰富的维生素，在妈妈大量进补的时候食用，可以缓解肠胃负荷。

猪蹄茭白汤
西蓝花彩蔬小炒
馒头

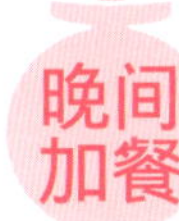

21:00

晚间加餐

雪菜肉丝汤面味道浓郁鲜美，具有很强的温补作用，能令妈妈产后尽快提升元气。

雪菜肉丝汤面

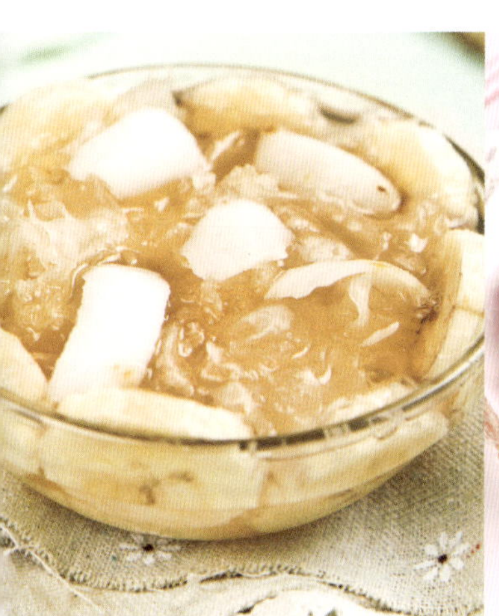

香蕉百合银耳汤

原料： 干银耳20克，鲜百合50克，香蕉2根，冰糖10克。

做法： ①干银耳浸泡2小时，去老根和杂质，撕成小朵；鲜百合剥开，洗净；香蕉去皮，切片。②银耳放入瓷碗，加水，隔水加热30分钟。③将银耳、百合和香蕉片一同放入锅中，加清水，中火煮10分钟，出锅前加入冰糖调味即可。

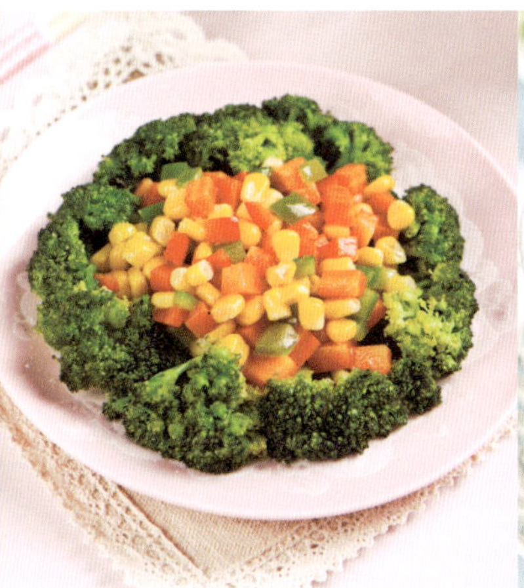

西蓝花彩蔬小炒

原料： 西蓝花半个，玉米粒、胡萝卜丁、青椒丁、红椒丁、油、盐适量。

做法： ①玉米粒洗净；西蓝花去老茎，择成小朵。②锅烧水，下胡萝卜丁、玉米粒焯水2分钟，捞出沥水；锅烧水，下西蓝花焯水2分钟，捞出沥水。③油锅烧热，下所有材料翻炒1分钟，加入盐调味即可。

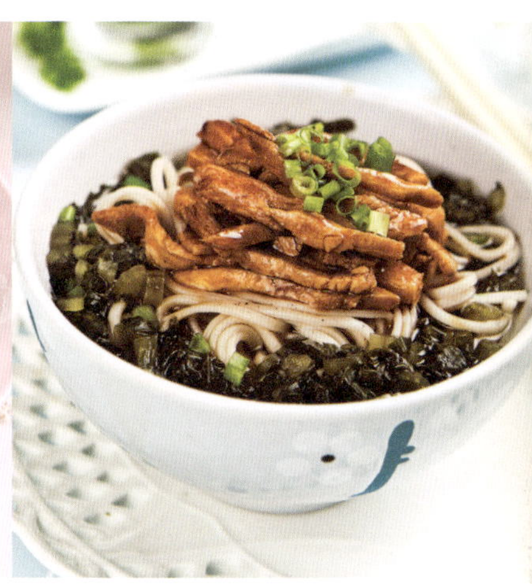

雪菜肉丝汤面

原料： 面条100克，猪肉丝100克，雪菜1棵，盐、高汤适量。

做法： ①雪菜洗净，加清水浸泡2小时，捞出沥干后切碎末；猪肉丝洗净，加盐拌匀。②油锅烧热，肉丝煸炒，放入雪菜末翻炒，出锅。③面条煮熟，放入碗中，舀入适量高汤，再把炒好的雪菜肉丝覆盖在面条上即可。

16 第天

宝宝：呼吸逐渐稳定

宝宝刚出生时，呼吸一般很浅且没有规律，呼吸会时快时慢。待到第3周时，宝宝的呼吸会逐渐稳定，变得规律。如果宝宝出现呼吸明显急促的现象，就要检查是否得了感冒或肺炎。

读懂宝宝的哭声

当宝宝饥饿时，哭声很洪亮，哭时头来回活动，嘴不停地做着吸吮的动作。只要一喂奶，哭声马上就停止。有时宝宝睡得好好的，突然大哭起来，好像很委屈，赶快打开包被，原来尿布湿了。还有的时候宝宝只是做梦了，或者是对一种睡姿感到厌烦了，想换换姿势又无能为力，只好哭了。那就拍拍宝宝告诉他“妈妈在这儿，别怕”，或者给他换个体位，他又会接着睡了。此外宝宝感觉到太热或太冷也会哭。排除以上原因，如果宝宝哭时还伴有精神不振、不喝奶，表明宝宝病了，应及时就医。

睡觉勿打扰，但不用蹑手蹑脚

宝宝睡觉的时候，不要弄出大声响，也不要强行弄醒宝宝，只有足够的睡眠才能保证宝宝的生长和发育。但不要因为宝宝一睡觉就勒令全家人不能发出任何响声，走路都要蹑手蹑脚的，生怕吵醒了他。其实宝宝在睡觉，还是要保持正常的生活声音，只要音量别太大就行。如果养成了非常安静的睡眠习惯，反而会让宝宝睡不踏实，一有响动就会惊醒。

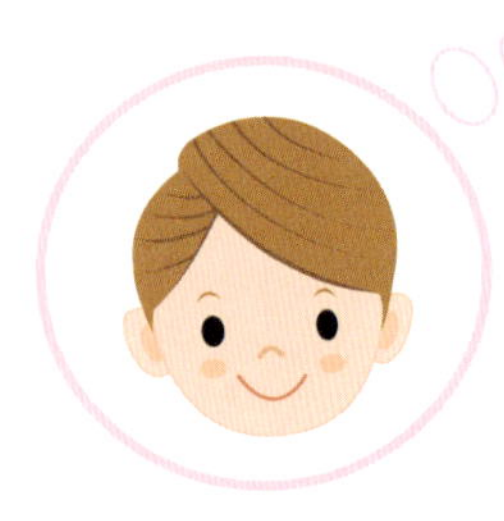

爸爸：把日用品放在妻子容易够到的地方

妈妈在月子期间，不要频繁弯腰，也不要踮脚，爸爸应将家中梳子、毛巾和宝宝的纸尿裤等日用品放在伸手即可拿到的地方。

妈妈：分娩时留下的伤口基本愈合

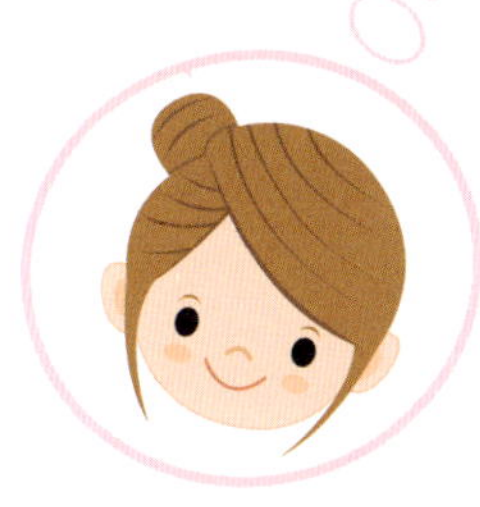

产后第3周，妈妈的子宫已经收缩完成，回复到骨盆内的位置，最重要的是子宫内的积血也快排尽。如果顺产妈妈有会阴侧切，伤口也基本愈合，没有明显的疼痛。剖宫产妈妈的伤口内部，会出现时有时无的疼痛，只要不持续疼痛，没有分泌物从伤口溢出，大概再过1~2个星期就可以完全恢复正常了。

如何提高母乳质量

母乳是宝宝最理想的天然食品，为保证宝宝健康，哺乳妈妈要注意提高母乳质量。为此，妈妈不仅要维护好自己身体的健康，而且要保持快乐、舒畅的心情。妈妈在哺乳期间，所需的营养物的质和量，都比平时要高。饮食要多样化，不要偏食。所食的粮食要新鲜。多吃含有丰富蛋白质的食物，如牛奶、豆制品、鱼、鸡肉、蛋、瘦肉等。同时，尽量多吃各种新鲜蔬菜、水果，要多喝汤。妈妈吃得好，自身健康，泌乳充足，才能保证宝宝健康成长。

防治乳头皲裂

很多妈妈奶量不足，乳头娇嫩，没能掌握正确的哺乳知识，新生宝宝用力吸吮，这些都会导致乳头皲裂。为了防治乳头皲裂，每次喂奶控制在30分钟以内，哺乳时要让宝宝含住乳头和大部分的乳晕，喂奶前可以先挤一点奶出来，这样乳晕会变软，有利于宝宝的吮吸。如果乳头已经皲裂，妈妈可以每天用熟的食用油涂抹伤口处，促进伤口愈合；也可以用晾温的开水洗净乳头破裂部分，可以在医生指导下涂以10%鱼肝油铋剂。如果乳头破裂较为严重，应停止喂奶24~48小时；或用吸奶器和乳头保护罩，使宝宝不直接接触乳头，也可直接挤到消毒过的干净奶瓶里来喂宝宝。

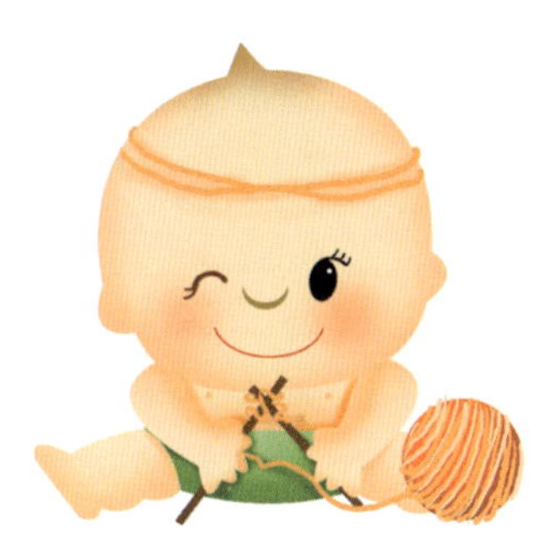

月子餐

Day 16

身体疼痛感减轻了，恶露也没有上周多了，宝宝在旁边嗷嗷待哺。本周，新妈妈可以开始尝试相对多样的饮食，并以补血益气、通乳的食物为主。少食寒凉食物，避免食用影响乳汁分泌的麦芽等。

8:00

早餐

红枣是补血佳品，枸杞子也有补血养颜的功效，可以帮助产后妈妈预防贫血。

红枣枸杞子粥
煮鸡蛋

12:00

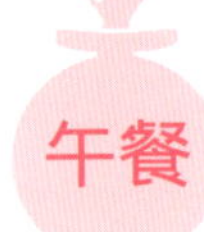

午餐

芦笋炒肉丝既美容瘦身又能提高免疫力，还可以促进乳汁分泌。

芪归炖鸡汤
芦笋炒肉丝
牛奶馒头

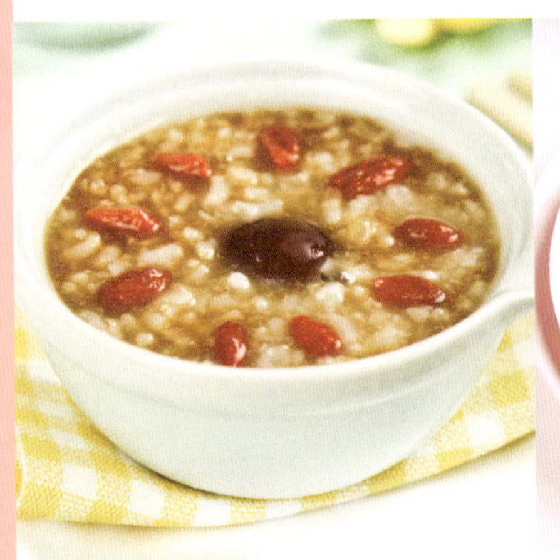

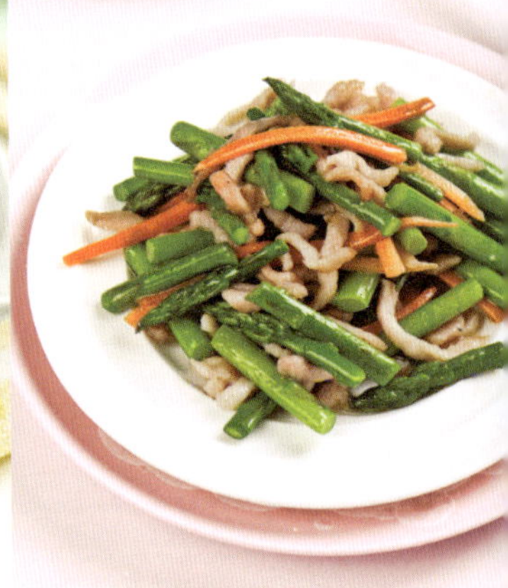

红枣枸杞子粥

原料： 红枣5颗，枸杞子15克，大米90克。

做法： ①将红枣、枸杞子洗净，用温水泡20分钟。②将泡好的红枣、枸杞子与大米同煮，待米烂汤稠即可。

芦笋炒肉丝

原料： 猪瘦肉丝60克，芦笋40克，胡萝卜半根，油、盐、白糖适量。

做法： ①猪肉丝洗净；芦笋洗净，切段；胡萝卜洗净，切丝。②锅中放开水，放入芦笋段和胡萝卜丝焯水。③油锅烧热，倒入肉丝煸炒至变色，倒入芦笋段和胡萝卜丝翻炒，加入盐和白糖调味即可。

15:00

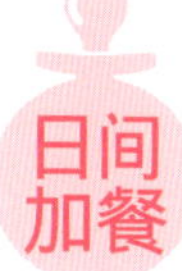

日间加餐

水果可预防产后妈妈便秘，由于水果性凉，可用炖煮的方式加热。

什锦水果羹

18:00

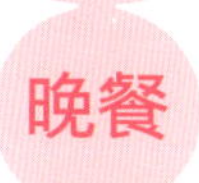

晚餐

三文鱼与豆腐搭配，不仅鲜美无比，还可以帮助妈妈通乳和催乳。

鱼头豆腐汤
炝胡萝卜丝
米饭

21:00

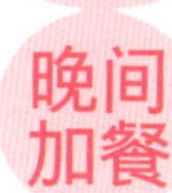

晚间加餐

木瓜能健脾胃，助消食；鲈鱼健身补血、健脾益气，不仅能滋补身体，强健体质，还不会导致肥胖。

木瓜鲈鱼汤

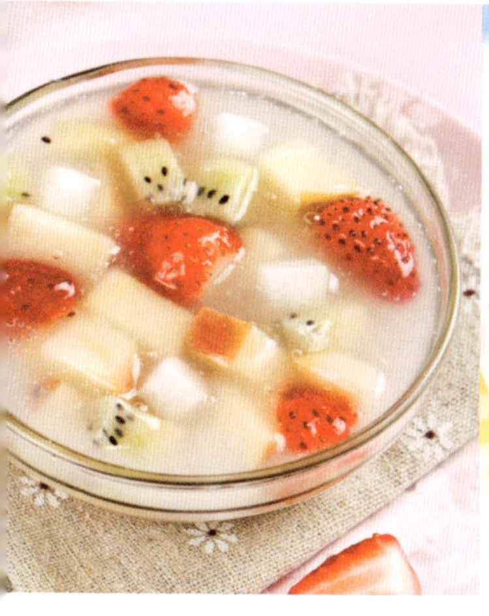

什锦水果羹

原料： 苹果、草莓、白兰瓜、猕猴桃各50克。

做法： ①将苹果、白兰瓜洗净去皮去子去核后，切丁；草莓去蒂洗净，从中切开；猕猴桃剥去外皮，切丁。②将苹果丁、白兰瓜丁、猕猴桃丁和草莓瓣一同放入锅中，加清水大火煮沸后，转小火煮10分钟即可。

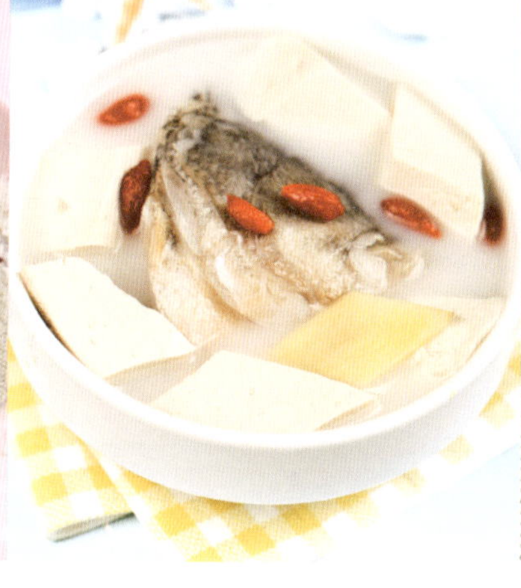

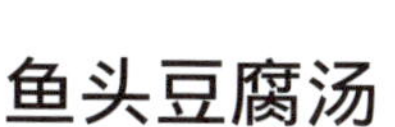

鱼头豆腐汤

原料： 三文鱼鱼头1个，豆腐100克，姜片、枸杞子、盐适量。

做法： ①鱼头一切为二，去鳃洗净，用加了盐的开水焯2分钟。②将鱼头和豆腐放入汤锅内，加入适量清水，大火烧开，放入姜片、枸杞子，用小火炖1.5小时，加入盐即可。

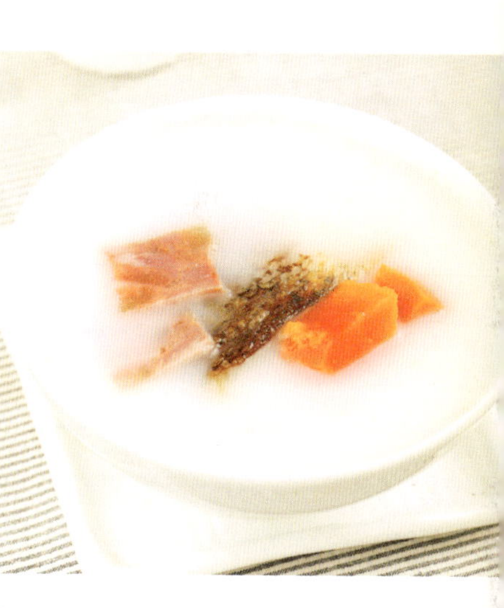

木瓜鲈鱼汤

原料： 木瓜150克，鲈鱼1条，火腿、油、姜片、盐适量。

做法： ①鲈鱼清理干净，切块；木瓜去皮、去子，切块；火腿切片。②鲈鱼、姜片入油锅，将鲈鱼两面煎至金黄色。③将火腿、姜片、木瓜爆炒5分钟。④将适量清水放入砂锅中，烧沸后放入鲈鱼、木瓜和火腿，大火烧沸后用小火煲20分钟，最后加盐调味即可。

第17天 宝宝：每天睡觉20个小时

宝宝的成长是快速的，从成天呼呼大睡到睁着小眼睛不停地搜索整个世界，从只会半握小拳头到可以把拳头握得紧紧的。这个阶段的宝宝，每天平均睡20个小时。

喂奶时不要挡住宝宝的鼻孔

妈妈喂奶的时候要注意，乳房和宝宝的鼻子要保持一定的距离，不要挤着宝宝的鼻子，影响宝宝的呼吸。宝宝刚出生时，可能会出现含不住乳头的情况，妈妈就会把宝宝头部尽量往乳房上靠，使得宝宝无法用鼻子出气。妈妈躺着喂奶时也容易挡住宝宝的鼻孔。因此，喂奶时最好抱起宝宝坐着喂，并让宝宝仰着头，下颌贴近乳房，前额和鼻子离乳房远一些。

夜间喂奶谨防宝宝着凉

很多宝宝夜间吃奶时，很容易感冒，这也是妈妈不愿夜间吃奶的一个原因，其实只要妈妈多留心，完全可以杜绝此类现象的发生。妈妈在给宝宝喂奶前，让爸爸关上窗户，准备好一条较厚的毛毯。妈妈将宝宝裹好，喂奶时，不要让宝宝手脚过度伸出袖口，喂奶后，不要过早将宝宝抱入被窝，以免骤冷骤热增加感冒几率。

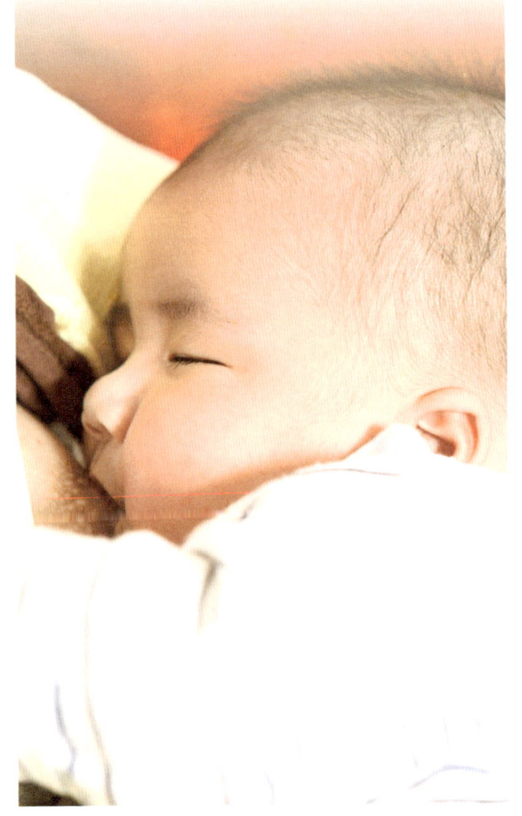

夜间喂完奶不要让宝宝含着乳头睡。

爸爸：经常抚摸宝宝

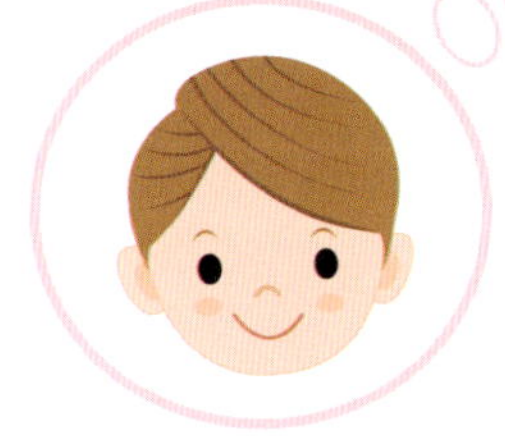

爸爸应经常用手掌轻轻地抚摸宝宝，不仅有利于宝宝和爸爸之间的感情交流，有利于宝宝的身心发育和情绪稳定，也有利于宝宝的睡眠。

妈妈：坚持乳房按摩

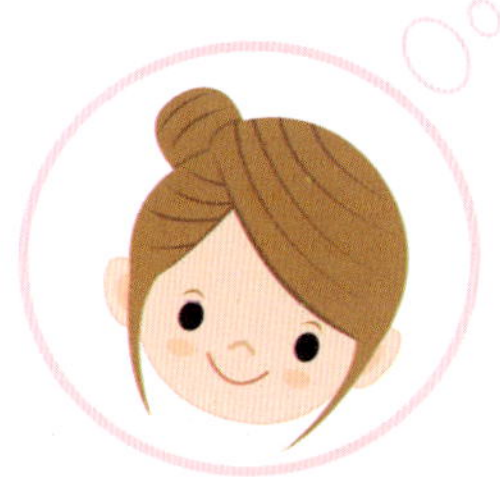

多按摩乳房，一方面有利于乳汁的分泌，另一方面也可预防乳腺炎，保持乳房的健康。按摩之前，妈妈最好用温水热敷乳房几分钟，遇到硬块的地方多敷一会儿，然后再开始按摩。可双手张开置于乳房两侧，由乳房根部向乳头慢慢挤压，力度不要太大，以免引起炎症。

轻轻松松挤母乳

给宝宝哺乳后，应将剩余的母乳挤掉，清空乳房，使下一次哺乳时能够重新积聚母乳，让乳房保持坚挺。

单手挤奶：用左手包住乳房，然后将拇指和食指放在乳晕上。将上身向前稍微倾斜，放在乳晕上的两个手指用力向乳房内部按压。要领是直接按压，而不是用手抓乳头。

双手挤奶：一只手包住乳房，另一只手放在乳房上方，双手都向乳头方向按压。要领是不要揉搓乳房，而是一点点移动双手位置挤奶。

母乳储存时间

妈妈先把手洗净，再把奶水挤出，装入消毒奶瓶中，或放在冷冻保存的专用塑料袋里。储存挤下来的母乳要用干净的容器。如消毒过的塑胶筒、奶瓶、一次性消毒奶袋等。解冻母乳时不要用微波炉加热，温度太高会把免疫物质破坏；也不要在明火上将奶煮开，这样就破坏了母乳中的原性物质和抗体。可以直接置于室温下回温，或者置于热奶器中，水温应低于60℃。解冻后的母乳最好在3小时里尽快给宝宝喝，不能再次冷冻。

母乳储存时间表

储存的方法	足月宝宝	早产/患病宝宝
室温	8小时	4小时
冰箱（4~8℃）	48小时	24小时
冰箱（－18℃以下）	3月	3月

月子餐

17 Day

产后的新妈妈总是觉得自己的身体有点“虚胖”，因此可以选择一些具有消水肿功效的食物，如红豆就可以帮助新妈妈消除肿胀感。新妈妈多食用红豆，排出身体里多余的水分，这样会使身体更轻松，也会让心情变得更舒畅。

8:00

早餐

虾皮富含钙质，有利于产后妈妈补钙。

虾皮粥
面包

12:00

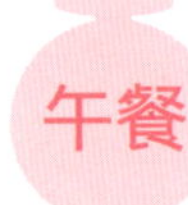

午餐

鸽肉富含脂肪、蛋白质、维生素A、钙、铁、铜等营养素，非常适宜新妈妈食用。

清炖鸽子汤
西红柿炒鸡蛋
三鲜水饺

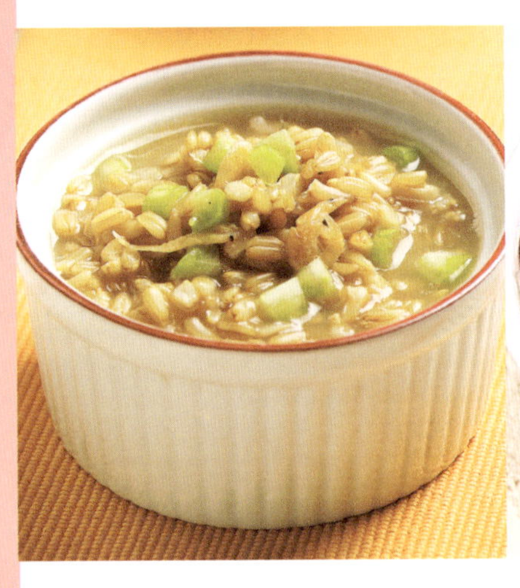

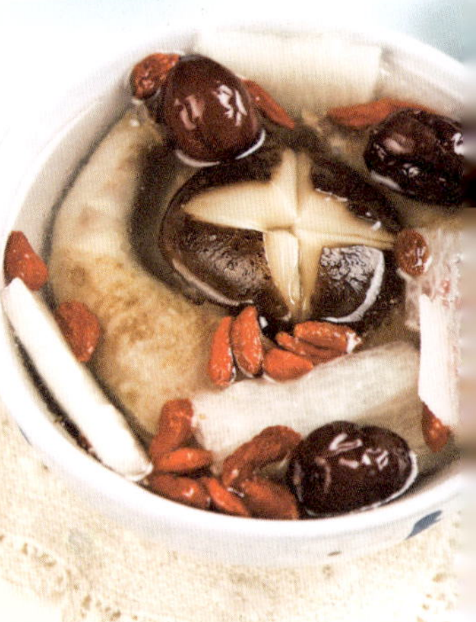

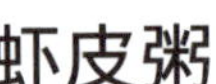

虾皮粥

原料：虾皮15克，大米50克，葱花、盐适量。

做法：①大米洗净；虾皮用水浸泡洗净。②将大米入锅，熬至大米开花时，加入适量虾皮和盐，煮5~10分钟，撒上葱花即可。

清炖鸽子汤

原料：净鸽子1只，水发香菇、干木耳各20克，山药50克，红枣4颗，枸杞子、姜片、盐各适量。

做法：①水发香菇洗净，干木耳泡发后洗净，撕片；山药削皮，切块。②将鸽子放入开水去血水、去沫。③砂锅放水烧开，放姜片、红枣、香菇、鸽子，小火炖1小时。④再放入枸杞子、木耳炖20分钟。⑤放入山药，用小火炖至山药酥烂，加盐调味即可。

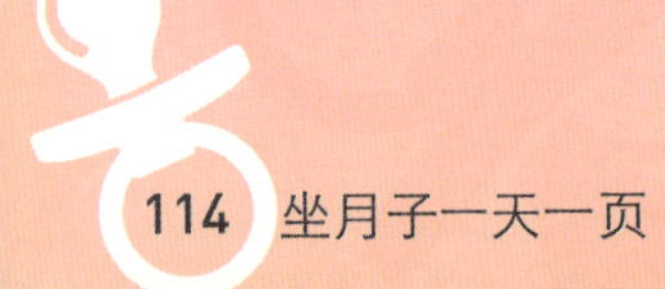

15:00

糯米经过酿制，营养成分更易于人体吸收，是给产后妈妈提供葡萄糖来源的最佳食品。

红豆酒酿蛋

18:00

此道菜品保留了鸡肉的原汁原味，蘸食的方法会带给新妈妈不一样的口感。

白斩鸡
海带豆腐汤
米饭

21:00

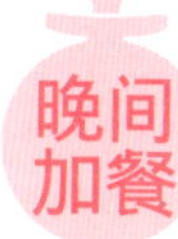

这道饭富含蛋白质、铁和钙等营养素，有利于妈妈身体的恢复和乳汁质量的提高。

胡萝卜菠菜鸡蛋饭

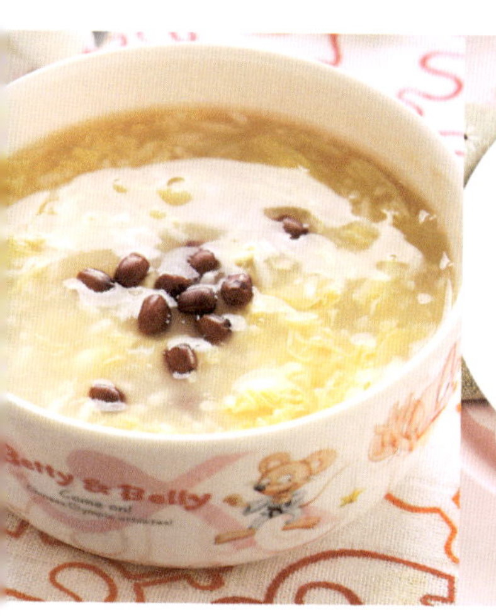

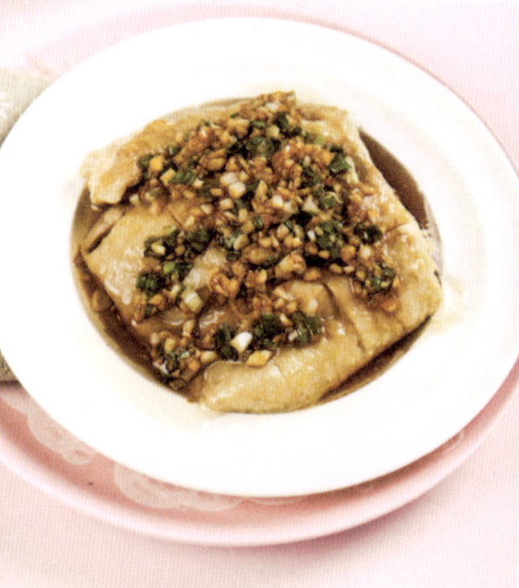

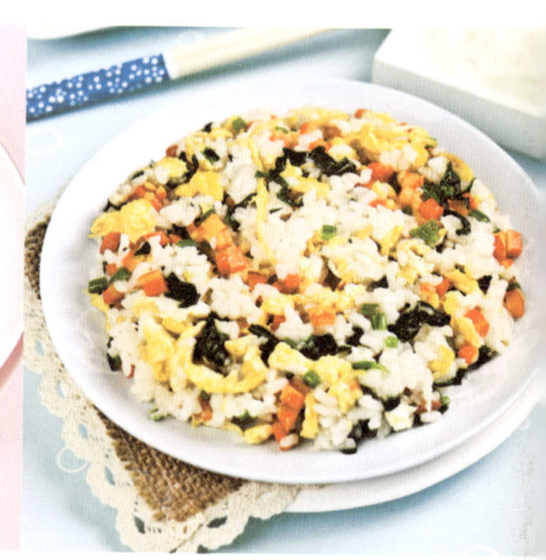

红豆酒酿蛋

原料： 红豆50克，糯米酒酿200毫升，鸡蛋1个，红糖适量。

做法： ①红豆洗净，清水浸泡1小时后，放入锅中，用小火将红豆煮烂。②糯米酒酿倒入煮烂的红豆汤中，烧开；打入鸡蛋，待鸡蛋凝固熟透后，加入适量红糖即可。

白斩鸡

原料： 三黄鸡1只，葱花、姜末、香油、醋、盐、白糖各适量。

做法： ①鸡处理洗净，放入热水锅，小火焖30分钟。②葱花、姜末同放到碗里，再加白糖、盐、醋、香油，用焖过鸡的鲜汤将其调匀。③把鸡拿出来剁小块，放入盘中，把调好的汁浇到鸡肉上即可，也可边蘸边食。

胡萝卜菠菜鸡蛋饭

原料： 米饭1碗，鸡蛋2个，胡萝卜半根，菠菜2棵，油、盐适量。

做法： ①胡萝卜洗净切丁；菠菜洗净切碎；鸡蛋打成蛋液。②油锅烧热，放入鸡蛋液炒散，盛出。③油锅烧热，加入米饭、胡萝卜丁、菠菜碎、鸡蛋翻炒2分钟，加入盐即可。

18 第 天

宝宝：喜欢妈妈身体的味道

宝宝非常依恋妈妈，特别喜欢妈妈身体的味道。当宝宝哭闹的时候，只要妈妈将他抱起来，他就会慢慢安静下来。宝宝通过这种味道和妈妈建立了一种亲密的关系，一旦闻到这种味道，自然就会获得一种安全感。

不要随便更换配方奶品牌

新生宝宝身体各项功能不够完善，对食物的变换比较敏感，所以不适宜随便更换配方奶的品牌。但如果宝宝对选用的奶粉表现出了不适，如出现腹泻、严重的便秘、哭闹或者过敏状况时，就应及时给宝宝换奶粉。

值得注意的是，有些新手爸妈认为在同品牌奶粉之间互相转换不算是换奶粉，其实即使是相同品牌的奶粉，不同诉求的产品，其营养成分也不同，宝宝也需要适应。因此，同品牌不同成分奶粉之间转换也应谨慎。

宝宝不爱喝奶怎么办

宝宝突然不爱喝奶了，甚至看见乳头就躲，这时候新手爸妈要多观察宝宝，判断宝宝究竟是怎么了：

1 宝宝用嘴呼吸，吃奶时，吸两口就停，这种情况可能是宝宝鼻塞，应为宝宝清除鼻内异物并认真观察宝宝的情况。

2 宝宝吃奶时，突然啼哭，害怕吸吮，可能是宝宝的口腔受到感染，吮奶时因触碰而引起疼痛。

3 宝宝精神不振，出现不同程度的厌吮，可能是因为宝宝患了某种疾病，通常是消化道疾病，应当及时就医。

爸爸：带宝宝晒太阳

多晒太阳能让宝宝自身合成维生素D，促进钙质的吸收，防止宝宝患佝偻病。有人认为隔着玻璃晒太阳和户外是一样的，其实隔着玻璃晒太阳起不到消毒杀菌的效果，还会影响维生素D的合成，不利于钙质的吸收。爸爸应多带宝宝去户外晒太阳。

妈妈：按摩头皮防产后脱发

月子期间妈妈可常用木梳梳头或用手指在头皮上进行按摩，这样有助于头部血液循环，加速新发的生长。每天早上起床后，用指肚从前向后按摩头皮。除了按摩之外，妈妈还要定期洗头发，有助于抑制头皮上的油脂分泌，减少脱发。哺乳的妈妈要注意饮食平衡，不能挑食、偏食，宜淡不宜咸。哺乳妈妈多吃黑豆、黑米、黑枣、黑芝麻等黑色食品，会令头发变得浓密黑亮。

产后梳头注意事项

每天梳梳头，妈妈会觉得心情舒畅、愉快。不过，妈妈梳头时宜选择合适的梳子，最好使用牛角梳。因为牛角梳是中药的一种，本身就有一定的保健作用，且牛角梳坚固不易变形，梳齿排列均匀整齐、间隔宽窄合适；梳齿的尖端比较钝圆，梳头时不会损伤头皮而引起不适。不宜选用塑料及金属制品的梳子，这类梳子易引起静电，不易梳理且容易使头发干枯。妈妈梳头时应在每天早晚进行，不要等头发很乱、甚至是打结的时候才梳，这样容易造成头发和头皮损伤。此外，妈妈常用的梳子要经常清洗，不要和其他人共用，这样做既保养梳子，也有利于健康。

避免食物过敏

孕前和孕期妈妈没有吃过的食物，最好在产后也不要吃，以免过敏。若妈妈发现全身发痒、心慌、气喘、腹痛和腹泻等现象，应考虑是否食物过敏，立即停止食用，情况严重时应就医。食用肉类、动物内脏、蛋类、奶类和鱼类时要烧熟煮透。

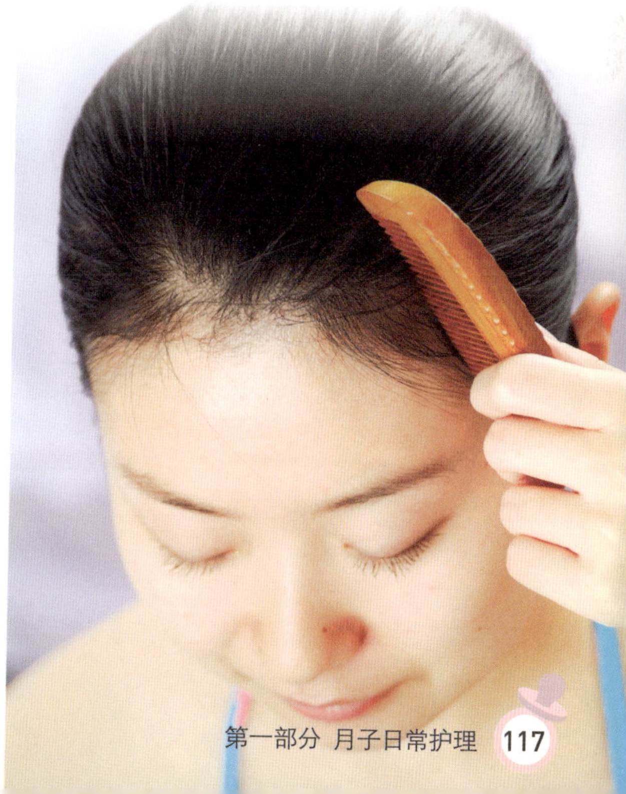

最好用木梳梳理头发，避免产生静电刺激头皮，还可促进血液循环。

月子餐

Day 18

哺育期的新妈妈应当多补充有利于宝宝大脑发育的食物，如芝麻、核桃等，这些食物含有丰富的不饱和脂肪酸，具有多种丰富营养素。同时，产后新妈妈也可适量补充维生素E，对皮肤具有特殊的营养作用，使皮肤细润饱满、平整光滑。

8:00

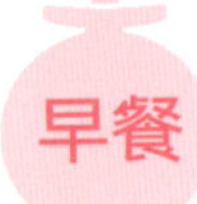

此粥补肝肾、生阴血，且黑芝麻和花生能催乳，搭配核桃，既下奶又滋补。

核桃黑芝麻花生粥

12:00

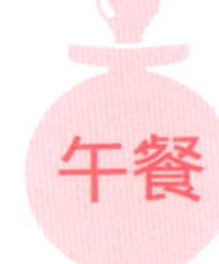

牛肉温补且不上火，有强筋壮骨、滋补脾胃的功效，适合妈妈补气补血。

板栗烧牛肉
莲子猪肚汤
米饭

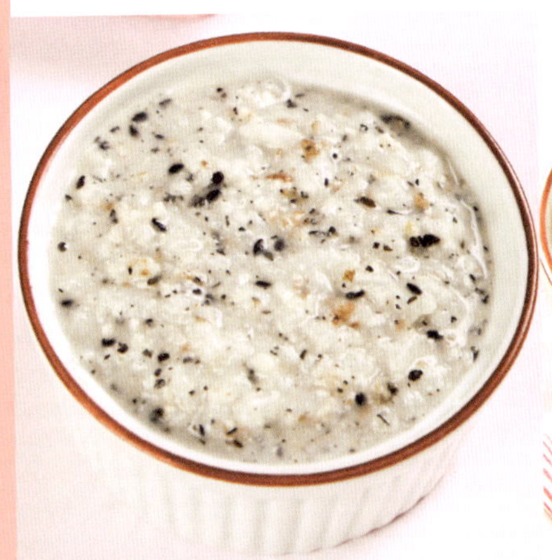

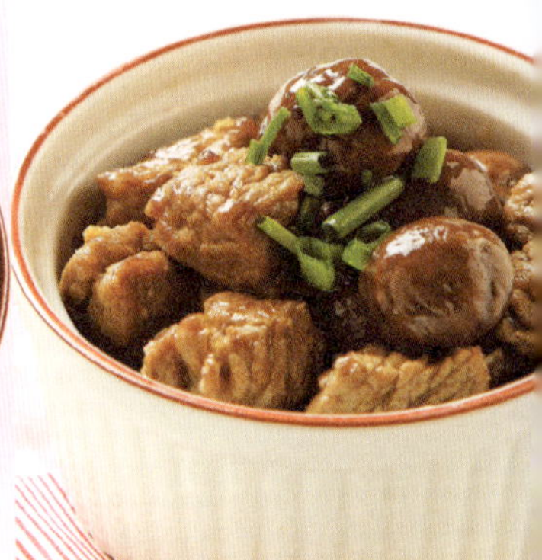

核桃黑芝麻花生粥

原料：核桃仁30克，黑芝麻、花生各20克，大米100克，冰糖适量。

做法：①大米洗净，泡1小时；核桃仁、黑芝麻和花生混合用搅拌机打碎。②将大米、核桃仁、黑芝麻和花生放入砂锅中，加适量水，煲1小时加入冰糖继续煲20分钟即可。

板栗烧牛肉

原料：牛肉500克，板栗肉6颗，姜片、葱花、油、盐适量。

做法：①牛肉洗净，入开水锅中焯一下，切成长块。②油锅烧热，下板栗肉炸2分钟，再将牛肉块炸一下，捞起沥油；锅中留底油，下入葱花、姜片，炒出香味时，放入牛肉、盐和适量清水。③锅煮沸时，撇去浮沫，改用小火炖，待牛肉将熟时放入板栗，烧至肉熟烂板栗酥时收汁即可。

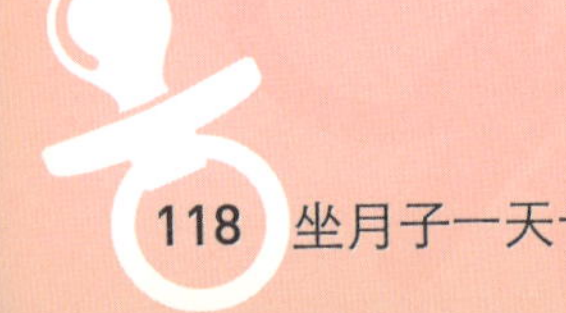

15:00

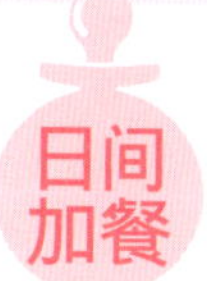

菠菜橙汁能提高妈妈食欲，促进身体对铁的吸收，预防贫血。

菠菜橙汁
吐司

18:00

香菇含有丰富的抗氧化物质，鸡肉温和滋补，两者同食，能提高妈妈的免疫力。

香菇鸡片
紫菜蛋汤
馒头

21:00

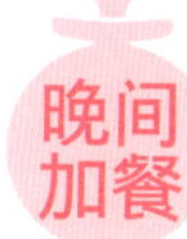

苋菜属于红色蔬菜，有补血功效，和鱼肉做成汤，鲜美无比，且脂肪含量少。

鱼丸苋菜汤

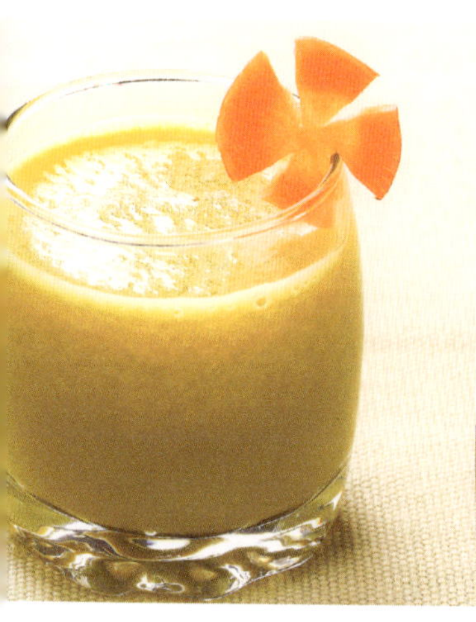

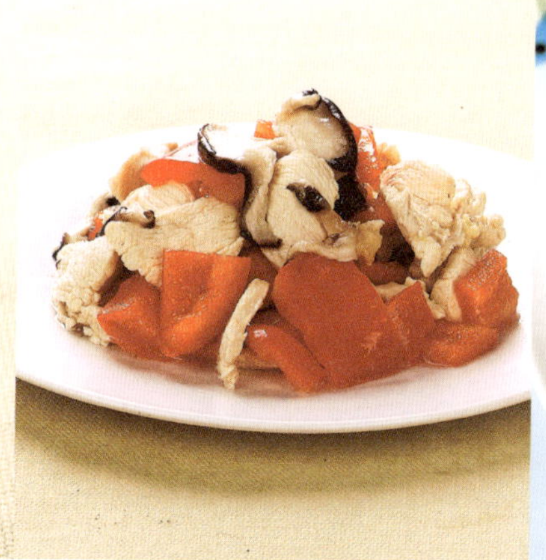

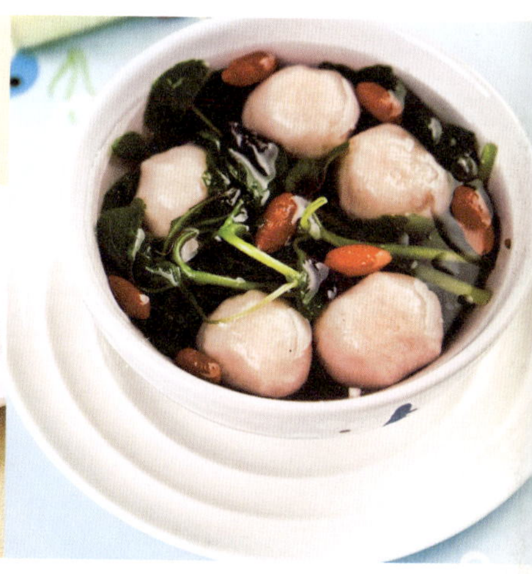

菠菜橙汁

原料： 菠菜2颗，橙子1个，胡萝卜1根，苹果半个。

做法： ①菠菜用开水焯一下，切碎；胡萝卜、苹果洗净；橙子去皮，切块。②胡萝卜与苹果切碎，与菠菜一起放入榨汁机榨汁即可。

香菇鸡片

原料： 鸡胸肉150克，水发香菇4朵，红椒半个，姜片、盐、香油、高汤、油各适量。

做法： ①水发香菇去蒂，洗净切片；红椒洗净，去蒂去子，切片；鸡胸肉洗净切片，焯水。②油锅烧热，炒鸡肉至变色，盛出。③锅内加入油，煸香姜片，放入香菇片和红椒片翻炒，炒软放少量高汤烧开，再加盐和香油，倒入炒好的鸡片，再次翻炒，大火收汁即可。

鱼丸苋菜汤

原料： 鱼肉馅80克，苋菜20克，高汤、枸杞子、盐、香油适量。

做法： ①将苋菜择好，洗净。②锅中煮开高汤，把鱼肉馅在沾水的手掌中搓成丸子，加入高汤内煮3分钟。③加入苋菜和枸杞子稍煮，加入盐和香油即可。

19 第 天

宝宝：排泄次数减少，排泄量增加

现在宝宝的排便次数会有所减少，但还不会像成人一样每天只排1次。母乳喂养的宝宝通常大便次数多，一般每天3次左右；喝配方奶的宝宝一般每天2次左右，但有时也会2天才排一次。只要宝宝喝奶和睡觉正常，就不用担心。

乳糖不耐受，宝宝要喝无乳糖配方奶

乳糖不耐受，是由于宝宝体内缺乏乳糖酶而使乳糖不能正常分解消化造成的一种现象。母乳或配方奶中的乳糖不易被宝宝分解，喝完之后会大便频繁且呈水样。由于宝宝不能消化和吸收母乳或配方奶粉，体重很难增加，身体发育也会受到影响，应及时给宝宝改喝无乳糖的配方奶粉。如果宝宝只是突然腹泻，换为无乳糖配方奶粉之后仍然腹泻，应考虑是否是肠胃疾病或感冒，及时就医。

宝宝洗澡后10分钟再喂奶

宝宝刚洗完澡之后，血管扩张，内脏的血液供应相对减少，如果马上喂奶，会增加肠胃的负担，使得血液马上向肠胃转移，导致皮肤温度下降，宝宝会感觉到冷，同时肠胃血液的供应也会不充足，使宝宝的肠胃受损。洗完澡之后，应让宝宝先休息一会，可以喂点水，待10分钟之后再开始喂奶。

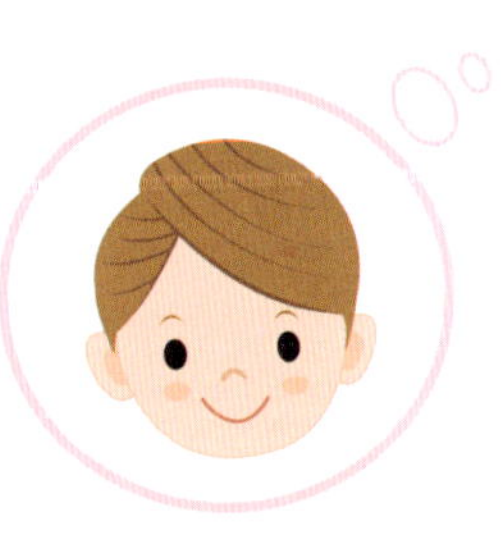

爸爸：保持房间安静、整洁、舒适

坐月子期间，如果妈妈和宝宝的房间杂乱无章、空气污浊，就会使妈妈的身心健康受到很大影响。因此，爸爸要帮助保持房间的安静、整洁和舒适，保证房间阳光好，但不要太热。房间采光要明暗适中，最好有多重窗帘等遮挡物随时调节采光，且通风效果要好。

妈妈：容易多愁善感

从怀孕到生产的过程当中，妈妈体内的激素变化剧烈，如雌性激素与孕激素会在怀孕晚期增加，而在生产后急速下降，因此坐月子期间，妈妈更容易多愁善感。如果妈妈的心理出现问题，新生儿的照顾就会出现问题，所以一定不要忽视产后妈妈的心理健康。

当心产后6种不良心理

由于妈妈分娩后，脏器功能暂时失调，抵抗力差，各种变化较大，自己和家人要了解妈妈易发生6种不良心理：

1 对环境的变化不适应。照顾新妈妈的人越来越多，有时大家意见不统一，易产生矛盾，会使新妈妈焦虑不安。

2 身体不适、疲倦困乏，内心容易烦躁。妈妈伤口未愈，喂奶时会产生疼痛，体位不正确，易疲劳。

3 人际关注重点的转移，使新妈妈心理失衡。怀孕期间自己一直是关注的重心，现在开始转移给宝宝，妈妈会产生心理失落。

4 家人对宝宝的护理各抒己见，给新妈妈的心理造成了无形的压力。

5 对饮食习惯的改变不适应。有关坐月子的饮食文化观念冲突，使妈妈产生不愉快心理，甚至食欲减退，产生厌食心理。

6 新妈妈常出现一种隐形的委屈，内心有时感到孤独。担心宝宝各种各样的问题，心情不能放松。

产后失眠的原因及改善办法

生完宝宝之后，很多妈妈会因为过于忧虑或担心宝宝健康等原因影响睡眠。妈妈要多吃含维生素高的绿色蔬菜；每晚用热水泡泡脚；睡前喝杯牛奶；适时调整好自己的心情，积极预防产后失眠。此外，适当的锻炼、多在户外晒晒太阳、和家人朋友多沟通，也有利于释放体内的负面情绪，减轻压力。

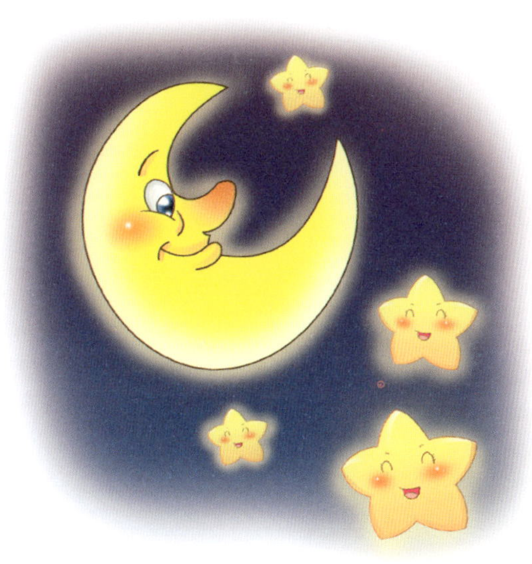

月子餐

Day 19

坐月子期间，新妈妈应当注意膳食纤维的补充，膳食纤维可以加强肠壁蠕动，促使人体内废物的排泄，利于身体新陈代谢。如玉米、豌豆、苹果、莼菜、火龙果等新鲜蔬菜与水果，都含有丰富的膳食纤维，新妈妈可多食。

8:00

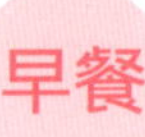

早餐

玉米清热利肝，延缓衰老；西红柿清热解毒，美容养颜。

玉米西红柿羹

12:00

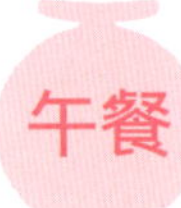

午餐

豌豆中富含膳食纤维，有通便功效；虾仁富含蛋白质，有催乳的效果。

山药羊肉羹
豌豆炒虾仁
米饭

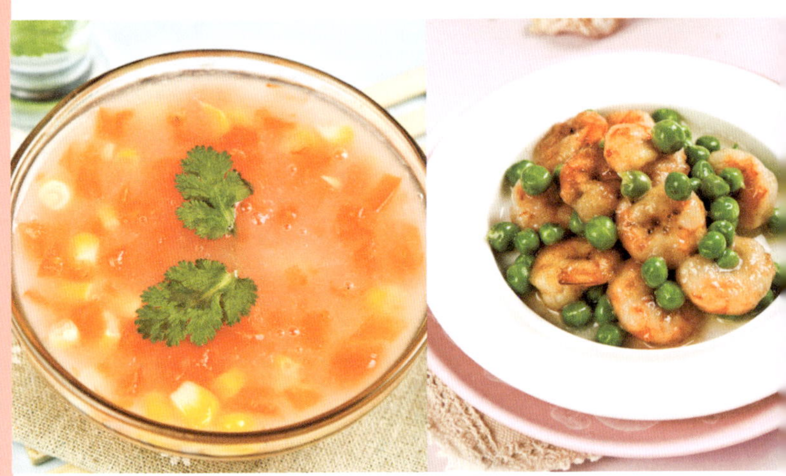

玉米西红柿羹

原料：玉米粒100克，西红柿80克，香菜叶、盐适量。

做法：①西红柿洗净后用热水焯一下去外皮，切丁；玉米粒洗净，沥干水分。②锅中加清水煮开，下入玉米粒、西红柿丁，以盐调味，煮5分钟，撒入香菜叶即可。

豌豆炒虾仁

原料：虾仁100克，豌豆50克，油、盐、水淀粉、香油适量。

做法：①豌豆洗净，放入开水锅中，用淡盐水焯一下。②油锅烧热，将虾仁入锅，快速划散后倒入漏勺中控油。③留适量底油，放入豌豆翻炒，再加入盐和少量清水，随即放入虾仁，用水淀粉勾薄芡，将炒锅颠翻几下，淋上香油即可。

15:00

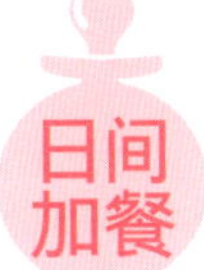

日间加餐

猪肝含铁丰富，是补血中最常见的食物。

猪肝烩饭
苹果

18:00

晚餐

豆腐富含容易被人体吸收的钙质，还是优质蛋白质的来源。

莼菜鲤鱼汤
香菇豆腐塔
花卷

21:00

晚间加餐

西米可治脾胃虚弱，防止消化不良，还能使皮肤恢复天然润泽，适合产后妈妈护肤之用。

西米火龙果饮

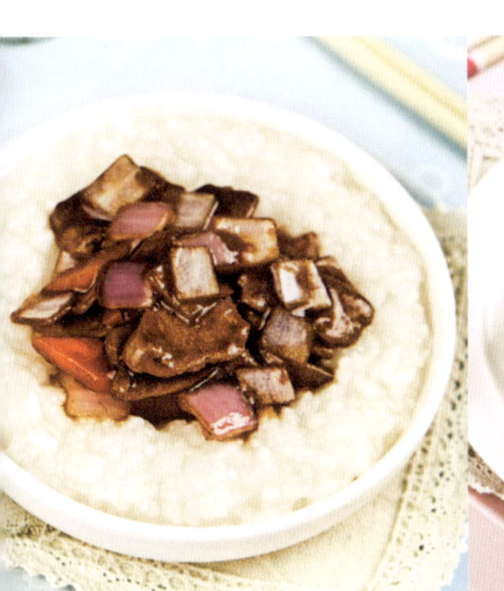

猪肝烩饭

原料：米饭1碗，猪肝、瘦肉各30克，胡萝卜、洋葱各20克，水淀粉、油、盐、白糖适量。

做法：①将瘦肉、猪肝洗净，切成片，调入少许白糖、盐和水淀粉腌10分钟；洋葱、胡萝卜洗净，切片后用开水焯熟。②油锅烧热，放入猪肝、瘦肉略炒，依次放入洋葱片、胡萝卜片和盐，放水加热，加水淀粉勾芡，淋在米饭上即可。

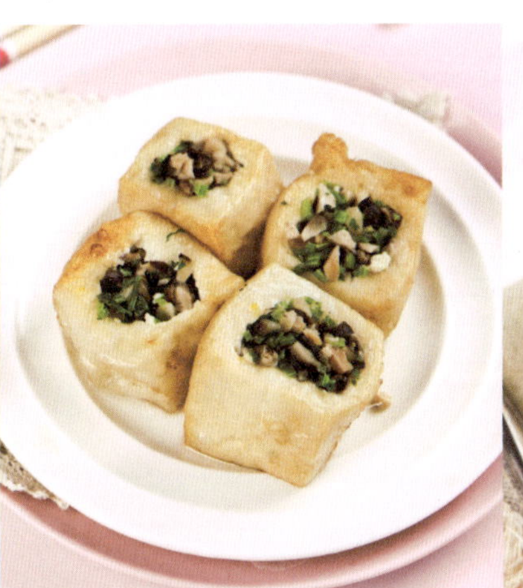

香菇豆腐塔

原料：豆腐50克，水发香菇4朵，香菜末、盐适量。

做法：①豆腐洗净，切成四方小块，中心挖空；水发香菇剁碎，和香菜末拌匀，加入适量盐拌成馅料。②将馅料填入豆腐中心，摆盘蒸熟即可。

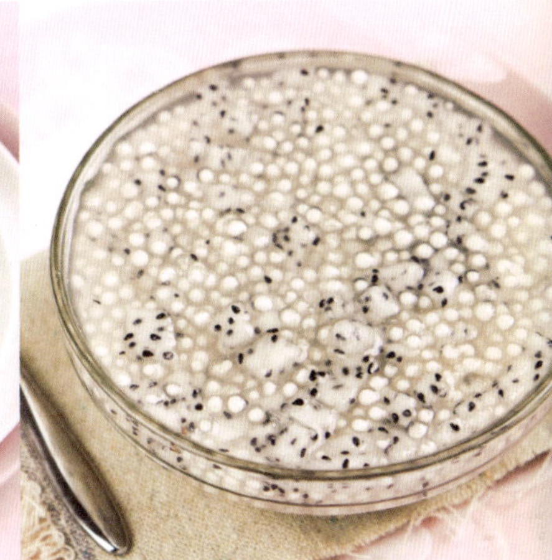

西米火龙果饮

原料：西米50克，火龙果100克，白糖适量。

做法：①西米用开水泡透煮熟；火龙果对半剖开，挖空后，果肉切成小粒。②锅置火上，注入清水，加入白糖、西米和火龙果粒一起煮开即可。

第20天

宝宝：会哭着寻找帮助

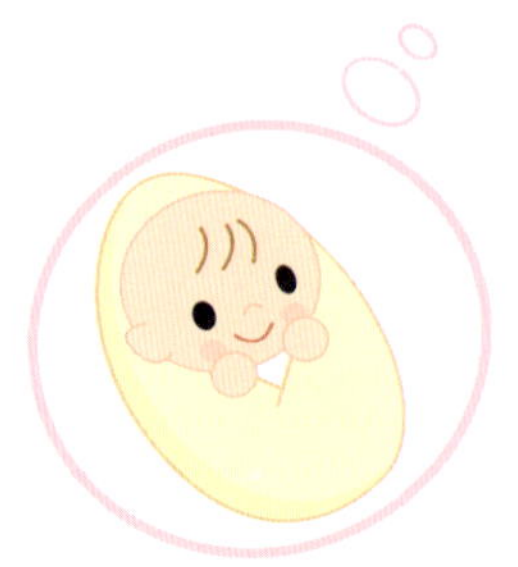

宝宝感觉到饿的时候会哭，在大小便后没能及时更换纸尿裤也会哭闹，妈妈一定要注意观察宝宝哭的原因，及时喂奶和更换纸尿裤。

优秀的运动能力

新生宝宝已经基本能控制身体的肌肉，能够准确地“指挥”小胳膊、小腿的方向，他们会把手放到嘴边，甚至放入口中吸吮，还会随着音乐的节奏转头、挥舞手臂和小腿儿，这都表明了新生宝宝优秀的运动能力。

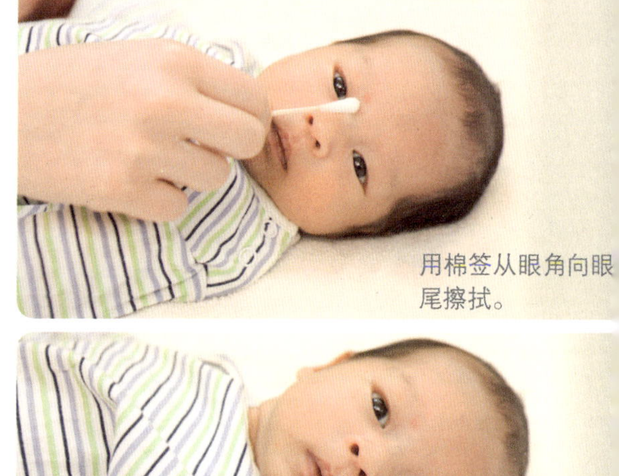

用棉签从眼角向眼尾擦拭。

擦另一只眼睛时，可换一支新棉签。

用棉签给宝宝清洁眼屎

宝宝眼部的分泌物较多，每天早晨要用专用毛巾或消毒棉签蘸温开水从眼内角向外轻轻擦拭，去除分泌物。具体操作方法如图。

爸爸：哄宝宝睡觉

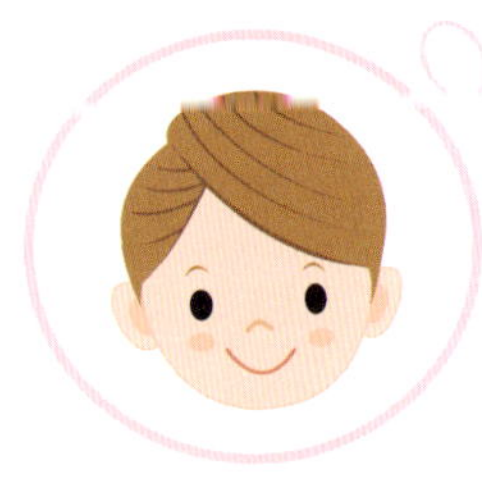

待宝宝喝饱了之后，爸爸可以用温柔亲切的语调哄宝宝睡觉，或者给宝宝唱一首优美的摇篮曲，但不要过分逗引宝宝，以免太兴奋导致睡不着。

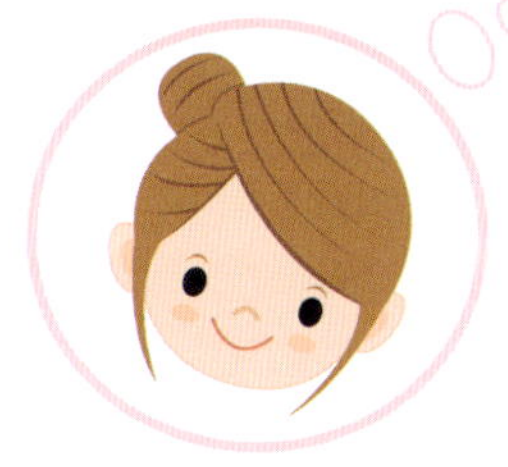

妈妈：多吃清火食物

妈妈在月子里吃了很多大补的食物，再加上宝宝的到来打乱了规律的生活节奏，所以容易上火。妈妈上火会影响到乳汁，宝宝也就容易跟着上火，所以在哺乳期妈妈也要多吃一些清火的食物，如荸荠、杨桃、苹果、香蕉和芹菜等。

科学食疗防产后便秘

妈妈在产后由于活动量减少，且腹部松弛、肠蠕动较慢，易有便秘倾向，所以饮食要格外注意。首先要多喝水，荤素搭配、粗细结合，还可以吃一些润肠通便的食物，比如食用香油和蜂蜜等。教给产后便秘妈妈一个小窍门，清晨起床后先喝一杯温开水，再做腹部按摩或适当走动，以促进肠蠕动，然后就排便，每天固定时间，时间在3~5分钟以内，以养成固定时间排便的习惯。

喂奶后用奶水滋润乳头

哺乳结束后，妈妈可以用少许的乳汁涂抹在乳头上自然晾干，或者用一些熟的食用油保护自己的乳头，最好是在宝宝刚吃过奶的时候涂抹。待宝宝下一次喝母乳之前，用毛巾轻轻擦拭。

如何判断乳房是否排空

判断乳房是否排空可根据奶阵和宝宝吞咽的声音。奶阵是指哺乳时，乳房突然感到隐约膨胀和轻微胀痛后，会有乳汁呈喷射状或快速滴水状流出的情况，最易出现在哺乳前或宝宝吮吸几分钟后。一般2~3次奶阵后，乳汁基本排空。如果此时宝宝吞咽声音不明显，或者用手指挤压乳晕处没有乳汁排出，也意味着乳汁排空。此外，宝宝喝完奶后，摸摸乳房感觉软软的，也是乳房基本排空的表现。

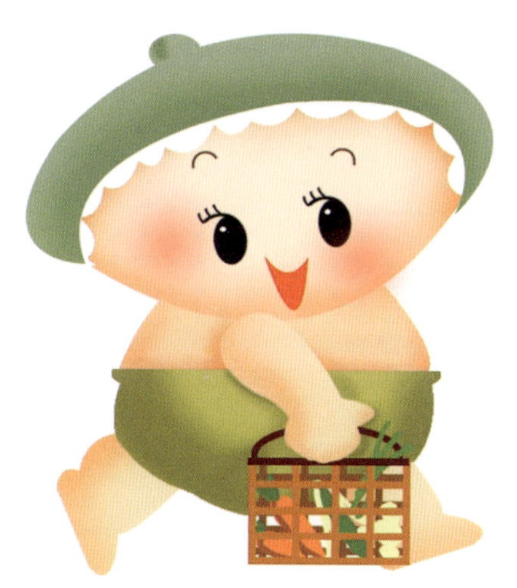

月子餐

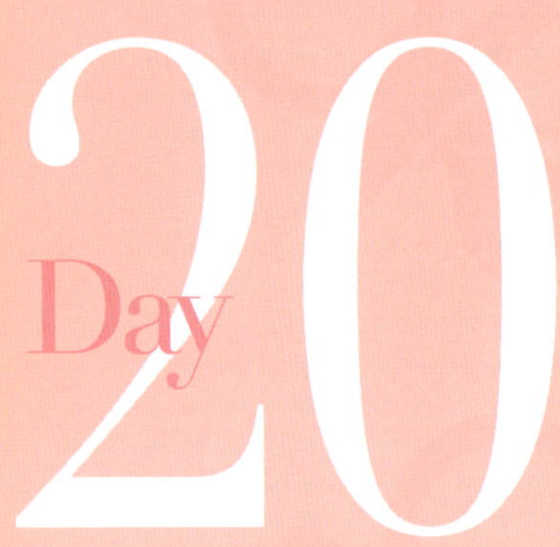

新妈妈的月子餐要注意荤素搭配，补充利于宝宝健康发育的重要元素锰。荤菜和素菜中都含有锰，但需要注意的是，人体对植物性食物中的锰吸收及利用率并不高，而动物性食物如鱼、肉、蛋、奶等，锰的含量虽然不高，但易被人体吸收和利用。

8:00

早餐

红糖能活络气血，加快血液循环，有利于产后妈妈恢复。

红糖煮鸡蛋

12:00

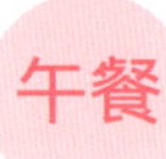

午餐

当归可抗氧化，可帮助新妈妈修复产后受损的细胞，芹菜还能缓解产后便秘。

香油芹菜
紫菜鸡蛋汤
米饭

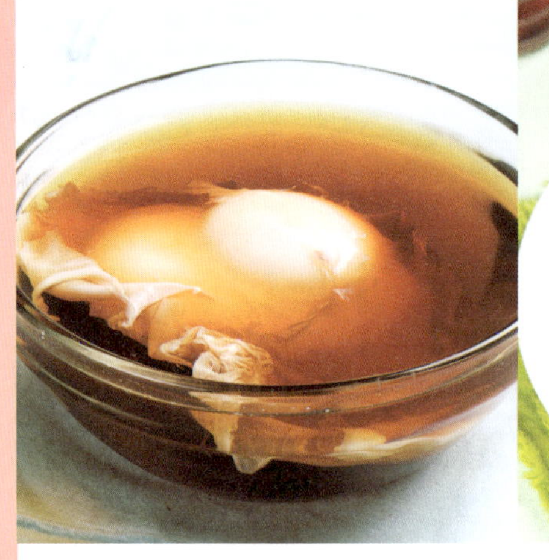

红糖煮鸡蛋

原料：鸡蛋2个，红糖适量。

做法：锅中水煮沸后打入鸡蛋，待水再沸下红糖，小火煮15分钟即可。

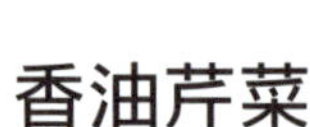

香油芹菜

原料：芹菜100克，当归2片，枸杞子、盐、香油各适量。

做法：①当归加水熬煮5分钟，滤渣取汁。②芹菜择洗干净，切段，在沸水中焯过；枸杞子用冷开水浸洗10分钟。③芹菜用盐和当归水稍腌片刻，再放入少量香油腌制入味盛盘，撒上枸杞子即可。

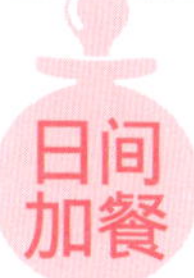

15:00

日间加餐

牛肉富含人体必需的氨基酸，同时富含铁和锌，适合给哺乳妈妈补充营养。

牛肉粉丝汤

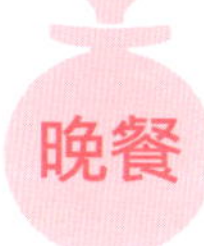

18:00

晚餐

猪蹄美容通乳，冬瓜利水消肿催乳。

冬瓜猪蹄煲
清炒菠菜
馒头

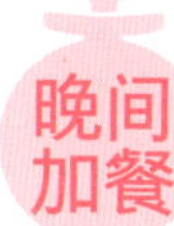

21:00

晚间加餐

山药粥滋阴润肺，益气安神，有改善产后妈妈失眠症状。

山药粥

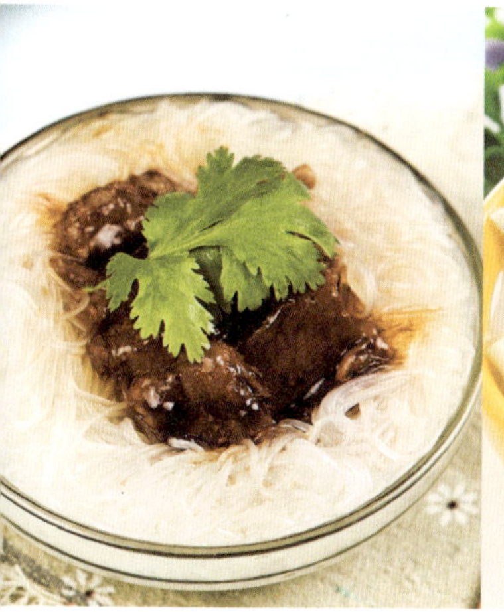

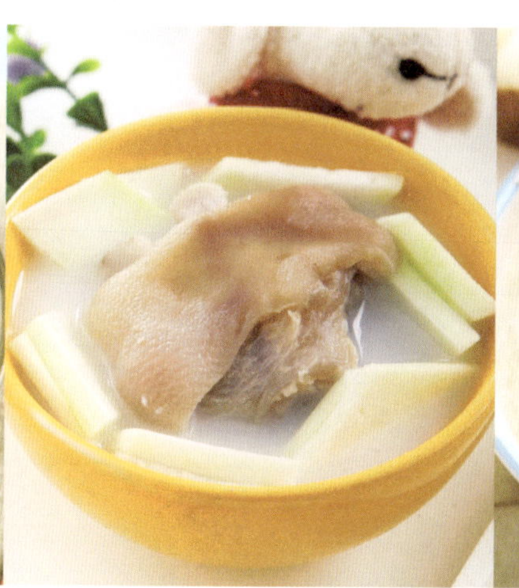

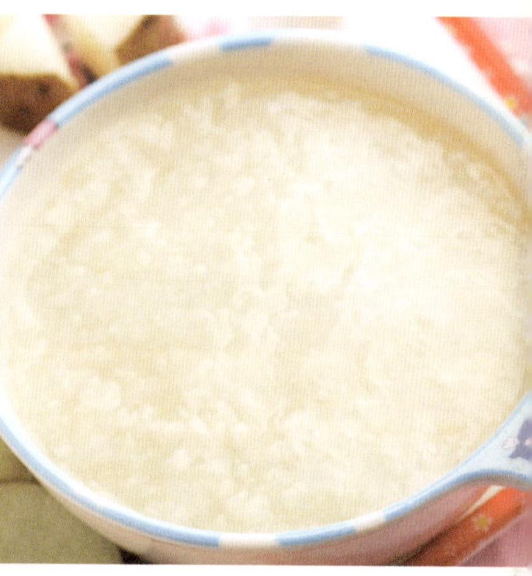

牛肉粉丝汤

原料： 牛肉100克，粉丝50克，盐、水淀粉、香油、香菜叶适量。

做法： ①将粉丝放入水中，泡发；牛肉切薄片，加盐、水淀粉拌匀。②锅中加适量清水烧沸，放入牛肉片，略煮，加入泡发好的粉丝，中火煮5分钟。③放入盐，撒上香菜叶，淋上香油即可。

冬瓜猪蹄煲

原料： 猪蹄1只，冬瓜200克，果脯、盐适量。

做法： ①猪蹄洗净，斩块，放入沸水中去表面血渍，倒出用清水洗净；冬瓜去皮切块；果脯洗净。②将猪蹄放入砂锅中，加适量清水，用大火煲滚后，放入冬瓜、果脯，转小火煲2小时，加盐即可。

山药粥

原料： 大米100克，山药半根，白糖适量。

做法： ①大米洗净，用清水浸泡30分钟；山药洗净，削皮后切块。②锅中加清水，加入山药和大米，待大米绵软加入白糖即可。

第21天

宝宝：能抓妈妈的手指

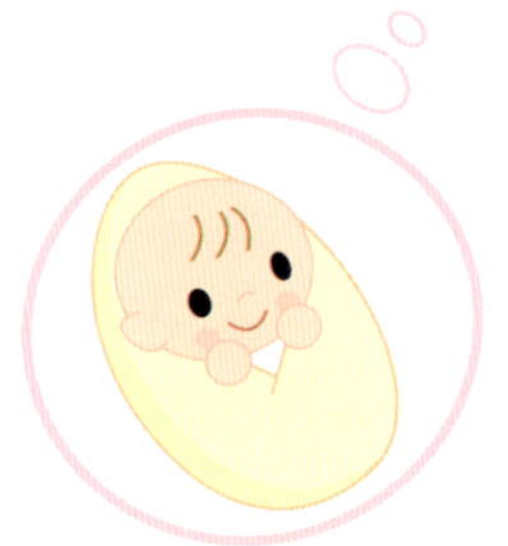

大部分的时间，宝宝都是双手握拳，手指很少张开。但当妈妈把手指放在宝宝手中，宝宝可以用力抓握，一般能保持10秒以上。

偶尔打喷嚏并非感冒

半个月之前的宝宝常常会发生鼻塞，明明没有感冒，却呼吸困难。这是因为新生宝宝的鼻腔尚未发育完善，鼻腔短而小，并且狭窄，几乎没有下鼻道，对空气的变化非常敏感。在冬季会更加明显，大约要持续1个星期，待宝宝满月后会自行减轻。打喷嚏是宝宝的一种正常生理现象，刚刚出生的宝宝鼻腔里有羊水等，打喷嚏可以将鼻腔内的异物排出。妈妈可以用柔软的布蘸取少量温水，轻轻擦拭鼻腔附近的分泌物，帮助宝宝清洁鼻腔。

头睡偏了怎么办

刚出生的宝宝头颅骨尚未完全骨化，有相当的可塑性，当某一方位的骨片长期承受整个头部重量的压力时，其生长的形状就会受影响。新手爸妈应随时留意宝宝的睡姿，一旦发现宝宝的头睡偏了，轻轻地帮助宝宝纠正一下即可。尽量在3个月以内进行调整，等到宝宝能够翻身时，睡姿也就自由得多，他就会不断地改变睡姿了。

爸爸：帮宝宝洗尿布

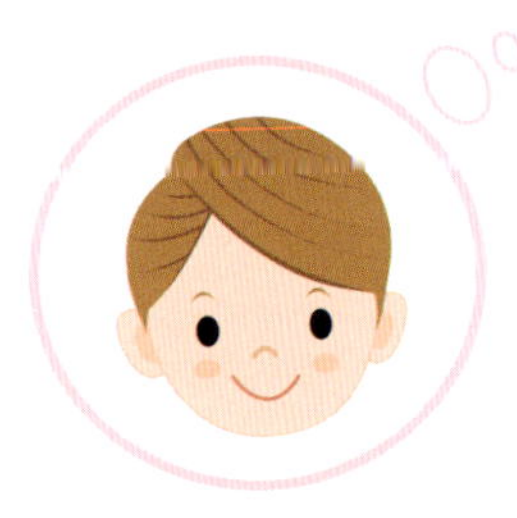

清洗尿布时最好不要用碱性太强的肥皂，更不要用洗衣粉，最好用婴儿专用皂，以免刺激宝宝肌肤，引起过敏，出现湿疹、瘙痒等症状。洗净的尿布在晾晒前用沸水烫一烫，然后放在室外太阳下暴晒，既干净又消毒。

妈妈：妊娠纹的颜色变浅

孕期出现的妊娠纹会随着妈妈身体的恢复颜色变浅，但不会完全消失。妈妈可以用宝宝专用润肤油、植物油、自制蛋清润肤品来涂抹在出现妊娠纹的部位，并适当按摩，可淡化妊娠纹。

有效去除妊娠纹

孕期出现的妊娠纹随着妈妈身体的恢复，渐渐褪成了白色，着实令爱美的妈妈介意。妊娠纹一旦出现，很难再消除，所以妈妈要想保持完美的皮肤，最好是在孕期内就预防妊娠纹的出现。

妊娠纹出现后，妈妈可以适当补充维生素，多吃富含维生素B_6的牛奶和奶制品，还有富含维生素C的食物，如草莓、西红柿和绿色蔬菜等。适当的按摩，也会增加皮肤的弹性，淡化妊娠纹。妈妈可以在洗澡的时候，以打圈的方式轻轻按摩妊娠纹出现的部位。此外，也可以将宝宝专用的润肤油、植物油等涂抹在出现妊娠纹的地方，并适当按摩，可缓解妊娠纹。

母乳喂养不要吃巧克力

哺乳期的妈妈不要吃巧克力，因为巧克力中含有的可可碱会通过母乳进入宝宝体内，并在宝宝体内积蓄。可可碱可伤害神经系统和心脏，可导致消化不良、睡眠不稳、排尿量增加，不利于宝宝生长发育。此外，妈妈吃太多的巧克力会影响食欲，阻碍妈妈产后身体恢复。

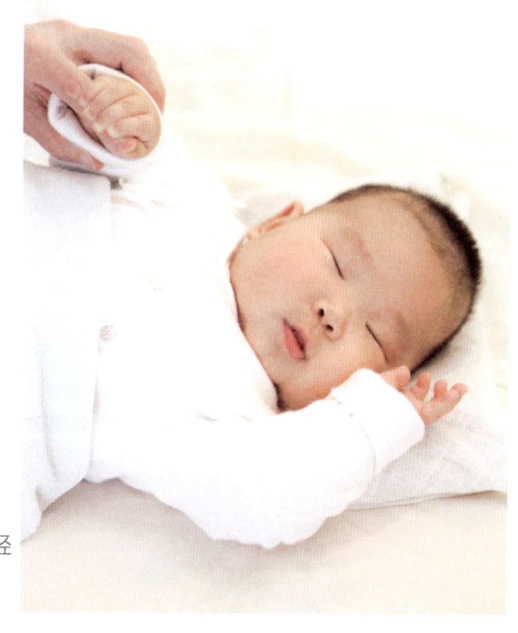

小宝宝睡觉时双手经常呈“投降”姿势。

月子餐

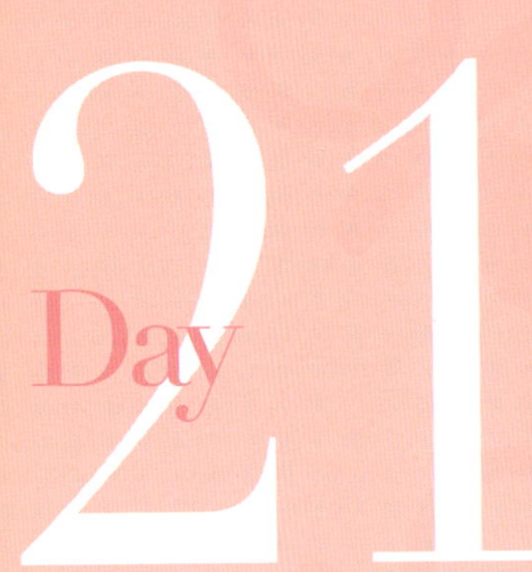

哺乳妈妈在平时的饮食中要注意碘的摄入，含碘丰富的海产品，如紫菜、海带、海藻等，哺乳妈妈可多食用。除了在饮食中注意补碘外，还应该坚持食用加碘盐，加强补充碘。

8:00

早餐

黄鳝具有补脾益气和催乳的功效，适合气虚的产后妈妈滋补之用。

鳝丝打卤面

12:00

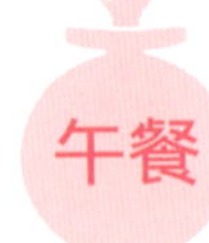

午餐

豆皮是高蛋白、低脂肪、不含胆固醇的营养食品。

姜枣枸杞乌鸡汤
炒豆皮
馒头

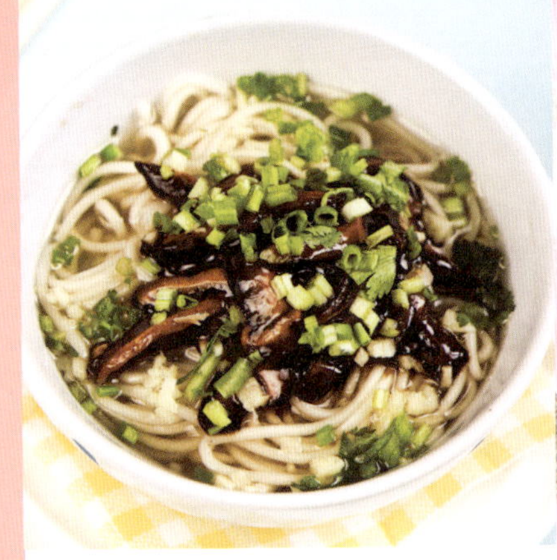

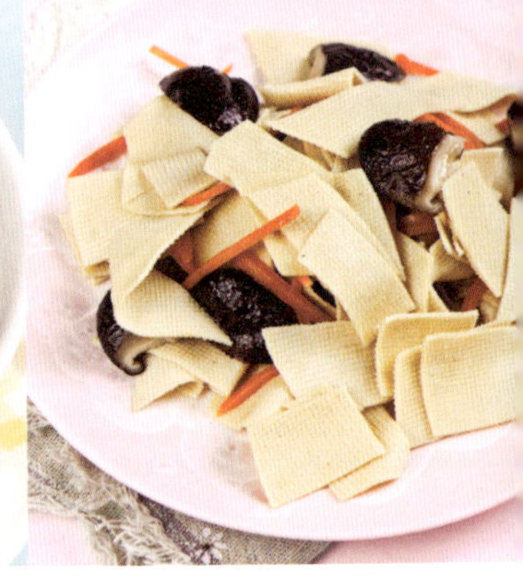

鳝丝打卤面

原料： 面条、黄鳝丝各100克，葱花、酱油、白糖、盐、香油、油各适量。

做法： ①黄鳝丝放入开水中汆一下，捞出沥干水分。②炒锅置火上，倒油后放入黄鳝丝，炸至黄鳝丝发硬时捞出。③锅中留少量油，放入酱油、白糖、葱花、盐制成卤汁，倒入黄鳝丝，上下翻动，使卤汁粘在黄鳝丝上，出锅浇在煮好的面条上，淋上香油即可。

炒豆皮

原料： 豆皮1张，水发香菇、胡萝卜各20克，香油、盐适量。

做法： ①水发香菇洗净，切片；胡萝卜洗净，切丝；豆皮洗净，斜刀切片。②香油烧热，加入豆皮、胡萝卜丝和香菇片翻炒，出锅前加盐即可。

15:00

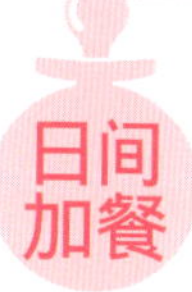

虾能提高人体免疫力，还可帮助哺乳妈妈乳汁分泌。

鲜虾粥
香蕉

18:00

莲藕和牛肉同食，有很强的益血生肌功效。

莲藕炖牛腩
西芹炒百合
米饭

21:00

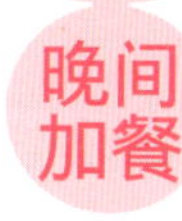

玫瑰汤圆汤清味甜，口感软糯，有补中益气、安神强心的作用。

玫瑰汤圆

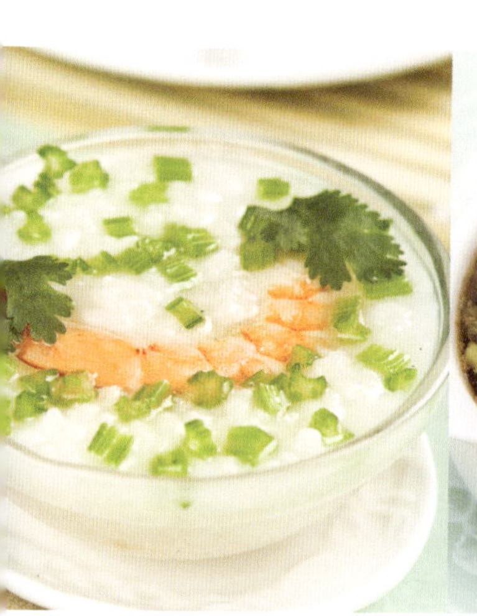

鲜虾粥

原料：虾仁2只，大米100克，芹菜、香菜叶、香油、盐适量。

做法：①大米洗净，放入锅中加适量水煮粥；芹菜择洗干净，切碎。②粥煮熟时，把芹菜、虾仁放入锅中，放盐搅拌，煮5分钟左右，将香菜叶放入锅中，淋上香油煮沸即可。

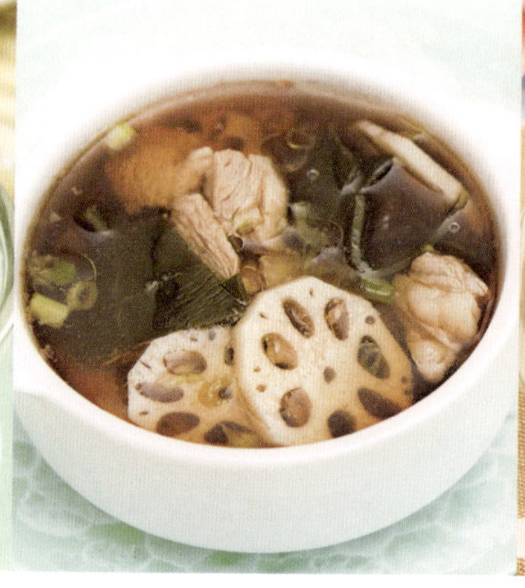

莲藕炖牛腩

原料：牛腩1块，莲藕1节，海带结2个，盐、葱花适量。

做法：①牛腩切小块，入开水中汆5分钟；莲藕洗净，去皮及蒂，切圆片。②牛腩块、莲藕片、海带结放入砂锅中，加入3杯温水，大火烧开后，用小火煮1小时，撇去浮沫，加入盐，撒上葱花即可。

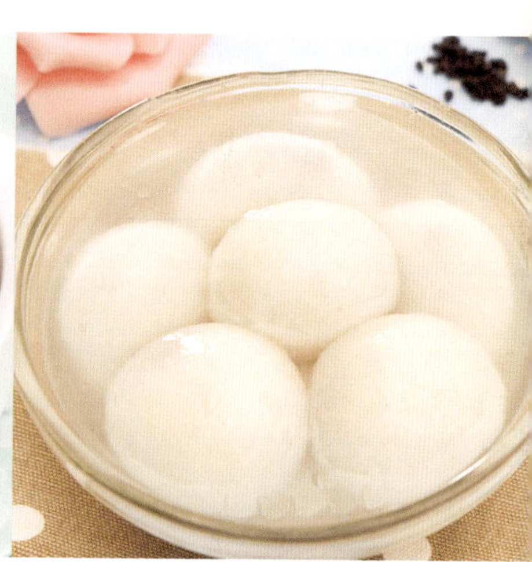

玫瑰汤圆

原料：糯米粉1碗，黑芝麻糊2小匙，玫瑰蜜1小匙，白糖、盐适量。

做法：①黑芝麻糊加白糖、玫瑰蜜、盐搅匀成馅料。②糯米粉加入温水调成面团，做剂子，包入馅料制成汤圆。③锅中放水烧开，下入汤圆，小火煮至汤圆浮出水面1分钟后，捞入碗中即可。

第22天

宝宝：有时会频繁打嗝

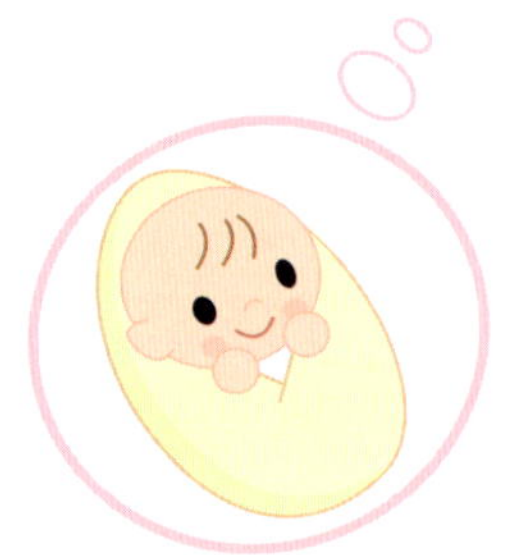

宝宝出生后的几个月内，一直都会比较频繁地打嗝，这是因为宝宝横膈膜还未发育成熟。此外，有时打嗝是由于宝宝过于兴奋，或者刚喝完奶。当宝宝3~4个月时，打嗝现象会渐渐减少。

缓解打嗝的小妙招

宝宝刚喝完奶之后打嗝，是因为喝奶吞入了太多的空气，造成宝宝腹部胀气。新手爸妈可以在宝宝喝完奶之后，多抱一会儿，轻轻拍宝宝的背部，或者轻轻地用手掌按摩宝宝腹部，可以预防宝宝打嗝和溢奶。当宝宝持续打嗝一段时间仍不停止，可以喂宝宝喝一些温开水，以止住打嗝；也可以弹脚心，让宝宝哭几声，哭声停止了，打嗝也就随着停止，新手爸妈不要太心疼。

不要喂宝宝喝糖水

有些妈妈认为给宝宝喝糖水可预防低血糖，防止因母乳量少而不能满足新生宝宝的生长发育需求，同时也可以减少宝宝哭闹。现代科学研究发现，宝宝喝完糖水后，往往不愿频繁吸吮母乳，反而影响母乳的分泌，容易引起产后缺奶，最后使得宝宝得不到足够的营养，而影响生长发育。

爸爸：给宝宝拍拍嗝

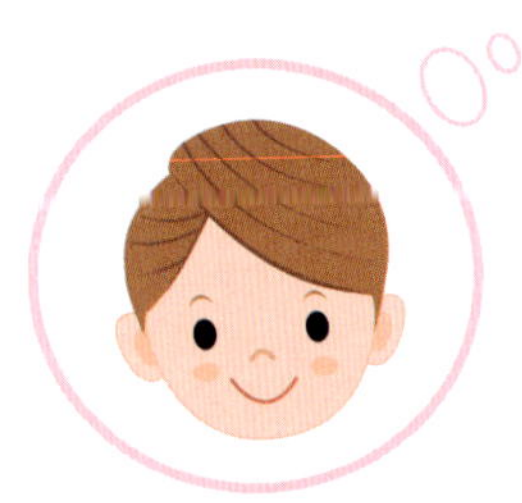

由于新生宝宝贲门较松，不能很好地进行收缩，进入胃部的奶汁容易流回食道，造成吐奶。要预防宝宝吐奶，在喂宝宝奶时，最好让宝宝的身体在妈妈的臂弯处于45°的倾斜状态，以减少胃里奶汁滞留，进而减少吐奶。

宝宝吃饱后，新爸爸最好保持宝宝45°倾斜状态一段时间，并给宝宝拍拍嗝，这样做可以降低吐奶概率。但给宝宝拍嗝的时候，不要抱着宝宝走来走去。

妈妈：恶露变为乳白色

产后3周，妈妈产道流出的恶露一般不含有血，变成了乳白色的恶露。量也非常少，一般和平时的白带差不多，有时会含有褐色的白带，只要量不多，都是正常的。

产后多久可以恢复性生活

顺产妈妈产后56天内不能过性生活，剖宫产妈妈产后3个月内不能过性生活。自然分娩的妈妈，最先恢复的是外阴，需10余天；其次是子宫，子宫在产后42天才能完全恢复正常大小；再次是子宫内膜，子宫内膜的创面在产后56天左右才能完全愈合；最后是黏膜，也需要56天左右。剖宫产妈妈因为子宫、阴道和外阴等器官组织恢复缓慢，至少需要3个月来恢复。

哺乳期避孕方式

哺乳期妈妈避孕最好采用避孕套，单纯孕激素避孕针注射避孕可在产后6个星期进行，也是一种不错的避孕措施。此外，月经正常来过2~3次后，也可去医院上宫内节育环，但月经量过多的不宜放环。母乳喂养的妈妈不适合服用短效口服避孕药，易影响乳汁的质量。

哺乳期过性生活需要避孕

有些妈妈以为在哺乳期，月经还没有来，不会排卵，也不用避孕，这是不对的。从产后21天开始，一些妈妈的卵巢就开始恢复正常，排出卵子，如果此时有性生活，就可能再次怀孕。因此，不要等月经恢复之后才开始避孕，因为月经来的前2个星期就会排卵。此外，哺乳不能作为避孕的方式，哺乳期一样有可能会怀孕。

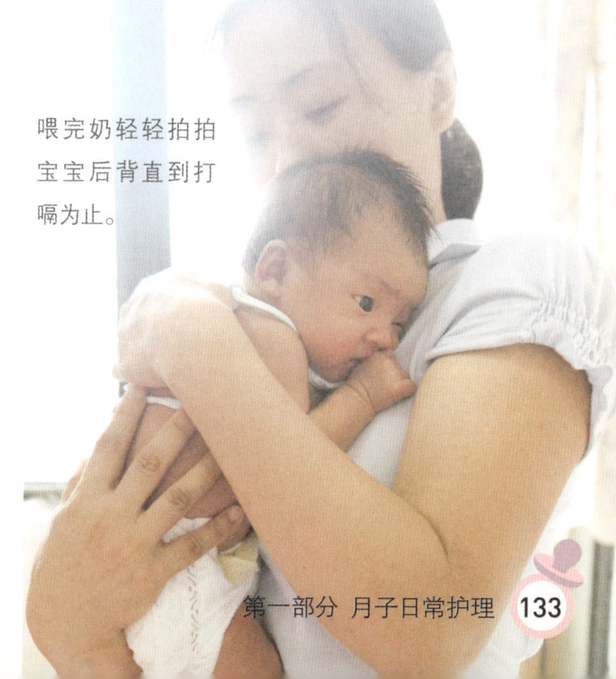

喂完奶轻轻拍拍宝宝后背直到打嗝为止。

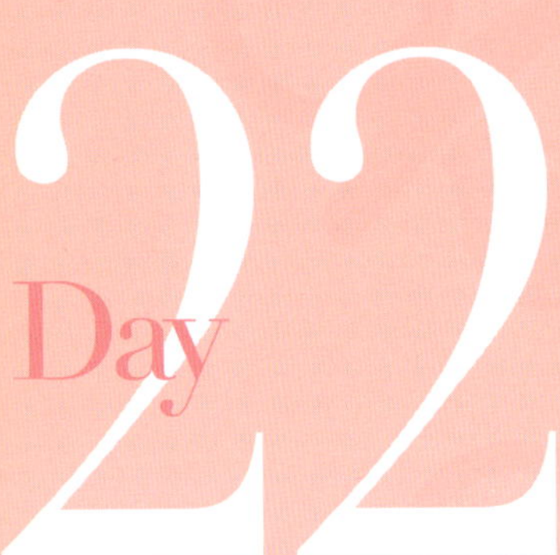

月子餐 Day 22

新妈妈应该根据产后所处的季节，相应选取进补的食物，少吃反季节食物。比如春季可以适当吃些野菜，夏季可以多补充些水果羹，秋季食山药，冬季补羊肉等。要根据季节和新妈妈的自身情况，选取合适的食物进补，做到“吃得对，吃得好”。

8:00

早餐

小米健脾和中、益肾气、补虚损，是脾胃虚弱、体虚胃寒、产后虚损的良好食疗方式。

豆浆小米粥
面包

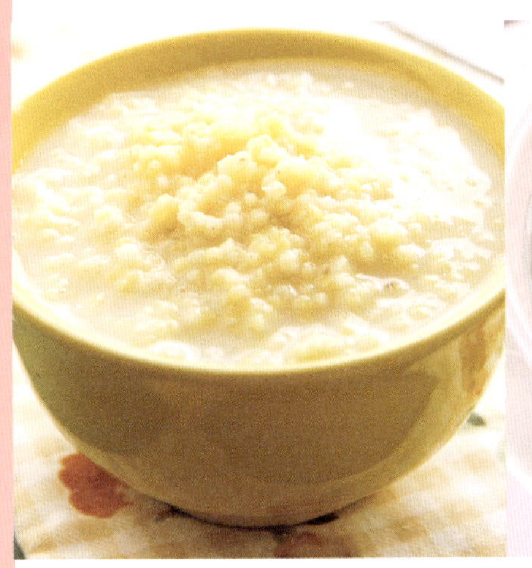

豆浆小米粥

原料： 小米200克，黄豆100克，蜂蜜适量。

做法： ①将黄豆泡好加水磨成豆浆，用纱布过滤去渣，待用；小米洗净，用水泡过磨成糊状，用纱布过滤去渣。②在锅中放水，待沸后加入豆浆，再沸时撇去浮沫，然后边下小米糊边用勺向一个方向搅匀，开锅后撇沫。③加入蜂蜜，继续煮5分钟即可。

12:00

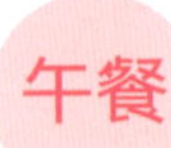

午餐

银鱼富含蛋白质、钙、磷，可滋阴补虚。妈妈应多吃鱼肉，可让宝宝的头发浓密。

芹菜牛肉丝
银鱼苋菜汤
米饭

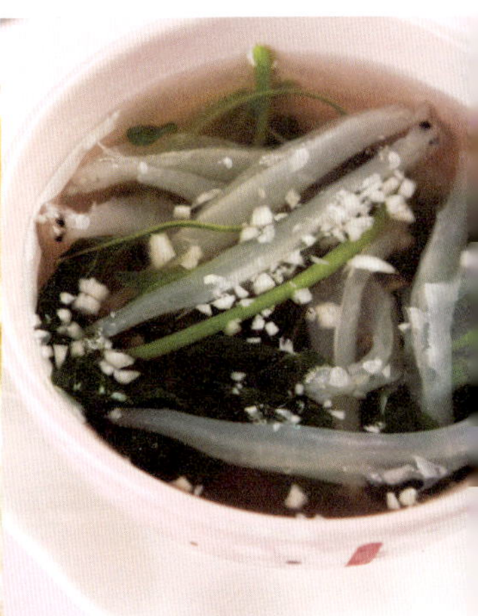

银鱼苋菜汤

原料： 银鱼100克，苋菜200克，油、盐、姜末适量。

做法： ①银鱼洗净，沥干水分；苋菜洗净，切成段。②锅中倒入少许油烧热，放入姜末、银鱼快速翻炒一下，再加入苋菜段，炒至微软。③锅内加入清水，大火煮5分钟，出锅前放入盐调味即可。

15:00

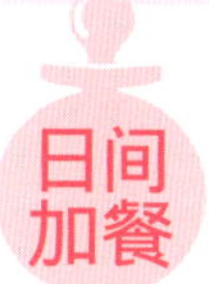

豆腐中富含大豆卵磷脂，有益于神经、血管和大脑的生长发育。

三丁豆腐羹
苹果

18:00

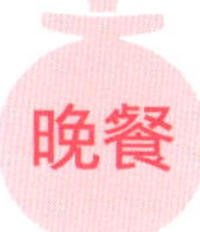

白萝卜蛏子汤可增加妈妈的食欲，蛏子内钙含量高，有利于产后妈妈恢复。

猪肝炒油菜
白萝卜蛏子汤
花卷

21:00

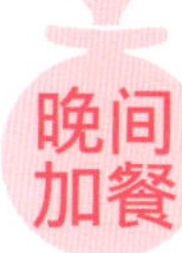

玉米调中健胃，利尿消肿，其中所含有的胡萝卜素可帮助妈妈和宝宝提高视力。

鸡蛋玉米羹

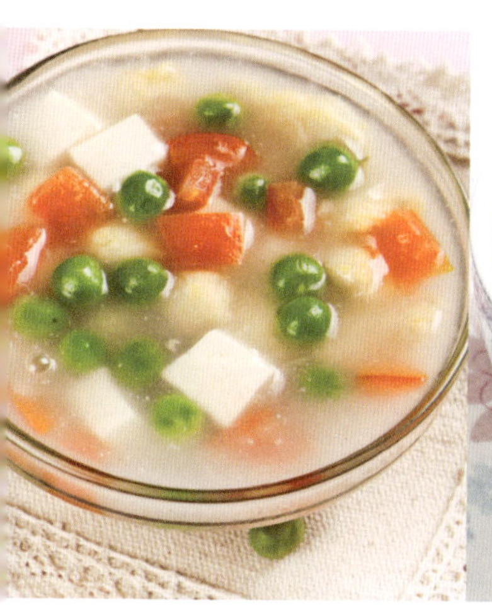

三丁豆腐羹

原料：豆腐100克，鸡胸肉、西红柿、豌豆各50克，盐、香油适量。

做法：①豆腐切块，在沸水中煮1分钟；鸡肉洗净，切成小丁；西红柿洗净去皮，切成小丁。②豆腐块、鸡肉丁、西红柿丁和豌豆都放入锅中，大锅煮沸后，转小火煮20分钟，出锅前加入盐、淋上香油即可。

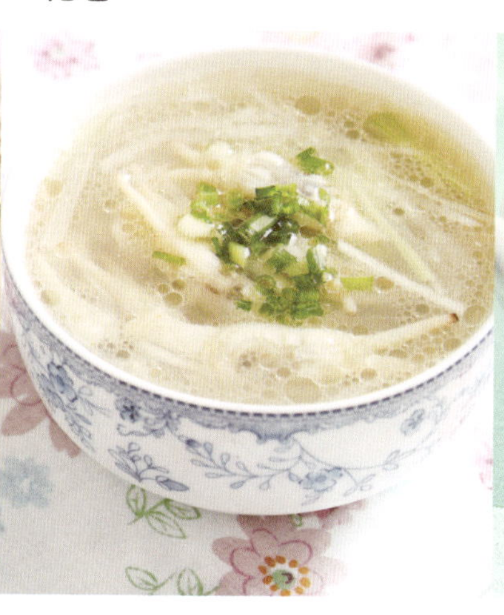

白萝卜蛏子汤

原料：蛏子100克，白萝卜50克，油、盐、料酒、葱花适量。

做法：①蛏子洗净，放入淡盐水泡2小时后，入沸水焯一下，捞出剥去外壳；白萝卜去外皮，切成细丝。②油锅烧热，倒入清水和料酒，将蛏子肉和萝卜丝一同放入锅内炖煮。③汤煮沸后，放入少许葱花、盐调味即可。

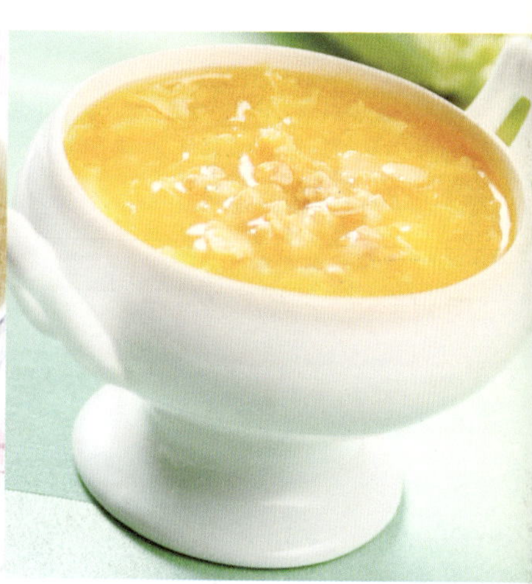

鸡蛋玉米羹

原料：玉米粒100克，鸡蛋2个，盐、白糖各适量。

做法：①玉米粒洗净，用搅拌机打成玉米碎；鸡蛋打散成蛋液。②玉米碎放入锅中，加清水大火煮沸后，转小火再煮20分钟。③鸡蛋液慢慢倒入锅中，转大火后不停搅拌，再次煮沸后，放盐和白糖即可。

第23天

宝宝：能和你对视

宝宝出生就能够辨认妈妈的脸和轮廓。但由于视觉发育不成熟，只能看到距离眼睛20厘米左右的事物。当妈妈凑到宝宝面前时，宝宝会和妈妈对视。如果妈妈慢慢伸出舌头，每20秒重复一次，就会发现宝宝的嘴唇也在动，他在努力学习妈妈吐舌头的样子。

穿着要暖和，但不要太捂

宝宝大多数时间都是在室内的，而且新生宝宝的新陈代谢也比较快，所以不用穿太多，这样还有利于增强抵抗力。一般情况下，宝宝比大人多穿一件衣服就可以了。如果怕他着凉，可以在里面加个背心或者小肚兜之类。

训练宝宝抬头的方法

竖抱抬头：妈妈在喂宝宝喝完奶后，竖抱宝宝，让宝宝的头靠在妈妈的肩膀上。为了避免宝宝吐奶，妈妈可以轻轻拍打宝宝背部，让宝宝打嗝。之后抱稳宝宝，手部稍稍离开宝宝头部，让宝宝的头部直立片刻，每天进行4~5次，这种训练在宝宝空腹时也可以进行。

伏腹抬头：可以在宝宝空腹时，把宝宝抱在胸腹前，和妈妈面对面，然后慢慢斜躺或平躺在床上，此时宝宝就自然而然地俯卧在妈妈的腹部。扶好宝宝的头到正中，两手放在两侧，逗引其短时间抬头，反复几次。

伏床抬头：宝宝空腹时，俯卧在床上，将其两手放在头两侧，妈妈扶着宝宝的头转向中线，呼唤宝宝的小名或用拨浪鼓等玩具逗引宝宝抬头片刻，反复几次。

爸爸：训练宝宝抬头

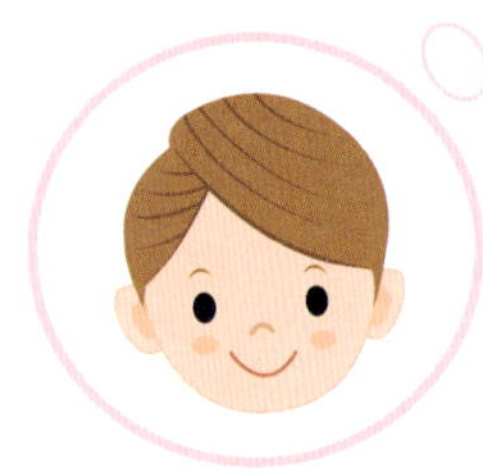

在训练宝宝抬头时，爸爸也可以参与。爸爸可以在宝宝快满月的时候开始训练。每次练完之后可以让宝宝仰卧在床上休息片刻。由于宝宝的颈部和背部肌肉还不是特别有力，每次训练的时间不宜过长。

妈妈：不要提重物

一般来讲，在产后42天以内妈妈都不要提超过5斤的重物。提重物容易造成子宫下垂，在坐月子期间最好是减少需要用腹部力量的动作。此外，妈妈在月子期间也尽量不要站着抱宝宝或走动。

乳汁清淡还要母乳喂养吗

很多妈妈发现自己乳汁很清淡，担心宝宝吃了没有营养，不得不给宝宝断奶，改喝配方奶。其实，外观看上去清淡的乳汁，所含有的营养成分并不比看起来浓厚的乳汁差，只是乳汁的成分有所不同。看起来清淡的乳汁中所含蛋白质较多，脂肪较少。所以妈妈发现自己乳汁清淡，也不要放弃母乳喂养，因为清淡乳汁中也含有丰富的免疫物质，能帮宝宝抵抗疾病，而且宝宝吸奶会刺激乳房，使妈妈的乳汁变多，变得浓厚。

少吃橘子、西瓜和柿子

橘子微酸、性温，吃太多容易上火，月子里妈妈的肠胃功能较弱，不宜吃太多的橘子。西瓜味甘、性凉，对产后妈妈的身体恢复不利，就算是在夏天也不可多吃。柿子味甘、性寒，产后妈妈的身体很虚弱，最好不要吃柿子。

妈妈感冒了是否还能给宝宝喂奶

刚出生不久的宝宝自身带有一定的免疫力，不用过分担心感冒会传给宝宝而不敢喂奶。由于喂奶时接触宝宝很近，最好带上口罩，且不要用手去接触宝宝的小手、嘴巴和鼻子等。如果感冒时不伴有发高热的症状，妈妈需多喝水，吃清淡易消化的食物，可吃些刺激性小的中成药物，如板兰根冲剂等。但要在吃药前哺乳，且吃药后半小时以内不喂奶。如果感冒并伴有高热，可暂停母乳喂养1~2天，停止喂养期间，还要常把乳汁挤出，以免影响乳汁分泌。如果感冒较重需服用其他药物，应该听从医生指导，以防止某些药物进入母乳而影响宝宝的生长发育。

月子餐

Day 23

新妈妈食用蔬菜水果，要注意一些要点。首先，新妈妈肠胃功能较虚弱，应控制蔬果的食用量，以少为宜；其次，不要吃过凉的蔬果，容易导致肠胃瘀血，影响消化功能；最后，新妈妈的肠胃抵抗力弱，一定要注意蔬果是否卫生。

8:00

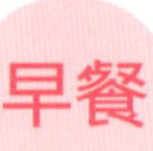

早餐

南瓜富含维生素A、微量元素和果胶，有助于缓解便秘；牛奶可补充钙和蛋白质。

鲜奶南瓜羹
草莓

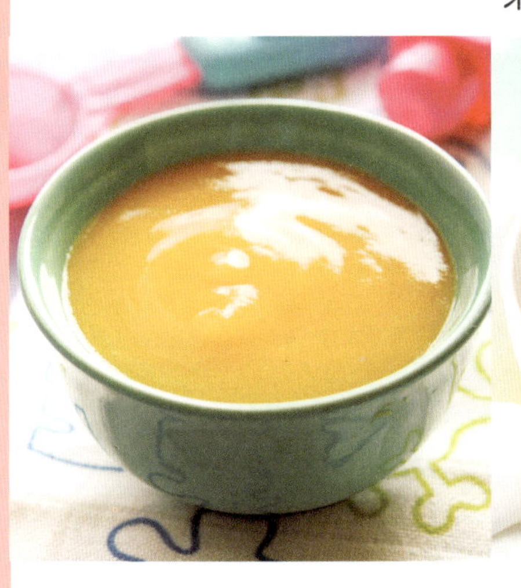

鲜奶南瓜羹

原料： 南瓜1个，鲜牛奶250毫升，淡奶油20克，白糖适量。

做法： ①南瓜洗净，去皮、去子，切片。②将南瓜片上锅蒸10~15分钟至变软，取出压成泥。③将南瓜泥倒入锅中，小火加热，加入鲜牛奶和淡奶油，不断用勺搅动避免粘锅，加热到烫，加白糖调味即可。

12:00

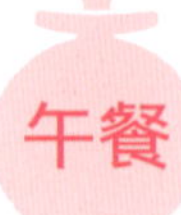

午餐

豌豆和虾仁都含有丰富的蛋白质，有利于新妈妈乳汁的分泌。

豌豆炒虾仁
丝瓜蛋汤
米饭

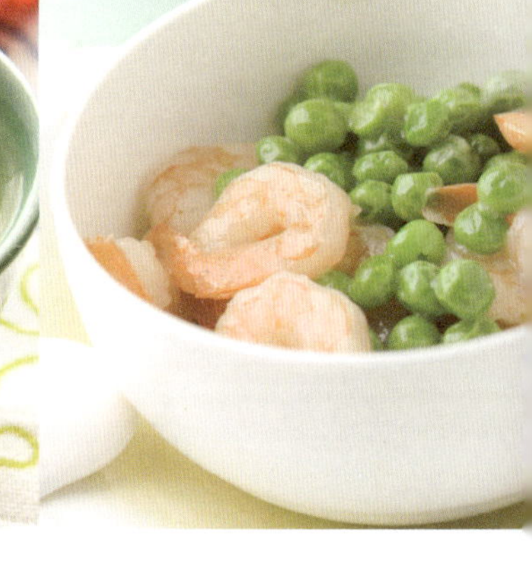

豌豆炒虾仁

原料： 虾仁100克，豌豆50毫升，高汤、盐、水淀粉、香油、油各适量。

做法： ①豌豆洗净，放入开水锅中，用淡盐水焯一下。②锅中放入油，待三成热时将虾仁入锅，快速划散后倒入漏勺中控油。③锅内留适量底油，烧热，放入豌豆翻炒，再放入高汤、盐、虾仁，用水淀粉勾薄芡，将炒锅颠翻几下，淋上香油即可。

15:00

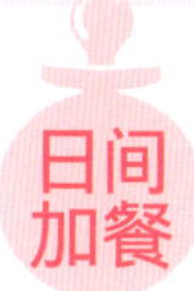

日间加餐

黑米滋阴养肾，补胃暖肝，具有缓解产后妈妈头晕目眩、贫血、腰酸等功效。

红豆黑米粥

18:00

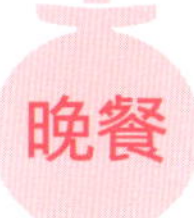

晚餐

猪排具有滋补强身、养生催乳等功效。

猪排炖黄豆芽汤
芦笋炒肉丝
馒头

21:00

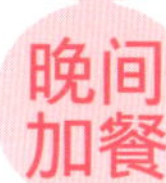

晚间加餐

玉米能帮助和促进脑细胞新陈代谢，有助于宝宝大脑发育。

鸡茸玉米羹
香蕉

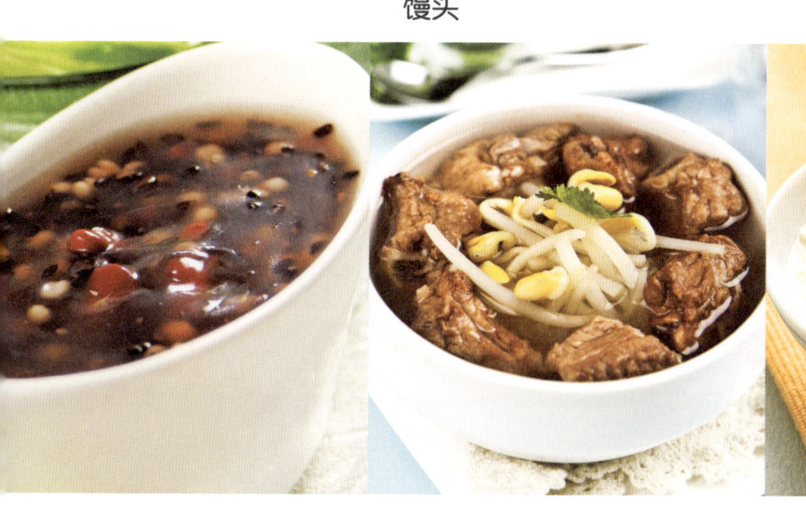

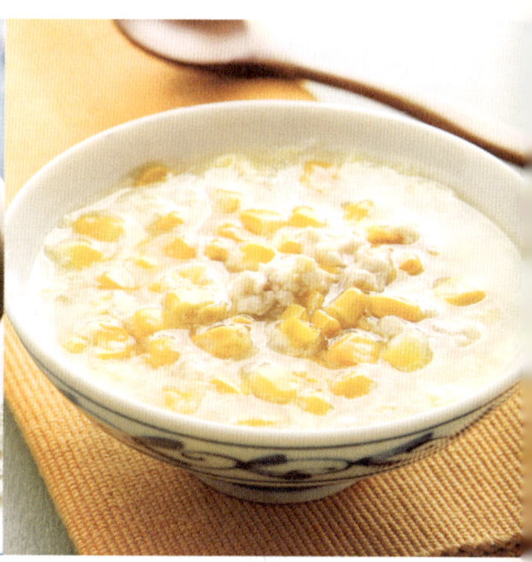

红豆黑米粥

原料：红豆50克，黑米50克，大米20克。

做法：①红豆、黑米、大米分别洗净，用清水泡2小时。②将浸泡好的红豆、黑米、大米放入锅中，加入足量水，用大火煮开。③转小火再煮至红豆开花，黑米、大米熟透即可。

猪排炖黄豆芽汤

原料：排骨250克，黄豆芽100克，盐、料酒适量。

做法：①将排骨洗净，切段，放入沸水中去血沫。②砂锅内放入热水，将处理过的排骨放入锅内，小火炖1小时，之后将黄豆芽放入，用大火煮沸，放入料酒，再小火炖15分钟，加盐调味即可。

鸡茸玉米羹

原料：鸡胸肉100克，玉米粒50克，鸡蛋1个，盐适量。

做法：①玉米粒洗净；鸡胸肉洗净，切丁；把鸡蛋打散。②把玉米粒、鸡肉丁放入锅内，加清水大火煮开，撇除浮沫，转中火煮30分钟。③将蛋液沿着锅边倒入，并搅动；再开大火将蛋液煮熟，放盐调味即可。

第24天

宝宝：喜欢踢腿

宝宝每天都躺着，除了扭扭头、挥动手臂，最喜欢的运动就是踢腿。踢腿能锻炼宝宝的腿部肌肉，促进血液循环，为宝宝日后爬行、站立和走动打下良好的基础。宝宝对世界充满好奇，踢腿也是他感受世界的一种方式，多活动对宝宝很有好处。

耳朵的护理

给宝宝洗脸或洗澡时，只需擦拭耳朵外部和耳后即可。若不小心让水流入了宝宝耳朵，可用棉签轻轻擦拭外耳道和周围，不要深入耳内。此外，新生宝宝的耳垢不会影响听力，不要刻意清理。

鼻腔的护理

当宝宝有鼻涕时，可用柔软的纸巾或毛巾轻轻擦拭，但不要捏宝宝的鼻子。如果发现宝宝鼻孔里有鼻屎，可用棉签蘸点水，将鼻屎清理出来。若鼻屎干硬，可在宝宝洗澡时，多放热水，或者用棉签多蘸些水来软化，然后再进行清理。如果鼻屎在鼻子深处，新手爸妈不要贸然处理，有时宝宝自己会通过打喷嚏排出。

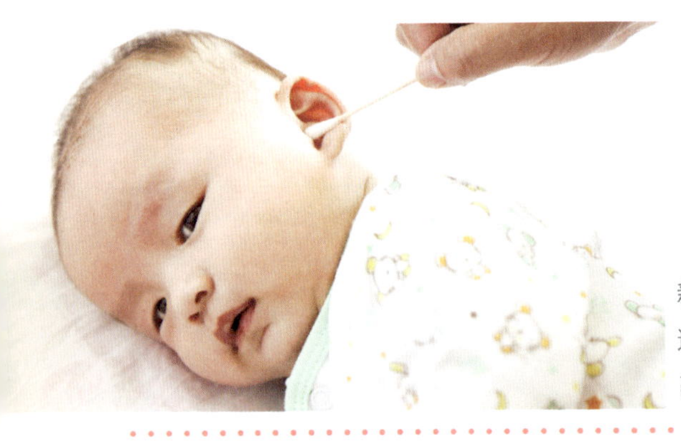

新生宝宝只需清理外耳道和耳背，千万不要自己给新生宝宝掏耳朵。

爸爸：监督妻子少玩电脑和手机

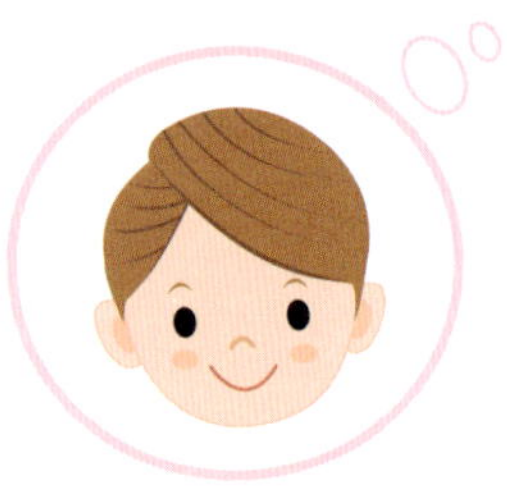

产后眼睛的保养非常重要。刚生完宝宝的妈妈如果长时间上网或者看手机，眼睛会提前老化，会引起眼睛酸痛和干涩。因此爸爸要监督妻子少玩电脑和手机。一般来说，每看15分钟需要休息10分钟，每天不要超过1小时。眼睛累的时候，还可以做一做眼保健操。

妈妈：耻骨恢复正常

由于激素分泌，妈妈在孕期耻骨会疼痛，特别是孕晚期。待产后1个月左右，妈妈的耻骨开始恢复正常。不过妈妈仍要注意，走路时要放慢速度，步子也不可迈得太大，减少上下楼梯以及走斜坡路的活动，避免重新损伤耻骨。此外，妈妈从现在开始，可以做一些健身操，帮助产后恢复。

产后健身操：深呼吸运动

次数：每天做5~10遍。

方法：平躺，嘴闭紧，用鼻孔缓缓吸气，同时将气往腹部送，使腹部鼓起，再慢慢呼出，腹部会渐渐凹下去。

功效：增加腹肌弹性。

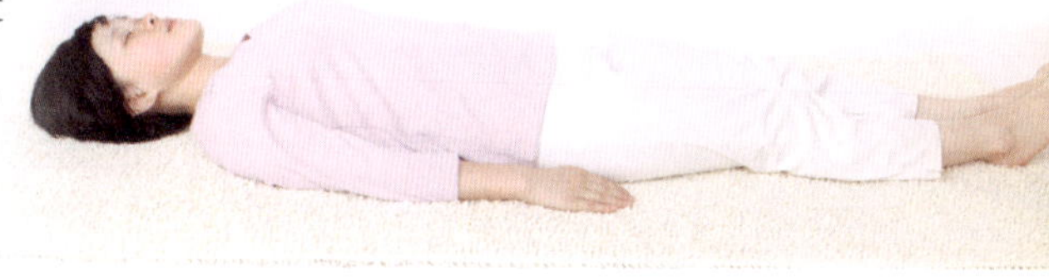

做深呼吸运动时，可闭上双眼，进入放松的状态。

产后健身操：上肢运动

次数：每天做2~5遍。

方法：平躺，两手臂左右平伸，上举至胸前，两掌合拢，然后保持手臂伸直放回原处。

功效：增加肺活量，恢复乳房弹性。

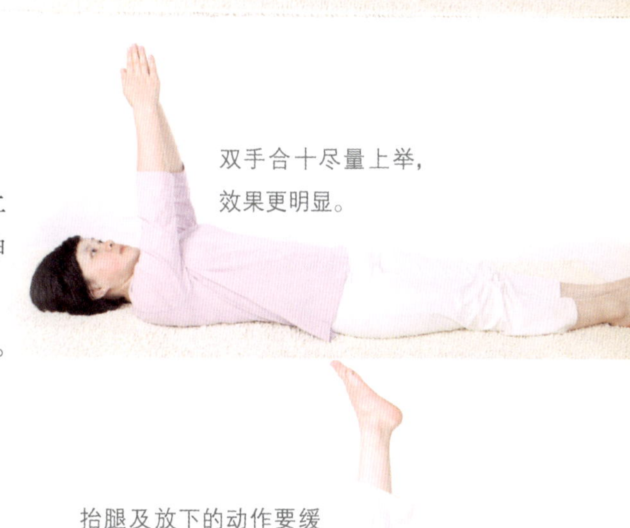

双手合十尽量上举，效果更明显。

产后健身操：下肢运动

次数：每天做2~5遍。

方法：平躺，将一条腿尽量抬高与身体垂直，放下后另一条腿做相同动作。动作娴熟后可将两条腿同时举起。

功效：促进子宫及腹部肌肉收缩，恢复腿部曲线。

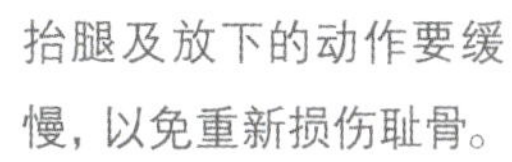

抬腿及放下的动作要缓慢，以免重新损伤耻骨。

月子餐

Day 24

新妈妈在月子期间进补的同时，也要注意体内排毒。牛蒡是一种兼具滋补和排毒两种功效的保健产品，非常适合新妈妈坐月子期间食用。牛蒡中的养分菊糖，有助于筋骨发达，增强体力，其中的膳食纤维又可以刺激大肠蠕动，帮助排便，降低体内胆固醇，减少体内毒素、废物的堆积。

8:00

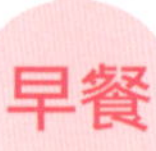

早餐

豌豆富含铜，且补中益气，有利于产后妈妈身体快速恢复。

豌豆粥
煮鸡蛋

12:00

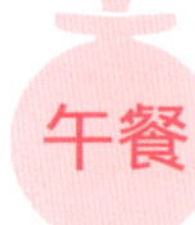

午餐

菠菜鱼片汤有增乳、通乳、调养身体的功效。

菠菜鱼片汤
西红柿炒鸡蛋
米饭

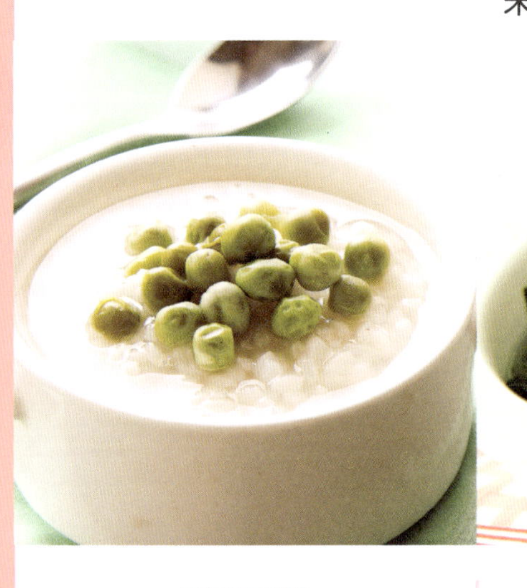

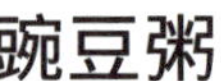

豌豆粥

原料： 豌豆30克，大米50克，红糖、白糖、糖桂花各适量。

做法： ①豌豆、大米淘洗干净，放入锅内加入适量水，用大火煮沸。②撇去浮沫后用小火熬煮至豌豆酥烂。③用凉开水将糖桂花调成汁。食用时，先在碗内放上白糖、红糖，盛入豌豆粥，再加上桂花汁搅拌均匀即可。

菠菜鱼片汤

原料： 鲤鱼1条，菠菜100克，油、盐适量。

做法： ①将鲤鱼处理干净，清洗后切薄片，用盐腌20分钟；菠菜洗净切段。②油锅烧热，下鱼片略煎；加入适量清水，用大火煮沸后改用小火煮20分钟，投入菠菜段，加盐调味即可。

15:00

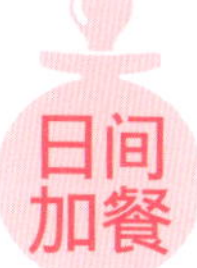

日间加餐

鸡肉容易消化，有助于产后妈妈催乳；胡萝卜对补血有益。

珍珠三鲜汤
苹果

18:00

晚餐

牛蒡有助筋骨发达，增强体力的功效。

胡萝卜牛蒡排骨汤
清炒菠菜
牛奶馒头

21:00

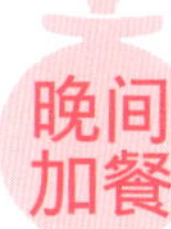

晚间加餐

香菇含有多种维生素、矿物质，能促进新陈代谢和提高机体适应力。

香菇疙瘩汤
饼干

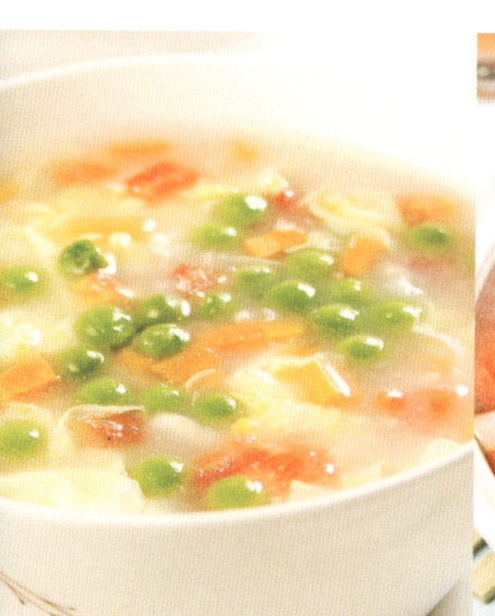

珍珠三鲜汤

原料：鸡胸肉100克，胡萝卜50克，豌豆25克，西红柿50克，鸡蛋1个，盐、水淀粉各适量。

做法：①豌豆洗净；胡萝卜、西红柿洗净，切丁；鸡胸肉洗净剁成泥；蛋清、鸡肉泥、水淀粉一起搅拌。②将豌豆、胡萝卜丁、西红柿丁放入锅中，加入清水，煮沸后改成小火慢炖至豌豆绵软。③将鸡肉拨成丸子，下入锅内，用大火将汤再次煮沸，出锅前放盐调味即可。

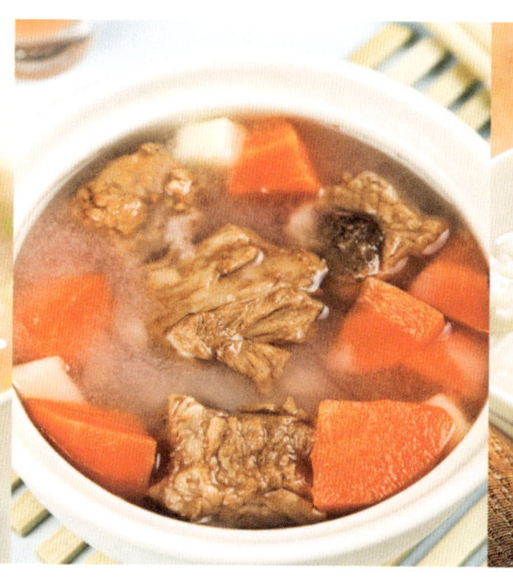

胡萝卜牛蒡排骨汤

原料：排骨100克，牛蒡30克，胡萝卜20克，盐适量。

做法：①排骨洗净，切段，放入沸水中去血沫，再用清水清洗干净。②胡萝卜洗净，去皮，切块；牛蒡用小刷子刷去表皮的黑色外皮，切成小段。③把排骨、牛蒡、胡萝卜块放入锅中，加入适量清水，大火煮开，转小火再炖1小时，出锅时加盐调味即可。

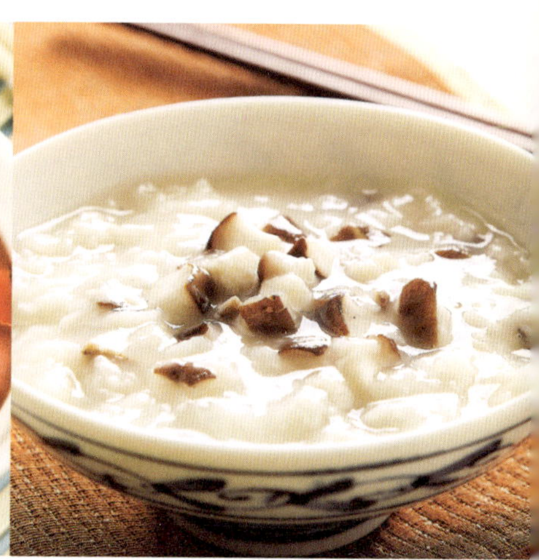

香菇疙瘩汤

原料：水发香菇10克，面粉50克，鸡蛋1个，盐适量。

做法：①将水发香菇洗净，切成小丁；鸡蛋液加水澥开，以小流慢慢倒入面粉中，边倒边用手搅拌，搅出小面疙瘩。②在锅中倒入适量清水，用大火烧沸后，将小面疙瘩放入锅中。等面疙瘩浮起后，放入香菇，加入盐煮熟即可。

第25天

宝宝：体重明显增加

宝宝刚出生时，体重增加很少。现在开始，宝宝的体重明显增加，妈妈可以明显感觉到宝宝的小脸蛋开始变圆，手臂和大腿都圆乎乎的。此外，宝宝胃口大开，每次喝奶量开始大增，如果妈妈母乳不足，可适当搭配配方奶。

如何清洗囟门上的头痂

传统的观点认为宝宝的囟门是不能碰的，甚至囟门处长了垢痂也不能清洗，这种观点是缺乏科学依据的。新生宝宝囟门未闭合，确实需要保护，但并非不能碰。囟门有肌肉和头皮覆盖，轻轻触碰、擦洗完全没有问题。家人要定期清理宝宝的囟门，清洗后不仅让宝宝看起来清爽，也能让宝宝自己更舒服。如果宝宝头部囟门已经有头痂，可以用煮熟后冷却的植物油轻轻擦在头部，待头痂软化后再用温水冲洗。

如何给宝宝喂药

新生宝宝味觉反射不敏感，喂药时可以将药研磨成细粉，溶于水中喂给宝宝喝。也可以将药粉溶于水中，用滴管或塑料饮管吸满药液后，将管口放在宝宝口腔颊黏膜和牙床间慢慢滴入。如果宝宝容易接受药物的味道，可以用小勺直接喂进宝宝嘴里。喂药时要注意宝宝吞咽速度，一旦发现呛着，要立刻停止喂药，并抱起宝宝轻轻拍其后背。此外，不要将乳汁和药混合在一起喂，会影响药效。

爸爸：给宝宝脱衣服有技巧

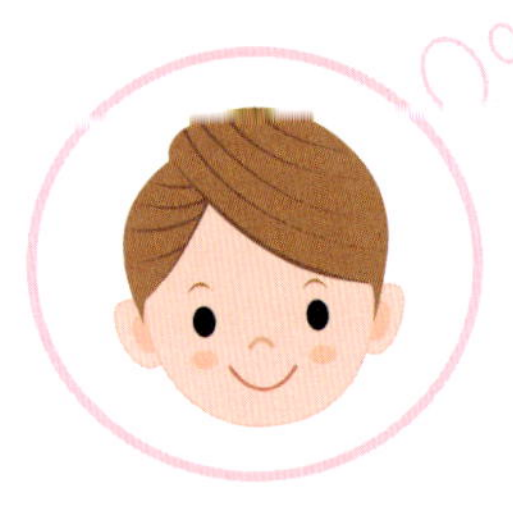

宝宝的骨骼很娇嫩，且神经系统发育不完善，不能自主配合脱衣服，所以爸爸给宝宝脱衣服要特别小心。脱衣服时，让宝宝仰卧在床上，解开宝宝的衣服带，爸爸左手拉着袖口，右手拉着宝宝的肘关节，顺着宝宝胳膊用力方向，将宝宝左手臂从衣袖中拉出，右手臂脱法相同。然后爸爸一只手托起宝宝颈、肩部，另一只手托住宝宝臀部，将宝宝抱起，就能脱掉宝宝衣服。脱衣服时，室温要保持在24~28℃之间。

妈妈：会阴部消肿

自然分娩的妈妈，特别是经过会阴侧切的，在产后都会暂时感到会阴肿痛，待产后20~30天左右，会阴开始恢复并消肿。不过妈妈仍需注意保护会阴，避免剧烈下蹲动作，不要提重物，也不要做任何耗费体力的家务和运动，并禁止性行为。

坏情绪影响乳汁质量

哺乳期的妈妈在愤怒、焦虑、紧张、疲劳时内分泌系统会受到影响，分泌的乳汁质量也会产生变化，可能会危害到宝宝的健康。处于哺乳期的妈妈可能会发现，如果自己的心情抑郁，宝宝一吃完奶也会变得很烦躁，经常莫名其妙地啼哭。妈妈的乳汁泌出也不如前几天顺畅，颜色也似乎不大对劲了。这种情况的产生，就是因为产后初期妈妈的情绪波动太大，自身的气血受到影响，使得乳汁的质量也发生了变化。

保持平和的心情才能保证乳汁的质和量。要保持充足的乳汁，哺乳期的妈妈除了要有充分的睡眠和休息外，还要避免精神和情绪上的起伏，所以最好不做令情绪大起大落的事情，而应讲求张弛有度，多听听音乐、读一些好书、做一点运动，通过各种方式稳定好自己的情绪，尽量保持平和的心情，这对保证乳汁分泌的质和量都会起到较好的作用。另外，可多喝水及牛奶以保证水分和钙量，在饮食上也要注意营养搭配，多吃动物性食品和豆制品、新鲜蔬菜水果等。另外，还可吃些海带、紫菜、虾米等含有丰富的钙及碘的海产品。

积极预防乳腺炎

产后1个月是乳腺炎的高发期。预防乳腺炎的关键在于避免乳汁淤积，防止乳头损伤，并保持乳头的清洁。哺乳后应及时清洗乳头，注意卫生。每次哺乳时应尽量让宝宝把乳汁吸空，如有淤积，可按摩或用吸奶器排尽乳汁。

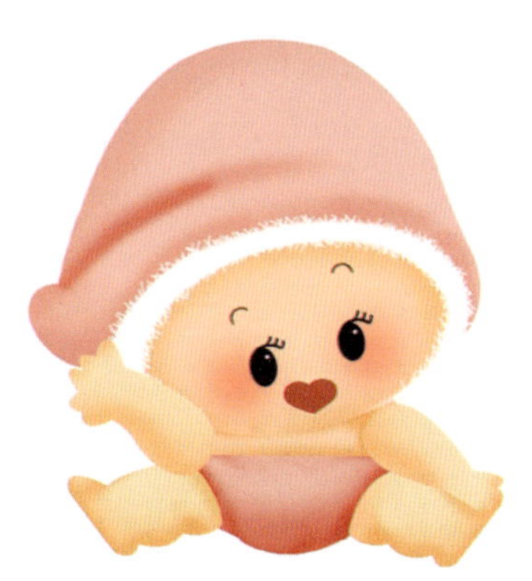

月子餐

Day 25

产后身体虚弱的新妈妈，应当注重补气养血、温阳健脾、滋补肝肾。可适量食用黄鳝、猪肝等食物。黄鳝中的DHA和卵磷脂，是脑细胞发育不可缺少的营养。猪肝中丰富的维生素A可以增进宝宝的视力发育。

8:00

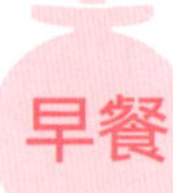

早餐

猪肝中富含铁，是治疗产后贫血的良药。

腐竹小米猪肝粥

12:00

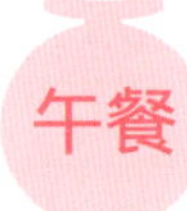

午餐

黄鳝对产后妈妈筋骨酸痛、浑身无力、精神疲倦等具有良好疗效。

栗子黄鳝煲
青菜蛋花汤
米饭

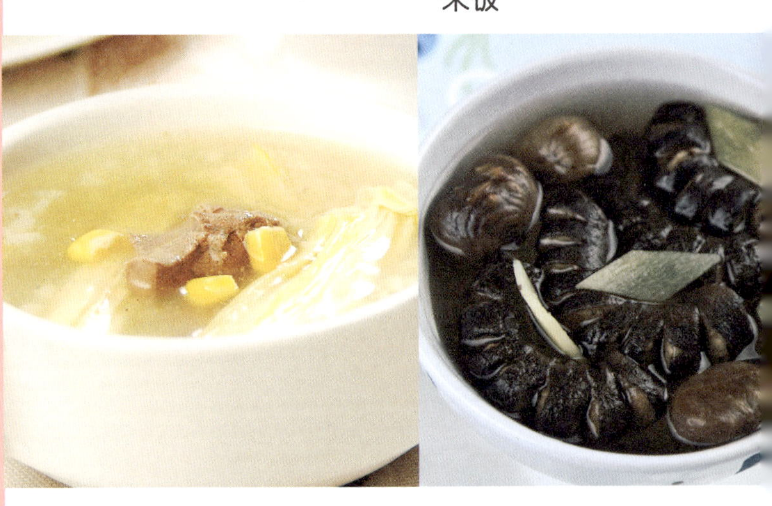

腐竹小米猪肝粥

原料：鲜腐竹50克，小米50克，猪肝100克，大米50克，盐适量。

做法：①腐竹洗净，切段；猪肝洗净，在热水中稍烫一下后冲洗干净，切薄片，用少许盐腌制调味；大米洗净，浸泡30分钟。②将鲜腐竹、大米、小米放入锅中，大火煮沸后，转小火慢炖1小时。③将猪肝放入，转大火再煮10分钟，出锅前放适量盐调味即可。

栗子黄鳝煲

原料：黄鳝200克，板栗5[illegible]克，盐、料酒、姜片各适量。

做法：①黄鳝去肠及内脏，洗净后用热水烫去黏液切段，放盐、料酒拌匀；板栗洗净去壳。②将黄鳝段、板栗肉、姜片一同放入锅内，加入清水煮沸后，转小火再煲1小时；出锅时加入盐调味即可。

15:00

日间加餐

糙米桔皮柿饼汤富含维生素、膳食纤维，且可祛痰和止咳。

糙米桔皮柿饼汤

18:00

晚餐

冬瓜富含维生素和人体所需矿物质，可调节人体代谢平衡，有利于产后瘦身。

三鲜冬瓜汤
豌豆炒虾仁
花卷

21:00

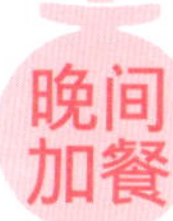

晚间加餐

鹌鹑蛋强身健脑、补益气血。

西蓝花鹌鹑蛋汤

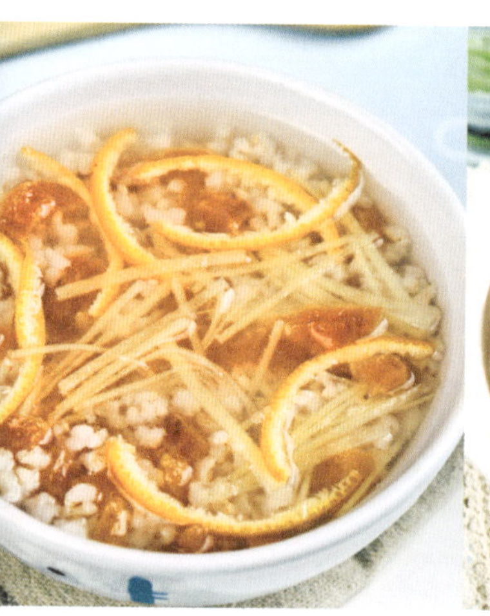

糙米桔皮柿饼汤

原料：糙米50克，桔子皮10克，柿饼2个。

做法：①将锅烧热，加入糙米迅速翻炒片刻后，改成小火继续炒熟，要避免将糙米炒黑。②换成砂锅，将炒熟的糙米与桔子皮、柿饼一同放入，加清水，用大火煮沸后即可。

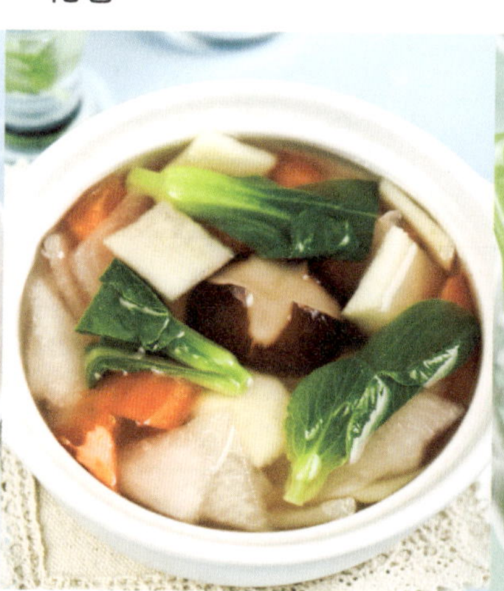

三鲜冬瓜汤

原料：冬瓜50克，冬笋50克，西红柿50克，油菜50克，鲜香菇5朵，盐适量。

做法：①冬瓜去皮去子后洗净，切片；鲜香菇择去老根，洗净切丝；冬笋洗净切片；西红柿洗净切片；油菜洗净掰成段。②将冬瓜片、冬笋片、香菇丝、西红柿、油菜一同放入锅中，加清水煮沸。转小火再煮至冬瓜、冬笋熟透，出锅前放盐调味即可。

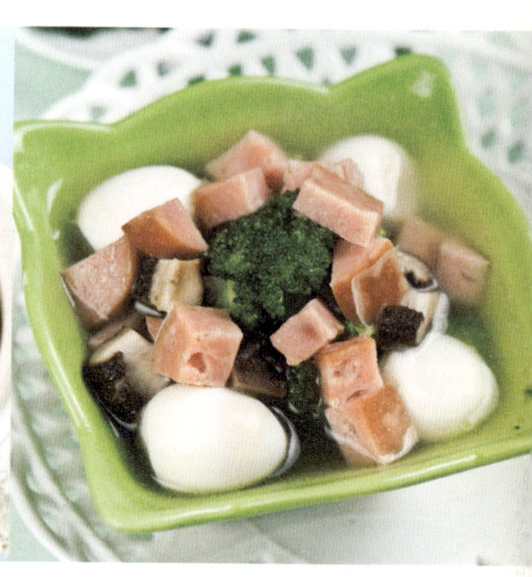

西蓝花鹌鹑蛋汤

原料：西蓝花100克，鹌鹑蛋8个，鲜香菇5朵，火腿50克，盐适量。

做法：①西蓝花切朵洗净，入沸水焯烫；鹌鹑蛋煮熟剥壳；鲜香菇去蒂洗净，切十字刀；火腿切丁。②鲜香菇、火腿丁加水大火煮沸，转小火再煮10分钟。③鹌鹑蛋、西蓝花放入锅中，再次煮熟，加盐调味。

第26天

宝宝：喜欢看黑白图片

给宝宝看高对比度的黑白图案，能刺激宝宝的视觉发育，激发宝宝观察和探索世界的好奇心，培养宝宝的观察力、记忆力和专注力，同时还能刺激大脑的发育。高对比度的黑白图案对这个阶段的宝宝最有吸引力，宝宝喜欢看轮廓鲜明、色度对比强烈的图片。

区分鹅口疮和奶斑

鹅口疮是宝宝在新生儿期经常见到的疾病，生此病的宝宝嘴巴里有很多像奶斑一样的东西贴在口腔壁上，与吃奶留下的奶斑很难区别。如果妈妈发现宝宝口腔内有“奶斑”，先用棉签轻轻擦一下，能擦掉的就是奶斑，如果擦不掉，且宝宝烦躁不安，进食减少甚至拒食，就要立即送往医院。

鹅口疮的防治方法

为了预防鹅口疮，妈妈哺乳前要洗净双手及清洁乳头，尤其是有手足癣的妈妈更应注意，避免双手接触宝宝的喂奶用具及乳头，必要时应停止哺乳。平时注意宝宝的口腔卫生，每次给宝宝喂奶后再喂几口温开水，可冲去留在口腔内的奶汁，这样霉菌就不会生长了，也可以用温湿的纱布帮助清洁口腔。宝宝专用的奶具，如奶瓶、碗勺等，使用后煮沸消毒。给宝宝用药要谨慎，不可乱用抗生素。

爸爸：给宝宝看简单的黑白图案

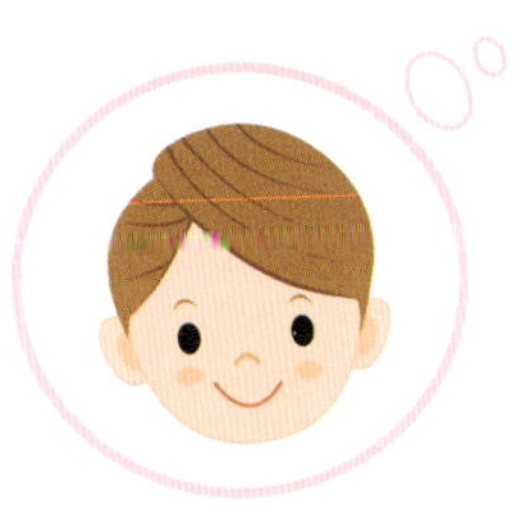

爸爸可以将黑白图案的卡片放在离宝宝脸部20厘米左右处慢慢移动，促使宝宝视线随着卡片的移动而移动，培养宝宝的视觉追逐能力。此外，爸爸也可以频繁变换卡片，将10~20张卡片快速变换，每张停留2~3秒即可。每次训练1~2分钟即可。

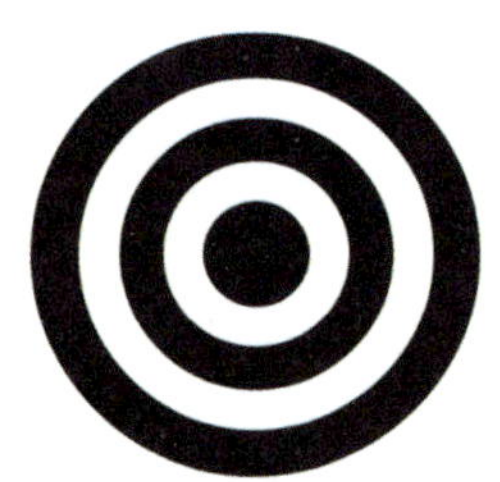

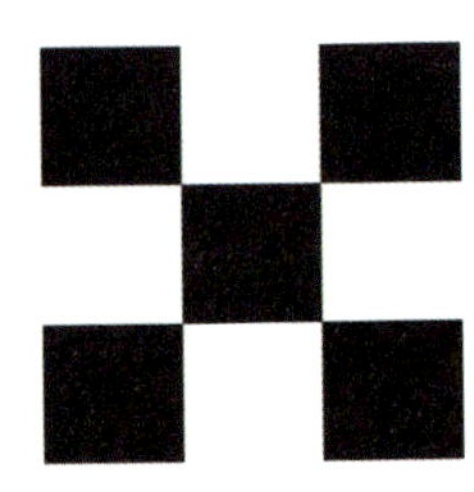

妈妈：给宝宝唱摇篮曲

晚上给宝宝洗完澡后，妈妈可以把卧室的灯调得暗一些，给宝宝轻轻地唱摇篮曲，但不要长时间地逗宝宝玩，使他处于兴奋状态，这样营造一种睡觉的氛围，让宝宝在温柔的歌声里进入梦乡。

用醋熏防感冒

感冒病毒是通过空气飞沫传播，用醋熏蒸也可以达到空气消毒的目的。妈妈可以让家人将醋和水以1:3的比例混合，关紧门窗，加热食醋使其在空气中逐渐蒸发掉，有消毒防病的作用。除了用醋熏之外，妈妈在家时应坚持每天开窗通风2~3次，每次半小时，保持房间内空气的流通，防止感冒病毒侵染。通风时应先将妈妈和宝宝暂移到其他房间，避免对流风直吹而着凉。

常用热水泡脚

每晚舒舒服服地用热水泡泡脚，会疏散妈妈一天的疲惫。对坐月子的妈妈来说，热水泡脚既保健又解乏，在经历了分娩过程后已经筋疲力尽了，因此每天用热水泡泡脚，对恢复体力、促进血液循环、解除肌肉和精神疲劳大有好处，睡前泡脚还有镇静安神的效果，有利于睡眠。在泡脚时，不断地按摩脚趾和足心至身体微微出汗，效果会更好。月子里泡脚也可以在水中放一些艾叶或者艾条，每周1~2次即可。谨记妈妈在月子里绝不能用凉水洗脚。

多吃鱼虾养血通乳

虾营养丰富，且其肉质松软，易消化，对身体虚弱以及产后需要调养的妈妈是极好的食物。虾中含有丰富的镁，能很好地保护心血管系统。它可减少血液中胆固醇含量，防止动脉硬化，同时还能扩张冠状动脉。虾的通乳作用较强，并且富含磷、钙，对产后乳汁分泌较少、胃口较差的妈妈效果极佳。

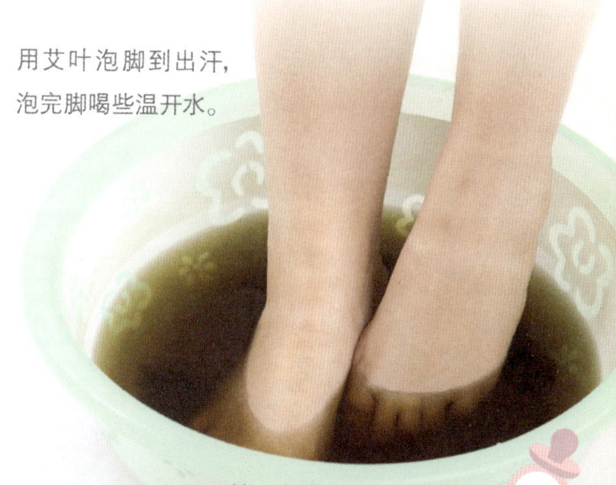

用艾叶泡脚到出汗，
泡完脚喝些温开水。

月子餐

Day 26

坐月子期间，新妈妈如果想美肤，可多补充胶原蛋白。胶原蛋白对皮肤具有特殊的营养作用，可促进皮肤细胞吸收和贮存水分，防止皮肤干瘪起皱。猪蹄茭白汤，既美肤，又是产后催乳的佳品。

8:00

早餐

海参可以增强体力，补充热量。

三鲜汤面

12:00

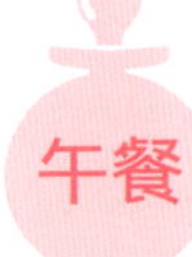

午餐

西红柿烧豆腐汤汁鲜美，清淡可口，实属开胃美食。

猪蹄茭白汤
西红柿烧豆腐
花卷

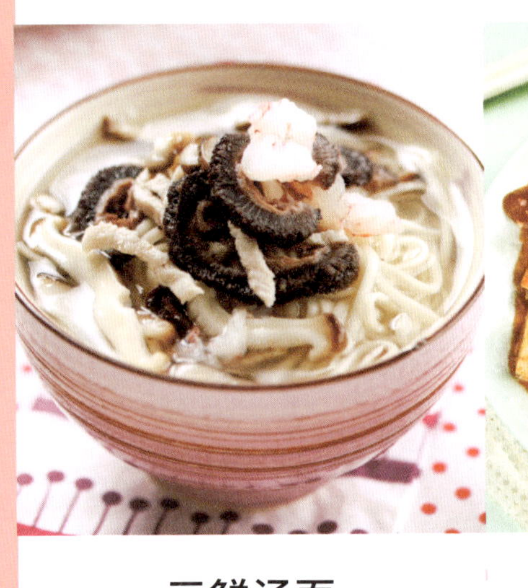

三鲜汤面

原料：面条50克，海参、鸡肉各10克，虾肉20克，水发香菇2朵，盐、料酒、植物油各适量。

做法：①将虾肉、鸡肉、海参、水发香菇洗净，分别切成薄片。②锅中加水，烧沸后放入面条，煮熟后盛入碗中。③锅中放入油烧至七成热，放入虾肉片、鸡肉片、海参片、香菇片翻炒，放入料酒、水，烧开后加盐调味，浇在面条上即可。

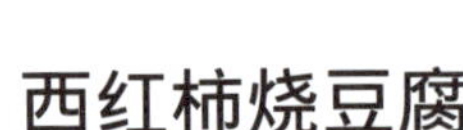

西红柿烧豆腐

原料：西红柿100克，豆腐50克，盐、白糖、油各适量

做法：①将西红柿用开水烫一下，剥去皮，切丁；豆腐切成小块。③炒锅放入油烧热后放入西红柿炒2分钟；再放入豆腐，加入盐和白糖，略炒即可。

15:00

蔬菜豆皮卷有助于开胃去火，其鲜嫩的颜色也能提高新妈妈的食欲。

蔬菜豆皮卷

18:00

双菇炖鸡可以强健筋骨、滋补强体。

双菇炒鸡肉
西红柿炒鸡蛋
米饭

21:00

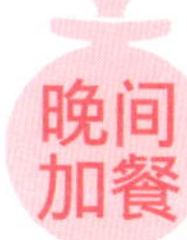

牛奶红枣粥能够补充钙质，还有养胃补血的滋补作用。

牛奶红枣粥

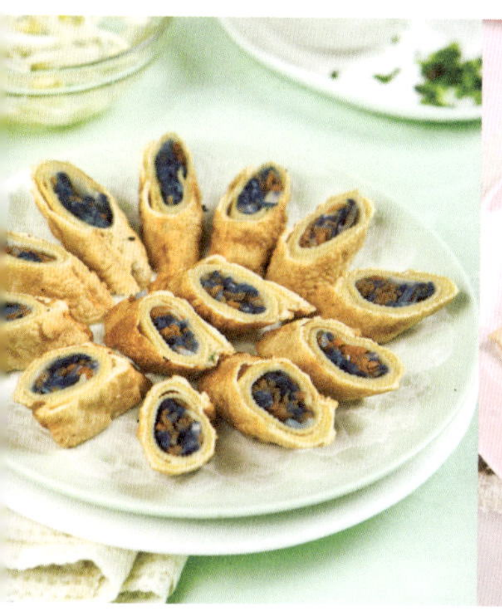

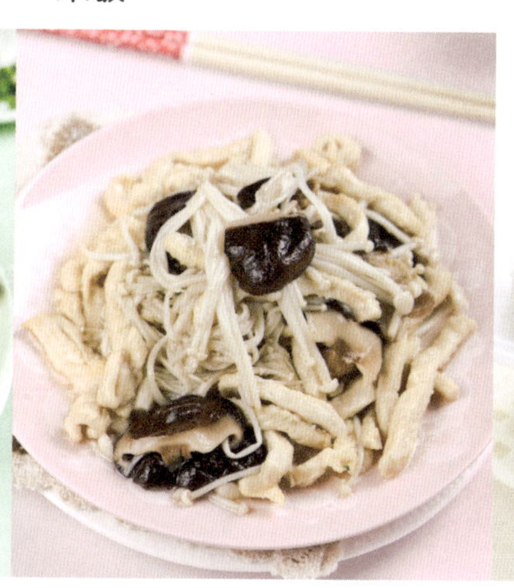

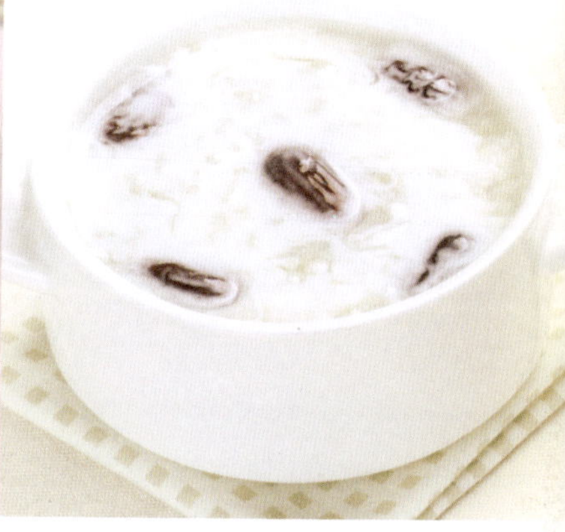

蔬菜豆皮卷

原料： 豆皮1张，豆芽30克，胡萝卜20克，紫甘蓝40克，豆干50克，盐、香油各适量。

做法： ①将紫甘蓝、胡萝卜洗净，切丝；绿豆芽洗净；豆干洗净，切丝。②将所有准备好的食材用开水焯熟，加少许盐和香油拌匀。③将拌好的原料均匀放在豆皮上，卷起，用小火煎至表皮金黄；待放凉后切成小卷，摆入盘中即可食用。

双菇炒鸡肉

原料： 鸡胸肉150克，鸡蛋1个，金针菇、鲜香菇、盐、水淀粉、油各适量。

做法： ①鸡胸肉切细长条，加盐腌约20分钟，蘸蛋液后再加入水淀粉拌匀。②金针菇去除根部，洗净；鲜香菇洗净，切片。③炒锅放油置火上，烧至七成热，先放入鸡胸肉翻炒，再加入金针菇、香菇及盐拌炒，熟软后即可。

牛奶红枣粥

原料： 大米30克，鲜牛奶250毫升，红枣5颗。

做法： ①将大米淘洗干净；红枣洗净。②锅中放入适量清水，倒入大米和红枣，用大火煮沸后改用小火煮30分钟左右。③至米粒胀开时，倒入鲜牛奶搅匀，用小火煮10~20分钟，至米粒黏稠时即可。

第27天

宝宝：有规律地训练宝宝排便

训练宝宝排便规律，要有耐心，坚持一段时间才能见效。通常可以在哺乳之后10~20分钟把尿，一边抱起宝宝做出排便的姿势，一边发出“嘘、嘘”的声音，宝宝就会逐渐对“嘘嘘”声形成条件反射。

如何纠正宝宝昼夜颠倒的睡眠习惯

宝宝从出生就一直不分黑夜白天，白天呼呼大睡，到了晚上却哭闹不安，还要不停地吃奶，搞得妈妈也心神不宁。但随着月龄的增长，这种情况会慢慢改善。在调整宝宝睡眠时，要注意宝宝是否吃饱了、尿布是否干爽、身体有何不适，排除这些状况之后，才能开始为宝宝进行睡眠调整。白天限制宝宝的睡眠时间，白天少睡则晚上会多睡，每3~4小时即到了喂奶时间就把他弄醒。醒着则陪他多玩，而且室内光线不要太暗，晚上则需光线较暗并且安静。晚上8~9点给宝宝洗个澡，洗澡前2小时不哺乳，洗澡时间持续10分钟左右，让宝宝适当疲劳，再喂饱奶便于入睡。

怎样判断宝宝患了腹泻

根据排便次数：正常宝宝一般每天大便1~2次，呈黄色糊状物。腹泻时会比正常情况下排便增多，轻者4~6次，重者可达10次以上，甚至数十次。

根据大便性状：如果为稀水便、蛋花汤样便，黏液便或脓血便，宝宝同时伴有吐奶、腹胀、发热、烦躁不安等表现，就是患了腹泻。

爸爸：给宝宝选择合适的玩具

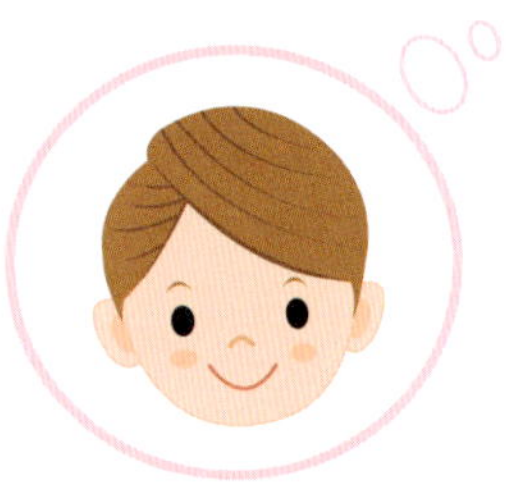

新生宝宝的手很小，还不能抓握，也不会玩，但是眼睛会看，耳朵也会听。所以，爸爸给宝宝选择玩具时，最好选择颜色鲜艳、带声音的玩具，如床铃、拨浪鼓等。

妈妈：腹部变得较为紧绷

刚生完宝宝后，妈妈的腹部会很松垮。从现在开始腹部开始恢复，慢慢变得紧绷起来。妈妈想要腹部自然恢复到产前的模样，还需要一段时间。妈妈可以使用腹带来帮助体形的恢复，还有利于防止器官下垂，对内脏有举托作用。

手腕疼痛怎么办

产后妈妈抱宝宝的姿势不对，或做家务、频繁地使用手腕，如玩手机、用电脑等，使手腕过于疲劳，就容易造成手腕痛。应对此种疼痛，新手妈妈需要检查自己抱宝宝的姿势，并减少玩手机和电脑的时间，多注意休息。如果调整了一段时间之后，手腕仍然不舒服，就应及时咨询医生，看是否是肌腱炎，如果是就需要在医生的指导下进行治疗。

腹带的选择及绑法

选择腹带：选择长约3米，宽30~40厘米，有弹性，透气性好的腹带。可以准备2~3条以便替换。腹带最好要在分娩后6周使用，每天使用时间不宜超过12小时。根据下面的方法绑上腹带，拆下时边拆边将腹带卷成圆筒状，以便下次使用。

1 仰卧、平躺、屈膝、脚底平放在床上。

2 双手放在下腹部，手心朝下向前往心脏处推并按摩。

3 腿腕、臀部稍抬起，便于缠绕腹带。

4 拿起腹带，从髋部耻骨处开始缠绕，前5~7圈重点在下腹部重复缠绕，每绕一圈半要斜折1次；接着每圈挪高2厘米由下往上环绕直到盖过肚脐，最后用回形针固定。

妈妈如果感觉手腕疼痛，可用热敷缓解痛感。

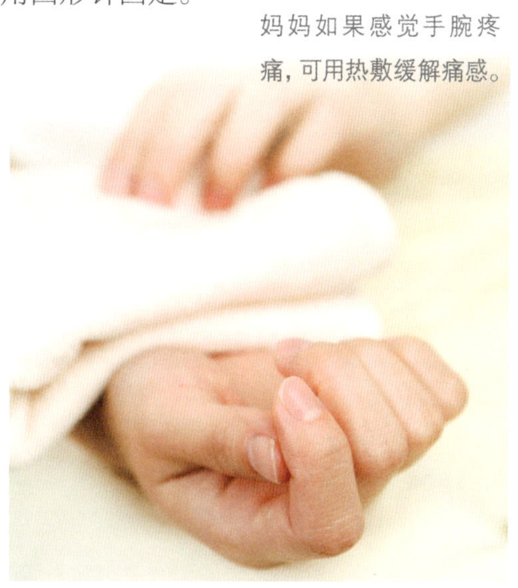

月子餐

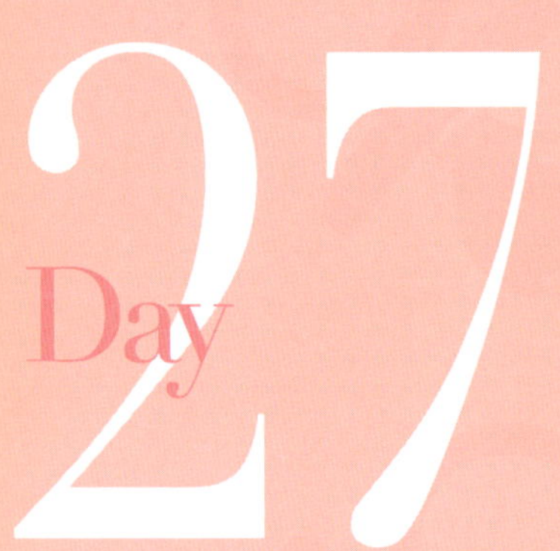

新妈妈在哺乳期间应尽量多食一些平性、温性的食物，尤其是在冬季，可以益气养血、健脾暖胃、驱散风寒。如果出现口舌生疮、大便秘结或痔疮等症状，说明新妈妈体内上火，此时可选择食用鸭肉或蔬果来驱散内热，同时补充营养。

8:00

早餐

鸭肉粥味道鲜美，十分滋补。

鸭肉粥
煮鸡蛋

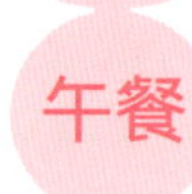

12:00

午餐

蘑菇可以抗疲劳，帮助新妈妈保持良好心情。

肉片炒蘑菇
清炒芦蒿
米饭

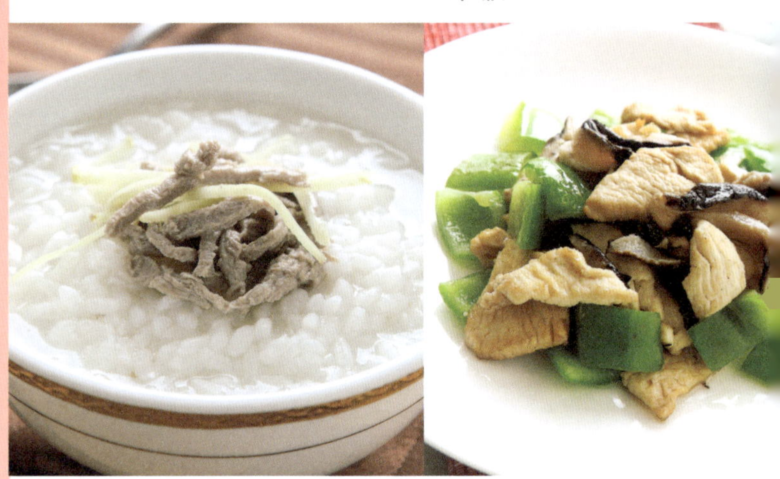

鸭肉粥

原料：大米30克，鸭肉30克，葱段、姜丝、盐、料酒各适量。

做法：①鸭肉洗净后，锅中放入清水和葱段、料酒，用中火将鸭肉煮30分钟，取出鸭肉，切丝。②大米洗净，加入煮鸭的高汤，用小火煮30分钟。③再加入鸭肉丝、姜丝同煮20分钟，出锅时放盐调味即可。

肉片炒蘑菇

原料：猪肉、蘑菇各100克，青椒1个，葱段、姜片、盐、高汤、油各适量。

做法：①将猪肉、蘑菇、青椒洗净，切薄片。②锅内加入油，热至七成后放葱段和姜片炝锅，把肉片用小火煸炒。③放入蘑菇、青椒，改大火翻炒。④加入盐和适量高汤调味，翻炒一下即可。

15:00

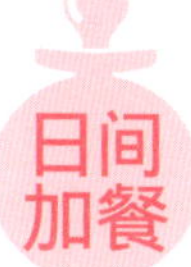

什锦果汁饭有利于提升乳汁质量，对宝宝成长十分有利，同时还能调理肠胃。

什锦果汁饭

18:00

鲈鱼可促进乳汁分泌，是新妈妈增加营养又不会长胖的理想美食。

清蒸鲈鱼
西芹百合
馒头

21:00

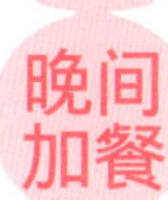

莲藕富含B族维生素，能消除疲劳，还可下乳。

莲藕瘦肉麦片粥

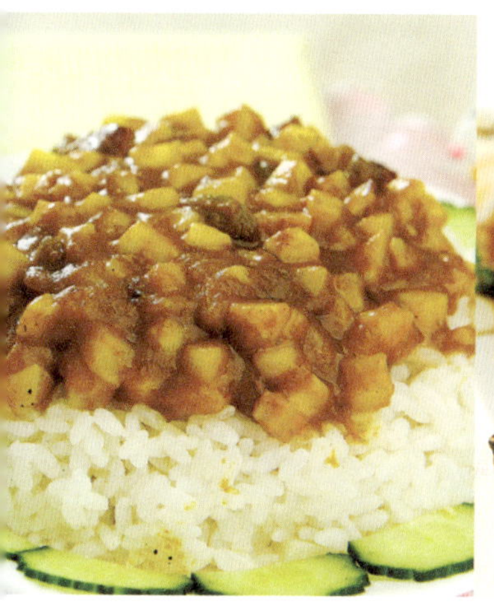

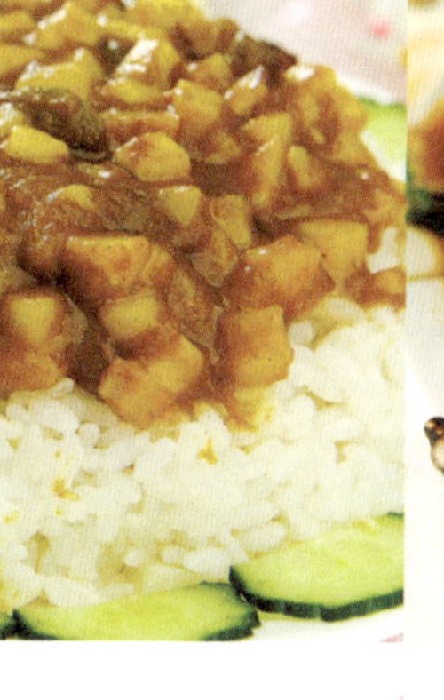

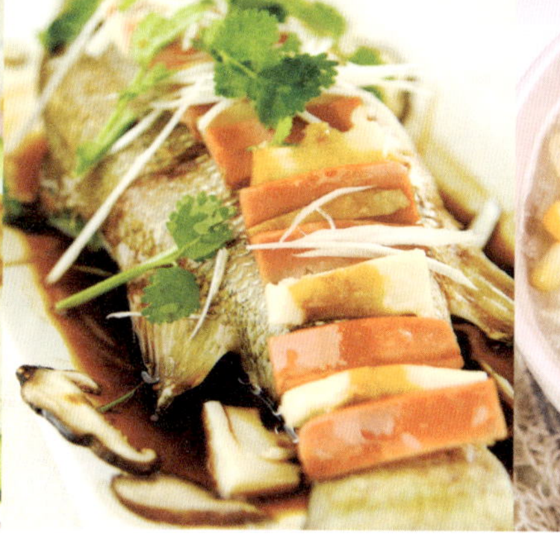

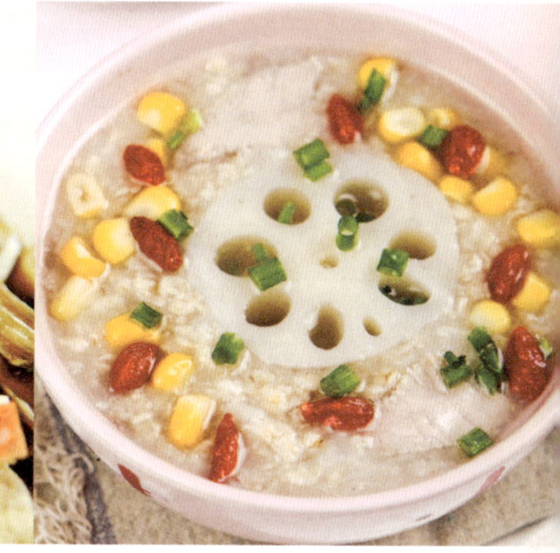

什锦果汁饭

原料：大米50克，鲜牛奶250毫升，苹果丁、菠萝丁、蜜枣丁、葡萄干、青梅丁、碎核桃仁各15克，白糖、番茄沙司、水淀粉各适量。

做法：①将大米淘洗干净，加入鲜牛奶、适量水焖成饭，加白糖拌匀。②将番茄沙司、苹果丁、菠萝丁、蜜枣丁、葡萄干、青梅丁、碎核桃仁放入锅内，加水和白糖烧沸，加水淀粉，制成什锦沙司，浇在米饭上即可。

清蒸鲈鱼

原料：鲈鱼1条，砂仁10克，鲜香菇1朵，香菜叶、姜丝、葱丝、盐各适量。

做法：①将鲈鱼去鳞、鳃、内脏，洗净，两面划几刀，抹匀盐后放盘中腌5分钟；鲜香菇洗净，去蒂，切片。②将葱丝、姜丝铺在鱼身上，再撒上砂仁，上蒸锅蒸15分钟，撒上香菜叶即可。

莲藕瘦肉麦片粥

原料：大米50克，莲藕30克，猪瘦肉20克，玉米粒、枸杞子、麦片、葱花、盐各适量。

做法：①大米洗净，泡30分钟；莲藕洗净，切片；猪瘦肉洗净，切丁；枸杞子洗净。②大米熬煮成粥。③将藕片、玉米粒、肉丁焯熟捞出，把藕片、玉米粒、肉片、枸杞子、麦片放入粥中，煮五六分钟。④加盐调味，撒上葱花即可。

第28天

宝宝：体格发育各项指标

项目	出生时	满月时
体重	2.5~4千克	男婴约5.03千克 女婴约4.68千克
身长	47~53厘米	男婴约57.06厘米 女婴约56.17厘米
头围	33~34厘米	男婴约38.43厘米 女婴约37.56厘米
胸围	约32厘米	男婴约37.88厘米 女婴约37.12厘米

轻松消除尿布疹

"尿布疹"就是平常说的"红屁屁"，好的护臀膏能有效预防尿布疹。妈妈要勤换纸尿裤，以免尿液和大便浸湿和刺激皮肤。如果用尿布，应选用纯棉布做尿布，并勤换。在尿布疹严重的时候暂时不用尿布，让宝宝的臀部暴露在空气中。如果红屁屁过于严重，要及时请教医生，在医生指导下使用合适的药物。宝宝所在居室的温度、湿度也很重要，不要因为天冷就把宝宝裹得太严实，最好保证每天半小时左右的开窗通风时间。

轻松去除宝宝头上的痂皮

有的宝宝头皮上会长出一些痂皮，这是油脂分泌多又不注意清洁卫生所致。可先在痂皮上涂擦些蒸熟的花生油，使痂皮变软，再用梳子轻轻刮梳。乳痂去掉后，要用温水将宝宝头皮洗净，然后用毛巾盖住宝宝头部直到头发干透。值得注意的是，千万不要用手或梳子硬梳，以免损伤宝宝头皮引发感染。

爸爸：调整宝宝的睡姿

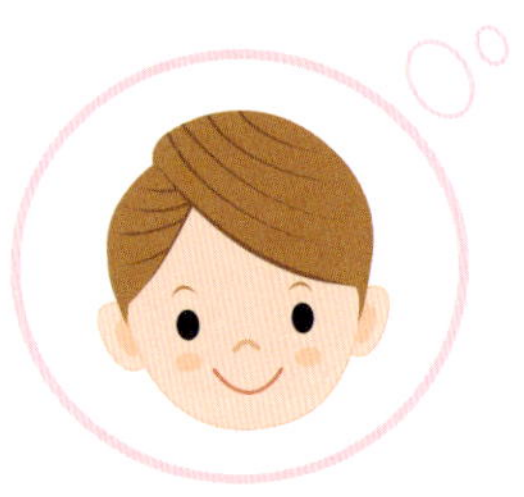

宝宝睡觉时最好左右轮流侧卧，这可以让宝宝全身肌肉放松，吐奶时也容易使口腔内的呕吐物流出，不会呛入气管。但宝宝最好不要仰卧，仰卧会影响宝宝胸部和肺部的发育，也会造成呼吸困难。为了安全起见，爸爸要关注宝宝的睡姿，不要让宝宝仰卧睡觉。

妈妈：出现色斑不用担心

与怀孕时相比，妈妈脸上的色斑和雀斑都可能变得更加明显。但这也只是暂时的，大约6个月后会逐渐转淡。不过为了更好地恢复，外出时涂抹防晒霜还是很有必要的。此外，适当吃一些西红柿也有利于色斑和雀斑的淡化。

按摩预防乳房下垂

一般来说，刚生完宝宝的妈妈乳房都会松弛下垂，为恢复乳房的弹性，防止乳房下垂，妈妈可以在产后20天左右开始按摩，帮助恢复胸部肌肉的紧实。每天临睡前，妈妈将两手互搓至掌心发热，将掌心紧贴乳房乳晕位置，以画圈的形式向上按摩，直至锁骨，然后将范围扩大至腋下继续做螺旋状按摩。也可以将手心贴在乳房外侧，然后由外向内轻揉乳房。每个动作重复10次，直到胸部感觉隐隐发热为止。

皮肤的保养

产后妈妈新陈代谢快，容易出汗，皮肤保养的第1个秘诀就是注意皮肤的清洁。洗澡时要彻底清理皮肤，可选用温和的沐浴乳。如果感觉皮肤很干燥，可涂抹一些温和的妈妈专用的乳液。皮肤保养的第2个秘诀是保证充足的睡眠和休息。分娩时体能消耗大，妈妈会感觉很困倦，困倦时不要强打精神，而应去休息。如果产后妈妈时间充裕，也可以做一些美容措施，如坚持每天敷面膜或做皮肤按摩，在面膜的选择上最好是以天然为佳，如黄瓜薄片。

黄瓜直接切片敷在脸上，有美白、补水作用。

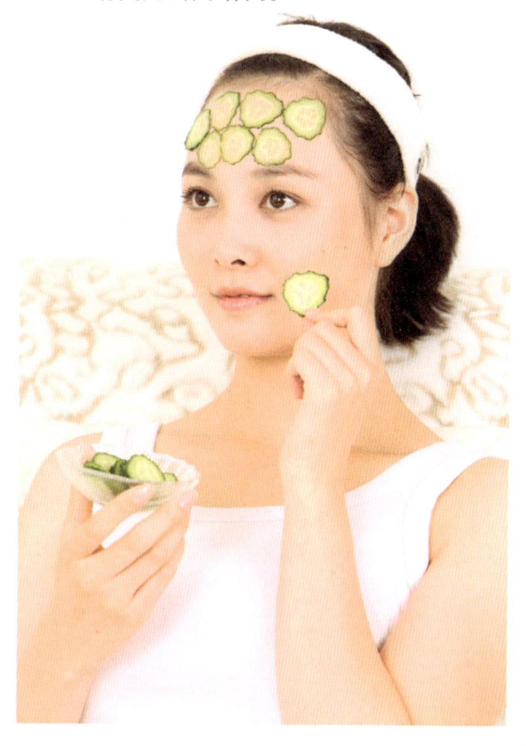

月子餐

Day 28

产后气血两亏的新妈妈，要时刻注意补血补气。这期间，可多吃红枣，红枣是一种营养佳品，其中含有丰富的维生素A、B族维生素及维生素C等人体必需的维生素和氨基酸，具有益气养肾、补血养颜、补肝降压、安神的功效。新妈妈坚持食用红枣，能够安神补血。

8:00

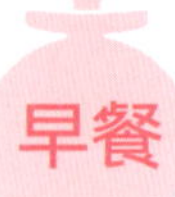

早餐

红枣银耳羹营养丰富、滋阴补血，是一道非常适合新妈妈的甜点。

红枣银耳羹
煮鸡蛋

12:00

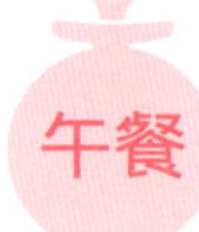

午餐

三丝牛肉能为新妈妈提供丰富的营养，并通过母乳给宝宝带去全面的营养。

三丝牛肉
莲藕炖牛腩
米饭

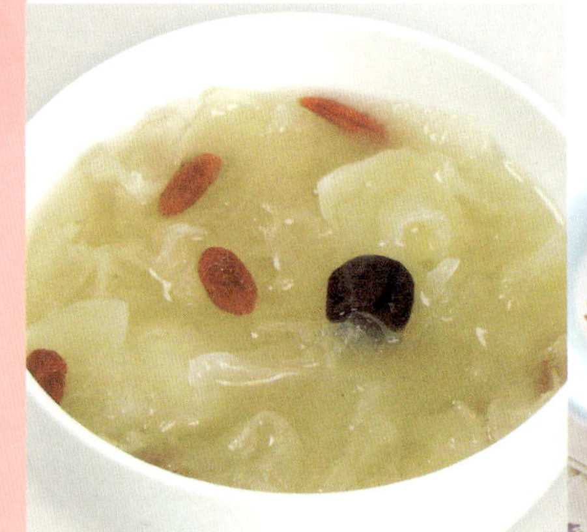

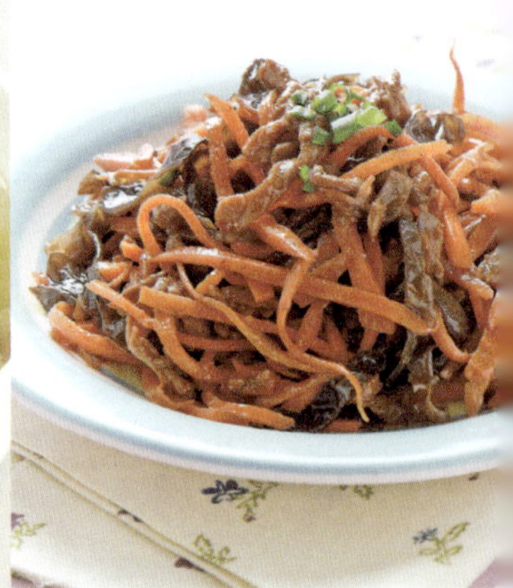

红枣银耳羹

原料： 干银耳15克，红枣4颗，枸杞子、冰糖适量。

做法： ①干银耳用冷水泡开，洗净，去蒂。②红枣洗净去核。③银耳、红枣下锅，加水400毫升，小火煮至黏稠，下适量冰糖、枸杞子焖5分钟即可。

三丝牛肉

原料： 牛肉100克，水发黑木耳10克，胡萝卜50克，菠菜、香油、酱油、白糖、盐、葱花各适量。

做法： ①将牛肉、黑木耳、胡萝卜洗净，切丝；菠菜洗净，切碎。②用香油、酱油、白糖将牛肉丝腌30分钟，再放入锅中炒至八成熟后取出。③将黑木耳、胡萝卜放入锅中翻炒片刻，再放入菠菜，最后加入牛肉丝烩炒，放盐调味，撒上葱花即可。

15:00

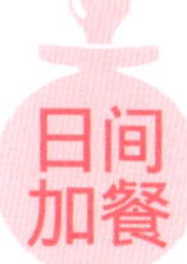

日间加餐

黑木耳红枣瘦肉汤能润肠通便，滋阴养血，而且具有排毒养颜功效。

黑木耳红枣瘦肉汤
饼干

18:00

晚餐

橙子可以促进肉类蛋白质的分解和吸收，有助于消化，还能补充维生素。

橙香鱼排
清炒茭白
米饭

21:00

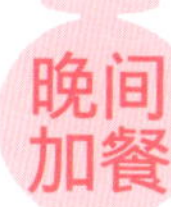

晚间加餐

豆浆小米粥醇香甘甜、营养丰富，具有养胃的功效，适合新妈妈食用。

豆浆小米粥

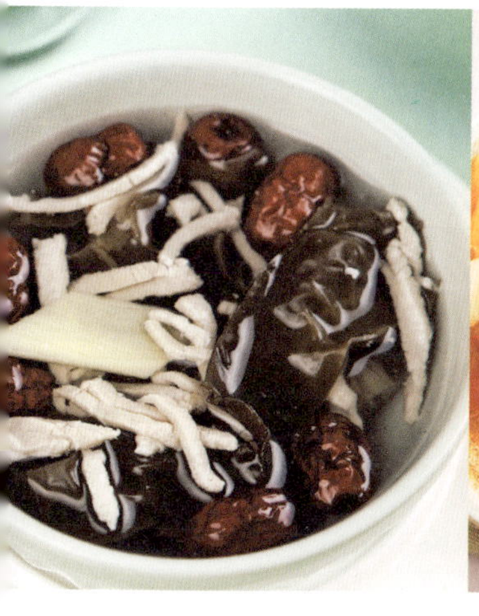

黑木耳红枣瘦肉汤

原料：猪瘦肉300克，黑木耳30克，红枣10颗，盐、淀粉、料酒、姜片各适量。

做法：①将黑木耳用清水泡开，择洗干净；红枣去核、洗净；瘦肉洗净，切丝，加入淀粉、料酒腌10分钟。②将黑木耳、红枣、姜片放入煲内，加适量清水，用小火煲20分钟，再放入瘦肉煲熟。③加入盐调味即成。

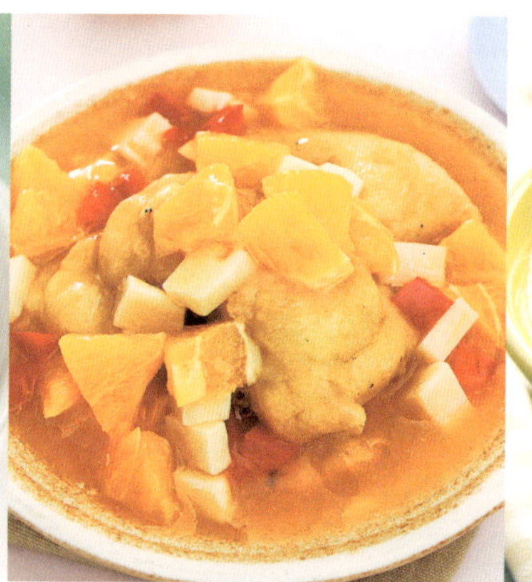

橙香鱼排

原料：鲷鱼1条，橙子1个，红椒、冬笋各20克，盐、水淀粉、油各适量。

做法：①将鲷鱼处理干净，切大块；冬笋、红椒洗净，切丁；橙子取出肉粒。②锅中倒入适量油，鲷鱼块裹适量淀粉入锅炸至金黄色。③锅中放水烧开，放入橙肉粒、红椒、冬笋，加盐调味，用水淀粉勾芡，浇在鲷鱼块上即可。

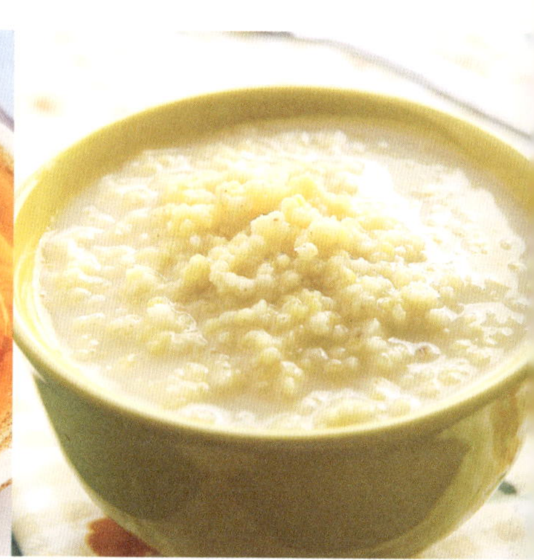

豆浆小米粥

原料：小米100克，黄豆50克，蜂蜜适量。

做法：①将黄豆泡好，加水磨成豆浆，用纱布过滤去渣。②小米洗净，泡30分钟，磨成糊状，用纱布过滤去渣。③锅中放水，烧开后加入豆浆，再开时撇去浮沫，放入小米糊，用勺沿一个方向搅匀。④出锅前加入适量蜂蜜调匀即可。

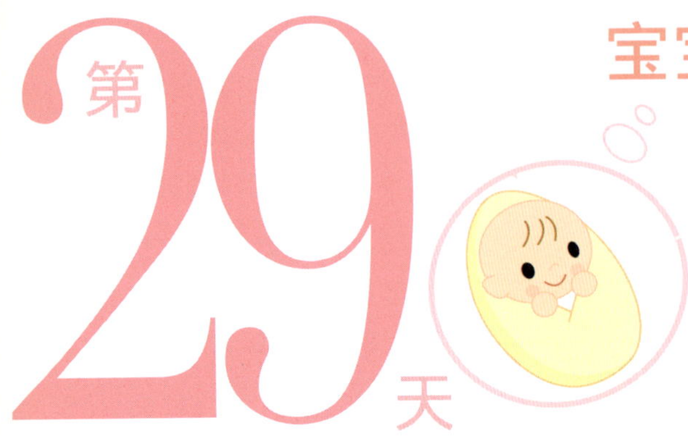

宝宝：会转头寻找声源

宝宝出生后，听觉已基本发育成熟。新生宝宝对声音很敏感，有对声音定向的能力。在宝宝的身边发出声音，宝宝的头会转向声音传来的方向；宝宝醒着时，如在周围10~15厘米处发出响声，宝宝会突然停止四肢和躯体的活动，似乎在聆听。

带宝宝去户外要注意什么

只要新生宝宝健康，天气温和，妈妈可以带宝宝去户外晒太阳，不过去户外的次数和时间要注意循序渐进。活动时间可从5分钟起，然后逐渐延长，每天1~3次。待宝宝对外界环境逐渐适应后，可增加次数和时间。此外，太冷、太热和有风的天气，都不宜带宝宝出门。宝宝在户外时，注意不要让太阳直射宝宝的眼睛，可以事先给宝宝戴宽沿帽子，或带宝宝在树荫下活动。户外活动的地方最好在社区内，或庭院、公园等空气清新、风景优美的地方。

不要给宝宝戴首饰

民间习俗里，认为给宝宝佩戴一些饰品有吉祥祈福的意思。很多长辈，如爷爷奶奶、外公外婆愿意给宝宝买一些金银珠宝饰品，如长命锁、如意金铃等。其实给新生宝宝佩戴饰品，存在很多隐患，如宝石和金银饰品等挂件的细绳或细链容易勒伤宝宝的脖子，或引起血液流通不畅。另外，饰品缝隙中的细菌可能通过宝宝的口腔进入体内，造成细菌感染，还有的宝石本身就有放射性物质，会影响宝宝的生长发育。

爸爸：给宝宝申报户口

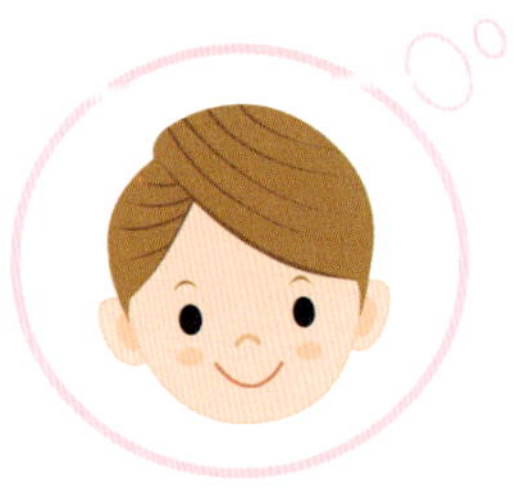

爸爸不要忽略了给宝宝申报户口这件事。申报户口要带齐必要的材料，到户口所属的派出所填写户口申请单，进行户口登记，交纳一定的手续费后，宝宝的大名就添加在户口本上了。从此，在法律上宝宝就正式成为了家中一员，享受到应当享受的权利。

妈妈：白带分泌正常

本周，新妈妈的恶露几乎都没有了，白带开始正常分泌。从理论上来说是可以进行性生活的，但是仍然会有很多的新妈妈会觉得疼痛和不舒服，所以，最好是在产后第6个星期后再进行性生活，剖宫产新妈妈则要等到3个月之后才能进行性生活。如果本周恶露仍未干净，就要当心是否子宫复原不全，子宫迟迟不入盆腔而导致的恶露不净。

不吃刚从冰箱里拿出来的食物

坐月子期间不要吃从冰箱里刚拿出来的食物。妈妈产后一般体质较弱，抵抗力差，容易引起肠胃炎等消化道疾病，也会影响恶露的排出。妈妈吃了刚从冰箱里拿出来的水果或饮料等，也会引起宝宝腹泻。刚从冰箱里拿出来的东西，最好先放在室温下解冻一段时间，或者用开水烫过之后再吃。

坐月子不要盲目滋补

月子里滋补很重要，但要科学膳食。历经分娩，妈妈身体消耗很大，又要有充足的奶水哺喂宝宝。因此，月子里的营养十分重要，但也要讲究科学。很多妈妈在月子里猛吃猛喝，且都是大补的食物和营养品，其实这对身体恢复和调养是十分不利的。妈妈在月子里要荤素搭配，多吃温补且刺激性小的蔬菜和水果，如苹果、猕猴桃等。

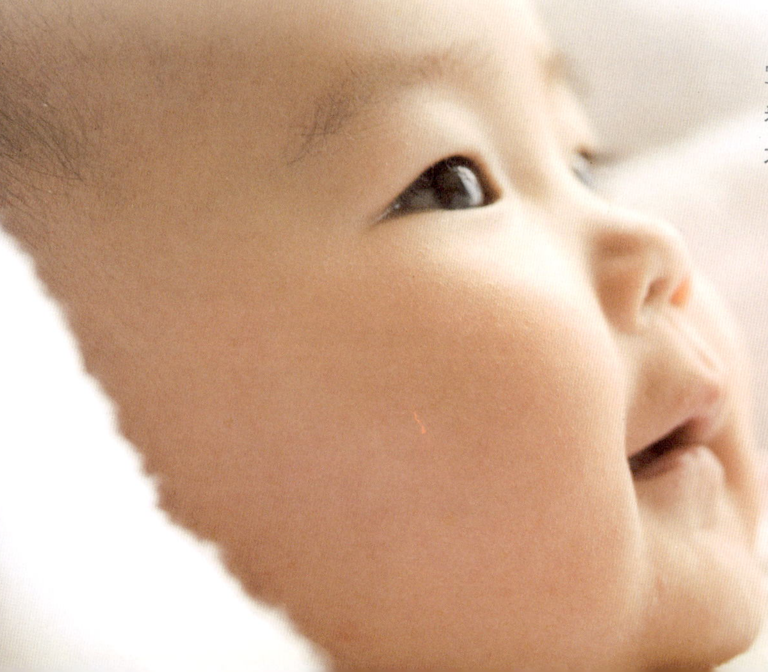

宝宝满月后会盯着抱他的人看，好像在特别认真地观察你，不过这种注视不会持续太久。

月子餐

Day 29

消化不良的新妈妈，可以吃些豆腐助消化、增食欲。豆腐除有增加营养、帮助消化、增进食欲的功效外，对牙齿、骨骼的生长发育也颇为有益，有增加血液中铁元素的功效。爱美的新妈妈想要保持身材，可吃竹荪，能降低体内胆固醇，减少腹壁脂肪的堆积。

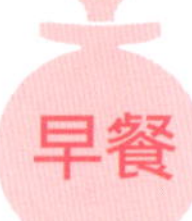

8:00

早餐

香菇既可以提高免疫力，又不会使脂肪堆积体内。

包子
香菇玉米粥

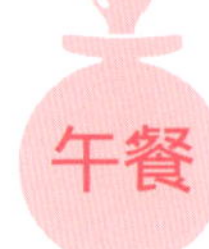

12:00

午餐

此羹营养丰富，是获得优质蛋白质、B族维生素和矿物质、磷脂的良好来源。

葱油莴笋丝
肉末豆腐羹
米饭

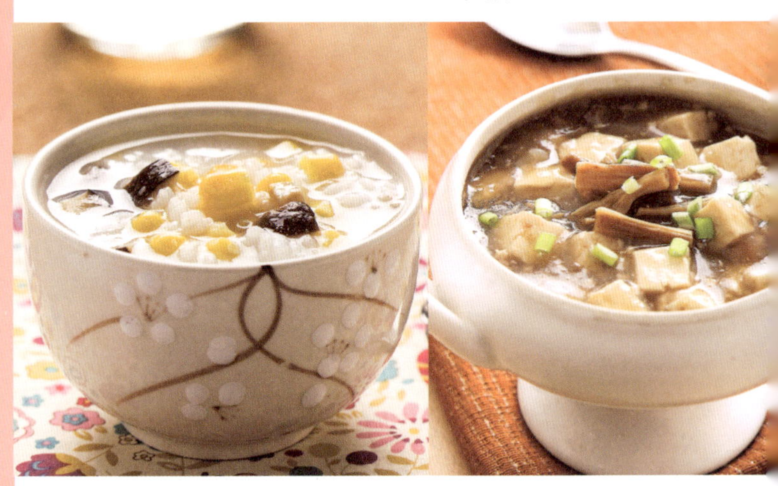

香菇玉米粥

原料： 大米30克，玉米粒30克，干香菇3朵，猪瘦肉、胡萝卜、淀粉、盐、油各适量。

做法： ①猪瘦肉洗净切丁，拌入淀粉；胡萝卜洗净切丁；玉米粒洗净；大米洗净拌入油。②干香菇用冷水泡软，去蒂，切丁，再拌入油。③在锅中加入适量清水，用大火煮开后将猪瘦肉、玉米、大米、香菇、胡萝卜一同放入锅中，用小火煮熟，最后加盐调味即可。

肉末豆腐羹

原料： 豆腐100克，肉末5[illegible]克，水发黑木耳、水发黄花菜各15克、酱油、盐、水淀粉、葱花、高汤各适量。

做法： ①将豆腐切丁，用开水烫一下，捞出用凉水过凉待用。②水发黑木耳和黄花菜择洗干净，切碎。③将高汤倒入锅内，加入肉末、黄花菜、黑木耳、豆腐、酱油、盐，煮沸至豆腐中间起蜂窝，浮于汤面时，淋上水淀粉，加盐，撒上葱花即可。

15:00

日间加餐

此粥养血益心、安神宁志，可以缓解产后妈妈失眠、健忘等症状。

鹌鹑蛋
桂圆红枣莲子粥

18:00

晚餐

新妈妈可以适当喝一些鸡汤，多食用香菇、豆腐，用来提高免疫力。

馒头
苹果
香菇鸡汤

21:00

晚间加餐

竹荪药用价值很高，具有补肾、明目、清热、润肺等功效。

核桃
竹荪红枣茶

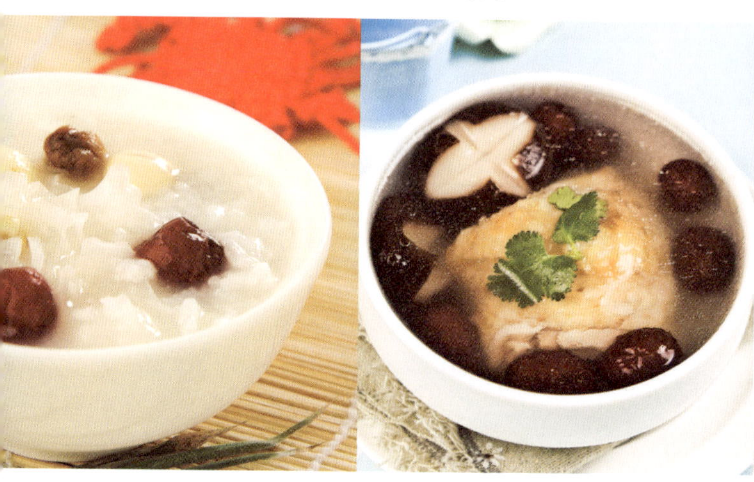

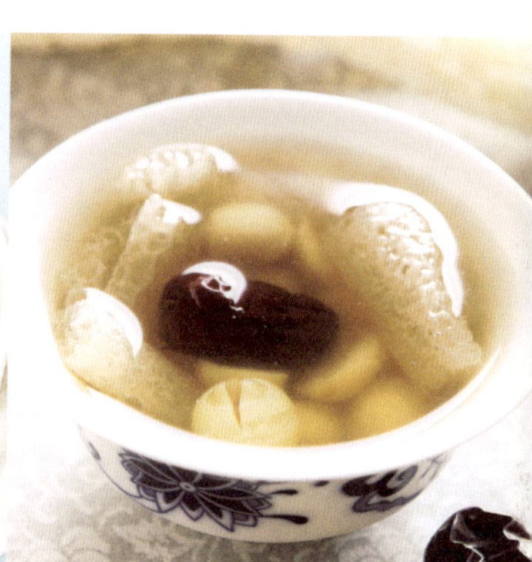

桂圆红枣莲子粥

原料：大米30克，桂圆肉10克，去芯莲子20克，红枣6颗，冰糖适量。

做法：①先将莲子洗净，红枣去核；大米洗净，浸泡在水中。②莲子、大米加600毫升的水，小火煮40分钟，加入桂圆肉、红枣再熬煮15分钟，加适量冰糖即可。

香菇鸡汤

原料：鸡腿1个，水发香菇6朵，红枣、料酒、姜片、盐、香菜叶各适量。

做法：①水发香菇洗净，切十字花刀；将鸡腿洗净剁成小块，与姜片一起放入砂锅中，倒入料酒，再加适量清水，烧沸。②将水发香菇、红枣放入砂锅中，用小火煮。③待鸡肉熟烂后，放入盐调味，撒上香菜叶即可。

竹荪红枣茶

原料：竹荪50克，红枣6颗，莲子10克，冰糖适量。

做法：①竹荪用清水浸泡1小时，剪去两头，洗净泥沙，放在热水中煮1分钟，捞出，沥干。②莲子洗净去芯；红枣洗净，去枣核。③将竹荪、莲子、红枣肉一起放入锅中，加清水大火煮沸后，转小火再煮20分钟。④出锅前加入适量冰糖即可。

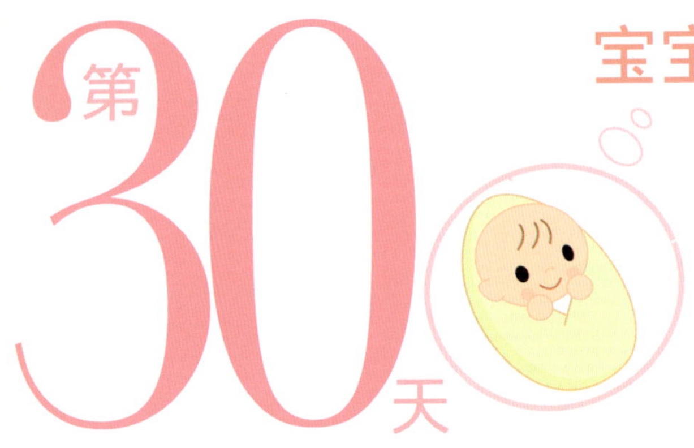

宝宝：满月了

此阶段继续提倡母乳喂养，如果母乳量足，完全可以不必添加其他配方奶。如果母乳不足或者由于妈妈体力不支，不能完全母乳喂养时，首先应当选择混合喂养，采取补授法，当补授法也不能坚持时，再采用代授法。

不宜剃“满月头”

一些地方有这样的习俗，宝宝满月要剃个“满月头”，把胎发全部剃光，这样将来宝宝的头发会长得又黑又密。这没有科学依据。专家认为，头发长得快与慢、粗与细、多与少，与剃不剃胎发并无关系，而是与宝宝的生长发育、营养状况及遗传等因素有关。宝宝皮肤薄、嫩、抵抗力弱，剃刮容易损伤皮肤，引起皮肤感染。如果细菌侵入头发根部破坏了毛囊，不但头发长得不好，反而会导致脱发。如果宝宝出生时头发浓密，且正好是炎热的夏季，为防止湿疹，可以把宝宝的头发剪短，但不要剃光头；已经长了湿疹的头皮也不能剃刮，否则容易引起感染。

把“满月酒”改为“百日酒”

建议把“满月酒”改为“百日酒”。酒宴上亲朋好友众多，每个人的口鼻腔里，都有一定的病毒细菌，即使是健康的人，也避免不了。刚满月的新生宝宝非常娇弱，尽量少接触人群。因此，“百日酒”比“满月酒”更适合新生宝宝，需要注意的是，酒宴当天也尽量不要让宝宝被亲朋好友频繁接触、抱抱或寒暄等，因为细菌也可能通过手、口进入到宝宝体内。

爸爸：带宝宝注射乙肝疫苗

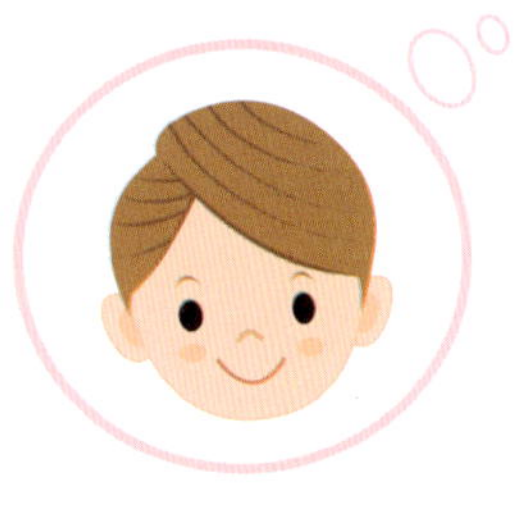

满月后，爸爸应该带宝宝去注射乙肝疫苗第二针了。注射乙肝疫苗能够提高宝宝自身抵抗乙肝病毒的能力，有效地阻挡乙肝病毒通过母婴传播。宝宝既能防止来自新妈妈的乙肝病毒，也能防止通过其他途径的病毒感染，疫苗的注射给宝宝撑起了一把“保护伞”。

妈妈：出去透透气

这时候的新妈妈，全身各部位几乎完全恢复正常，心情也变得轻松了。天气晴朗的时候，可以带着宝宝走出房间，呼吸一下室外的新鲜空气。空闲的时候，也可以自己出去就近散步，对健康大有好处，也有利于让自己尽快调整到怀孕前的生活。

适当庆祝宝宝满月

中国传统风俗，当宝宝足月的时候。往往要举家庆贺，过满月就是这种庆贺的方式。过满月，有庆祝“家有后人”“添丁之喜”“足月之喜”的吉祥寓意。新爸爸和新妈妈可以举行小型的家庭聚会，给宝宝适当庆祝，增强亲子间的亲密互动，同时也寄托了家中长辈对新生命健康长寿的美好祝愿。

给宝宝拍满月照

宝宝在满月时拍照片，代表了家人对孩子的祈福，希望孩子能长命百岁。给宝宝拍满月照的时候，尽量选择室内拍摄，选择宝宝身体状态、情绪都较好的时候，并带上宝宝的衣物、奶、水、尿裤、湿纸巾、毛巾以备用。拍摄前，新妈妈应多与摄影师进行交流沟通，确保满月照的拍摄效果令人满意。

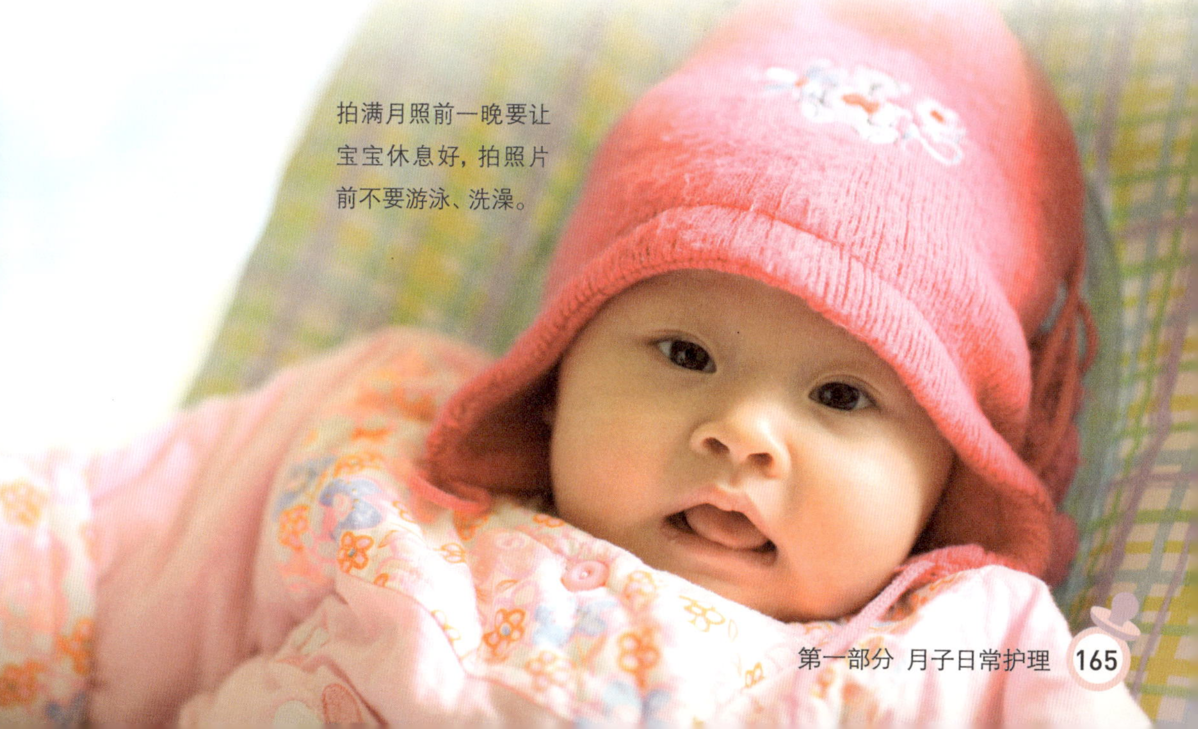

拍满月照前一晚要让宝宝休息好，拍照片前不要游泳、洗澡。

月子餐

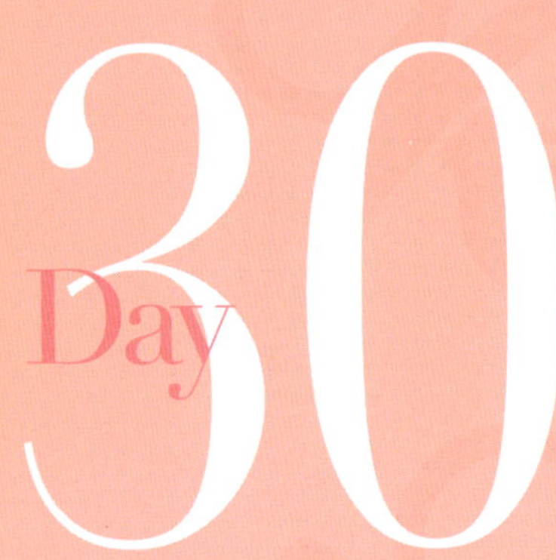

新妈妈饮食应遵循食物品种多样化的原则，最好应用五色搭配原理，黑、绿、红、黄、白尽量都能在餐桌上出现，既增加食欲，又均衡营养。新妈妈千万不要依靠服用营养素来代替饭菜，应遵循人体的代谢规律，食用自然的饭菜才是正确的，真正符合“药补不如食补”的原则。

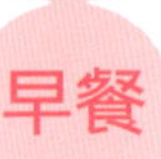

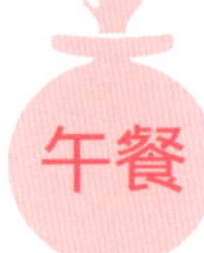

早餐

阿胶味甘、性平，有补血止血、滋阴润肺之功效，是月子期的补血圣品。

香蕉
阿胶粥

午餐

豆腐含有丰富的植物蛋白和钙，其温和滋润的功效很适合本周新妈妈清补。

豆腐馅饼
炖鸡汤
米饭

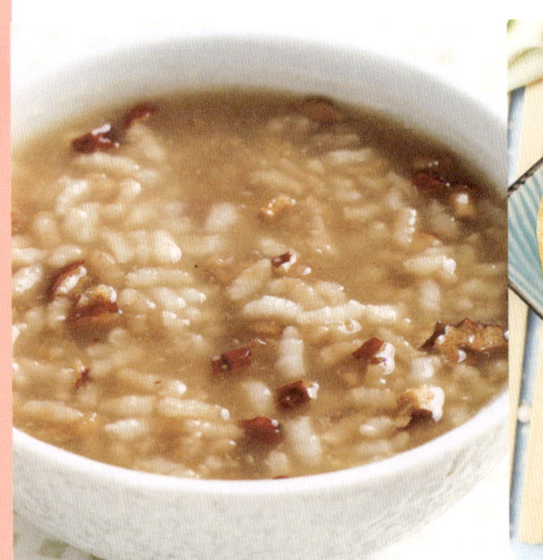

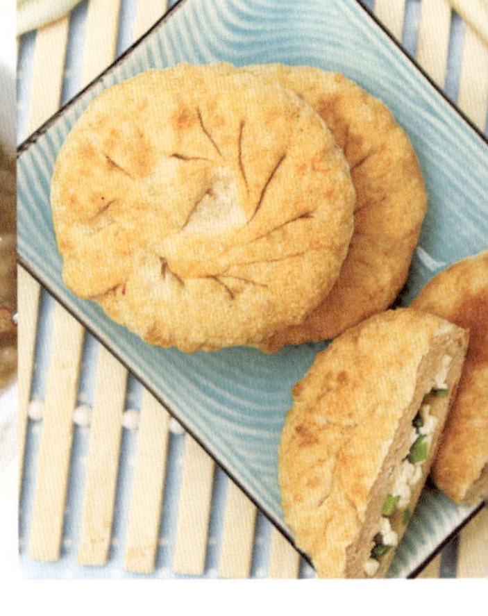

阿胶粥

原料：阿胶15克，大米50克，红糖适量。

做法：①将阿胶捣碎。②取大米淘净，放入锅中，加清水适量，煮为稀粥。③待熟时，调入捣碎的阿胶，加入红糖即可。

豆腐馅饼

原料：面粉100克，豆腐8克，白菜50克，姜末、葱花、盐、油各适量。

做法：①豆腐抓碎；白菜洗净切碎，挤出水分。②豆腐、白菜加入姜末、葱花、盐调成馅。③面粉加水调成面团，分成10等份，擀成面皮，馅分成5份，两张面皮中间放一份馅，用汤碗一扣，去掉边沿，捏紧即成馅饼。④将平底锅烧热，下适量油，将馅饼煎成两面金黄即可。

15:00

肉末粥味道鲜美，能加强新妈妈的营养吸收。

葡萄干
肉末粥

18:00

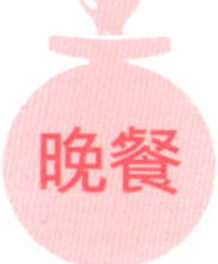

海参、当归具有固本补气、补肾益精的功效，实属滋补佳品。

海参当归汤
清炒藕片
馒头

21:00

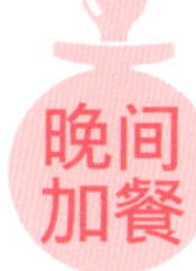

银耳樱桃粥含有丰富的矿物质，既可补血，又可增强体质、健脑益智。

银耳樱桃粥

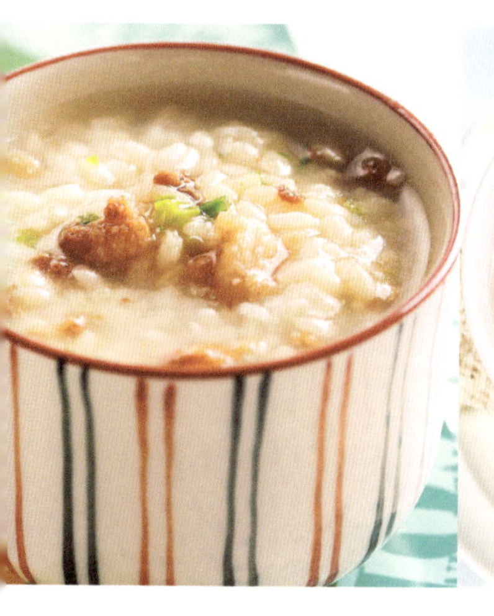

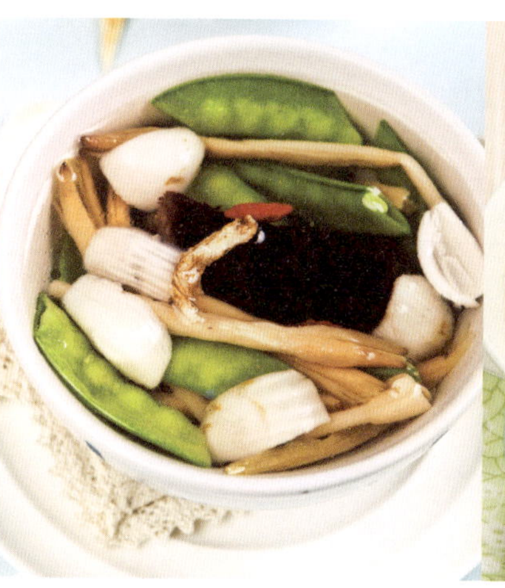

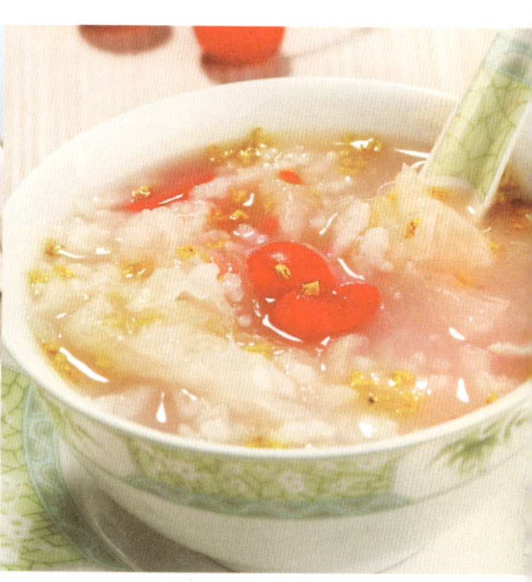

肉末粥

原料： 大米30克，猪肉末20克，盐、葱花、油各适量。

做法： ①大米洗净，放入锅内，加适量水，大火烧开后中小火焖至稀粥状。②在油锅中将葱花爆香，放入肉末翻炒。③待肉末变色，加盐再翻炒几下，待熟后放入粥中，搅匀即可。

海参当归汤

原料： 海参50克，干黄花菜、荷兰豆各30克，当归、鲜百合、姜丝、盐各适量。

做法： ①先用热水将海参泡发，从腹下开口取出内脏，放入锅中煮一会儿，捞出，沥干水；干黄花菜泡好，沥干。②锅中爆香姜丝，放入泡好的黄花菜、荷兰豆、当归，加入适量清水煮沸。③最后加入鲜百合、海参，用大火煮透后，加入盐调味即可。

银耳樱桃粥

原料： 干银耳20克，樱桃、大米各30克，糖桂花、冰糖各适量。

做法： ①干银耳泡发，洗净，撕成片；樱桃去柄，洗净。②大米淘洗干净，浸泡半小时，捞出，沥干水分。③锅中加适量清水，放入大米，先用大火烧沸，再改用小火熬煮。④待米粒软烂时，加入银耳，再煮10分钟左右，放入樱桃，加糖桂花拌匀，煮沸后加冰糖即可。

第31天

宝宝：看到熟悉的形状特别兴奋

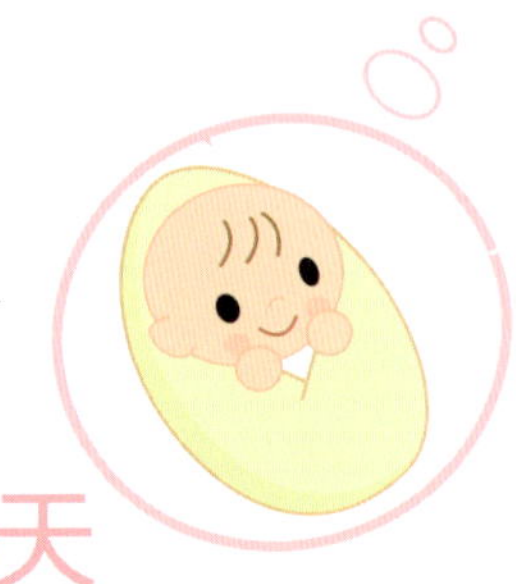

新生宝宝视觉发育还不成熟，所以只能看到距离眼睛20厘米左右的事物。新手爸妈在和宝宝玩时，把熟悉的形状放到宝宝视力范围内，宝宝会手舞足蹈，表现得特别兴奋。

宝宝爱吃手怎么办

吮吸手指是大多数宝宝生长发育过程中常见的生理现象，当手指放在嘴里时宝宝会感到愉快，达到自我宽慰的目的。如果宝宝经常吸吮手指，新妈妈应首先调整喂养方式，确保宝宝不是因为饥饿的缘故吸吮手指；同时，新爸爸和新妈妈要多关注宝宝的心理需求，抽出时间，多与宝宝在一起，交流感情，陪宝宝做游戏，使宝宝有充足的幸福感。

如何清理宝宝的耳朵

将一块柔软的棉布在温水中浸湿，然后用棉布轻轻擦拭宝宝外耳的褶皱和隐蔽的部分，一定要注意耳背后的清洁。有时耳朵会发生湿疹及皲裂，可给宝宝涂些食用植物油，如果发生耳后湿疹可涂湿疹膏。

爸爸：定时擦洗宝宝的小手

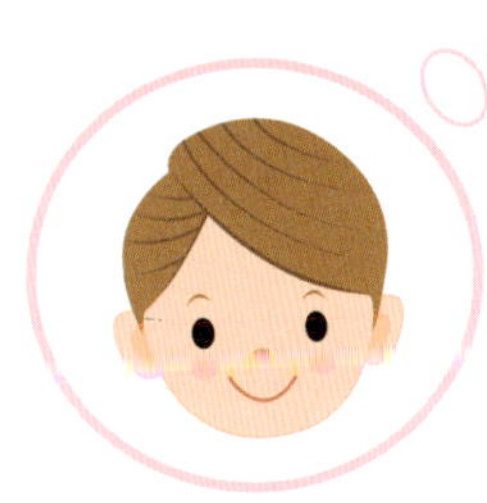

给宝宝进行清洁工作，尤其是宝宝的小手，一定要擦洗干净。用无刺激性的肥皂，洗后用柔软的干毛巾吸干，不要用力擦。新生儿的皮肤非常娇嫩，很容易被擦伤或引起感染。因此，特别要注意皮肤的清洁、卫生和损伤。

妈妈：防止产后肥胖

新妈妈不宜过量滋补，过量滋补的妈妈易患肥胖症，从而引发多种疾病，妈妈肥胖还会造成乳汁中脂肪含量增多，最终导致宝宝的肥胖或腹泻。新妈妈的饮食要清淡，同时食品种类要丰富，经常变化花样，多做高营养的汤水，少用煎、炸等不健康的烹调方法。新鲜的蔬菜水果，不仅可以补充肉、蛋类所缺乏的维生素C和膳食纤维，还可以促进食欲，帮助消化及排便，防止肥胖。

远离油炸、辛辣的食物

经过分娩时的大量失血、出汗，加之组织间液也在产后较多地进入血循环，故新妈妈的机体阴津易明显不足，而油炸、辛辣食物燥热，均会伤津耗液，使新妈妈上火，口舌生疮，大便秘结或痔疮发作，而且会通过乳汁使宝宝内热加重。因此，新妈妈忌食油炸类食物以及韭菜、葱、大蒜、辣椒、胡椒、小茴香等辛辣刺激的食物。

不要急于节食

新妈妈产后想快速恢复苗条身材，便立即采用节食减肥的方法，殊不知，这样不但不利于自己的身体健康，而且不利于哺乳宝宝。产后哺乳宝宝需要足够的水分和脂肪，不仅不能节食，还要多吃一些富含营养的食物，这样才能满足哺乳和自身身体的需求。要想节食减肥，应在哺乳期结束后开始。

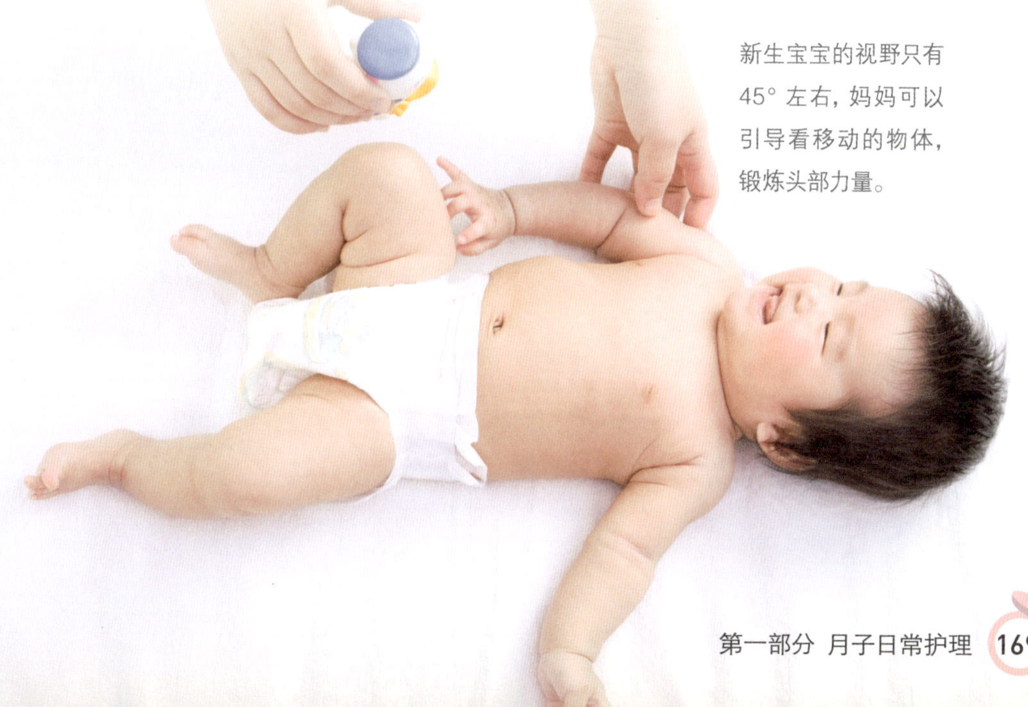

新生宝宝的视野只有45°左右，妈妈可以引导看移动的物体，锻炼头部力量。

月子餐

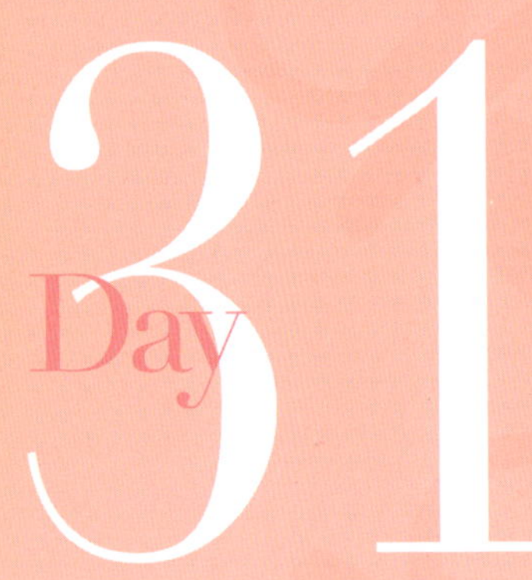

新妈妈食用鸡蛋，可以选择煮鸡蛋、蛋羹、蛋花汤几类方法。既能杀死细菌，又能使蛋白适当受热变软，易与胃液混合，有助于消化，是脾胃虚弱的产后新妈妈的补益佳品。但食用鸡蛋需注意，过量会导致消化不良，一般以每天不超过2个鸡蛋为宜。

8:00

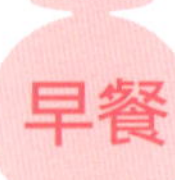

何首乌红枣粥有净血、安神的作用，能强壮身体，延缓衰老，也是产后妈妈的保健补品。

煮鸡蛋
何首乌红枣粥

12:00

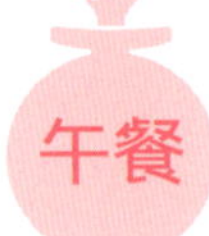

红豆有利尿、消肿的作用；排骨含优质蛋白、钙和铁，可改善产后初期水肿症状。

清炒胡萝卜丝
红豆排骨汤
炒河粉

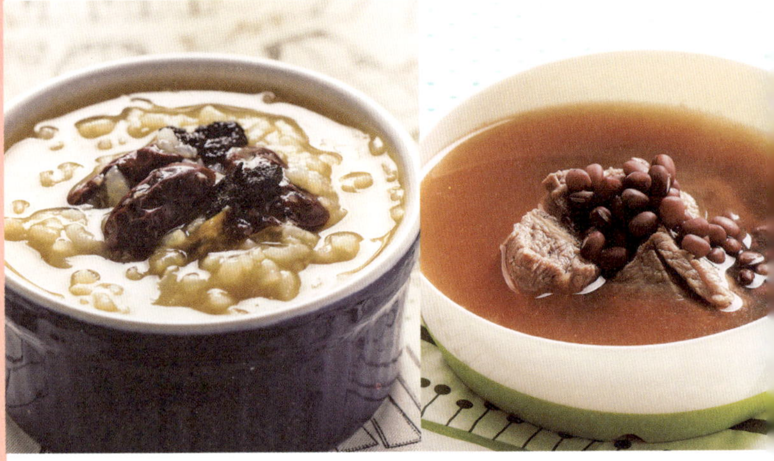

何首乌红枣粥

原料：大米、何首乌各30克，红枣10颗。

做法：①红枣洗净，取出枣核，留枣肉；大米洗净，用清水浸泡30分钟。②何首乌洗净，切碎，按何首乌与清水1:10的比例，将何首乌放入清水中浸泡2小时。浸泡后用小火煎煮1小时，去渣取汁。③再将大米、红枣、何首乌汁一同放入锅内，小火煮成粥即可。

红豆排骨汤

原料：排骨100克，红豆2
克，陈皮10克，盐适量。

做法：①将排骨洗净，汆
后，捞出沥干；陈皮洗净
泡软；红豆洗净，泡水4
时。②所有材料放入锅中
倒适量水，大火煮开后转
火，再炖煮1小时。③最
加盐调味。

15:00

魔芋中特有的束水凝胶纤维，可以促进肠道的蠕动，加快排便速度，减轻肠道压力。

荠菜魔芋汤
樱桃

18:00

西红柿有清热解毒、健胃消食等功效。

花生粥
西红柿鸡片

21:00

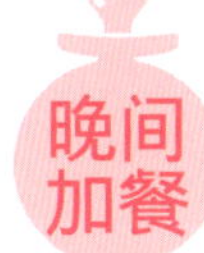

木瓜有抗菌消炎、抗衰养颜、增强体质的保健功效，是产后妈妈恢复体形的佳品。

木瓜粥
饼干

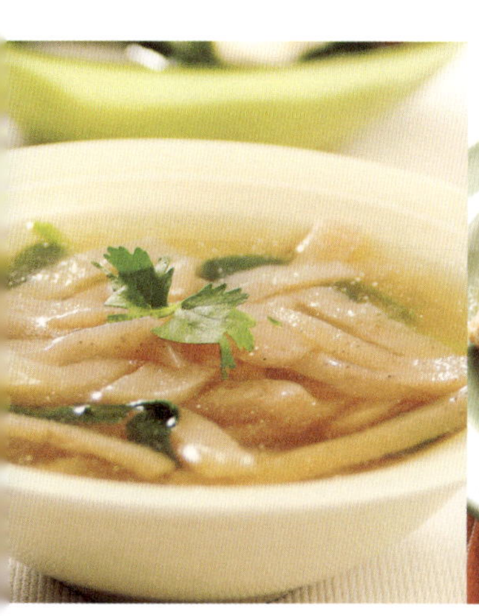

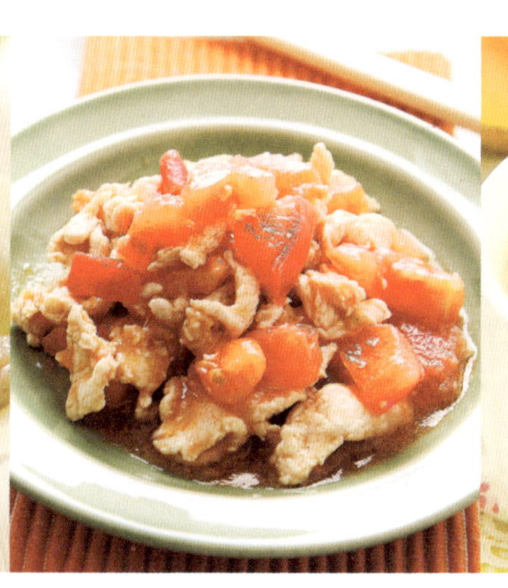

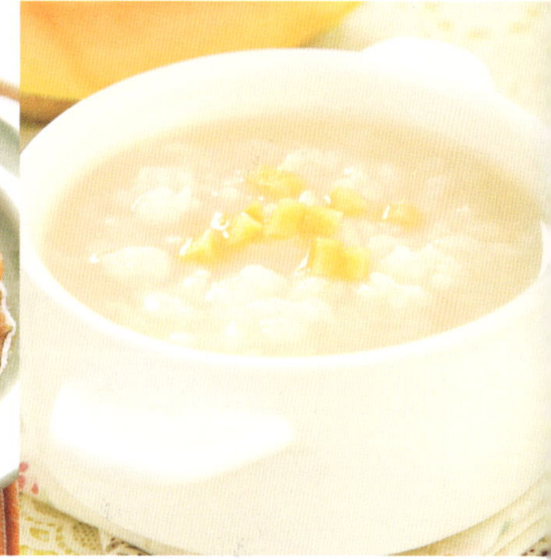

荠菜魔芋汤

原料： 荠菜150克，魔芋100克，姜丝、盐各适量。

做法： ①荠菜去杂洗净，切段。②魔芋洗净，切成条，用热水煮2分钟，去味，沥干。③将魔芋、荠菜、姜丝放入锅内，加清水用大火煮沸，转中火煮至荠菜熟软，出锅时加盐调味即可。

西红柿鸡片

原料： 鸡脯肉100克，荸荠20克，鸡蛋清1个，西红柿1个，水淀粉、盐、白糖、油各适量。

做法： ①鸡脯肉洗净，切片，加入盐、鸡蛋清、水淀粉腌渍。②荸荠洗净，切片；西红柿洗净，切丁。③油锅烧热，大火炒至鸡片变白后捞出；放入荸荠片、盐、白糖、西红柿，加适量清水，大火烧开，用水淀粉勾芡。④最后倒入鸡片翻炒均匀即可。

木瓜粥

原料： 大米100克，木瓜200克，白糖适量。

做法： ①将木瓜洗净，去皮、去子，用冷水浸泡，上笼蒸熟，趁热切成小块；大米淘洗干净，用冷水浸泡半小时，捞起，沥干水分。②锅中加入冷水，放入大米，先用大火煮沸后，再改用小火煮半小时，下入木瓜块，续煮至大米软烂，加白糖拌匀即可。

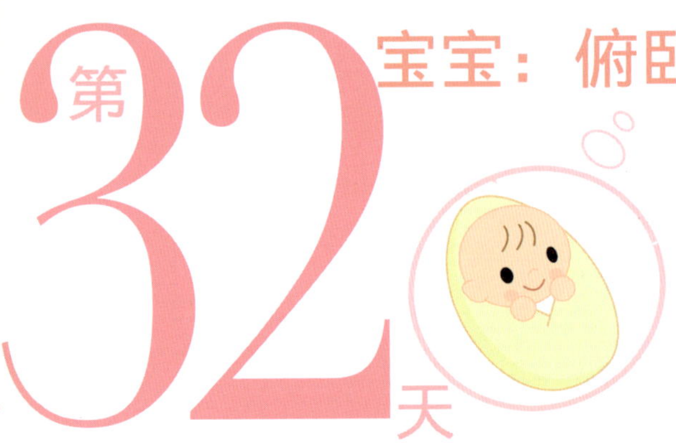

第32天 宝宝：俯卧时下巴可上抬45°

宝宝成长到接近8周的时候，俯卧位下巴离开床的角度可达45°，但不能持久。要到3个月时，宝宝的下巴和肩部才能同时离开床面，抬起来，胸部也能部分地离开床面，上肢可以支撑起部分体重。

抬头运动时防止窒息

新爸爸和新妈妈可能会想，宝宝会有什么危险呢？除了吃就是睡。殊不知，宝宝即便在家人的精心呵护下也常常发生意外。一个月大的宝宝不能持久抬头，也不会翻身，如果采取仰卧位睡眠，一旦宝宝呕吐物流入气管，可引起窒息。孩子俯卧时，家长要注重看护，防止因呼吸不畅而引起窒息。

牙床上长“小牙”

俗话说“七爬八坐九长牙”，可是刚刚出生1个月的小宝宝牙床上就出现了米粒大小的白色颗粒，看起来很像小牙。事实上，新生宝宝牙床上的看上去像“小牙”的东西并不是牙齿，而是口腔黏膜上皮细胞堆积引起的，不痛不痒，也不会给宝宝带来任何不适。经过几个星期的进餐摩擦、吸吮，它们会自行脱落，新手爸妈不必担心。如果这些“小牙”长期不脱落，新手爸妈可带宝宝去医院检查。需要注意的是，发现这些“小牙”后，千万不要用针挑或纱布巾擦。

爸爸：为宝宝洗脸

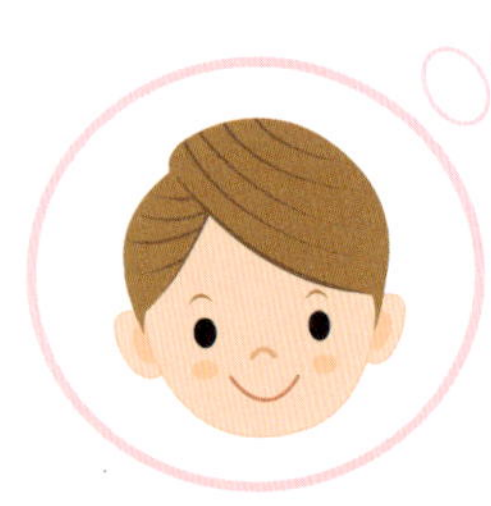

让宝宝平躺在床上或者妈妈的腿上，爸爸用拇指和中指分别压住宝宝的耳道，用湿纱布巾或毛巾，由内到外，轻轻擦拭宝宝的脸颊、眉毛、脖子等部位，注意脖子褶皱里也要擦拭到，动作要轻柔。记得每次给宝宝清洁完眼睛后，要及时洗手，要给宝宝用单独的毛巾、洗脸盆等，并且与家里其他人的隔离开，还要定时清洗消毒。

妈妈：什么时候开始运动

新妈妈应该在分娩后第1天适当地活动，有助于产后早日恢复。顺产新妈妈6~12个小时就能起床做轻微活动。剖宫产的新妈妈应考虑手术后身体状况，最初4周内应充分地休息，因为极度的疲倦会影响伤口愈合，并使新妈妈发生延迟性产后出血与产后感染的可能。4周后可以适当活动及做产后健身操，可以帮助新妈妈提早恢复肌力，增强腹肌和盆底肌肉的功能。

轻松的腿部运动

小腿运动：将双腿并拢站好，双手放于脑后，弯曲左腿，而右腿向外侧伸直，左右腿交替进行各5次。

大腿运动：①双腿分开站立，与肩同宽。双手叉腰，将右腿向前伸直，并尽量一下一下向下压，同时保持脚尖向上，进行5次之后换左腿，再重复做5次。②双手握拳向上举起，双腿弯曲下蹲，注意上半身要保持直立。

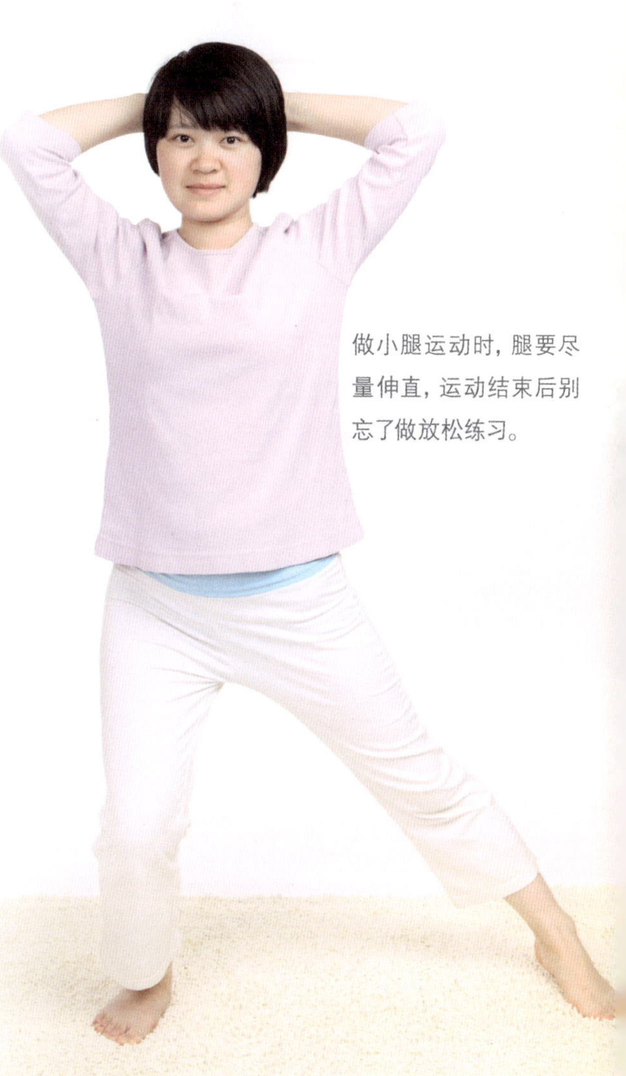

做小腿运动时，腿要尽量伸直，运动结束后别忘了做放松练习。

按摩腹部恢复肠胃功能

按摩腹部运动：①先将手掌根部搓热，将右手置于胃部正中，顺时针按摩胃腹部区域。这是由于腹部右侧是升结肠，左边是降结肠，顺时针是依照排泄的流向，帮助肠胃蠕动。②右手置于上腹部的右侧，手掌自右向左推。这样能加快中间横结肠的运动。

月子餐

Day 32

坐月子进补不能盲目进行，应讲究科学性，如按体质进补就是产后进补的一个重要原则。体质较好、体形偏胖的新妈妈，月子期间应减少肉类的摄取，多吃蔬果；体质较差、体形偏瘦的新妈妈，可适当增加肉类的摄入；患有高血压、糖尿病的新妈妈则应多吃蔬果、瘦肉等低热量、高营养的食物。

8:00

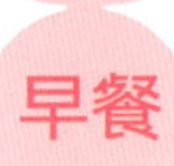

早餐

此粥含有丰富的营养素，可以滋养五脏、补血益气，增加抵抗力。

土豆饼
什锦鸡粥

12:00

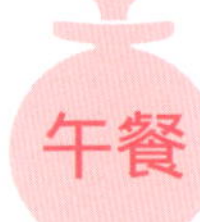

午餐

牛筋中含丰富的胶原蛋白，能使皮肤更富有弹性和韧性。

芹菜炒土豆丝
萝卜炖牛筋
米饭

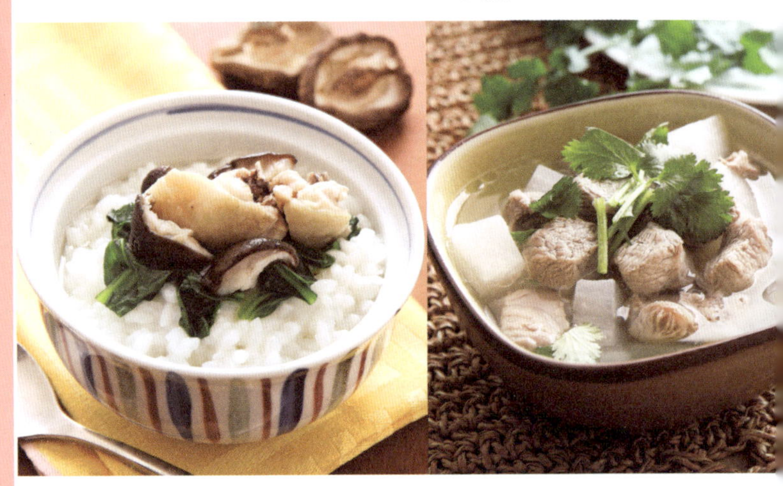

什锦鸡粥

原料：鸡翅1个，水发香菇3朵，虾5只，大米100克，青菜末、葱花、姜末、盐各适量。

做法：①鸡翅洗净，用热水烫一下；水发香菇洗净切块；大米洗净；虾去壳，洗净切细，用开水烫一下。②锅内倒入清水，放入鸡翅、姜末、葱花，大火煮开，改用小火再煮，去其浮油。③将大米倒入，用中火煮20分钟，依次加入虾、香菇、青菜搅匀，待粥熟后加盐调味即可。

萝卜炖牛筋

原料：牛筋、白萝卜各100克，姜末、米酒、盐各适量。

做法：①将牛筋放入沸水中煮约1小时后，捞出洗净切小块；白萝卜去皮洗净后切块。②在锅中将姜末爆香，放入牛筋、米酒炒约1分钟倒入砂锅中，加适量清水，放入白萝卜，用大火煮开，之后用小火煮约30分钟。③待萝卜软烂后加盐调味即可。

15:00

板栗能供给人体较多的热能，并帮助脂肪代谢，具有益气健脾、厚补胃肠的作用。

菠菜板栗鸡汤

18:00

黄鱼有健脾升胃、益气填精的功效，对贫血、失眠以及产后体虚有很好的补益作用。

燕麦粥

黄鱼豆腐煲

21:00

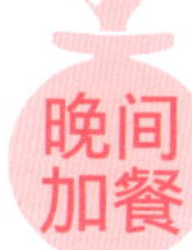

此菜可以预防和缓解便秘，而且甜香滑糯，新妈妈也可将其作为一道美味的甜点。

蜜汁山药条

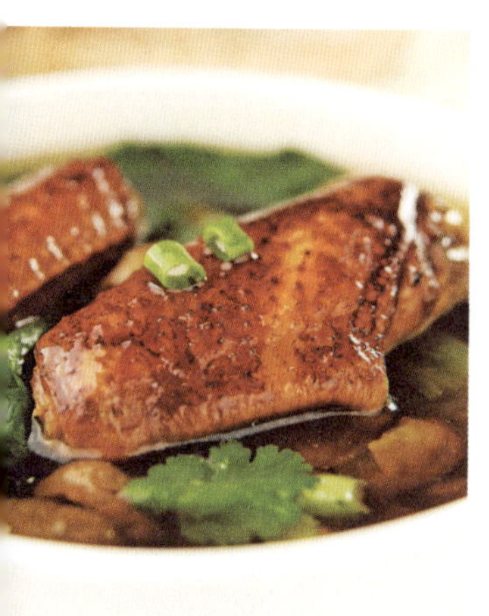

菠菜板栗鸡汤

原料：鸡翅150克，板栗50克，菠菜100克，姜片、料酒、盐、酱油、油各适量。

做法：①鸡翅洗净，入沸水中汆烫；板栗煮熟，剥壳去皮取肉；菠菜洗净，放入沸水中烫一下，捞出。②将姜片放入油锅中爆香，放入鸡翅、板栗，倒入酱油，炒至鸡翅上色，放入料酒，倒入适量清水煮开。③用小火焖至鸡翅、板栗熟烂后放入菠菜，加盐稍煮几分钟即可。

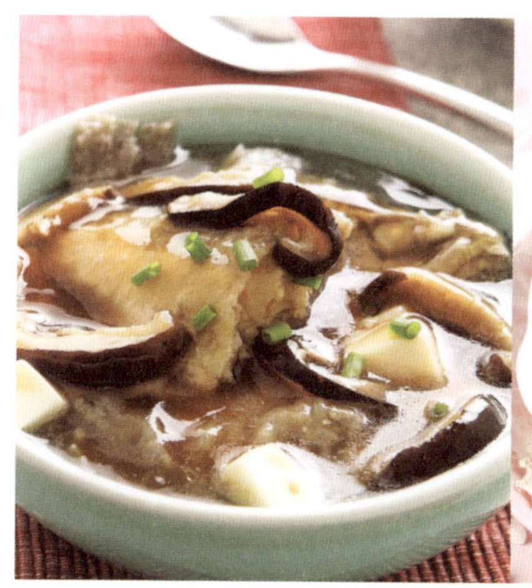

黄鱼豆腐煲

原料：黄鱼1条，水发香菇4朵，春笋片20克，豆腐1块，高汤、料酒、酱油、盐、白糖、香油、水淀粉、油各适量。

做法：①将黄鱼处理干净，切成两段，加酱油浸渍一下。②豆腐切小块；水发香菇洗净，切片。③黄鱼放入油锅中，煎至两面皮色金黄时，加酱油、料酒、白糖、春笋片、高汤烧沸，放入豆腐，转小火，炖至熟透，用水淀粉勾芡，加盐，淋入香油即可。

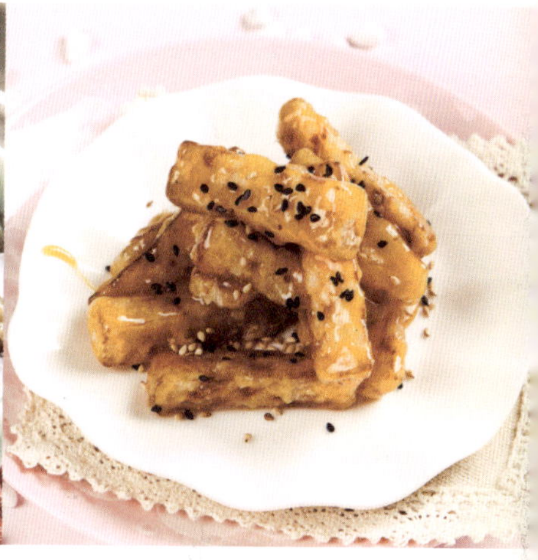

蜜汁山药条

原料：山药50克，熟芝麻10克，蜂蜜、冰糖各适量。

做法：①用温水泡好熟芝麻；山药洗净去皮，切成条。②山药条入开水锅焯1分钟，将泡好的芝麻均匀撒在码好的山药上。③炒锅中加水，放入冰糖，小火烧至冰糖完全溶化，倒入蜂蜜，熬至开锅冒泡即可出锅，将蜜汁均匀地浇在山药上即可。

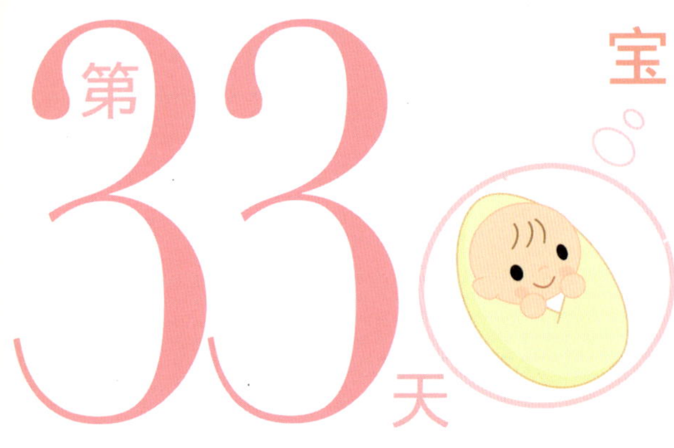

宝宝：你笑我也笑

当新爸爸和新妈妈在宝宝视力范围内，即距离宝宝眼睛20厘米左右，做一些面部表情、行为动作（例如吐舌头，摇摇手），并重复几次后，宝宝就会扯动面部神经，做出类似的表情，或者开心地笑起来。

各种能力开始发育

类别	表现
视觉	能清楚看到20~30厘米距离内的事物，尤其是妈妈的笑脸、强烈对比的颜色、红球、黑白分明的靶心图等。目光漂移，偶尔出现内斜视。
听觉	宝宝的听力快速发育，会密切注意家人的声音，也会对噪音敏感，还能记住他听到的一些声音，会将头转向熟悉的声音和语言。
运动	宝宝更多地是做上下肢运动，看起来像在骑自行车。他的手大部分时间紧握成拳，手指运动非常有限，但可以屈伸手臂。
语言	能发出细小柔和的声音，而哭闹是宝宝这个月主要的表达方式，如饥饿性啼哭、口渴性啼哭、尿湿性啼哭、寒冷性啼哭、燥热性啼哭、害怕性啼哭等，妈妈要学会分辨。
嗅觉和触觉	宝宝对味道和气味十分敏感。他对触摸和包裹的方法也十分敏感，喜欢柔软的感觉，不喜欢粗糙。
社会性	有反射性微笑，常常会在睡眠状态时出现微笑，这种微笑是宝宝机体生理节律正常、身体舒适的一种反应。

爸爸：给宝宝的可爱表情拍照

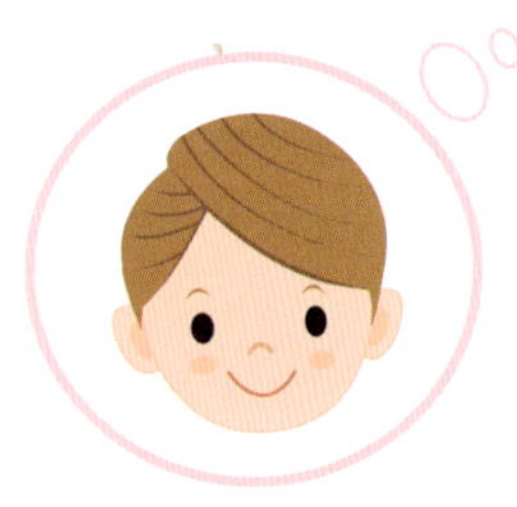

如果新爸爸有一定的照相经验，可以自己给宝宝拍照。给宝宝照相一般都是自然光加柔光，不要用闪光灯，因为宝宝对刺眼的太阳光和闪光灯都非常敏感。拍照时一定要注意宝宝的情绪。宝宝哭闹时可以拍几张哭的照片，但不要太多。宝宝心情舒畅时，记录下阳光可爱的一面，当然是最好的了！

妈妈：注意呵护乳房

乳房是哺乳的重要部位，哺乳期间对乳房护理是保证哺乳成功的重要因素。妈妈哺乳前和哺乳后对乳房按摩，不仅可以促进乳汁分泌，还能让乳房更加健美。每次哺乳前，妈妈可以用热毛巾敷乳房两三分钟，然后将一只手的手指并拢，放在一侧乳房上，以乳头为中心，顺时针由乳房外缘向内侧划圈，两侧乳房各做10次。

不要使用香水

产后，新妈妈的皮肤会发生变化，用香水可能会引起过敏；而且，宝宝的嗅觉也很敏感，过于刺激的味道也可能会让宝宝产生不适，所以，新妈妈尽量不要使用香水。

调整体质的黄金时期

妈妈怀孕期间，身体内环境、脏腑功能会进行一次大的调整，气血相对旺盛以养育后代。因此，血虚、气虚、阳虚、瘀血的新妈妈最应该注意产后月子调养，其体质很可能会得到明显的改善。月子调养，能够把一些老病根除掉，如果不注意保养，则很可能使气虚、血虚、阳虚、瘀血等体质出现明显偏颇，甚至落下病根。

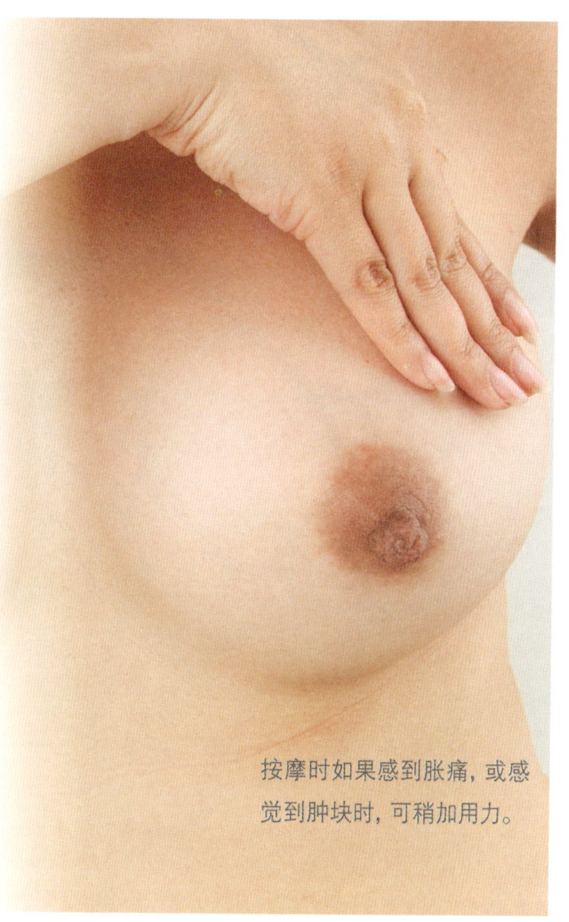

按摩时如果感到胀痛，或感觉到肿块时，可稍加用力。

月子餐

Day 33

对于食欲不振、胃口较差的新妈妈，先别急着进补，开胃才是主要目的。可以吃些清淡的食物，如鱼、鸡、苹果、时鲜蔬菜等，主食可以吃些馒头、龙须面、米饭等。饮食要注意消化、吸收，以利于胃肠功能的恢复。

8:00

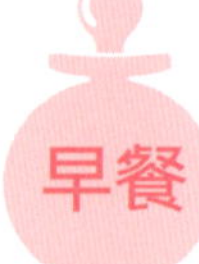

猪肝红枣汤可以益气补血、健脾壮骨，预防缺铁性贫血。

馒头
猪肝红枣粥

12:00

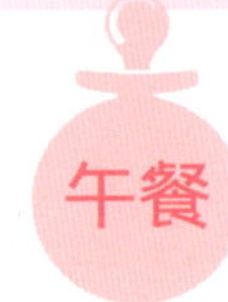

此汤含有很多能帮助消化的酶类，可以促进产后妈妈消化、排毒。

鲜虾西芹
胡萝卜蘑菇汤
米饭

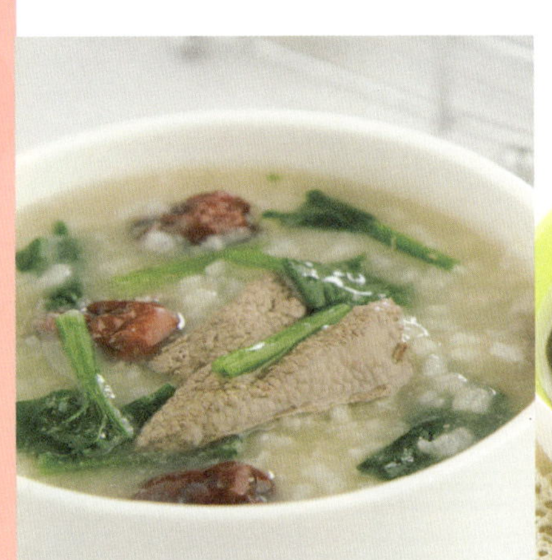

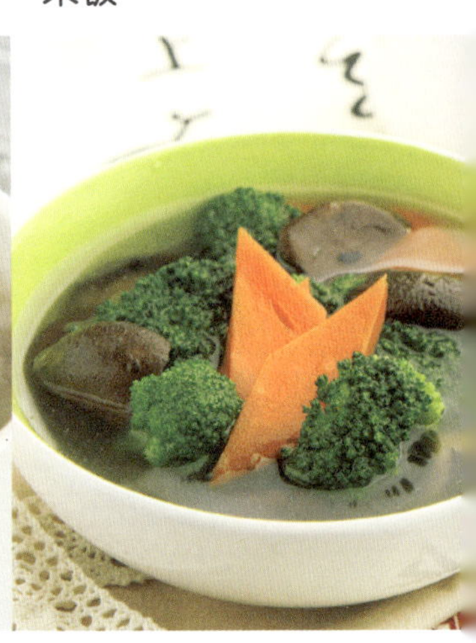

猪肝红枣粥

原料： 猪肝100克，红枣6颗，菠菜50克，大米30克，盐适量。

做法： ①猪肝洗净，切薄片；红枣洗净；菠菜去根洗净，切成长段。②大米洗净，用清水泡30分钟。③将大米连同泡过的清水一同放入锅内，大火煮沸后，转小火再煮20分钟。④将猪肝、红枣、菠菜放入锅内，慢煮至大米熟透，出锅时加入盐调味即可。

胡萝卜蘑菇汤

原料： 胡萝卜100克，蘑菇、西蓝花各30克，盐适量。

做法： ①胡萝卜洗净去皮切成片；蘑菇洗净去根，切片；西蓝花掰成小块后洗净。②将胡萝卜、蘑菇、西蓝花一同放入锅中，加适量清水用大火煮沸，转小火将胡萝卜煮熟。③出锅时加入盐调味即可。

15:00

西葫芦饼符合本周新妈妈清淡、少盐的饮食原则。

西葫芦饼
西红柿鸡蛋汤

18:00

乌鸡含有丰富优质的蛋白质，铁含量也较高，而且具有保固肾脏的功效。

苹果
乌鸡糯米粥

21:00

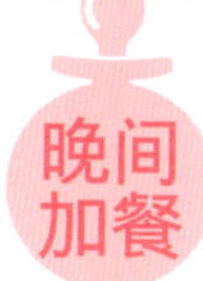

酒酿鱼汤富含蛋白质及钙、铁等多种矿物质，是一道适合新妈妈消化吸收的月子汤。

酒酿鱼汤

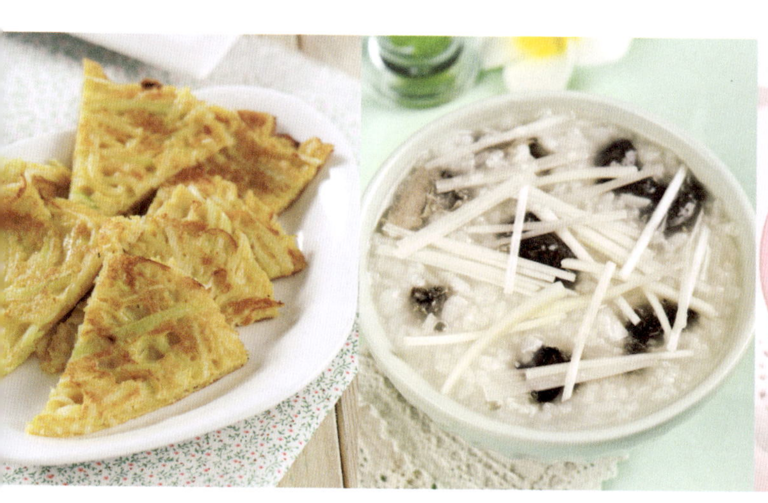

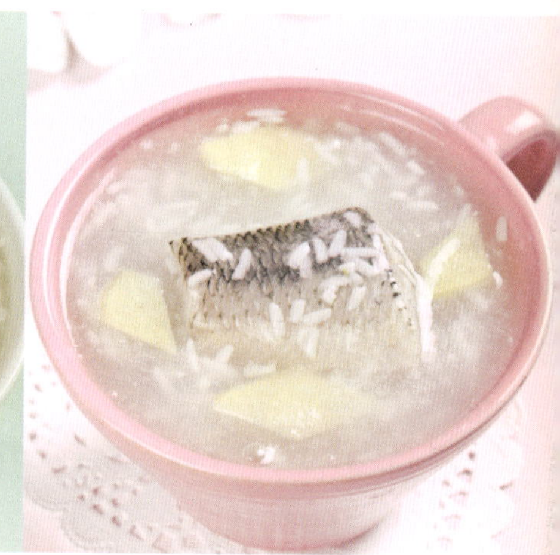

西葫芦饼

原料：面粉100克，西葫芦80克，鸡蛋2个，盐、油各适量。

做法：①鸡蛋打散，加盐调味；西葫芦洗净，擦丝。②将西葫芦丝放进蛋液里，加入面粉、盐和适量水，搅拌均匀，如果面糊稀了就加适量面粉，如果稠了就加一个鸡蛋。③锅里放油，将面糊放进去，煎至两面金黄盛盘即可。

乌鸡糯米粥

原料：乌鸡腿100克，糯米50克，葱丝、盐各适量。

做法：①乌鸡腿洗净，切块，放入开水锅中汆烫，捞出洗净并沥干水分。②将乌鸡腿放入汤锅中，加适量水，大火煮开后转小火炖煮20分钟，加入糯米同煮，再次煮沸后，转小火煮至糯米软烂。③加入葱丝、盐，盖上锅盖焖一下即可。

酒酿鱼汤

原料：黄花鱼1条，酒酿200毫升，姜片、香油各适量。

做法：①黄花鱼去鳞、鳃、内脏，洗净。②将香油倒入锅内，用大火烧热，放入姜片，转小火，煎至姜片两面皱缩，呈褐色为止。③加入鱼和酒酿，改大火煮开，盖上盖后转小火，煮六七分钟即可。

第34天

宝宝：能分辨熟悉的声音

宝宝很熟悉爸爸妈妈的声音，熟悉的声音会令宝宝变得安静或更兴奋。在新妈妈为宝宝哺乳、换尿布，或是洗澡时，应唱一些轻柔的歌曲或跟宝宝说说话。这些都是适合宝宝的交流方式，宝宝会在这个过程中渐渐地学习听和说。

变得敏感

这时候的宝宝，皮肤感觉能力比成人敏感得多，有时新爸爸新妈妈不注意的时候，把一根头发或其他细小的东西弄到宝宝的身上，刺激了皮肤，宝宝就会左右乱动或者哭闹，表示很不舒服。这时的宝宝对冷、热、亮、暗都比较敏感，以哭闹向成人表示自己的不满。

特别爱睡觉

睡眠是宝宝生活中最重要的一部分，宝宝平均每天有18~22小时的睡眠时间。睡眠时间会随着宝宝月龄的增长而逐渐减少。只有饿了或想吃奶时宝宝才会醒过来哭闹一会儿，吃饱后又会安然地睡着。宝宝有时处于深睡眠状态，有时处于浅睡眠状态，还有时处于瞌睡状态。

爸爸：给宝宝进行语言训练

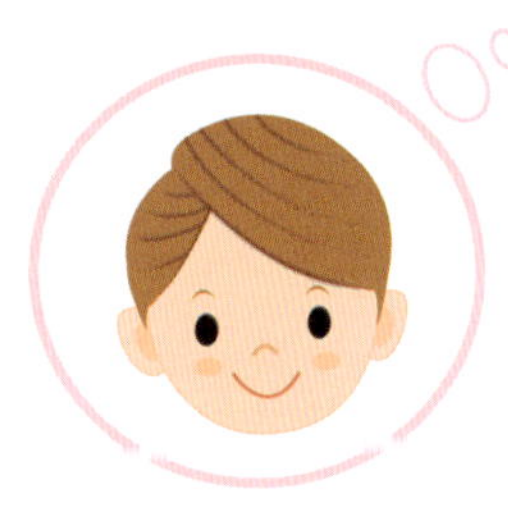

与宝宝的脸相距20厘米左右的范围内，爸爸对宝宝微笑并且说话，如“宝宝，你好啊！”“今天开心吗？”，每次2~3分钟，每天坚持1~2次。经过多次练习后，宝宝会开始模仿爸爸“说话”。爸爸要多找机会和宝宝说话，如换尿布或洗澡时，根据生活情境说“洗澡了”“尿湿了”“换尿布”等话语。通过这个训练，使宝宝感知语言，学会倾听，体会父爱，锻炼宝宝的语言能力。

妈妈：补血“提上日程”

新妈妈切不可认为自己休整得差不多了就忽略了补血。哺乳期新妈妈的重点是保证自身营养和宝宝的需求，严控摄入过量脂肪。同时，为了以后健康瘦身，新妈妈要根据自身情况进行补血，将补血“提上日程”。可以多吃一些补血的食物，调理气血，如黑豆、紫米、红豆、猪心、红枣、西红柿、苋菜、黑木耳、荠菜等。

可敷面膜保养皮肤

产后新妈妈新陈代谢快，容易出汗，尤其要注意皮肤保养。首先要注意皮肤的清洁，其次一定要保证充足的睡眠和休息。如果产后新妈妈时间充裕，精神比较好，也可以利用这段时间自己做一些美容措施，如坚持每天敷面膜或做皮肤按摩。产后新陈代谢快，此时面膜和皮肤按摩的美容效果会非常明显。

控制外出用餐次数

新妈妈经过1个月的休整，可以外出就餐了，但一定要严格控制外出用餐次数。大部分餐厅提供的食物，都会多油、多盐、多糖、多味精，不太适合产后新妈妈进补的要求。如果不得不在外就餐，新妈妈可以在用餐前喝些清淡的汤，用餐时减少红色肉类的摄入，用餐时间尽量控制在1小时之内。

用牛奶、蜂蜜等制成的天然面膜最适合哺乳妈妈。

月子餐

Day 34

坐月子期间，新妈妈的身体逐渐恢复，心情也在渐渐恢复。此时，可以选择多食香蕉，香蕉作为“快乐水果”，对于新妈妈调整心情有一定的作用。吃香蕉是一种快速的补充能量的方法，香蕉的糖分可迅速转化为葡萄糖，立刻被人体吸收。另外，香蕉内富含的果胶，也可帮助消化，调整新妈妈肠胃功能。

8:00

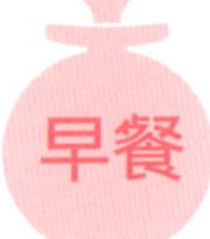

丝瓜具有清热解毒、防止便秘的功效。

香蕉
丝瓜粥

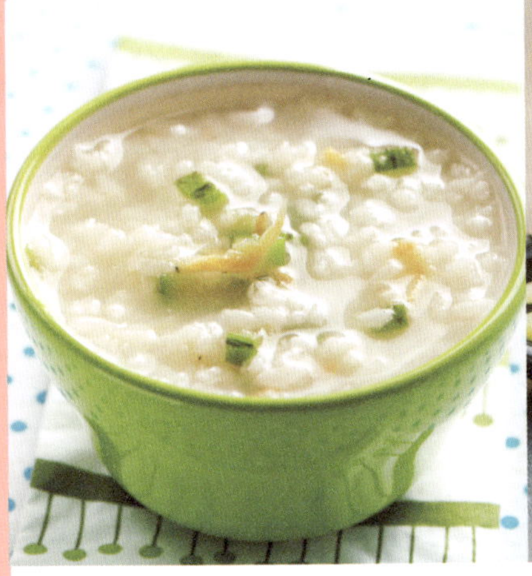

丝瓜粥

原料：丝瓜1个，大米30克，白糖适量。

做法：①将丝瓜去皮，切丁；大米洗净。②将大米放入锅中，加适量清水，放入丝瓜，用大火烧沸。③改用小火煮至粥成，加入白糖调味即可。

12:00

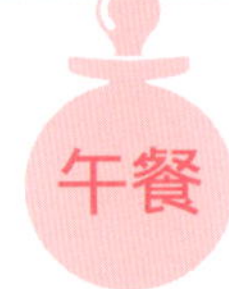

此道菜具有健脑作用，同时能有效促进机体的新陈代谢，起到抗衰老的功效。

蔬菜营养汤
腐竹拌黄瓜
米饭

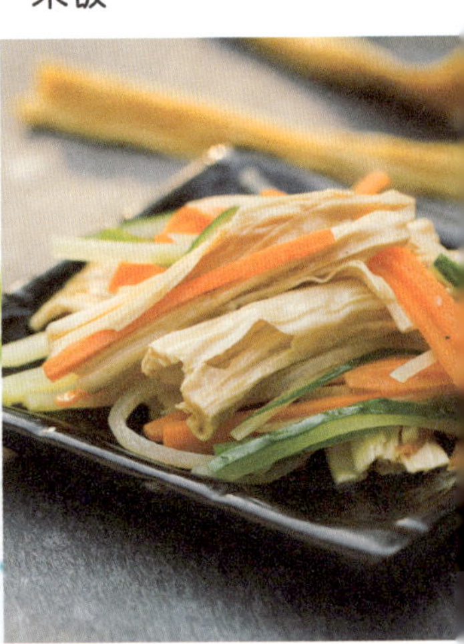

腐竹拌黄瓜

原料：豆芽30克，干腐竹50克，黄瓜半根，盐、醋、白糖、香油各适量。

做法：①豆芽洗净；干腐竹用冷水泡开后，焯一下，切段；黄瓜洗净切丝。②在锅中放入适量清水，水沸后把豆芽放入锅中，焯熟。③将腐竹、黄瓜丝与剩下调料拌匀即可。

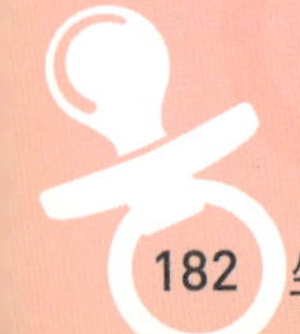

15:00

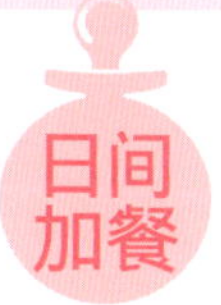

玉米含有丰富营养，具有刺激胃肠蠕动、加速排泄的特性，可防治便秘。

玉米面发糕

18:00

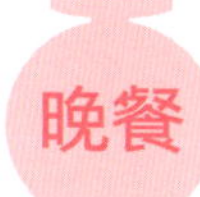

本道菜清淡可口，含大量维生素、膳食纤维、钙、磷、铁等矿物质，是一道素食佳品。

花卷
冬笋冬菇扒油菜
西红柿鸡蛋汤

21:00

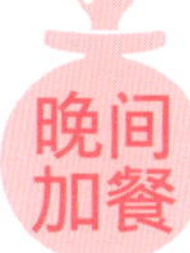

牛奶、香蕉、芝麻能让新妈妈精神放松，还能补充钙和铁。

牛奶香蕉芝麻糊
饼干

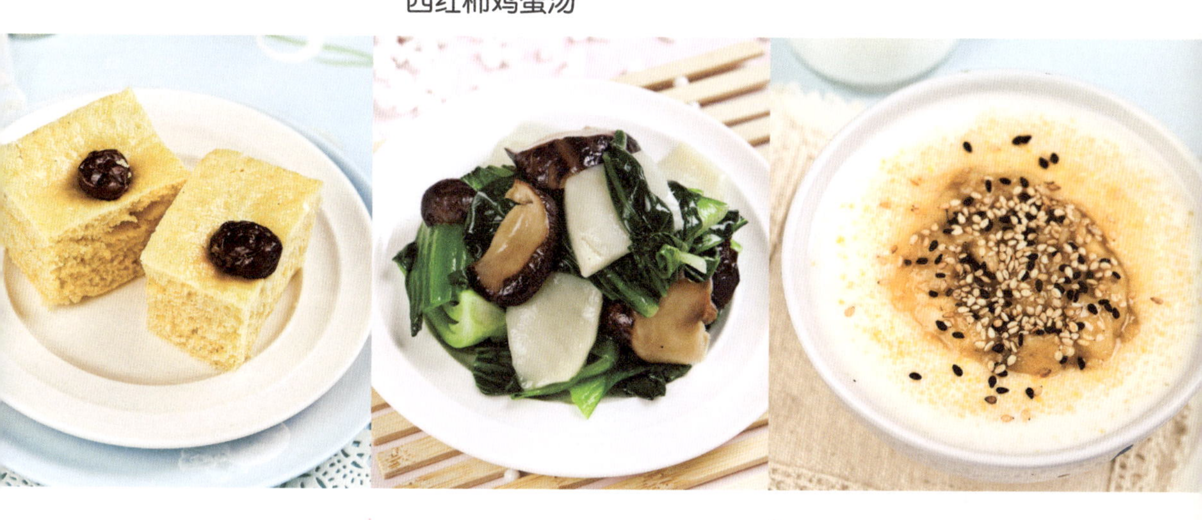

玉米面发糕

原料： 面粉、玉米面各50克，红枣2颗，泡打粉、酵母粉、白糖各适量。

做法： ①将面粉、玉米面、白糖、泡打粉混合均匀，酵母粉溶于温水后倒入面粉中，揉成面团。②将面团放入模具中醒发40分钟。③红枣洗净，煮10分钟，嵌入发好的面团表面，入蒸锅。大火蒸20分钟，取下模具，切成厚片即可。

冬笋冬菇扒油菜

原料： 油菜40克，冬笋、冬菇各30克，葱花、盐、油各适量。

做法： ①将油菜去掉老叶，清洗干净切段；冬菇切半；冬笋切片，并放入开水中漂烫，除去笋中的草酸。②炒锅置火上，倒入适量油烧热，放入葱花、冬笋、冬菇煸炒后，倒入少量清水，再放入油菜段、盐，用大火炒熟即可。

牛奶香蕉芝麻糊

原料： 鲜牛奶250毫升，香蕉100克，玉米面50克，白糖、芝麻各适量。

做法： ①将鲜牛奶倒入锅中，开小火，加入玉米面和白糖，边煮边搅拌，煮至玉米面熟软。②将香蕉剥皮，用勺子研碎，放入牛奶糊中，再撒上芝麻即可。

第35天

宝宝：抓握反射表现最强

用手指触及宝宝手掌时，宝宝会紧紧抓住不放，这种行为叫抓握反射。一般来说，抓握反射能力在出生后第5周表现得最强，宝宝可以双手握紧一根棍棒，甚至可以使整个身体悬挂。出生3~4个月后，该反射渐渐消失。

偶尔"吓"一跳

宝宝常在入睡之后有局部的肌肉抽动现象，尤其手指或脚趾会轻轻地颤动，或是受到轻微的刺激，如强光、声音或震动等，会表现出双手向上张开，很快又收回，有时还会伴随啼哭的"惊跳"反应。这是由于宝宝神经系统发育不成熟所致。此时，只要妈妈用手轻轻按住宝宝身体的任何一个部位，就可以使宝宝安静下来。

不自主地抖下巴

由于宝宝神经系统尚未发育完全，因此抑制功能较差，常有下巴不自主抖动的情况，新爸爸和新妈妈不必过分担心。但如果是在寒冷季节发生这种情况，则需要注意宝宝的下巴抖动是否因为保暖不足。

爸爸：给宝宝进行听觉训练

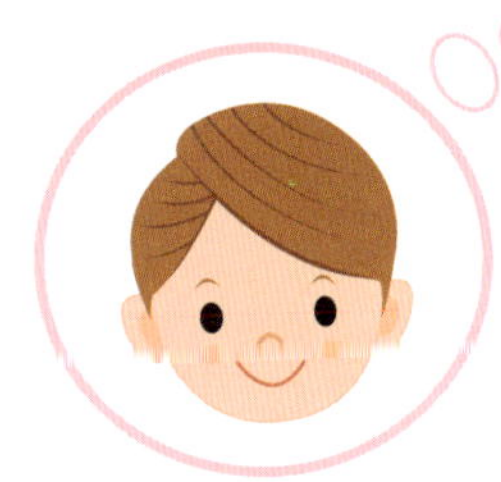

训练目的：通过音乐盒或者捏响玩具刺激宝宝的听觉，锻炼宝宝的听觉能力。

训练方法：①室内安静，在宝宝清醒时，距宝宝耳部30厘米外打开音乐盒或者捏响玩具，要求声音清新悦耳，且音量不能过大。②宝宝出现眨眼、欢快的反应，说明宝宝喜欢。爸爸开始一边放音乐，一边移动声源，训练宝宝，直到宝宝能用目光寻找声源。

妈妈：产后便秘不容小觑

坐月子期间，新妈妈很容易发生便秘，这与生活习惯有密切关系。一些新妈妈产后肉吃得多，蔬菜吃得少，饮食缺乏膳食纤维及水分；有的新妈妈产后很少下床活动，甚至根本就不活动；还有的新妈妈心理焦虑、紧张，经常上火。因此，新妈妈要根据各自的原因从饮食、运动、精神三方面防治产后便秘。

补充膳食纤维和水分

新妈妈饮食要合理搭配，多吃富含纤维素的天然食品，如蔬菜和水果。还要不断补充水分，在补充因分娩所流失的水分的同时也有利于大便松软。

克服惧怕心理

新妈妈在坐月子期间往往容易出现便秘，再加上害怕伤口疼痛而惧怕排便更加剧了便秘。新妈妈应去除心理障碍，一般来说，会阴伤口是不会因排便而轻易裂开的。

做缩肛操预防便秘

运动是预防产后便秘的最佳途径。新妈妈可以通过进行缩肛运动，锻炼骨盆底部肌肉，从而预防产后便秘。缩肛运动就是做忍大便的动作，将肛门向上提，然后放松。早晚各做1次，每次20~30次。

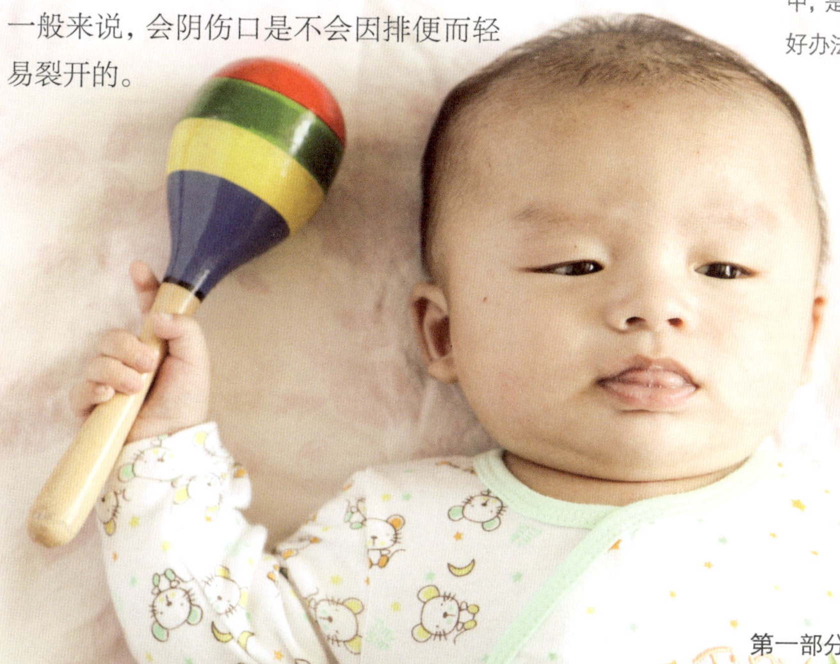

放带柄的玩具在宝宝手中，是训练宝宝抓握力的好办法。

月子餐

Day 35

为了预防便秘，新妈妈可多吃富含纤维素的天然食品，如蔬菜和水果，不断补充水分。在补充水分的同时也有利于促进肠胃蠕动，使大便松软。

8:00

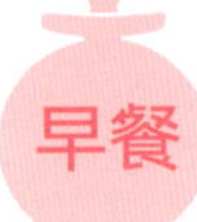

早餐

此羹益气补虚、温中暖下，适用于新妈妈疲倦气短、失眠等症。

山药奶肉羹
杂粮面包

12:00

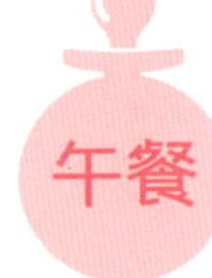

午餐

泥鳅暖脾健胃，红枣补气养血。二者搭配，能增强新妈妈体力，还有催乳的功效。

泥鳅红枣汤
炒豆皮
米饭

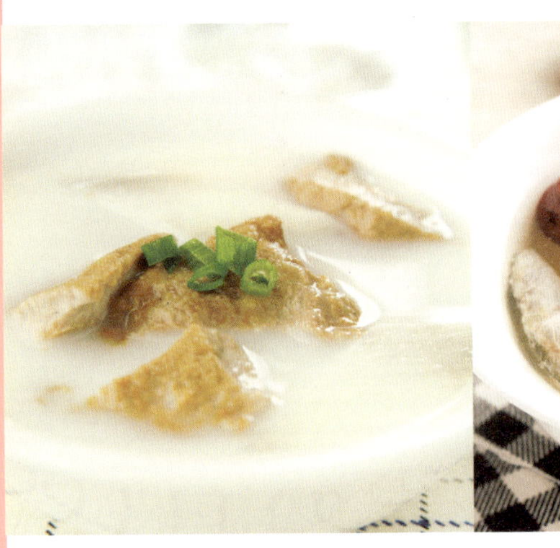

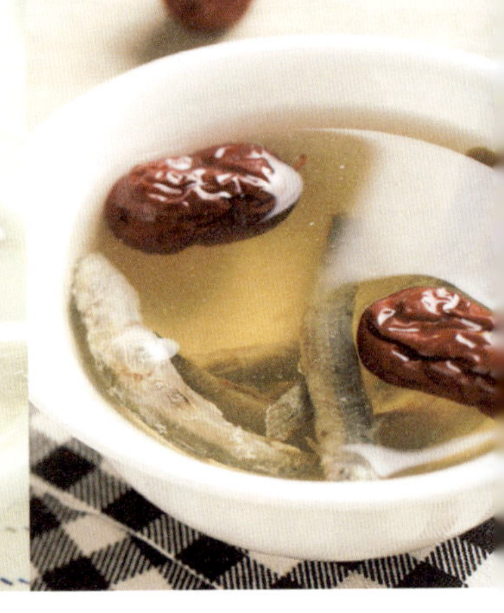

山药奶肉羹

原料：瘦羊肉150克，山药50克，鲜牛奶120毫升，盐、姜片、葱花各适量。

做法：①羊肉洗净，切片；山药去皮，洗净，切片。②将羊肉、山药、姜片放入锅内，加入适量清水，小火炖煮至肉烂，出锅前加入鲜牛奶、葱花和盐，稍煮即可。

泥鳅红枣汤

原料：泥鳅1条，红枣10颗，姜片、盐、油各适量。

做法：①泥鳅洗净，烧开水，把泥鳅放进约六七成热的水中，去掉黏液后，再用清水洗净；红枣洗净，去核。②把洗好的泥鳅放进油锅中煎香，同时放姜片。③加入红枣，注入清水用大火烧开，然后转小火煮约20~30分钟。最后加盐调味即可。

15:00

日间加餐

竹笋具有低脂肪、低糖、多纤维的特点，能促进肠道蠕动，帮助消化，防止便秘。

芹菜竹笋汤

18:00

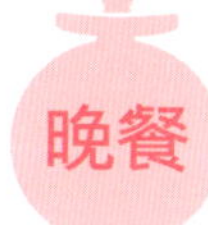

晚餐

本菜具有养血平肝、补虚通乳的功效，还可改善新妈妈肾虚腰痛、耳鸣等不适症状。

黄花炒猪腰
西芹百合
米饭

21:00

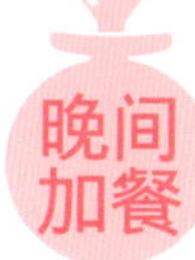

晚间加餐

丝瓜虾仁糙米粥美味、消肿又滋补。

丝瓜虾仁糙米粥
小馒头

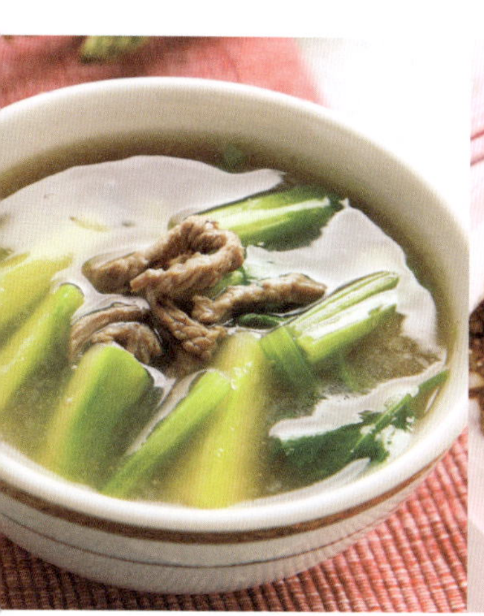

芹菜竹笋汤

原料： 芹菜100克，竹笋、肉丝、盐、酱油、淀粉、高汤、料酒各适量。

做法： ①芹菜择洗干净，切段；竹笋洗净，切丝；肉丝用盐、淀粉、酱油腌约5分钟。②高汤倒入锅中煮开后，放入芹菜、笋丝，煮至芹菜软化，再加入肉丝。③待汤煮沸加入料酒，肉熟透后加入盐调味即可。

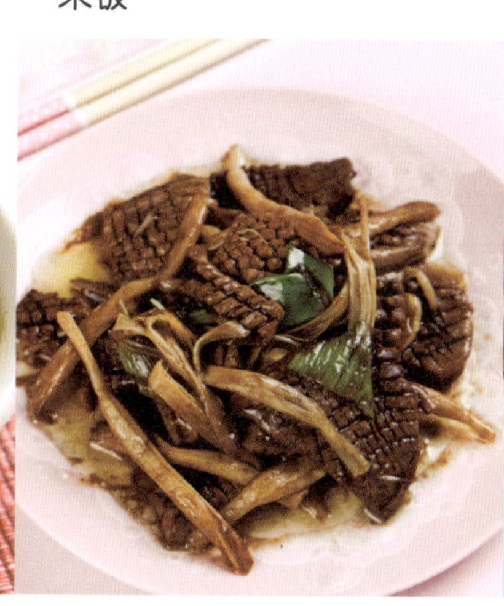

黄花炒猪腰

原料： 猪腰100克，干黄花菜50克，葱段、姜末、盐、水淀粉、油各适量。

做法： ①将猪腰切开，剔去筋膜，洗净，切成腰花块；黄花菜用水泡发，撕成条。②炒锅内把油烧热，先煸炒葱段、姜末，再爆炒猪腰，至变色熟透。③加黄花菜煸炒片刻，放盐和水淀粉，至汤汁透明即可。

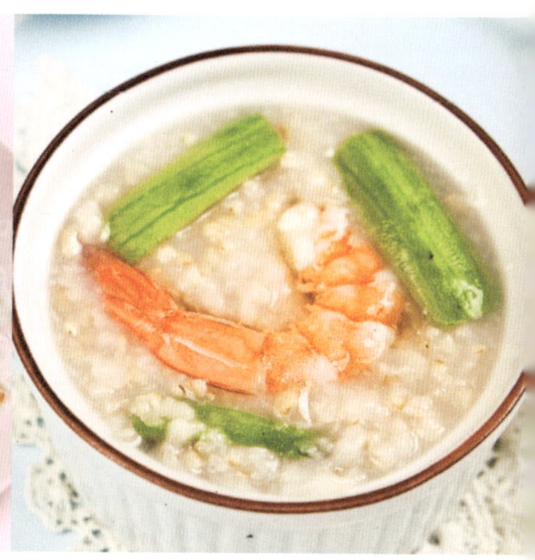

丝瓜虾仁糙米粥

原料： 丝瓜50克，虾仁40克，糙米60克，盐适量。

做法： ①将糙米清洗后加水浸泡约1小时，将虾仁洗净；丝瓜去皮，切段。②将糙米、虾仁放入锅中，加入2碗水，用中火煮15分钟成粥状。③丝瓜洗净，放入已煮好的粥内，煮六七分钟，加少许盐调味即可。

第36天

宝宝：感冒了一定要看医生

宝宝由于免疫系统尚未发育成熟，所以更容易患感冒，特别是在冬春季节出生的宝宝。一般宝宝感冒将持续7~10天，有时可持续2周左右。咳嗽往往是最晚消失的症状，会持续几周。3个月内的宝宝，一旦出现感冒的症状，应当立即就诊。

为什么会得枕秃

宝宝发生枕秃，主要是因为大部分时间都是躺在床上，脑袋跟枕头接触的地方容易发热出汗使头部皮肤发痒，而宝宝不能用手抓，也不会说自己的“痒”，因此通常会通过左右摇晃头部的动作，来“对付”自己后脑勺因出汗而发痒的问题。经常摩擦后，枕部头发就会被磨掉而发生枕秃。此外，如果枕头太硬，也会引起枕秃现象。

三种睡眠状态

在新手爸妈的眼里，宝宝似乎只会睡、吃、哭，但新生宝宝的实际状态远远不止这一点，就连睡都有几种状态。熟睡：眼睛闭合，身体平静，呼吸规律；浅睡：眼睛闭合，但身体有少量活动，眼球转动，呼吸不规律，面部有表情；瞌睡：眼睛不停睁开、闭合，且速度缓慢，有不同的身体运动，但运动也缓慢。

爸爸：给宝宝听听音乐

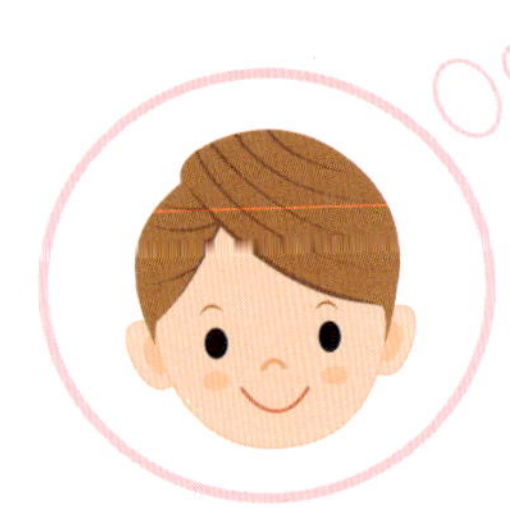

爸爸应为宝宝选择著名的音乐作品，曲目类型不限，只要旋律优美、格调优雅即可。听音乐可以提高宝宝的思维能力和想象能力，陶冶宝宝美好心灵，给宝宝以鼓舞和力量。经常听音乐的宝宝总是笑眯眯，不怕生人，说话早，活泼可爱，眼神聪慧明亮，左右脑综合发展，长大后聪明，情商高，创造性强。

妈妈：饮食重质不重量

对于摄入热量或营养所需量不甚了解的新妈妈，一定要遵循控制食量、提高品质的原则，尽量做到不偏食、不挑食。为了达到产后瘦身的目的，新好妈妈要按需进补，积极运动。

中药煲汤需留意

中药来煲汤给新妈妈进补要注意，不同的中药特点各不相同，用中药煲汤之前，必须通晓中药的寒、热、温、凉等特性。选材时，最好选择无副作用的枸杞子、当归、黄芪等。

骨盆疼痛怎么办

新妈妈产后骨盆疼痛主要是因为分娩时胎儿过大、产程过长、用力不当、姿势不正以及腰骶部受寒等原因。骨盆疼痛一般过几个月后，会自然缓解。如果长期不愈可去医院采用推拿按摩方法治疗，并可服消炎止痛药，即可减轻疼痛。同时注意多休息，少活动，避免过早下床，扭动腰部、臀部。但也不可绝对静止不动，还要适当做些简单的体育锻炼，如伸屈大腿的运动。

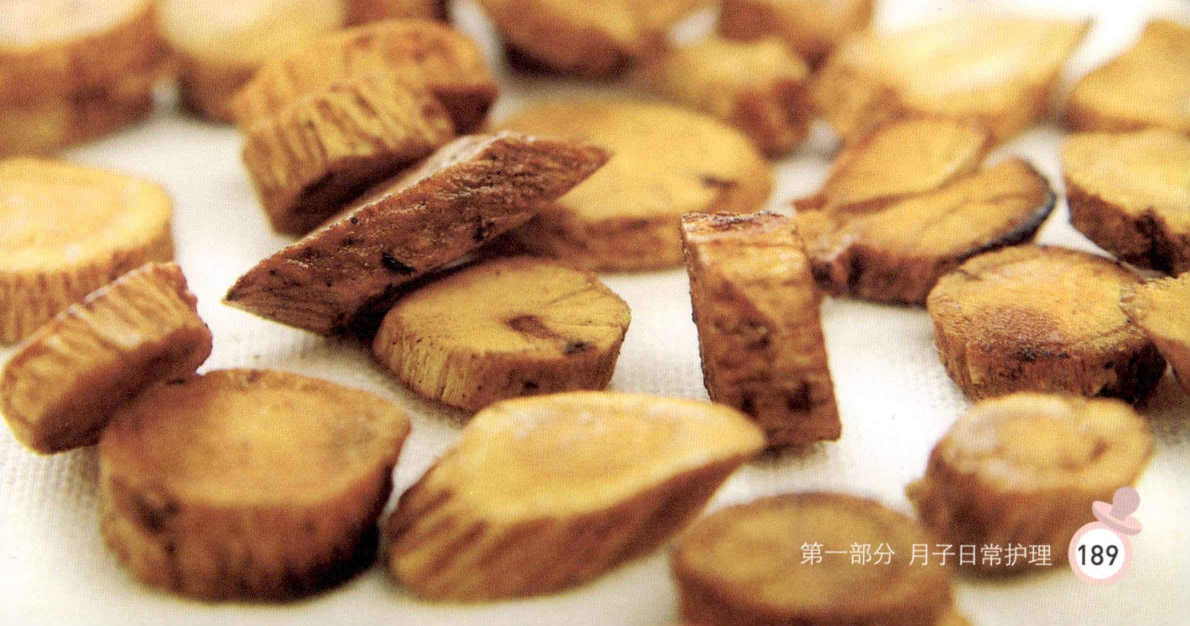

哺乳妈妈适当食用黄芪，可补气血，促进乳汁分泌。

月子餐

Day 36

为防止产后肥胖和水肿，新妈妈可多喝鲤鱼汤。鲤鱼的脂肪多为不饱和脂肪酸，能很好地降低胆固醇，有补脾健胃、利水消肿、通乳、清热解毒等作用，对各种水肿、腹胀、乳汁不通皆有益处。

8:00

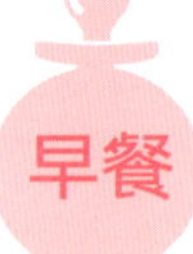

早餐

雪菜豆腐汤含有蛋白质、钙及维生素，有补钙、生肌、润肠胃、增进食欲的功效。

馒头
雪菜豆腐汤

12:00

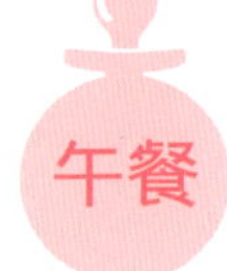

午餐

黄花菜有止血、消炎、清热、利湿、消食、明目、安神等功效。

鲤鱼汤
藕拌黄花菜
米饭

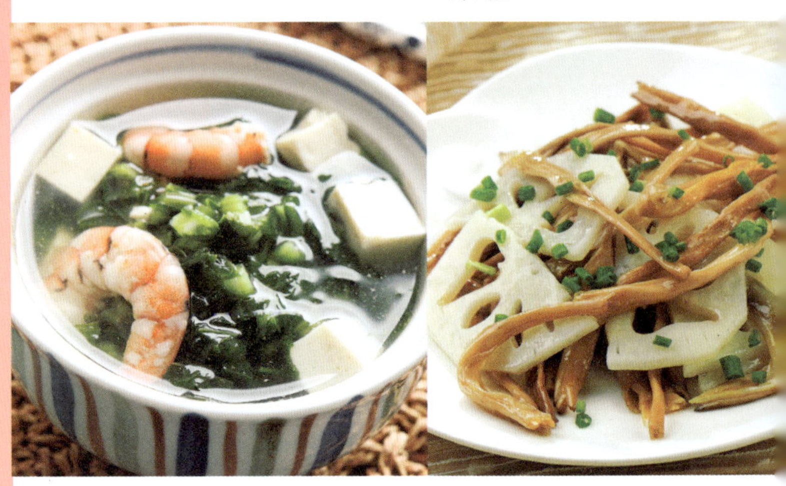

雪菜豆腐汤

原料：雪菜、豆腐各50克，油、虾仁、高汤、葱花、盐、香油各适量。

做法：①雪菜洗净，切成末；豆腐切成块，放入清水中；虾仁洗净，切好。②将葱花放入油锅爆香，放入雪菜翻炒片刻，加入适量高汤，煮沸后放入豆腐，烧至豆腐浮起时，放入虾仁煮熟，加入葱花、盐、香油即可。

藕拌黄花菜

原料：莲藕100克，干黄花菜30克，盐、葱花、高汤、水淀粉、油各适量。

做法：①将莲藕洗净，切片放入开水锅中略煮一下，捞出。②干黄花菜用冷水泡后洗净，沥干。③将葱花放入油锅中爆香，然后放入黄花菜煸炒，加入高汤、盐，炒至黄花菜熟透。用水淀粉勾芡后出锅。④将藕片与黄花菜略拌即可。

15:00

对牛奶有乳糖不耐症的妈妈，可以选择豆浆代替牛奶来补充体力。妈妈进补得顺利，宝宝摄取得会更得当。

豆浆莴笋汤

18:00

此汤钾盐含量高，钠盐含量低，有消肿而不伤正气的作用。

千层饼
西红柿炒鸡蛋
冬瓜丸子汤

21:00

玉竹能改善干裂、粗糙的皮肤状况，使之柔软润滑。

榛子
玉竹百合苹果羹

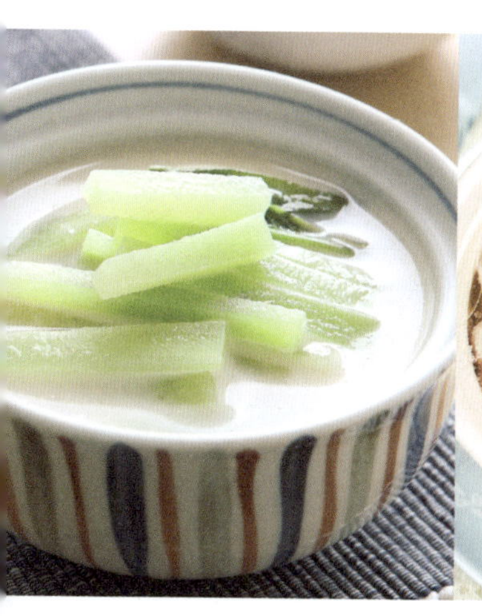

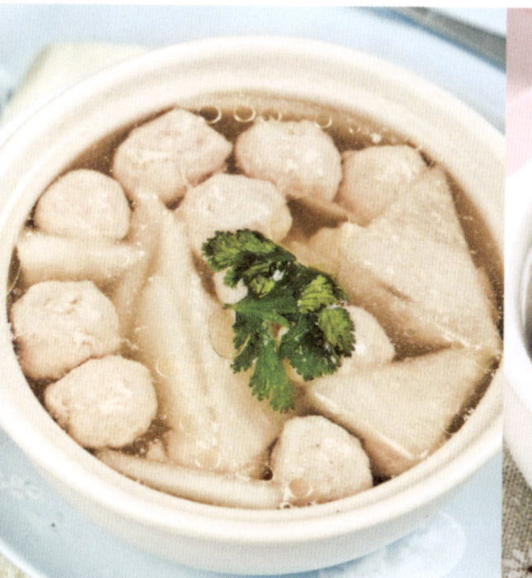

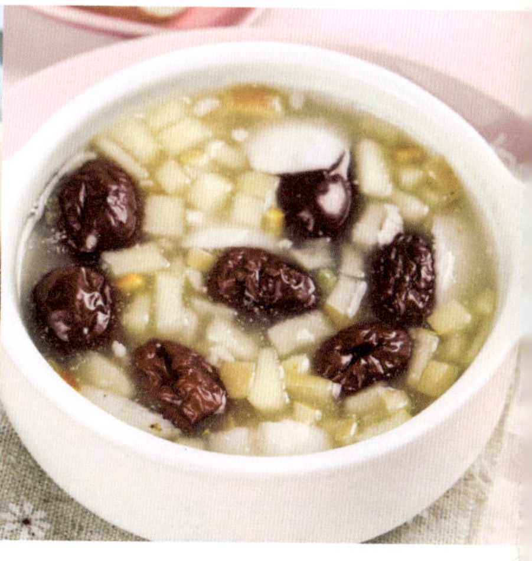

豆浆莴笋汤

原料： 莴笋100克，豆浆200毫升，姜片、葱段、盐、油各适量。

做法： ①将莴笋茎洗净去皮，切成条；莴笋叶切成段。②将锅置大火上，倒入油，烧至六成热时放姜片、葱段稍煸炒出香味。放入莴笋条、盐，大火炒至断生。③拣去姜片、葱段，放入莴笋叶，并倒入豆浆，放入盐，煮熟即可。

冬瓜丸子汤

原料： 猪肉馅、冬瓜各100克，蛋清1个，料酒、姜末、盐、香菜、香油各适量。

做法： ①冬瓜削皮，切成薄片；肉馅放入碗中，加入蛋清、姜末、料酒、盐，搅拌均匀。②锅中加水烧开，调为小火，把肉馅挤成肉丸子，放入锅中。③丸子全部挤好后开大火将汤烧沸，放入冬瓜片煮5分钟，加盐调味，放入香菜，滴入香油即可。

玉竹百合苹果羹

原料： 玉竹、鲜百合各20克，红枣10颗，陈皮6克，苹果100克，猪瘦肉50克。

做法： ①将玉竹洗净，切丁，鲜百合掰成片，洗净，苹果去核，切丁；猪瘦肉洗净，切末。②锅中放适量水，下玉竹、百合、红枣、陈皮、苹果，煮开时下猪瘦肉，用中火煮约2小时即可。

第37天

宝宝：便秘怎么办

如果宝宝除大便次数明显减少外，每次排便时还非常用力，并在排便后可能出现肛门破裂、便血，则应积极处理。千万不可用泻药，因为泻药有可能导致肠道的异常蠕动而引起肠套叠，如不及时诊治，可能造成肠坏死，严重时会危及宝宝的生命。

金银花煮水去痱

夏季新手爸妈应该如何预防宝宝生痱子呢？首先，注意宝宝皮肤的清洁卫生，给宝宝穿吸水性好的薄棉布，如果遇到气温过高的日子，可适当使用空调降低室温，同时注意环境通风。其次，不要一直抱着宝宝，以免宝宝长时间在大人怀中，散热不畅，捂出痱子。最后，介绍一种简单的治疗办法：用开水浸泡适量金银花，以棉签或纱布蘸金银花浸泡液轻抹患处，每天3次。

防止宝宝意外跌伤

为了宝宝的安全，家人不能单独把宝宝放在没有栏杆的小床上，也不要把宝宝单独放在桌子、椅子等高处。否则宝宝很容易摔下来，意外跌伤。如果大人有事离开，一定要把宝宝安顿好，确保安全可靠才能暂时离开。

爸爸：给宝宝选一个婴儿睡袋

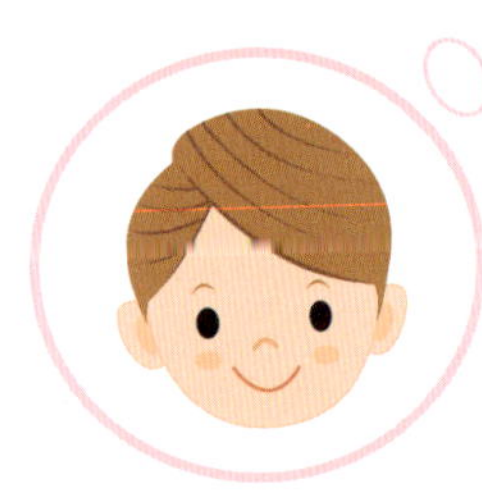

一个月大的宝宝睡觉还不会翻身，但双脚会蹬被子。新爸爸不要因为担心宝宝着凉就给宝宝穿很多的衣服，这样做是不对的。这时，应该给宝宝选一个合适的婴儿睡袋。宝宝睡眠中手脚容易上下挥舞，选一个宽松型的睡袋，既不会给宝宝束缚感，也能防止宝宝因为蹬被子而着凉。选择睡袋时，新爸爸要全面考虑到睡袋的透气性、吸水性、保温性等各方面性能。

妈妈：不喝浓茶、咖啡、碳酸饮料

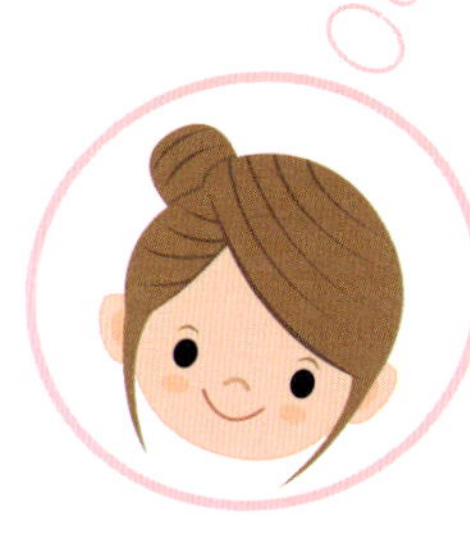

哺乳期间新妈妈不能喝浓茶。因为茶中的鞣酸易于与多种金属元素结合为不溶性的盐，从而造成矿物质缺乏，不利于新妈妈健康。咖啡还会使人体的中枢神经兴奋。虽然没有证据表明它对宝宝有害，但也同样会引起宝宝神经系统兴奋。碳酸饮料不仅会使哺乳妈妈体内的钙流失，它含有的咖啡因成分还会使宝宝吸收后烦躁不安。

少吃甜食

新妈妈应适当控制甜食的摄入，过多的甜食会影响食欲，糖分过剩还会在体内转化成脂肪，使人发胖。因而无论从健康还是身材方面考虑都应少吃甜食。

适当补充维生素

有些新妈妈发现产后身体免疫力下降，皮肤也变得不好了，其实这种情况大部分都是由于体内缺乏维生素造成的。此外，新生宝宝生长发育需要充足的维生素，妈妈体内维生素充足，才能保证乳汁中足够的维生素含量。

因此，产后妈妈应适当补充维生素，可多吃一些富含维生素的食物，如深绿色、黄绿色蔬菜和水果，也可以多晒晒太阳，以促进体内维生素D的合成。如有必要，还可以通过服食复合维生素片的方式补充维生素。

哺乳妈妈尤其不能喝茶，对自己和宝宝都不好。

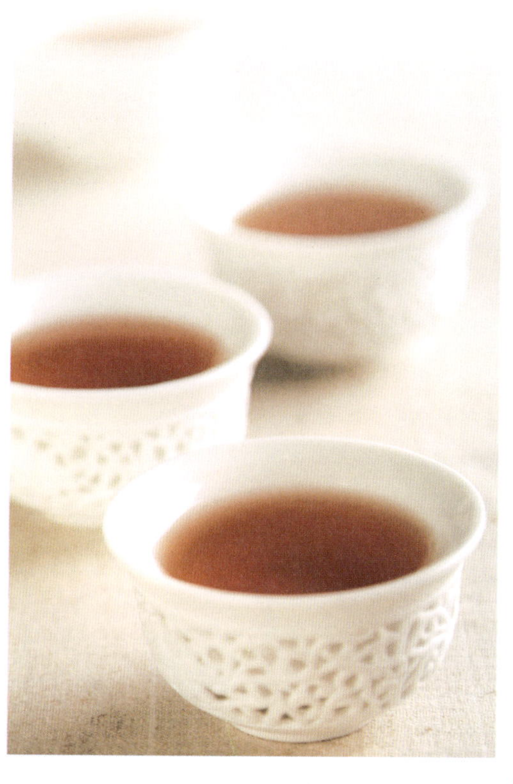

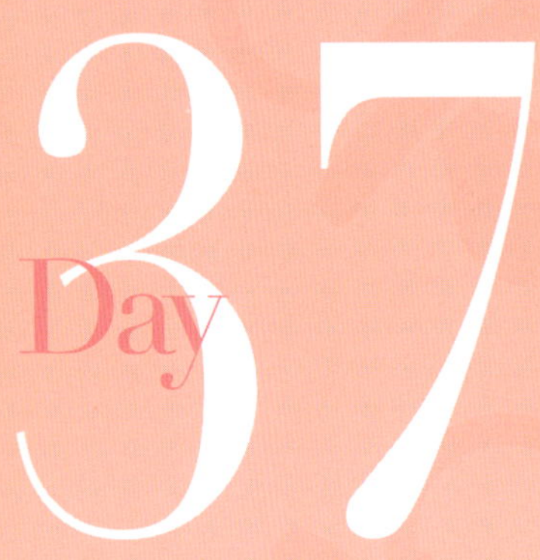

月子餐 37 Day

产后进补很容易让新妈妈体重增加，这对于产后的恢复并无益处。因此，新妈妈宜适度饮食，遵循少食多餐的原则，控制每餐食量。

8:00

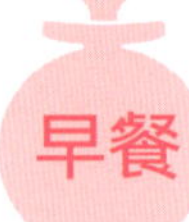

早餐

此粥既能为人体补充能量，提高免疫力，又能调节酸碱体质，起到良好的滋补作用。

玉米饼
芋头排骨粥

12:00

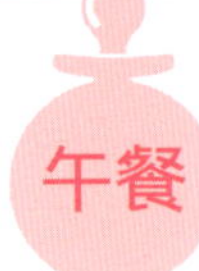

午餐

丝瓜清热解毒，鱼头具有充足的蛋白质，此汤能为新妈妈提供充足的营养。

清炒绿豆芽
丝瓜豆腐鱼头汤
米饭

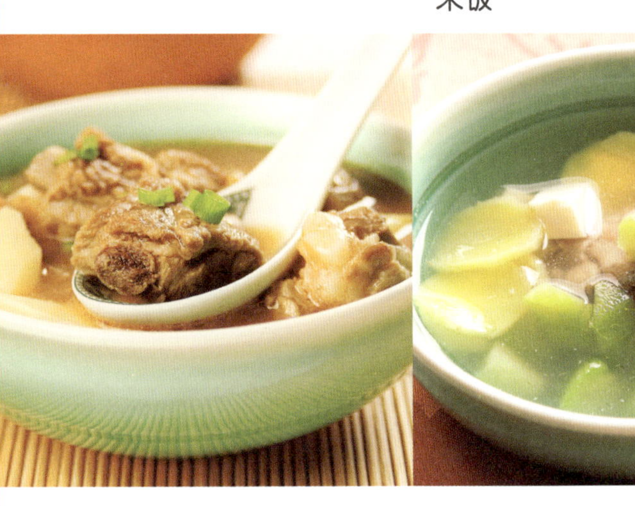

芋头排骨粥

原料：芋头1个，排骨50克，白粥1碗，虾米、高汤、葱花、盐各适量。

做法：①芋头去皮洗净后，切成丁状；排骨洗净剁成小块状。②以大火将芋头、排骨炸熟后取出沥干。③在锅中放入虾米炒出香味后，放入高汤、芋头、排骨，用中火将汤汁煮沸。④将白粥、盐放入锅中一起搅拌均匀。起锅时，撒入葱花即可。

丝瓜豆腐鱼头汤

原料：鱼头1个，丝瓜、豆腐各100克，姜片、盐各适量。

做法：①丝瓜去皮，洗净，切角形；鱼头洗净，劈开两半；豆腐用清水略洗，切块。②将鱼头和姜片放入锅中，注入适量清水，用大火烧沸，煲10分钟。③放入豆腐、丝瓜，再用小火煲15分钟，加盐调味即可。

15:00

此菜含多种氨基酸、维生素及钙、磷等微量元素和膳食纤维，能促进肠道蠕动。

香菇冬笋青菜

18:00

此菜能为新妈妈补充充足的钙质，口味清淡还不乏鲜美。

南瓜粥
虾米冬瓜
白菜排骨汤

21:00

豆芽能减少体内乳酸堆积，消除疲劳；黑木耳能养血驻颜，令人肌肤红润，容光焕发。

豆芽木耳汤

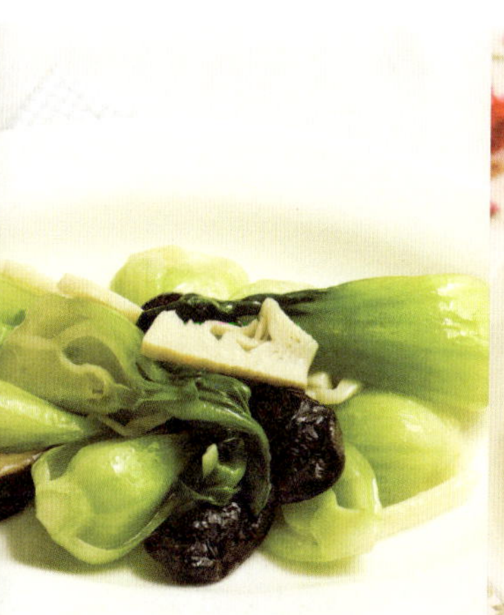

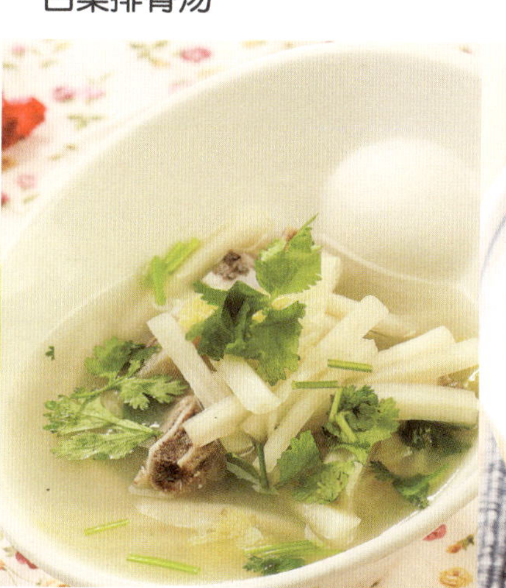

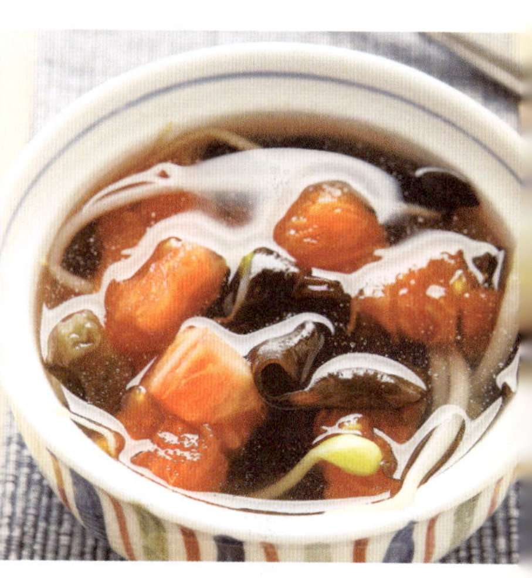

香菇冬笋青菜

原料：干香菇5朵，冬笋30克，青菜100克，盐、黄酒、白糖、葱花、姜末、香油、豆芽汤、水淀粉、油各适量。

做法：①青菜洗净，横着从中间片开，再切成片，下沸水锅中焯透。②香菇泡发后洗净，切半；冬笋洗净炸一下，待浮起后捞出。③在锅中将葱花、姜末爆香，加入黄酒、白糖、香菇、青菜煸炒，再加入豆芽汤，用水淀粉勾芡，加盐，淋上香油即可。

白菜排骨汤

原料：猪排骨100克，白菜叶150克，盐、葱花、姜末、醋各适量。

做法：①排骨斩成段，沸水中汆一下；白菜叶切成丝。②锅中倒入清水、醋，放入排骨，大火煮沸后改小火炖烂。③捞出排骨，剔除骨头后，肉切碎，将肉再倒入锅中，加入白菜丝、葱花、姜末、盐煮沸即可。

豆芽木耳汤

原料：黄豆芽100克，干黑木耳10克，西红柿1个，高汤、盐各适量。

做法：①西红柿的外皮轻划十字刀，放入沸水中烫熟，取出，泡冷水去皮，切块；干黑木耳泡发后切条。②锅中放入豆芽翻炒，加入高汤，放入黑木耳、西红柿，用中火煮熟，加入盐调味即可。

第38天

宝宝：无条件反射达70多种

新生宝宝的无条件反射活动达70多种，基本可以分成生存反射和原始反射。随着宝宝神经系统完善，宝宝的原始反射逐渐消失。如果这些反射未及时出现，则需要做神经学检查；若这些反射持续存在的时间过久，要考虑神经系统发育是否正常。

咳嗽怎么办

宝宝咳嗽的原因有很多，如冷空气刺激、呼吸道感染和过敏等。因此最好针对宝宝咳嗽的原因来护理，必要时要带宝宝去医院就诊。在给宝宝使用任何止咳药和抗生素之前，必须咨询医生，并严格按照医生建议的方法和剂量来给宝宝服用。新手爸妈可尝试水蒸气止咳法：在宝宝咳嗽剧烈时，让宝宝吸入水蒸气，潮湿的空气有助于缓解宝宝呼吸道黏膜的干燥，湿化痰液，平息咳嗽。此外，还要注意以防水温过高烫伤宝宝。

得了湿疹怎么办

宝宝得了湿疹，妈妈在患处可用消毒棉花蘸些消毒过的石蜡油、花生油等油类浸润和清洗，不可用肥皂或用水清洗。局部黄水去净、痂皮浸软后，用消毒软毛巾或纱布轻轻揩拭并除去痂屑，再涂上少许蛋黄或橄榄油。过敏严重的要在医生的指导下用药。哺乳妈妈要少吃或暂不吃鲫鱼汤、鲜虾、螃蟹等诱发性食物，多吃豆制品等清热食物；不吃刺激性食物，如蒜、葱、辣椒等，以免乳汁加剧宝宝的湿疹。

爸爸：训练宝宝的嗅觉

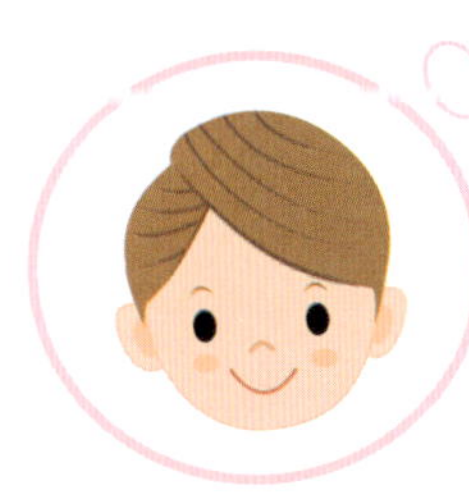

训练目的： 宝宝的嗅觉和味觉都很发达了，通过让宝宝被动地嗅不同的气味，品不同味道的食物，可以刺激宝宝的嗅觉和味觉器官。

训练方法： 爸爸可以尝试着把不同气味的物体给宝宝闻，如妈妈的衣服、宝宝的衣服等，看看宝宝的反应如何。也可以把宝宝抱在怀里，将苹果放在宝宝鼻子下方，来回移动3次，间隔10秒钟后，换成橙子再进行。如宝宝脸部肌肉有抽动，就表明有良好的刺激作用。

妈妈：穿着多注意

坐月子期间，新妈妈的衣着要随着气候变化而进行相应的增减调配，穿着应注意以下要点：衣着应宽大舒适，紧身的装束不利于血液流畅，特别是乳房受挤压极易患乳腺炎；注意衣服质地，新妈妈的衣服以选择棉、麻、丝、羽绒等制品为宜，这些纯天然材料十分柔软、透气性好、吸湿、保暖；衣着要厚薄适中，天热最好穿短袖，不要怕暴露肢体，如觉肢体怕风，可穿长袖衣。

可做简单的家务

这周，大部分新妈妈的身体已经恢复，但也不能因为身体已有一定恢复就开始进行繁重的劳动。应避免长时间站着或集中料理家务，因为此时身体还是相对虚弱的。可以做一些简单的家务，比如做饭、用洗衣机洗衣服、给宝宝洗澡等。

多吃清火食物

因为还在给宝宝哺乳，所以新妈妈如果上火了，一些清火的药最好不要吃，性寒凉的食物也不能多吃。平时吃东西时要注意，不能吃辛辣的食物，不要吃橘子等其他热性水果，少吃或不吃热性佐料，如花椒、茴香等，这些东西容易引起上火。上火了可适量吃些绿豆、柚子、芹菜等清火食物。

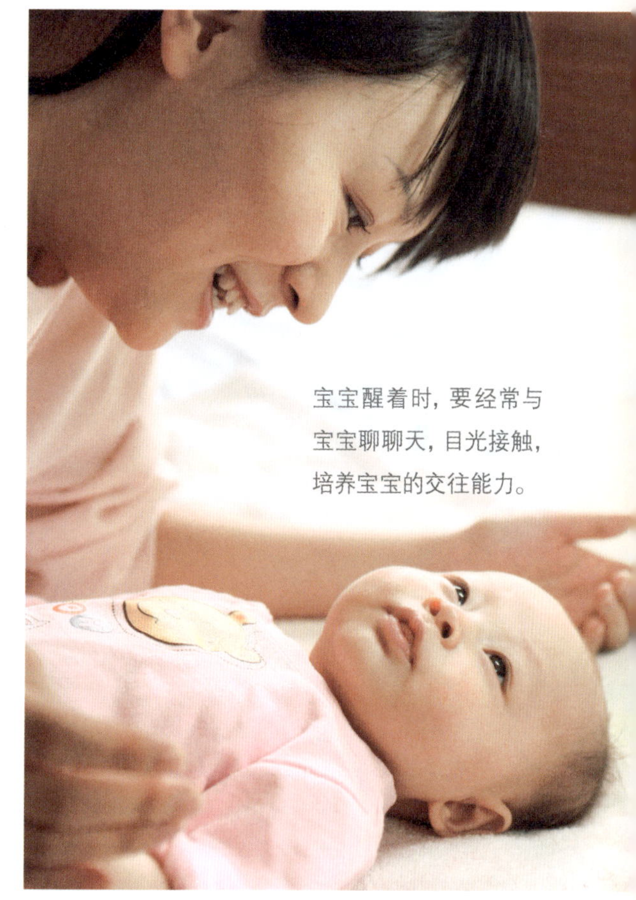

宝宝醒着时，要经常与宝宝聊聊天，目光接触，培养宝宝的交往能力。

月子餐

Day 38

产后有些新妈妈出现了乳房下垂，眼皮、脸颊、上臂、腹、腿等肌肉松弛的现象。很多人认为是哺乳的缘故，殊不知饮食调养不良才是罪魁祸首。酸咸食物容易导致肌肉无力及下垂松弛，因此新妈妈不宜吃酸咸食物，月子餐的口味以清淡为主。

8:00

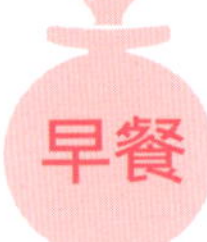

早餐

此粥具有补脾胃、益气血、除湿气、消水肿、强筋骨等作用。

甜菜黄瓜
滑蛋牛肉粥

12:00

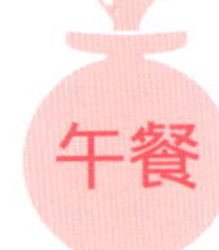

午餐

豆腐是补益清热的食品，可以补中益气、清热润燥、生津止渴、清洁肠胃。

炒猪肝
紫菜豆腐汤
米饭

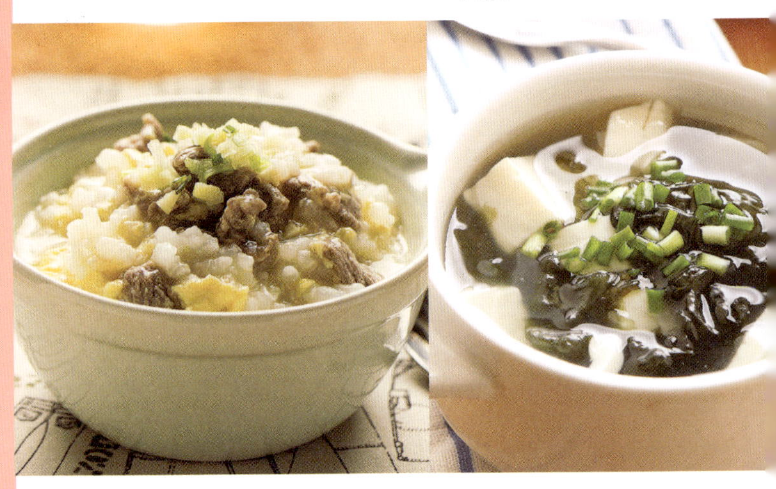

滑蛋牛肉粥

原料： 牛肉、大米、糯米各30克，鸡蛋1个，葱花、姜片、香油、盐各适量。

做法： ①大米、糯米清水浸泡；牛肉洗净切丁。②水中加入大米、糯米，大火煮开后转小火煮至米开花。③加入姜片、牛肉丁、蛋黄，撒上葱花。稍煮片刻加入盐，倒入香油，煮沸即可。

紫菜豆腐汤

原料： 豆腐150克，干紫菜25克，葱花、盐、香油各适量。

做法： ①将干紫菜泡发，用清水洗去泥沙；豆腐切块。②将泡好的紫菜、豆腐块一同放入锅中，加适量清水，用大火煮沸，转小火继续煮至豆腐熟透。③出锅时加盐调味，撒上葱花、香油即可。

15:00

此羹具有滋养肺胃、生津润燥、理气开胃、促进食欲的作用。

橘瓣银耳羹

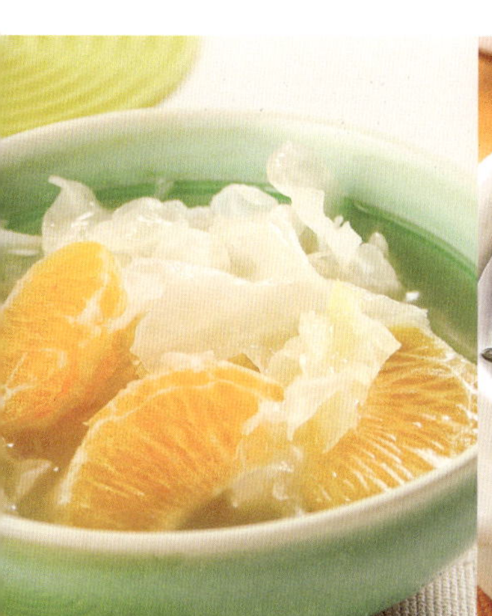

橘瓣银耳羹

原料：干银耳15克，橘子100克，冰糖适量。

做法：①将干银耳用清水浸泡，涨发后去掉黄根与杂质，洗净；橘子去皮，掰好橘瓣。②将银耳放入锅中，加适量清水，大火烧沸后转小火，煮至银耳软烂。③将橘瓣和冰糖放入锅中，再用小火煮5分钟即可。

18:00

海带是一种碱性食品，增加人体对钙的吸收，同时减少脂肪在体内的积存。

白萝卜海带汤
煎鸡蛋
米饭

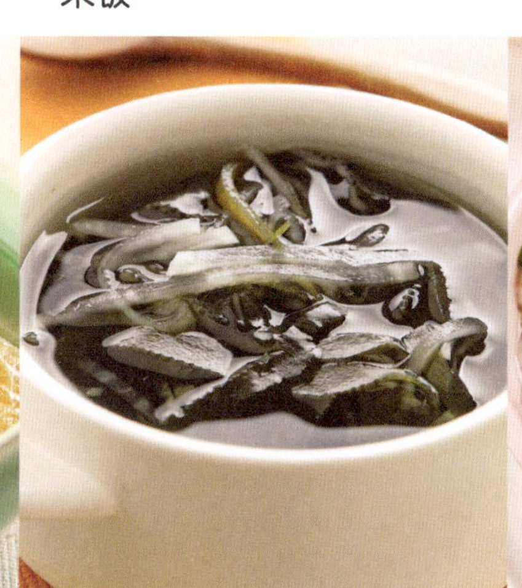

白萝卜海带汤

原料：鲜海带50克，白萝卜100克，盐适量。

做法：①海带洗净切成段；白萝卜洗净去皮切丝。②将海带、白萝卜丝一同放入锅中，加适量清水，大火煮沸后转小火慢煮至海带熟透。③出锅时加入盐调味即可。

21:00

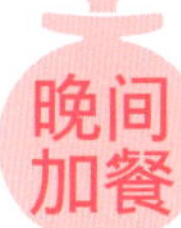

鸡肝含丰富的营养，对血虚头晕、视物昏花的新妈妈很有帮助。

鸡肝粥
小馒头

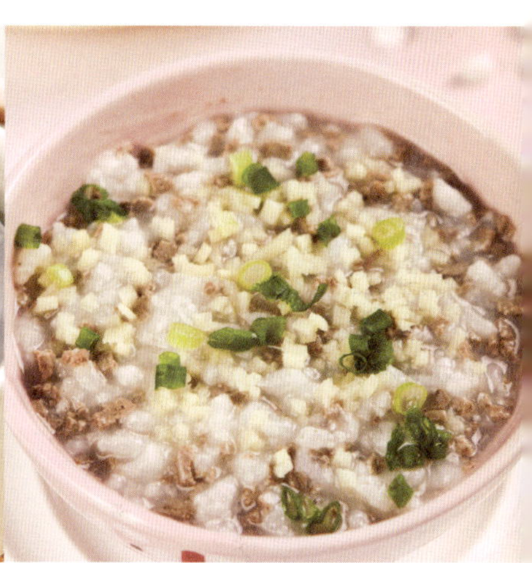

鸡肝粥

原料：鸡肝、大米各100克，葱花、姜末、盐各适量。

做法：①将鸡肝洗净，切碎；大米洗净。②鸡肝与大米同放锅中，加清水适量，煮为稀粥。③待熟时放入葱花、姜末、盐，再煮3分钟即可。

第39天 宝宝：用自己的方式表达需求

新生宝宝能用各种方式来让爸妈明白自己的需求，并且会根据妈妈说话的语调、表情来做出反应。新生宝宝听到爸爸妈妈批评自己时，会表现出委屈、眼泪汪汪的样子；想要妈妈抱时，也会根据妈妈回应自己的声音和动作，来决定采取哭或不哭的策略。

如何正确给宝宝喂药

给宝宝喂药的过程是最让新手爸妈难受的。但孩子生病，药是一定要喂的。不过新生宝宝的味觉尚未发育成熟，因此对于吃进的各种食物味道不太敏感，可以把药研成细粉溶于温水中喂服。喂药时，最好把宝宝的头偏向一侧，把小勺紧贴宝宝嘴角慢慢灌入。等宝宝把药全部咽下去，再用勺喂少量糖水。

母乳喂养的宝宝不需喂水

母乳中含有充足的水分，吃母乳的宝宝用不着额外喂水。母乳大部分是水分，可满足宝宝的需要。新生儿因为尚未添加副食品，饮食来源几乎完全靠吃奶，所以无论是母乳喂养，还是配方奶喂养，其中近85%以上都是水分，吃奶和喝水几乎一样。

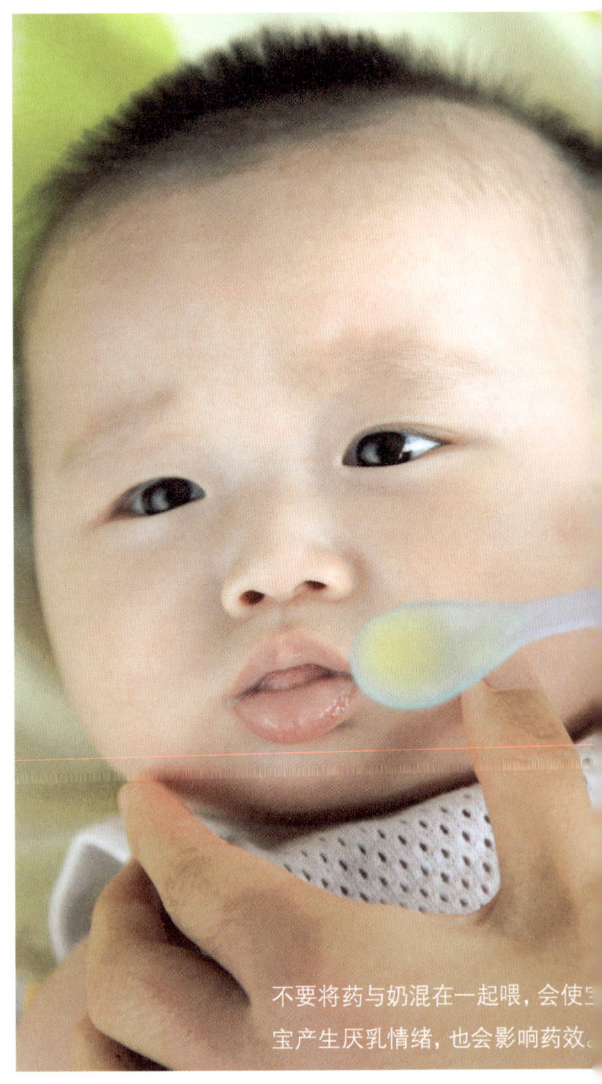

不要将药与奶混在一起喂，会使宝宝产生厌乳情绪，也会影响药效。

爸爸：给宝宝建立健康档案

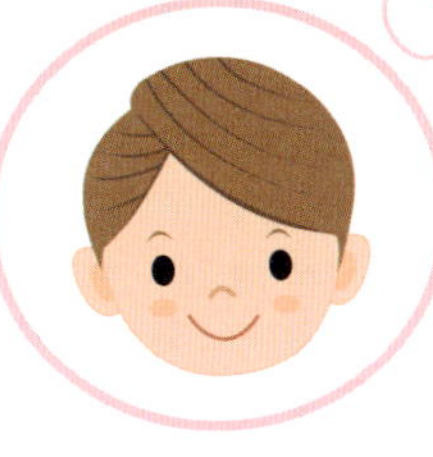

从宝宝出生到现在，爸爸已经发现并解决了宝宝的许多问题，宝宝的每一点进步也零零碎碎地写在日记本里，但是查阅起来很不方便。不如学习社区保健站的做法，给宝宝建一个健康档案，把宝宝身体生长发育情况、接种疫苗记录、病历收藏部分、过敏史、家族病史、心理发育等内容收录起来，不仅能让家人重温宝宝的成长过程，在宝宝生病时也能给医生做参考，方便治疗。

妈妈：子宫渐渐复原

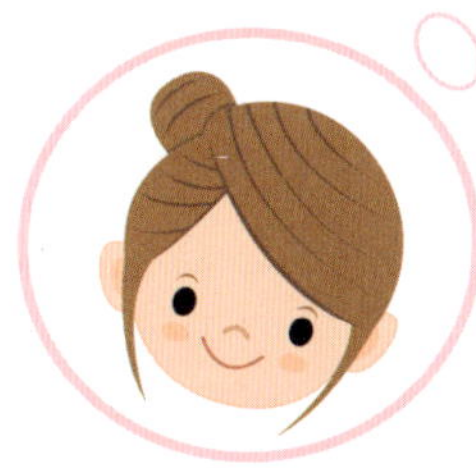

这期间，产后新妈妈的子宫体积已经收缩到原来的大小，子宫内膜基本复原，子宫已经无法摸到，产后第5周如恶露仍不净，就要留意是否是子宫复原不全，子宫迟迟不入盆腔而导致的恶露不净。

养颜食材可以吃

新妈妈在分娩后体内的雌性激素又恢复到先前的水平，所以很容易使妊娠纹更加明显，皮肤变得粗糙、松弛，甚至产生细纹。本周新妈妈可适时增加一些养颜食材，为健康和美丽加分。各类新鲜水果、蔬菜含有丰富的维生素C，具有消褪色素的作用，如柠檬、猕猴桃、西红柿、土豆、圆白菜、冬瓜、丝瓜、黄豆等。而牛奶也有改善皮肤细胞活性，延缓皮肤衰老，增强皮肤张力，刺激皮肤新陈代谢，保持皮肤润泽细嫩的作用。

宜吃蔬果皮，瘦身、排毒两不误

冬瓜皮、西瓜皮和黄瓜皮这三种蔬果皮，在所有蔬果皮中最具清热利湿、消脂瘦身的功效，因此可常将三皮加在餐中。食用西瓜皮需先刮去蜡质外皮，冬瓜皮需刮去绒毛硬质外皮，黄瓜皮可直接食用。也可将三皮一起焯熟，冷却后加盐和醋拌成凉菜食用。

月子餐

Day 39

新妈妈的月子餐中可适量加入清淡的汤品，饮食方面喝些清淡的汤，再加上些时令蔬菜，可防止上火。也可喝一些新鲜果汁，新鲜果汁和清汤既富含维生素，又富含矿物质，可以促进产后新妈妈身体的恢复，也能满足宝宝的营养需要。

8:00

早餐

南瓜富含维生素A，能促进眼睛恢复。此粥味道可口，容易消化，还可预防新妈妈便秘。

南瓜油菜粥
煮鸡蛋

12:00

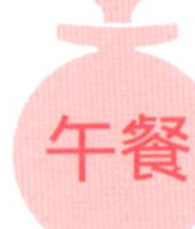

午餐

鸡肉富含蛋白质和多种维生素，山药可补虚益气，此道佳肴既滋补又下乳。

山药香菇鸡
冬瓜海带汤
米饭

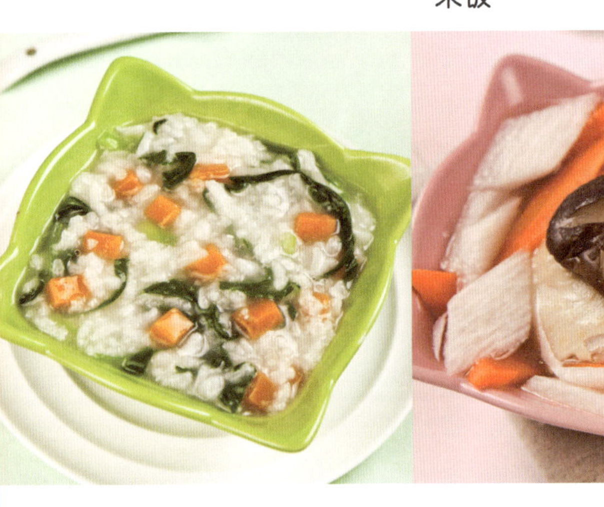

南瓜油菜粥

原料： 大米50克，南瓜40克，油菜20克，盐适量。

做法： ①南瓜去皮，去子，洗净切成小丁；油菜洗净，切碎；大米淘洗干净。②锅中放大米、南瓜丁、油菜，加适量水煮熟，最后加盐调味即可。

山药香菇鸡

原料： 山药、胡萝卜、干香菇各20克，鸡腿50克，盐、白糖各适量。

做法： ①山药洗净去皮，切厚片；胡萝卜洗净、切片；干香菇泡软、去蒂，切十字刀；鸡腿洗净，剁成小块，在开水中汆一下，去血水后冲洗干净。②将鸡腿放锅内，加入盐、白糖、香菇和适量清水，开锅后转小火。③再煮10分钟后加入胡萝卜、山药煮熟，汤汁稍干时即可出锅。

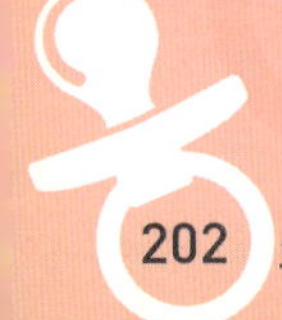

15:00

紫菜富含钙、铁、碘和胆碱，能增强记忆，改善新妈妈贫血状况，还可辅助治疗产后水肿。

紫菜包饭

18:00

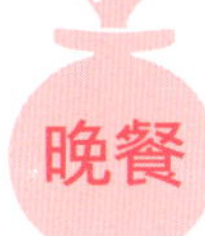

排骨汤面含有丰富的优质蛋白质、脂肪、碳水化合物和多种矿物质。

排骨汤面
花卷
西蓝花牛柳

21:00

薏仁有利小便的功效。百合中含有百合苷，有镇静和催眠作用，红枣则是天然的补血上品。

薏仁红枣百合汤

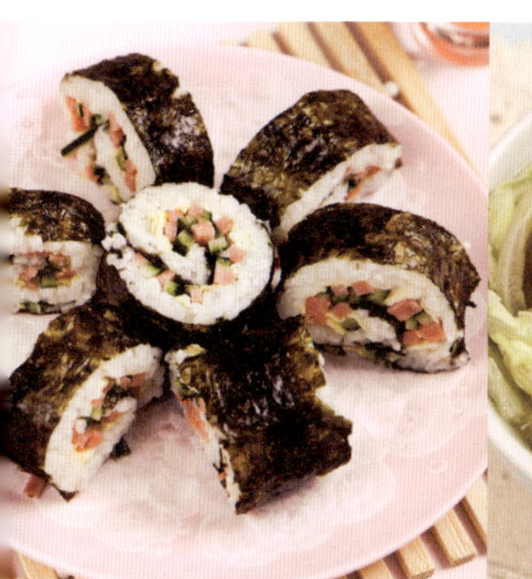

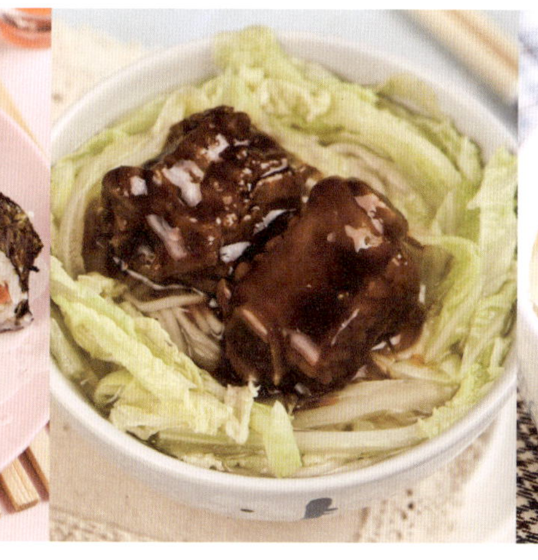

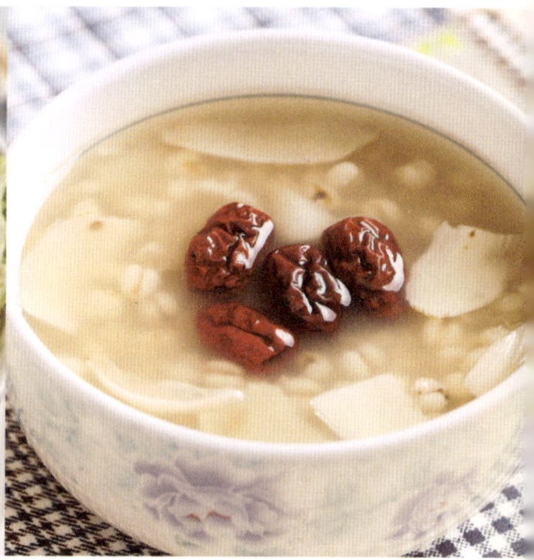

紫菜包饭

原料：糯米50克，鸡蛋1个，紫菜10克，火腿丁、黄瓜、沙拉酱、米醋各适量。

做法：①黄瓜洗净，切条，加米醋腌制；糯米蒸熟，倒入米醋，拌匀晾凉。②将鸡蛋摊成饼，切丝。③将糯米平铺紫菜上，再摆上黄瓜条、火腿丁、鸡蛋丝、沙拉酱，卷起，切3厘米厚片即可。

排骨汤面

原料：面条100克，猪排骨50克，小白菜30克，葱花、盐、酱油、干面粉、油各适量。

做法：①小白菜洗净，焯熟，切丝。②猪排骨剁块，加入酱油、盐腌10分钟，再加入干面粉拌匀。③油锅烧热，放入排骨块，炸熟，捞出沥油。④将面条煮熟。锅内倒入清汤烧开，加入酱油、盐、葱末搅匀，分别浇入面碗中，再分别放上排骨和小白菜丝即可。

薏仁红枣百合汤

原料：薏仁100克，鲜百合20克，红枣10颗。

做法：①将薏仁淘洗干净，放入清水中浸泡4小时。②鲜百合洗净，掰成片。③红枣洗净。④将泡好的薏仁和清水一同放入锅内，用大火煮开后，转小火煮1小时。⑤1小时后，把鲜百合和红枣放入锅内，继续煮30分钟即可。

第40天

宝宝：长时记忆持续增强

宝宝的长时记忆在持续增强。当感觉饿了，宝宝会蜷缩起身体，等待着美味的奶，当听见玻璃奶瓶在洗碗池上碰撞的声音，热奶器发出声时，宝宝知道有奶喝了。这些同准备奶有关的举动，都会唤起宝宝对上次喂奶以及以前喂奶的幸福记忆。

扁平足是怎么回事

细心的新手爸妈会发现，宝宝竟然是扁平足。其实这是正常的，相反，如果宝宝在生长初期就有很高的足弓反而是一种不良的信号，因为它预示着宝宝会有神经或肌肉方面的问题。等宝宝到了4~6岁的时候足弓才会发育好。

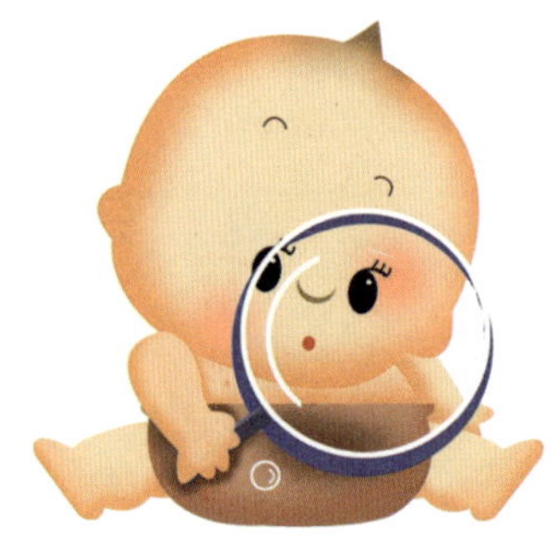

重视宝宝的大脑发育

宝宝出生以后，大脑就进入了发育的时期，脑细胞的体积和其他很多物质都开始生长。影响宝宝大脑发育的原因主要有两个，一是营养，二是环境。大部分的新手爸妈都知道给宝宝吃鱼肝油、喝配方奶粉，这些营养的补充效果固然好，但是环境的作用同样不能忽略，实际上，环境的作用远胜于营养，甚至比营养更关键。大脑的发展过程需要外界信息的大量输入才能完成，外界信息的输入越多，对神经突触的刺激和使用越频繁，越有利于大脑智力的发展。因此，新手爸妈应多与宝宝交流，注重训练宝宝的各种能力。

爸爸：让宝宝远离小动物

有小动物的家庭，新爸爸要特别注意对宝宝的看护。可将小动物转移到别处，同时随时注意关上宝宝的房门，严防小动物钻进室内伤害宝宝。有老鼠的居室要积极灭鼠，在宝宝吃完奶后，新爸爸可用湿毛巾轻擦宝宝的口鼻，以免奶香味招来鼠虫。

妈妈：呼吸法预防乳房下垂

充足的氧气是营造良好体内环境的重要因素，科学合理的呼吸方式可以改善乳房下垂状况。胸前合掌，深深地吸气，并用力合掌，使左右肘与臂成一字形，用力到双肩发抖，然后徐徐呼气，并卸去手臂力量，使手臂放松。一呼一吸的时间可至8秒钟，每天坚持此呼吸法5分钟，可预防乳房下垂。

产后月经什么时候来

产后月经恢复时间，与妈妈的年龄、卵巢功能恢复、是否哺乳、哺乳时间等因素有关，所以并没有明确的答案，每个妈妈的情况都不一样。

大体上，没有进行哺乳的妈妈一般会在产后3个月左右出现月经复潮。哺乳妈妈月经和排卵恢复会稍晚一些，在产后4~6个月出现。但也有的妈妈在产后第1个月月经就按时报到了，也有些妈妈在哺乳期间一直没出现月经，甚至有的哺乳妈妈会在产后1年才出现月经复潮，这都是正常现象，新手妈妈不必过于担心。

警惕妇科炎症

分娩时，女性产道完全打开，细菌很可能会进入产道，甚至是宫颈内，而产后新妈妈身体免疫力明显下降，身体恢复期内若没有精心护理，就会诱发妇科炎症。新妈妈一定要注意私处卫生，谨慎护理，避免使用不合格的卫生用品。一旦出现妇科炎症，要及时到医院就诊。

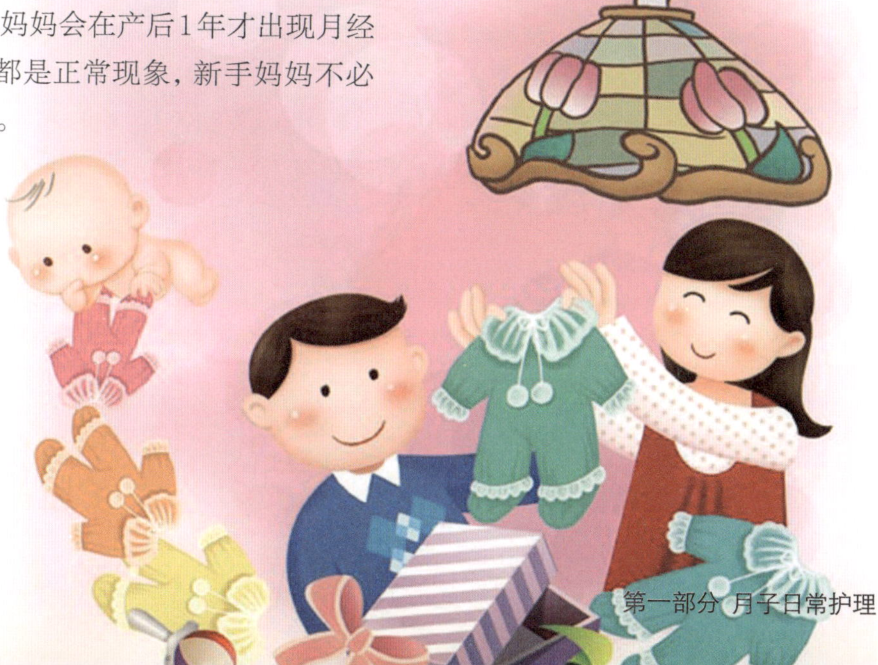

月子餐 Day 40

新妈妈不要为了尽早恢复身材而过于偏食素菜，尤其是母乳喂养的新妈妈，要保证每天摄入足够的蛋白质，做好荤素搭配，不仅有利于吸收蛋白质，也能起到调节胃肠的作用，可以避免新妈妈受到便秘、母乳不足等困扰。

8:00

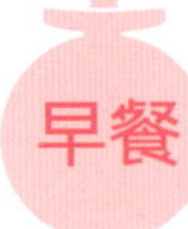

早餐

此汤具有养血活血、清热解毒的作用，既能增加乳汁的分泌，又能促进子宫恢复。

猪肉包
豆腐酒酿汤

12:00

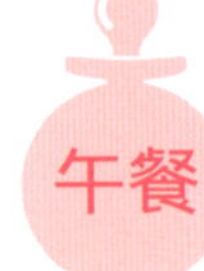

午餐

羊肉与粉条等食物共煮制成汤，有滋补强身的作用。

清炒冬瓜
羊肉粉丝汤
米饭

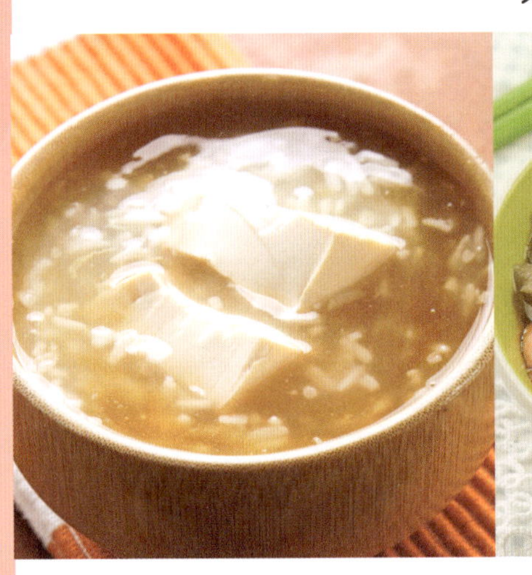

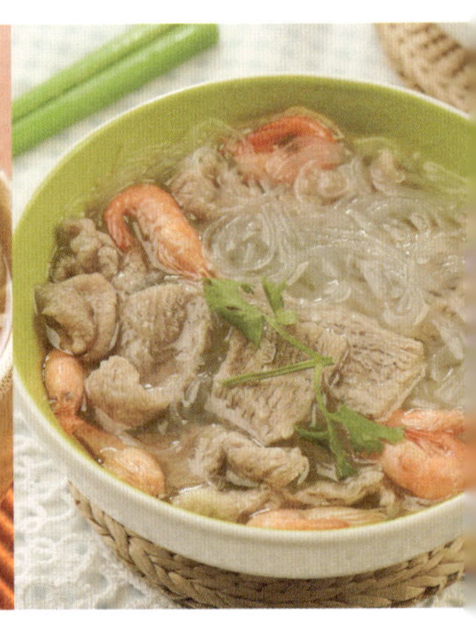

豆腐酒酿汤

原料：豆腐100克，红糖、酒酿各适量。

做法：①将豆腐切成小块。②锅中加入适量清水煮沸，把豆腐、红糖、酒酿放入锅内，煮15~20分钟即可。

羊肉粉丝汤

原料：羊肉150克，干粉丝20克，虾、葱花、姜丝、醋香菜段、盐、油各适量。

做法：①将羊肉洗净，切片；虾去线、头；粉丝用开水浸泡。②锅中放油烧热放入羊肉煸炒至干，加醋③加入虾、姜丝、葱花，倒入适量清水，用大火煮沸后撇去浮沫。④改用小火煨煮至羊肉熟烂，加入粉丝撒上香菜，加盐调味，煮沸即可。

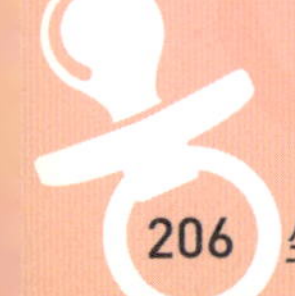

15:00

此粥营养丰富，鸡蛋可以补充小米优质蛋白的不足，适合哺乳妈妈经常食用。

小米鸡蛋红糖粥

18:00

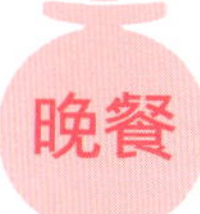

虾酱营养丰富，同鸡翅一起食用，在增加泌乳量的同时也能促进母乳质量的提高。

圆白菜炒香菇
虾酱蒸鸡翅
米饭

21:00

此粥品对产后有轻微抑郁症的新妈妈有益，并能延缓衰老，预防健忘。

莲子芡实粥
榛仁

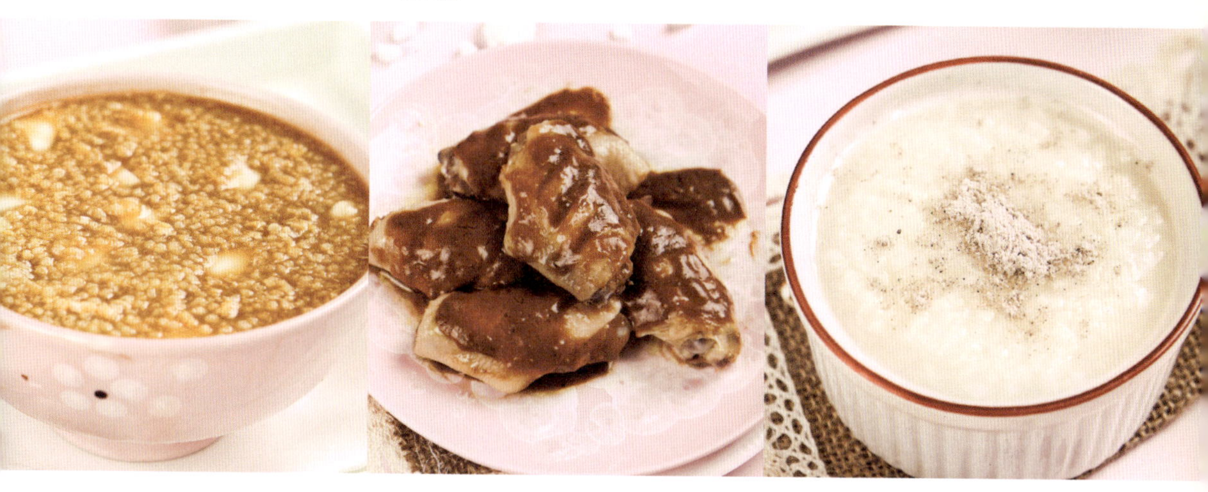

小米鸡蛋红糖粥

原料：小米50克，鸡蛋2个，红糖适量。

做法：①先将小米洗净，然后在锅里加适量清水，烧开后加入小米，待煮沸后改成小火熬煮，直至米烂。②再往粥里打散鸡蛋，搅匀，略煮，出锅前放入红糖即可。

虾酱蒸鸡翅

原料：鸡翅中100克，虾酱10克，姜片、水淀粉、盐、白糖、油各适量。

做法：①洗净翅中，沥干水分，在翅中上划几刀，用水淀粉和盐腌制15分钟。②将腌好的鸡翅中加入虾酱、姜片、白糖、油和适量的盐拌匀，放进容器，盖上盖儿。③放进微波炉用大火蒸8分钟，取出即可。

莲子芡实粥

原料：大米50克，莲子15克，核桃仁、芡实各20克。

做法：①将大米、莲子、核桃仁、芡实洗净，浸泡水中2小时。②把莲子、核桃仁、芡实放入榨汁机中打碎。③将打碎的材料和大米倒入锅中，加适量水，以小火熬煮成粥即可。

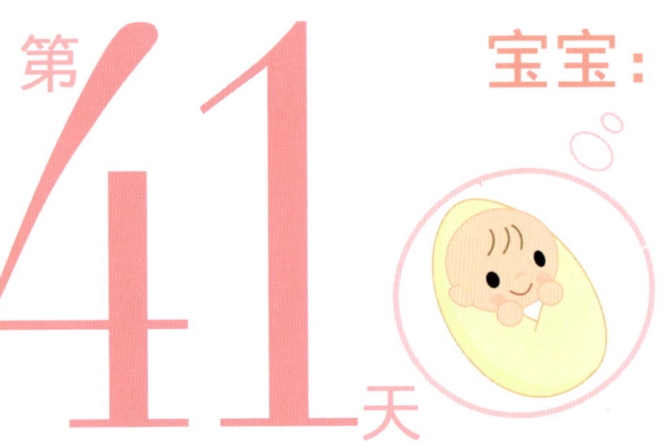

第41天 宝宝：模仿能力越来越强

新生宝宝有非常强的模仿能力，比如对语言的学习和表情的掌握等。在宝宝吃饱、睡饱，且醒着的状态下，与宝宝对视，慢慢伸出舌头，每20秒钟重复一次，一会儿你就会发现宝宝的嘴唇在动，那是宝宝在努力学习你的样子，想要伸舌头。

拉肚子怎么办

宝宝拉肚子时的护理要点：①隔离与消毒：接触生病宝宝后，应及时洗手；宝宝用过的碗、奶瓶、水杯等要消毒；衣服、尿布等也要用开水烫洗。②注意观察病情：记录宝宝大便、小便和呕吐的次数、量和性质，就诊时带上大便采样，以便医生检验、诊治。③外阴护理：勤换尿布，每次大便后用温水擦洗臀部，女宝宝应自前向后冲洗，然后用软布吸干，以防泌尿系统感染。

不爱睡觉真愁人

对于精力过于旺盛的宝宝，白天增加活动量减少睡眠是主要的措施，宝宝玩累了，晚上自然睡得香。当然，胎儿时期的作息也会影响宝宝现在的作息习惯。妈妈怀孕时如果经常熬夜，宝宝出生后自然会受影响。如果是这个原因，那么可以用减少白天睡眠，让宝宝多玩一会儿的方法来解决。有时，宝宝是心理需求没有得到满足而不愿睡觉，此时尽量多给宝宝一些关爱。

纸尿裤不能包太紧，两侧最好留有1根手指的余地。

爸爸：与宝宝玩“乘飞机”游戏

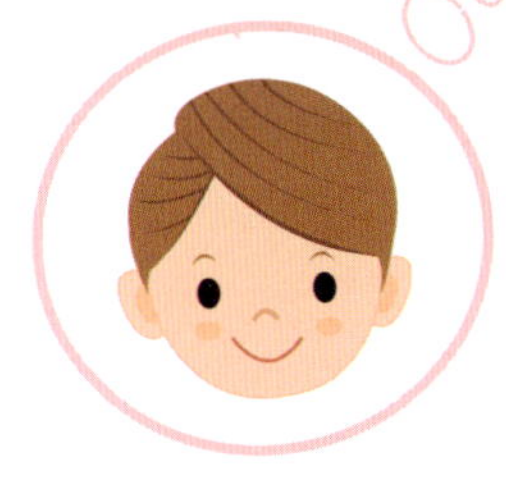

爸爸可以与宝宝玩“乘飞机”的游戏，让宝宝俯卧在爸爸的手臂上，爸爸一边说“飞机开了”，一边慢慢地绕圈转动，妈妈要站在一旁拍手，并呼唤宝宝的名字。爸爸右转转、左转转，将宝宝的身体稍向前下方，让宝宝把头抬起来，看着妈妈。这个游戏可以通过俯卧转圈，抬头伸臂，增强宝宝的肌肉力量和平衡感。

妈妈：贫血时忌瘦身

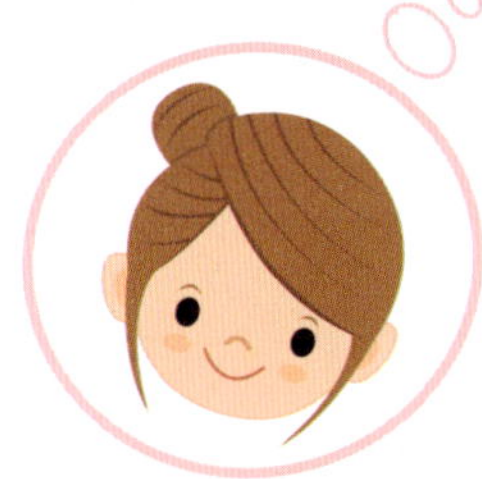

新妈妈如果分娩时失血过多，会造成贫血，使产后恢复缓慢，在没有解决贫血的基础上，瘦身势必会加重贫血。所以，产后新妈妈若贫血一定不能减肥，要多吃含铁丰富的食品，如菠菜、红糖、鱼、肉类、动物肝脏等。多食补血食物，新妈妈一定要确保自己不贫血时再瘦身。

不要摄取过多盐分

人体内盐分一旦增加，身体就要将盐分的浓度调整到一定状态，这就需要大量的水分，从而导致了水分的积存，不利于腿部健美。因此，产后新妈妈用餐时要严格控制盐量，并多吃一些促进体内盐分排泄的含钾食物，如芹菜、菜花、萝卜、莲藕、西红柿、土豆、紫菜、香菇、香蕉等。

不宜过早进行性生活

很多夫妻产后都会考虑这个问题，是否能过性生活需要看女性性器官的恢复状况。正常分娩，子宫在产后42天左右才能恢复正常大小，子宫内膜表面创伤剥脱，其创面在产后56天左右才能完全愈合。最先恢复的是外阴，也需10余天，其次是子宫大小，再次是子宫内膜，最后是阴道黏膜，都需要1个月以上，最多需56天。因此，正常分娩后的56天内不能过性生活。

月子餐

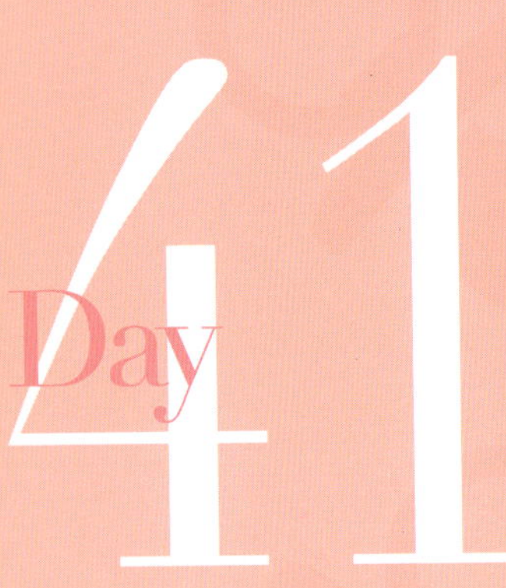

由于产后新妈妈胃肠蠕动较弱，故过于油腻的食物，如肥肉、板油、花生米等应尽量少食以免引起消化不良。同样道理，油炸类食物也不宜吃，油炸食物的营养在油炸过程中已经损失很多，比面食及其他食物营养成分要差，多吃不能给新妈妈增加营养，倒是增加了肠胃的负担。

8:00

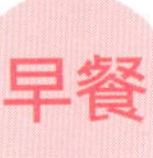

早餐

此粥具有清热解毒、利水消肿、去脂减肥的作用，可以帮助妈妈产后瘦身。

苹果
红薯山楂绿豆粥

12:00

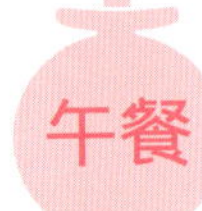

午餐

鳗鱼含有丰富的蛋白质、钙、磷和维生素等营养成分，具有补虚强身的作用。

鳗鱼饭
家常蔬菜汤
清炒绿豆芽

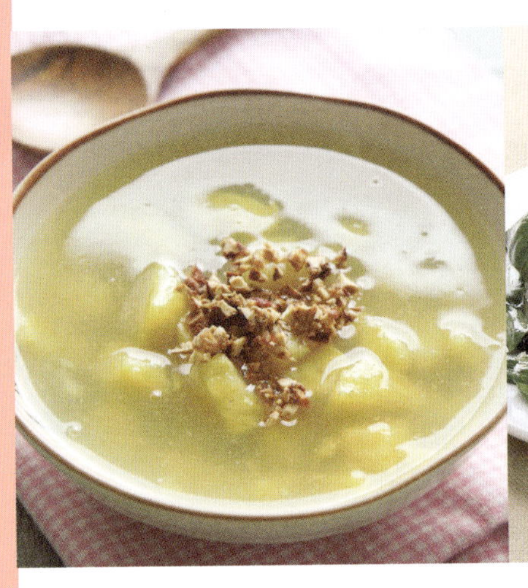

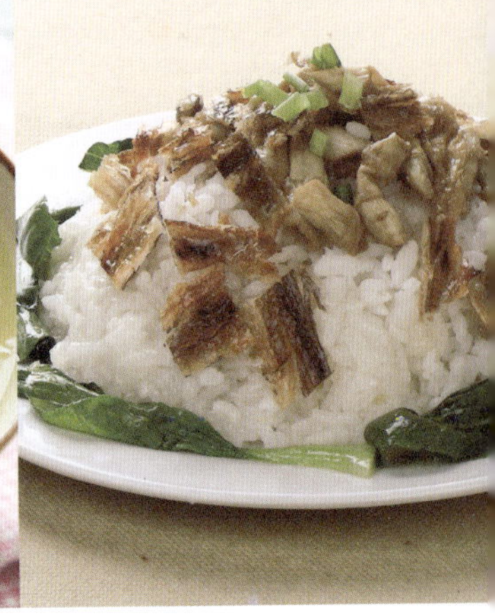

红薯山楂绿豆粥

原料：红薯100克，山楂末10克，绿豆粉20克，大米30克，白糖适量。

做法：①红薯去皮洗净，切成小块。②大米洗净后放入锅中，加适量清水用大火煮沸。③加入红薯煮沸，改用小火煮至粥将成，加入山楂末、绿豆粉煮沸，煮至粥熟透加白糖即可。

鳗鱼饭

原料：鳗鱼1条，竹笋50克
油菜20克，米饭1碗，盐
白糖、高汤、油各适量。

做法：①鳗鱼洗净，放盐
制半小时；竹笋、油菜洗净
竹笋切片，油菜切段。②
腌制好的鳗鱼放入烤炉里
温度调到180℃，烤熟。
油锅烧热，放入笋片、油
略炒，放入烤熟的鳗鱼，
入高汤、白糖，待锅内的
几乎收干了即可出锅，浇
米饭上即可。

15:00

莲藕富含B族维生素，能消除疲劳，还可下乳，对安抚新妈妈的情绪也有积极的疗效。

莲藕瘦肉麦片粥
花卷

18:00

猪肘肉含有丰富的蛋白质和脂肪，和枸杞子同食，有活血补血、通经下乳的作用。

冰糖枸杞炖肘子
清炒菠菜
米饭

21:00

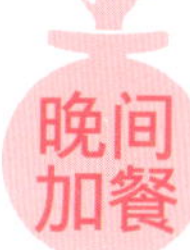

蛋奶炖布丁可养血生津、滋阴养肝、补益脏腑、清热败火、下乳催乳。

蛋奶炖布丁

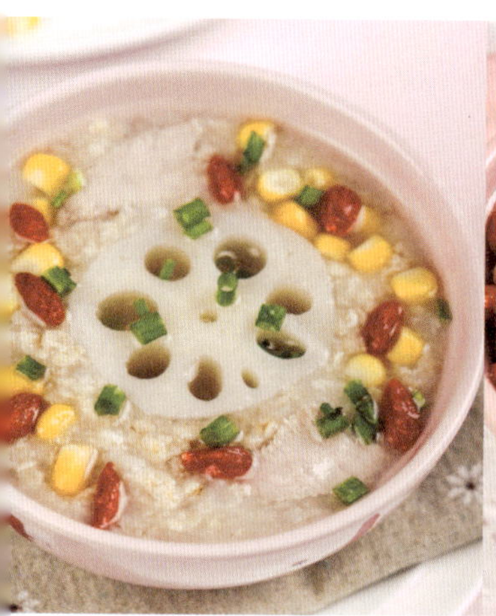

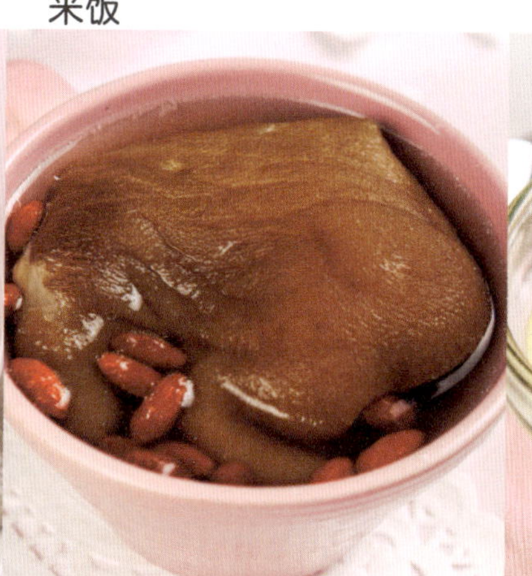

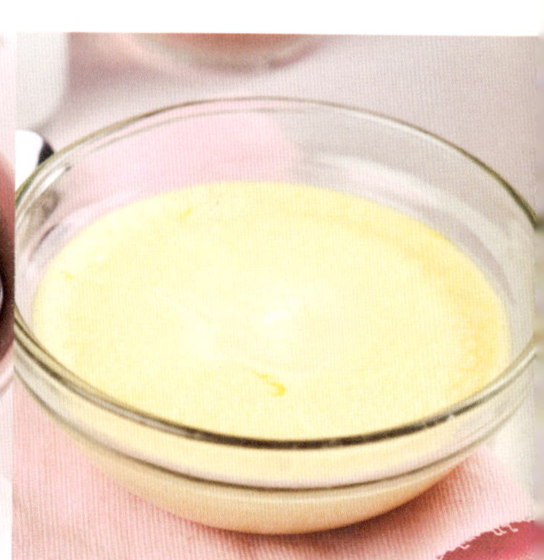

莲藕瘦肉麦片粥

原料： 大米50克，莲藕30克，猪瘦肉20克，玉米粒、枸杞子、麦片、葱花、盐各适量。

做法： ①大米淘洗干净，浸泡30分钟；莲藕洗净，切薄片；猪瘦肉洗净切片；枸杞子洗净。②大米下锅，加适量水熬煮成粥。③将藕片、玉米粒、肉片焯熟捞出，连同枸杞子、麦片一起放入粥中，继续煮五六分钟。④最后加盐调味，撒上葱花即可。

冰糖枸杞炖肘子

原料： 带皮猪肘肉100克，枸杞子、冰糖各适量。

做法： ①将带皮猪肘肉洗净，改刀成方块，下沸水锅汆一下捞出；枸杞子洗净。②将带皮猪肘肉放入锅内，烧开后去浮沫。③最后加入冰糖、枸杞子，用小火慢炖至熟烂即可。

蛋奶炖布丁

原料： 鲜牛奶250毫升，鸡蛋1个，白糖、油适量。

做法： ①布丁模涂一层薄油；牛奶加入适量白糖，小火加热使白糖溶化。②锅中加少量水和白糖，小火慢熬至金黄色，倒入布丁模内。③鸡蛋加冷牛奶搅拌，再倒入加糖牛奶搅匀，用纱布过滤即成蛋奶。④将蛋奶浆倒入布丁模内八分满，入笼小火炖20分钟，至蛋奶浆中心熟透即可出笼，冷却即食。

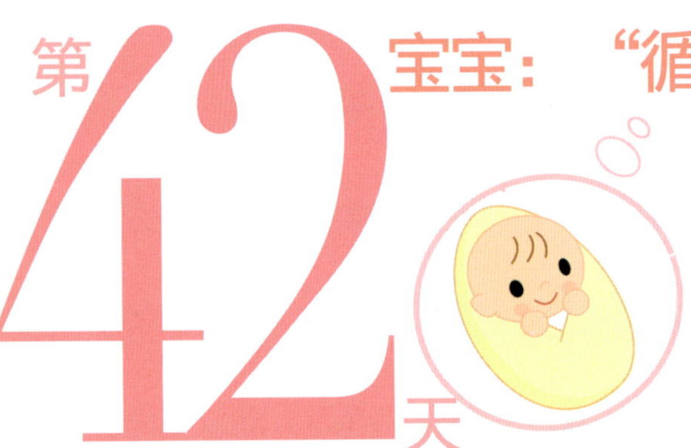

第42天 宝宝："循序渐进"去户外透透气

新生宝宝到户外晒太阳的次数和时间要注意循序渐进。活动时间可从5分钟起，每天1~3次。太热、太冷以及有风天气等，都不适宜宝宝出门。户外时间可根据季节调整，夏季可在上午10点前、下午16点后，春秋两季可在上午9点后到下午15点前。

宝宝的皮肤保湿

不是只有大人才会皮肤干燥，新生宝宝也会皮肤干燥，可以采取下面的措施预防宝宝皮肤干燥：

1 多涂润肤霜防止皮肤干燥。

2 开加湿器防止皮肤干燥，如果家里空气干燥，不妨在宝宝的房间里放一个喷雾加湿器。

3 保护宝宝免受冷热天气伤害，天气很冷时，一定要给宝宝戴手套，防止他的手因寒冷和大风而干裂。

4 缩短洗澡时间防止皮肤干燥，如果平时给宝宝洗30分钟澡，那现在就要缩短到大约10 分钟了。另外，洗澡也要少用香皂。

小夜灯莫要用

一些新妈妈夜里为便于给宝宝喂奶、换尿布，总爱在房内通宵点灯，这种做法对宝宝的健康成长不利。经研究证明，昼夜不分地经常处于明亮光照环境中的新生宝宝，往往出现睡眠和喂养方面的问题。夜间熄灯的宝宝睡眠时间较长，喂奶所需时间较短，体重增加较快。

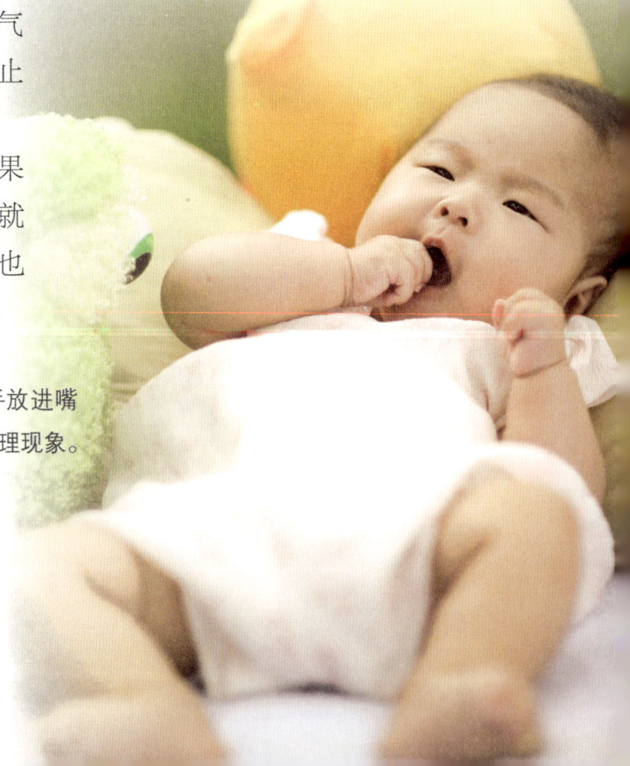

3个月大的宝宝会把手放进嘴里吸吮，这是正常的生理现象。

爸爸：定期抚触按摩宝宝

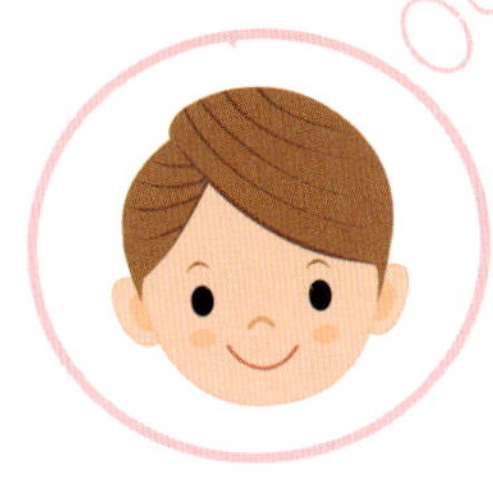

抚触从宝宝软软的小脚开始，把孩子的每一个脚趾都转一转，然后用大拇指按压脚掌，接着再向上到宝宝的双腿，轻轻地捏捏小腿和大腿，按摩到宝宝的胸脯和肚子的时候，先要轻轻地把双手平放在宝宝身子中央，然后再向两边伸展，手指尖向外转小圈按摩。充满父爱的抚触能增加宝宝机体免疫力，刺激消化功能，减少宝宝的焦虑，使宝宝感觉安全、自信，有利于建立良好的亲子依恋关系。

妈妈：产检莫耽误

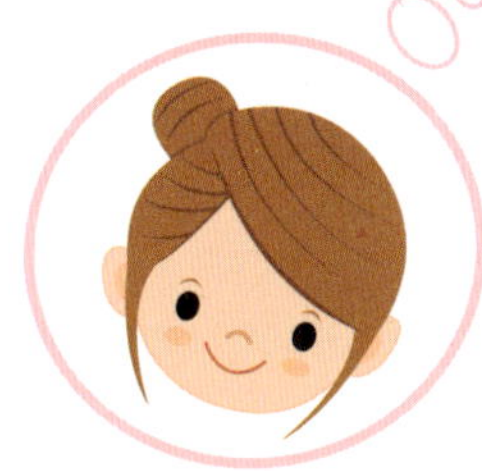

新妈妈应该在产后42天进行健康检查，以便让医生了解自己的恢复情况。了解全身和盆腔器官的恢复情况，及时发现异常，防止留下后遗症。一些新妈妈因初为人母，忙得焦头烂额，抽不出时间做产后检查，这样是不应该的，再忙也不能耽误产后的健康检查。有了健康的身体，才能更加悉心地照料和呵护宝宝。

产后42天可上避孕环

想要放置环的新妈妈，产后42天，即在产后42天左右做健康检查的时候，可以考虑放置环。此时放置的优点：

1 子宫口松。

2 子宫已恢复正常大小，还没有因喂奶过久而缩小。

3 及时落实避孕措施，方便了新妈妈，避免再次怀孕。

哺乳期间用药需谨慎

药物可通过血液循环进入乳汁中，进而影响宝宝健康，所以处于哺乳期的妈妈用药需谨慎。患疾病到医院就诊时，要及时与医生沟通，说明自己正在哺乳。在服用药物时也要注意仔细看药物说明书，看是否标明哺乳期禁用。若必须服用某种药物，且该药物可能对宝宝产生影响时，新妈妈可暂停哺乳，并在停药数天后方可恢复哺乳。用药期间要注意，将乳房排空，以免影响以后乳汁分泌。

月子餐

Day 42

马上就要出月子了，新妈妈的身体和心情逐渐恢复到之前的状态。这时候千万要注意，不能立刻节食减肥，尤其是哺乳妈妈。产后所增加的体重，主要为水分和脂肪，对哺乳期妈妈而言根本就不够。因此，新妈妈仍要注意饮食合理搭配，每天保证必须的热量摄入。

8:00

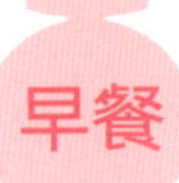

早餐

饺子馅用多种原料制成，营养丰富，尤其是含钙多，可以满足新妈妈补钙之需。

三鲜水饺

12:00

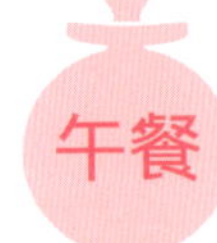

午餐

鲤鱼中含的脂肪极少，而且营养丰富，此汤滋补又养颜，还能令新妈妈心情愉悦。

豆腐鲤鱼汤
芹菜炒香菇
米饭

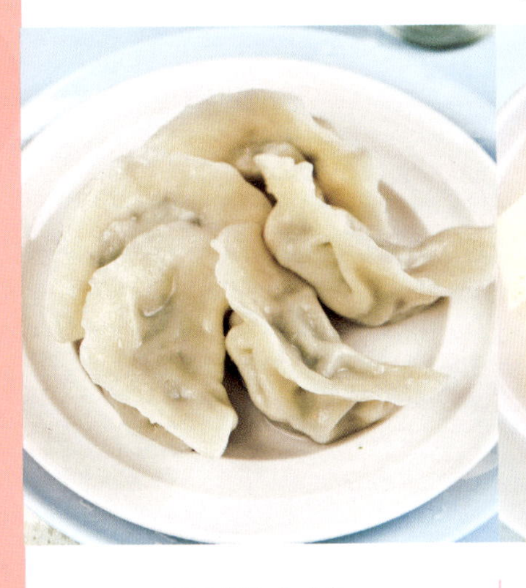

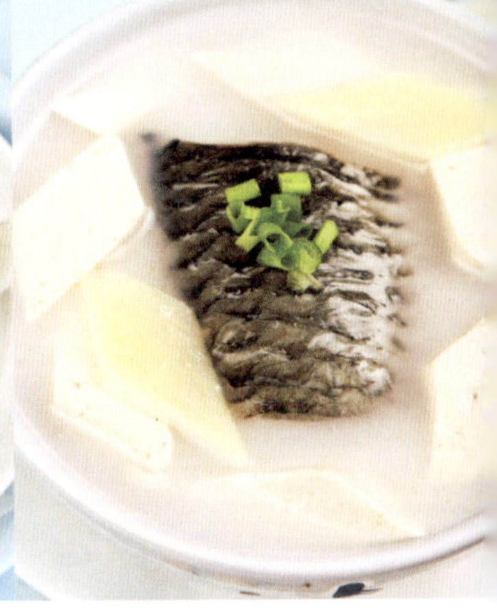

三鲜水饺

原料： 猪肉100克，海参50克，虾仁、水发黑木耳各20克，饺子皮15个，葱花、姜末、香油、酱油、盐各适量。

做法： ①猪肉洗净，剁成碎末，加适量清水，搅打至黏稠，再加洗净切碎的海参、虾肉、黑木耳，然后放入酱油、盐、葱花、姜末和香油，拌匀成馅。②饺子皮包上馅料，捏成饺子。③下锅煮熟即可。

豆腐鲤鱼汤

原料： 鲤鱼1条，豆腐50克，葱花、盐、香油、姜片各适量

做法： ①豆腐洗净，切块，将鲤鱼去鳃、去鳞，洗净沥干。②将鲤鱼、豆腐、姜片放入锅内，加清水煮开去浮沫，转小火煮20分钟③出锅前加入盐调味，撒上葱花，淋入香油即可。

15:00

日间加餐

鲜嫩可口的豆腐是春季药食兼备的佳品，具有益气、补虚、护肝、提高免疫力等功效。

翡翠豆腐羹

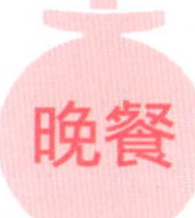

18:00

晚餐

此道菜对新妈妈产后恢复十分有利，能缓解新妈妈眼睛不适。

云豆烧荸荠
小米粥

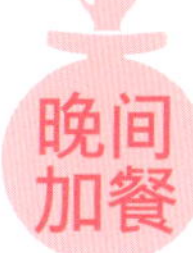

21:00

晚间加餐

南瓜营养丰富，维生素E含量较高，有润肺益气、缓解便秘的作用。

南瓜饼

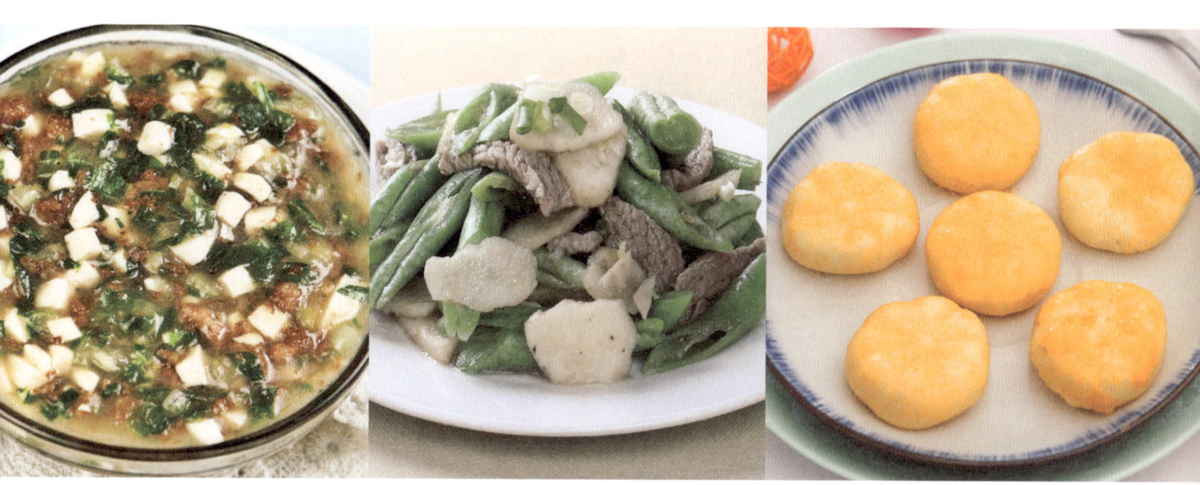

翡翠豆腐羹

原料： 瘦肉丁40克，小白菜、豆腐各50克，高汤、葱花、盐、水淀粉、油各适量。

做法： ①小白菜洗净，剁碎；豆腐切小丁，用开水焯一下捞出。②锅中倒油烧热，下葱花煸炒，放入瘦肉丁略炒。③倒入剁碎的小白菜，再放入豆腐丁和适量高汤烧开。④加盐调味，用水淀粉勾芡时即可。

云豆烧荸荠

原料： 牛肉50克，云豆、荸荠各30克，葱姜汁、盐、高汤各适量。

做法： ①荸荠削去外皮，切片；云豆洗净，切斜段；牛肉切丁，用葱姜汁和盐拌匀腌10分钟。②锅内放油烧热，下入牛肉片用小火炒至变色，下入云豆段炒匀，再放入葱姜汁，加高汤烧至微熟。③下入荸荠片，炒匀至熟，加适量盐，出锅即成。

南瓜饼

原料： 糯米粉100克，南瓜60克，白糖、红豆沙各适量。

做法： ①南瓜去子，洗净，包上保鲜膜，用微波炉加热10分钟。②挖出南瓜肉，加糯米粉、白糖，和成面团。③将红豆沙搓成小圆球，包入面团中制成饼坯，上锅蒸10分钟即可。

Part A 剖宫产妈妈的特别护理

剖宫产妈妈经历了一次紧张的手术，终于迎来了令人激动的时刻——宝宝的出生。而此时，剖宫产妈妈不要太过兴奋，别忘了自己也需要周全而细致的照顾。怎么说剖宫产也是一次大手术，相对自然分娩的妈妈，剖宫产妈妈的恢复时间会比较长，因此，月子的护理更不可大意。下面就来看一看，剖宫产妈妈的月子需要特别注意些什么吧！

预防术后 24 小时内出血

预防产后出血是第1天最需要注意的问题，所以不管再疲乏、再虚弱，观察自己的出血量可是最重要的功课，尤其是负责护理的家人。新妈妈在产后2小时内最容易发生产后出血，产后2小时出血400毫升，24小时内出血500毫升都可诊断为产后出血。

新妈妈出血过多可导致休克、弥漫性血管内凝血，甚至死亡。因此产后仍需在产房内观察。此时要注意子宫收缩乏力也会引起产后出血。一旦阴道有较多出血，应通知医生，查明原因，及时处理。

尽早开奶

剖宫产妈妈产后可尽早开奶，建立催乳和排乳反射，促进乳汁分泌。同时，尽早开奶还有利于子宫收缩。哺乳时间以5~10分钟为宜。产后第1天，新妈妈身体虚弱、伤口疼痛，可选用侧卧位喂奶。每次哺乳后应将新生儿抱起轻拍几下，以防吐奶。

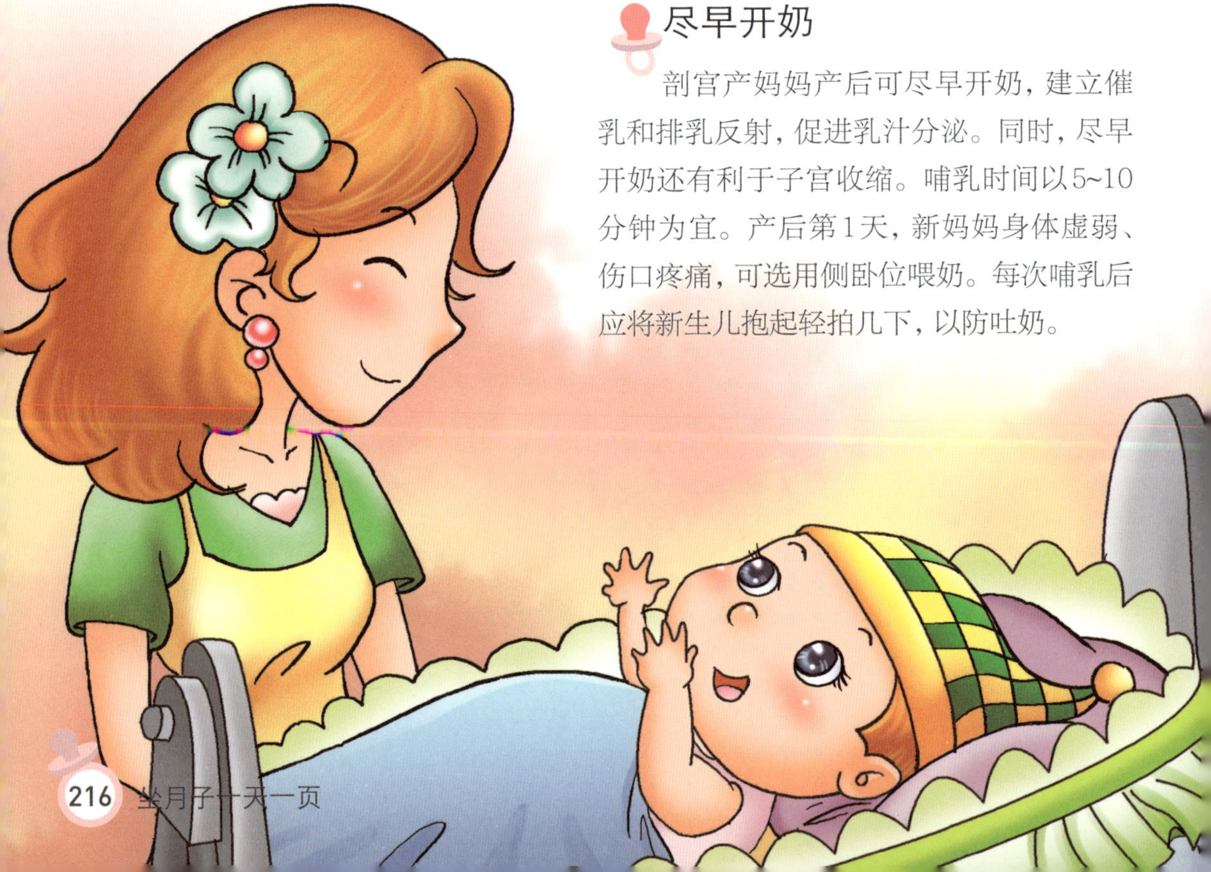

手术后不宜吃太饱

剖宫手术时肠道不免要受到刺激，胃肠道正常功能被抑制，肠蠕动相对减慢。如多食会使肠内代谢物增多，在肠道滞留时间延长，这不仅可造成便秘，而且产气增多，腹压增高，不利于康复。

排气后才能进食

剖宫产手术，由于肠管受到刺激而使肠道功能受损，肠蠕动减慢，肠腔内有积气，术后易有腹胀感，所以，剖宫产术后6小时内应禁食。待术后6小时后，可以喝一点开水，刺激肠蠕动，等到排气后，才可进食。刚开始进食的时候，不要吃巧克力或饮用果汁和牛奶等，应选择流质食物，然后由软质食物向固体食物渐进。

剖宫产妈妈未排气前不要喝牛奶、果汁。

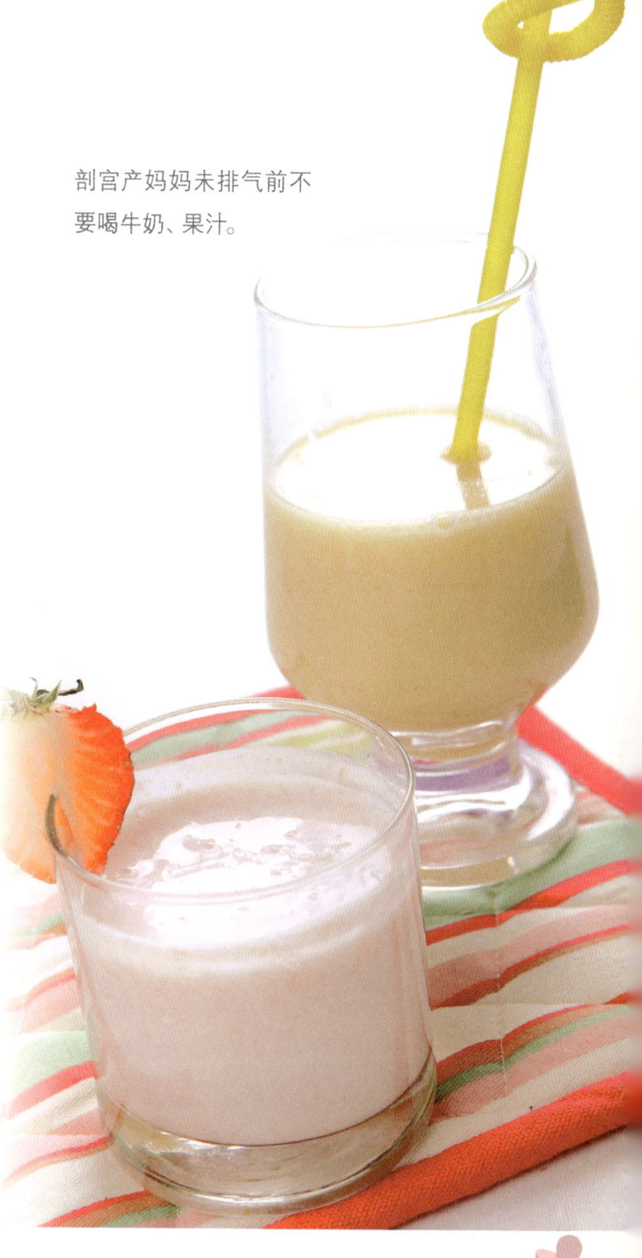

选择合适的床

坐月子睡什么样的床也要注意，专家建议，产后为了保护新妈妈的腰骨、避免腰痛，最好不要睡太软的床，尤其是剖宫产的新妈妈应选择侧卧位或半坐卧位，以缓解腹部伤口和子宫收缩疼痛。还要注意被褥不要过厚，即使冬天盖的被子也应比怀孕后期薄一些。应选用棉质或麻质等轻柔透气的产品。每1~2周换洗、暴晒一次。

剖宫产后不适合平卧

剖宫产手术后麻醉药作用消失，产妇伤口感到疼痛，而平卧位时子宫收缩的疼痛尤其敏感，故此时应采取侧卧位，使身体和床成20°~30°，将被子或毛毯垫在背后，可以减轻身体移动时对切口的震动和牵拉痛，有助于切口的愈合。剖宫产妈妈容易发生恶露不尽的情况，侧卧位的姿势有利于恶露的排出，避免恶露淤积在子宫内引起感染而影响子宫复位。

不宜长时间仰卧

产后常仰卧，可使子宫后位，从而导致产妇腰膝酸痛、腰骶部坠胀等不适。为使子宫保持正常位置，产妇最好不要长时间仰卧。早晚可采取俯卧位，注意不要挤压乳房，每次时间20~30分钟，平时可采取侧卧位，这种姿势不但可以防止子宫后倾，还有利于恶露的排出。

尽早下床活动

剖宫产后，新妈妈消耗了大量体力，感到非常疲劳，确实需要好好休息。但长期卧床休息，不活动也有很多坏处，一般来说，新妈妈无特殊情况，剖宫产24小时后，就可下床活动了。

早下床活动可以促进宫内积血排出，减少感染的发生，还可促进肠蠕动和排气，防止肠粘连，这对剖宫产的新妈妈是很重要的。另外还有利防止便秘、尿潴留的发生。

术后7天内使用腹带

剖宫产的新妈妈在手术后的7天内最好是用腹带包裹腹部，这样可以促进伤口愈合，腹部拆线后就不宜长期用腹带。另外，如果新妈妈内脏器官有下垂症状，最好绑上腹带，它有对内脏进行举托的功效。一旦复原，就要松开腹带。

了解体质再进补

产后新妈妈调补身体，讲究辨证论治，对体质的辨别是其中重要的一项，新妈妈应该根据自己的体质属性，进行合理的食补。很多新妈妈不知道自己属于哪种体质，可以根据下面的表格对应了解一下。

体质属性	体质特征
寒性体质	面色苍白，怕冷或四肢冰冷，口淡不渴，大便稀软，尿量多且色淡，舌苔白，易感冒，头晕无力，喜喝热饮。
热性体质	面红目赤，四肢或手足心热，口干口苦，大便干硬或便秘，尿量少而色黄，舌苔黄，舌质红赤，易口破，易长痘疮。
中性体质	不寒凉，不燥热，不口干，食欲正常，舌头红润，舌苔淡薄，无特殊经常发作的疾病。
气虚体质	说话无力，常出虚汗，呼吸短促，疲乏无力，舌淡苔白，脉虚弱。
血虚体质	面色苍白，视物不明，四肢麻木，皮肤干燥，口唇淡白，脉细无力，易头晕和眼花，月经量少。
阴虚体质	怕热，易怒，口干咽痛，大便干燥，小便短赤或黄，舌质红，腰酸背痛，易盗汗。
阳虚体质	怕寒喜暖，手足不温，口淡不渴，小便清长，大便溏薄，舌苔白滑。

不同体质不同吃法

很多剖宫产妈妈生产后身体会不同程度的虚弱，需要进行调理，其中包括饮食调理。我国的中医文化博大精深、源远流长。新妈妈除了补充营养素之外，也可参照中医的理论进行适当进补。如果按中医的方法进补，就需要根据中医理论依据个人不同的体质来选择食材。

寒性体质的饮食调养

这种体质的新妈妈肠胃虚寒、手脚冰冷、气血循环不良，应吃较为温补的食物，如麻油鸡、四物炖鸡汤或十全大补汤等，烹调时不能太油，以免引起腹泻。适宜吃些：荔枝、桂圆、苹果、草莓、樱桃、葡萄等。不宜多吃：西瓜、木瓜、柚子、梨、杨桃、橘子、西红柿、香瓜、哈密瓜等。

热性体质的饮食调养

这种体质的新妈妈容易上火，饮食尤其要注意，以免加重火气。宜用食物来滋补，例如山药鸡、黑糯米粥、鱼汤、排骨汤等，蔬菜类可选丝瓜、冬瓜、莲藕等，或吃青菜豆腐汤，以降低火气。适宜吃些：橙子、草莓、樱桃、葡萄等。不宜多吃：荔枝、桂圆、芒果等。

中性体质的饮食调养

这种体质的新妈妈饮食上比较容易选择，可以食补与药补相交替进行，没有什么特别禁忌。如果进补之后出现口干、口苦或长痘疮等症，就停一下药补，建议多用食补，同时吃些降火的蔬菜，也可喝一小杯常温的纯橙汁或纯葡萄汁。

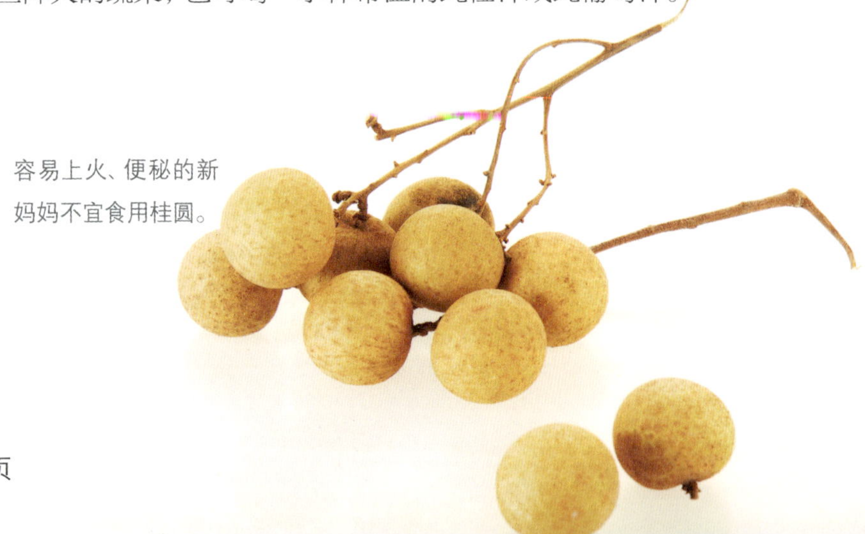

容易上火、便秘的新妈妈不宜食用桂圆。

气虚体质的饮食调养

中医认为产后新妈妈会有气虚的表现，如少气懒言、疲倦乏力、声音低沉、易出汗、头晕心悸、面色萎黄、食欲缺乏等，可用食疗法进补。适宜吃些：牛肉、鸡肉、猪肉、黄豆、红枣、鲫鱼、鲤鱼、鹌鹑、黄鳝、虾、蘑菇等。

血虚体质的饮食调养

生产时失血过多，用中医的理论来说会出现血虚，主要表现为：面色萎黄苍白、头晕乏力、眼花心悸、失眠多梦、大便干燥。进补宜采用补血、养血、生血的方法。适宜吃些：乌鸡、黑芝麻、核桃仁、桂圆、猪血、猪肝、红糖、红豆等。

阴虚体质的饮食调养

中医所说的阴虚又称阴虚火旺，俗称虚火，主要是由于产后津液及血发生亏耗、亏损引起的。主要表现为：怕热、易怒、五心烦热、面颊升火、口干咽痛等。进补宜采用补阴、滋阴、养阴等方法。适宜吃些：百合、鸭肉、黑鱼、海蜇、莲藕、金针菇、枸杞子、燕窝、荸荠等。

阳虚体质的饮食调养

中医理论认为阳虚又称阳虚火衰，是气虚的进一步表现和发展。所谓阳虚，就是产后的肾脏功能偏衰或功能减退，致使产热不足。阳虚的主要表现除有气虚的症状外，还有怕冷、四肢不温、体温偏低、小腹冷痛、小便不利等症。进补宜采用补阳、益阳、温阳等方法。适宜吃些：海参、核桃、桂圆、苹果、栗子、鹌鹑、鳗鱼、虾等。

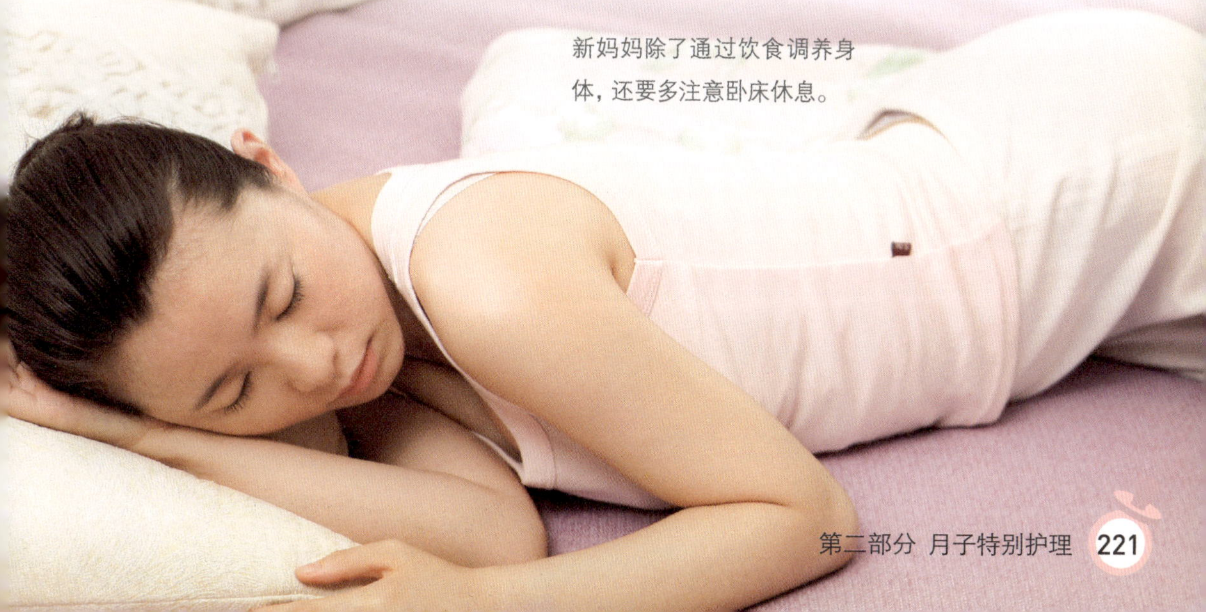

新妈妈除了通过饮食调养身体，还要多注意卧床休息。

如何护理剖宫产伤口

剖宫产后，新妈妈身体抵抗力较弱者或者腹部脂肪较厚者有可能引起伤口感染。另外，伤口瘢痕会影响外观，由于体质的原因，一些新妈妈还可能会有瘙痒的困扰，处理上十分棘手，如果是这种体质，手术后不久应该使用硅胶片，以减少蟹足肿瘢痕疙瘩发生。一般剖宫产的手术伤口范围较大，皮肤的伤口在手术后5~7天即可拆线或去除皮肤痂，也有的医院进行可吸收线皮内缝合，不需拆线。但是，完全恢复的时间需要4~6周。

不要过早揭掉伤口的痂

过早强行揭痂会把尚停留在修复阶段的表皮细胞带走，甚至撕脱真皮组织，刺激伤口出现刺痒。剖宫产妈妈一定要细心呵护这些伤口，避免给非常忙乱的月子里增添更多麻烦。

改善饮食习惯

多吃蔬菜水果、鸡蛋、瘦肉等富含维生素C、维生素E以及人体必需氨基酸的食物。这些食物能促进血液循环，改善表皮代谢功能。要忌吃辣椒、葱、蒜等刺激性食物，可喝乌鱼汤促进伤口恢复。

保持瘢痕清洁

注意保持瘢痕处的清洁卫生，及时擦去汗液，不要用手搔抓，不要用衣服摩擦瘢痕或用水烫洗的方法止痒，以免加剧局部刺激，促使结缔组织炎性反应。避免阳光照射，防止紫外线刺激形成色素沉淀。

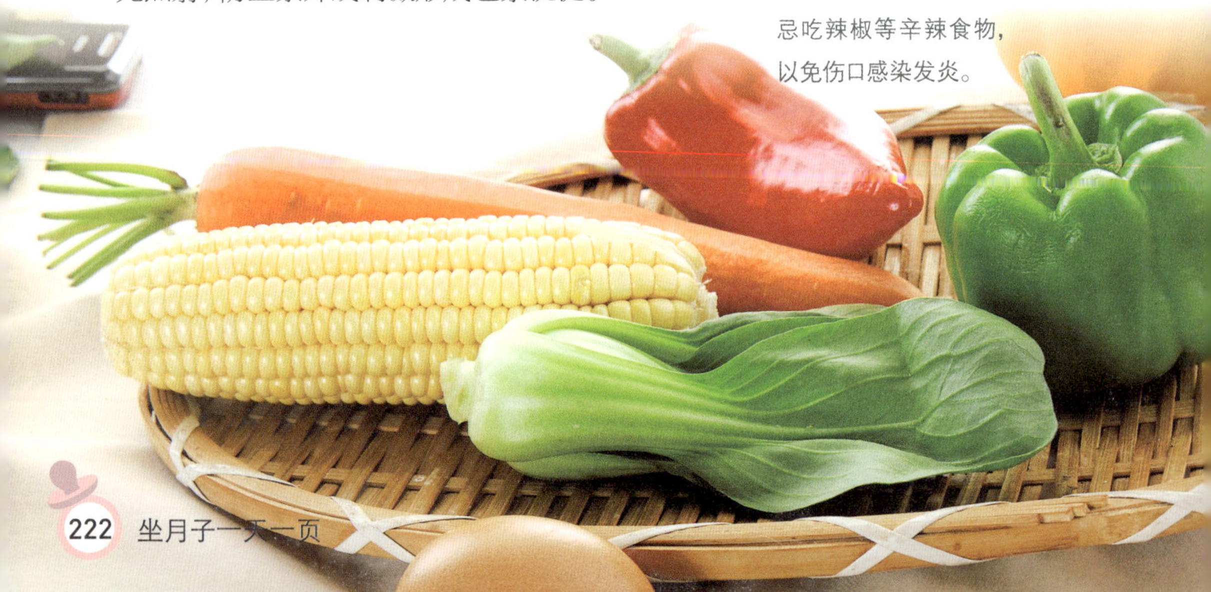

忌吃辣椒等辛辣食物，以免伤口感染发炎。

7 天以后饮食与顺产妈妈一样

剖宫产一周后，新妈妈的身心逐渐转好，但仍然处于恢复阶段。此时，剖宫产妈妈要注意调节自己的情绪，不要着急，不要过分担忧，身体的恢复不是一朝一夕的事情。虽然这个过程可能会承受许多疼痛和痛苦，但是只要慢慢调养，会好起来的。此时，剖宫产妈妈的饮食基本可与顺产妈妈一样，可参照本书中的月子餐部分，对自己的生活饮食进行调理。

定期查看伤口及恶露

剖宫产妈妈及家属应该定时查看腹部刀口的敷料有无渗血。手术后应有恶露排出，量与月经量接近或略多，流血过多或者无恶露排出均属于不正常现象，应及时告知医生。

多久可以恢复性生活

对于用手术助产的新妈妈，如剖宫产、产钳术，会阴、宫颈缝合，或产褥期中有感染、发热、出血等情况的，其子宫、阴道、外阴等器官组织恢复缓慢，性生活则要相应推后。剖宫产最好在分娩后3个月以上才能过性生活，产钳及有缝合术者，应在伤口愈合、瘢痕形成后，约产后70天再过性生活。总之，在这些器官组织尚未复原时，要绝对禁止性生活。

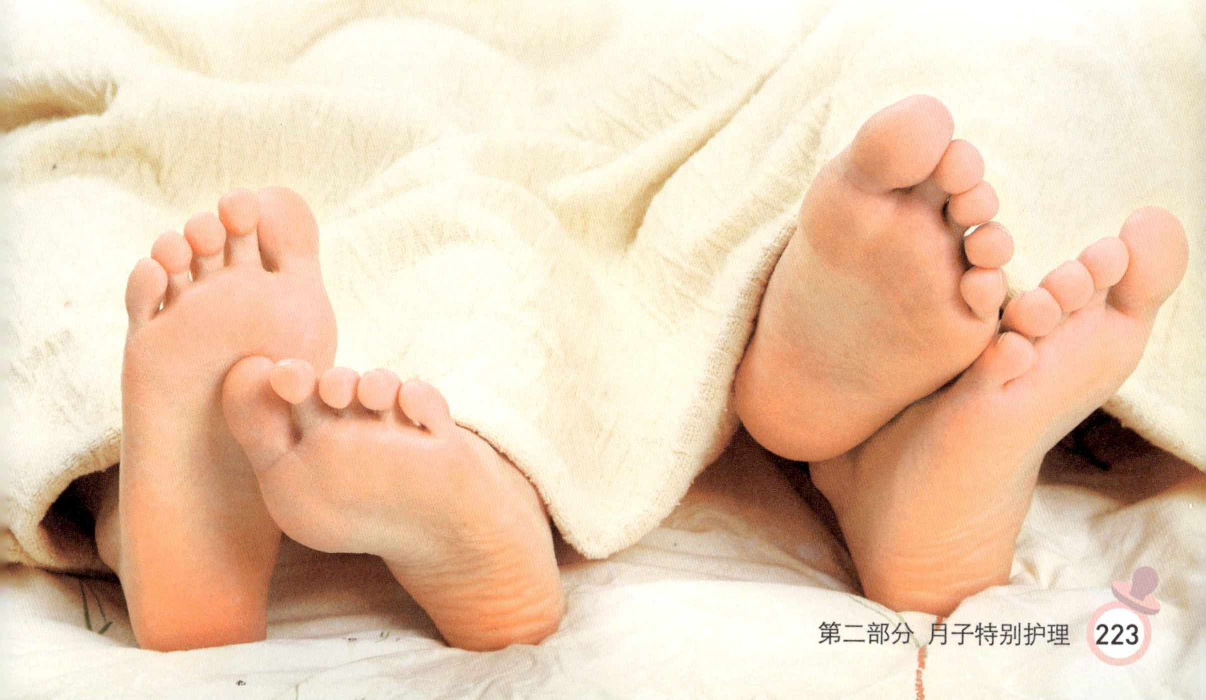

剖宫产伤口发炎怎么办

剖宫产手术刀口结瘢大概在2~3周后，瘢痕开始增生，此时局部会出现发红、发紫、变硬，并突出皮肤表面。大约持续3~6个月，纤维组织增生逐渐停止，瘢痕也逐渐变平变软，颜色变成暗褐色，这时剖宫产瘢痕就会出现痛痒。

特别是在大量出汗或天气变化时，常常刺痒到非要抓破见血才肯罢休的程度。正确的处理方法是涂抹一些外用药，如肤轻松、去炎松、地塞米松等用于止痒的药，但哺乳妈妈要谨慎用药。切不可用手抓挠，或用衣服摩擦或用水烫洗，这样只会加剧局部刺激，使结缔组织炎性反应，引起进一步刺痒。

预防产后便秘

产后腹压消失，新妈妈卧床时间较长，肠蠕动变慢，容易发生产后便秘。新妈妈产后早期可多吃一些半流质食物，有助于增加肠内水分，缓解便秘。新妈妈要适当补充膳食纤维，多吃一些含膳食纤维的蔬果。适当下床运动，养成每日按时排便的习惯，注意排便时不要过于用力。如有必要，可以通过口服麻油、蜂蜜等方式，促进肠蠕动，促使排便。

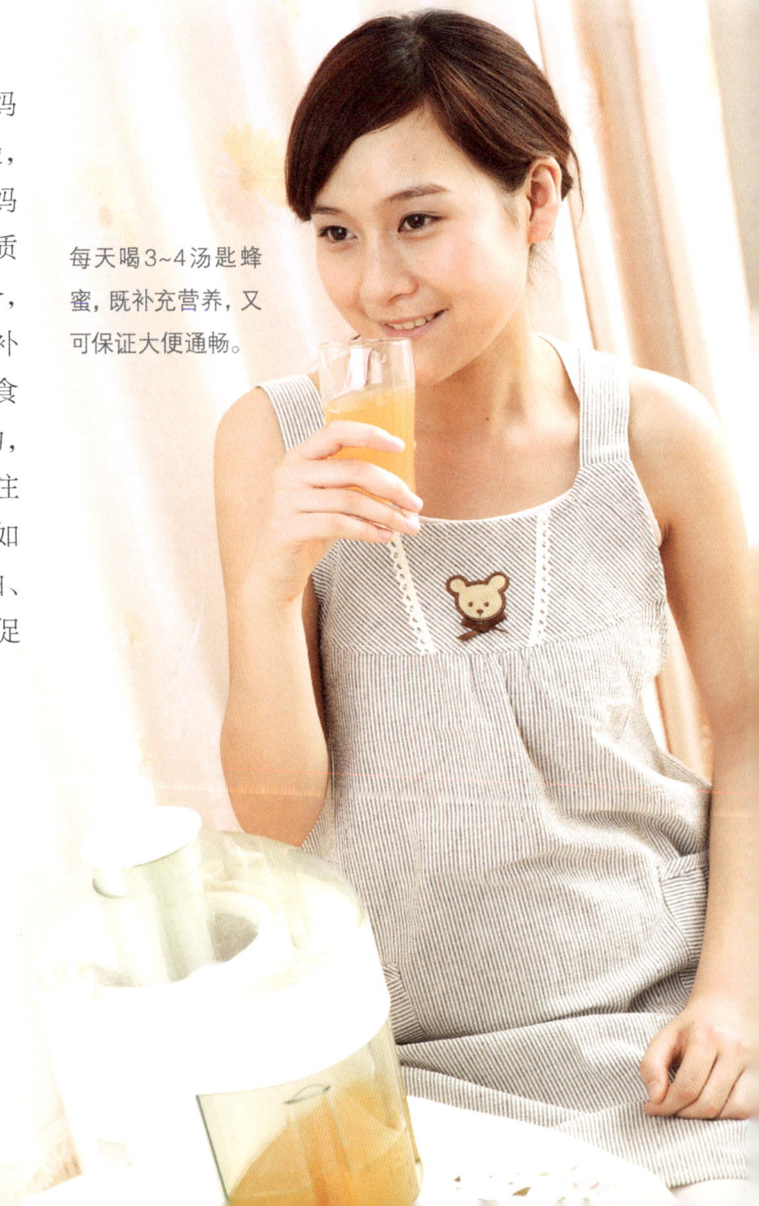

每天喝3~4汤匙蜂蜜，既补充营养，又可保证大便通畅。

剖宫产妈妈产后 4 周再运动

剖宫产的新妈妈在选择产后运动项目时，应考虑手术后身体状况，虽然产后运动项目与自然分娩新妈妈相去不远，但产后运动进行的程度与时间应与自然分娩者不同。最初4周内应充分地休息，因为极度的疲倦将影响伤口愈合，并使新妈妈发生延迟性产后出血与产后感染的可能。4周后可以适当活动及做产后健身操，可以帮助新妈妈提早恢复肌力，增强腹肌和盆底肌肉的功能。锻炼时应循序渐进地进行，千万不可操之过急，以免扯裂腹部的伤口，运动方式如下：

运动方式

①胸式呼吸：床上仰卧，双手放在胸前，慢慢吸气，呼气，每次10 遍，每天3次。

②腹式呼吸：床上仰卧，双手放在腹部，吸气至下腹部凸起；然后呼气，做深呼吸。每次10遍，每天3次。

③抬头运动：吸气慢慢抬头，抬头静止一会，呼气慢慢放下。不要使膝盖弯曲，每次10遍，每天3次。

④踝部运动：左右双脚，相互交错前后运动；脚趾伸曲运动；脚腕左右交替转动。以上每次各做10遍，每天3次。

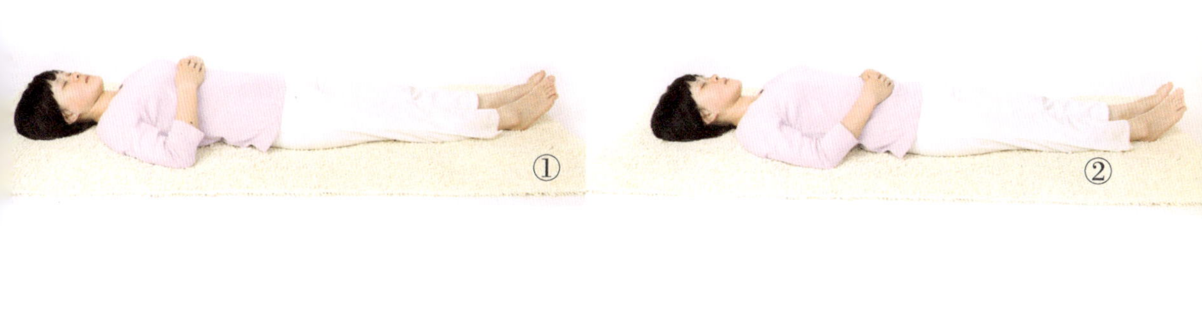

①

②

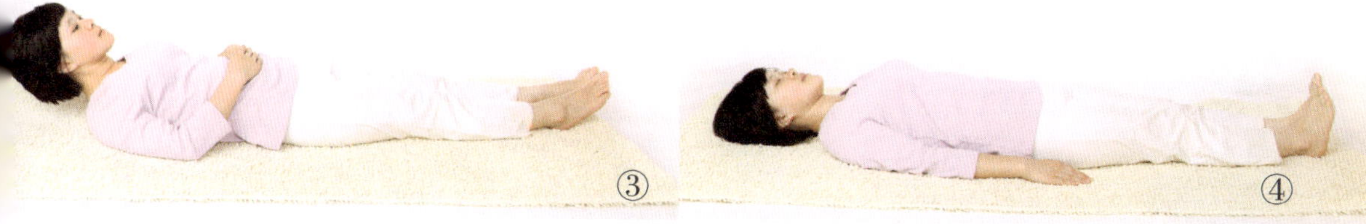

③

④

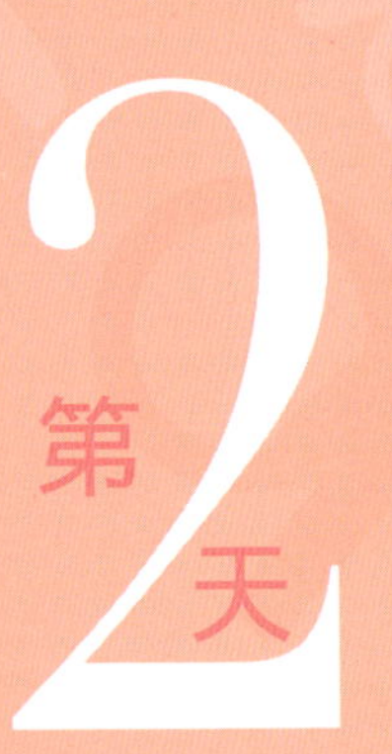

第2天

特别餐

剖宫产后新妈妈开始进食一些帮助排气的食物，如萝卜汤等，以增强肠蠕动，促进排气，减少腹胀，并使大小便通畅。易发酵产气多的食物，如黄豆、豆浆等，则要少吃或不吃，以防引起腹胀。

8:00

早餐

桂圆含葡萄糖、蔗糖、维生素A等营养素，具有滋养补血和养心安神的功效。

红糖桂圆小米粥
苹果

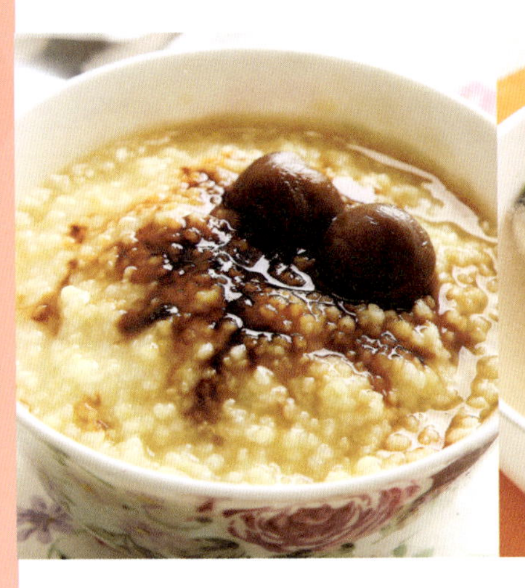

红糖桂圆小米粥

原料： 小米100克，桂圆肉30克，红糖适量。

做法： ①小米冲洗干净后放入锅中，加入水煮沸后放入桂圆肉。②煮至小米开花黏稠后放入红糖。

12:00

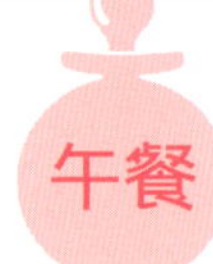

午餐

当归可益气养血，对剖宫产妈妈很有益；鲫鱼能补血、排恶露、通血脉。

小米粥
当归鲫鱼汤

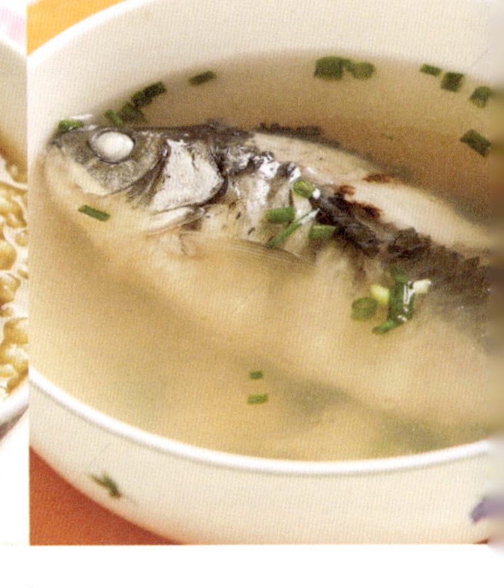

当归鲫鱼汤

原料： 当归10克，鲫鱼1条盐、葱花各适量。

做法： ①将鲫鱼处理干净在鱼身上涂抹少量盐，腌10分钟。②用清水把当归洗净，放进热水中浸泡30分钟，取出切薄片。③将鲫鱼与当归一同放入锅内，加入泡过当归的水，炖煮至熟出锅前加入葱花即可。

15:00

日间加餐

黑芝麻糊有补血、通乳、润肠、养发等功效，对于产后虚弱的妈妈，再适合不过了。

萝卜水
黑芝麻糊

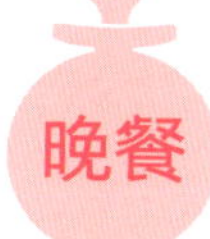

18:00

晚餐

西红柿面片汤开胃消食，且滋阴清火，对产后大便秘结、血虚体弱等有一定疗效。

红枣茶
西红柿面片汤

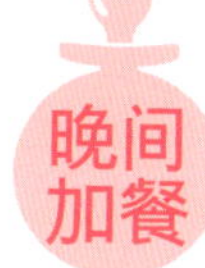

21:00

晚间加餐

藕粉含糖量很高，比较适合产后妈妈服用。

红糖水
桂花藕粉羹

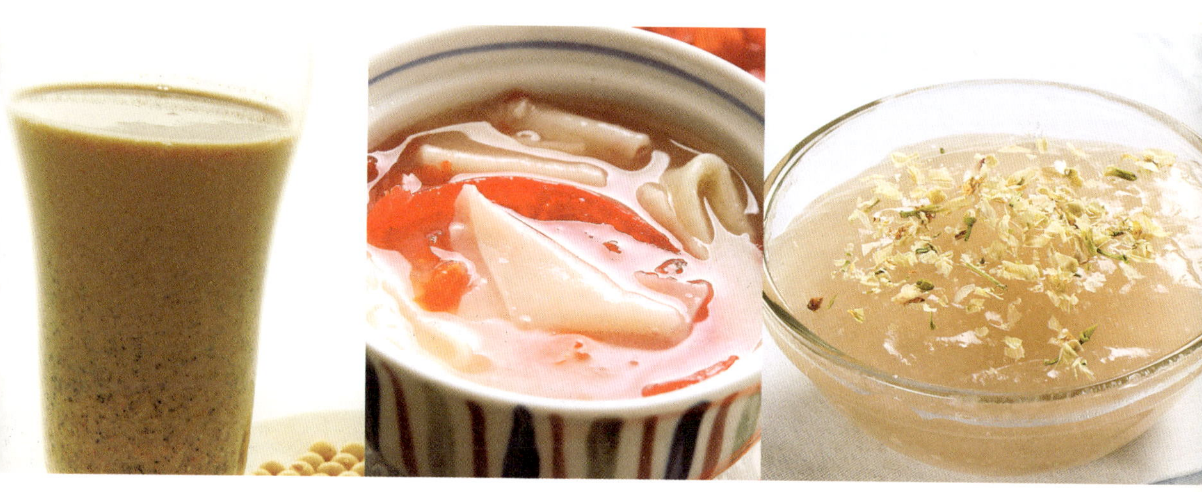

黑芝麻糊

原料：熟黑芝麻100克，核桃2个，冰糖适量。

做法：①熟黑芝麻放入滤网用清水清洗干净；小米淘洗干净。②把熟黑芝麻、核桃依次放入料理机打碎，食用时，加适量水，加冰糖调味即可。

西红柿面片汤

原料：西红柿1个，面片50克，鹌鹑蛋3个，盐、香油、油适量。

做法：①西红柿烫水去皮，切块。②西红柿下油锅，炒成泥状后加入水烧开，加入鹌鹑蛋。③加入面片，煮3分钟后，加盐、香油调味即可。

桂花藕粉羹

原料：藕粉50克，桂花适量，蜂蜜适量。

做法：①藕粉加入少许温水泡至细滑无颗粒。②热水冲入泡好的藕粉中，边冲边快速搅拌。③调入蜂蜜、桂花即可。

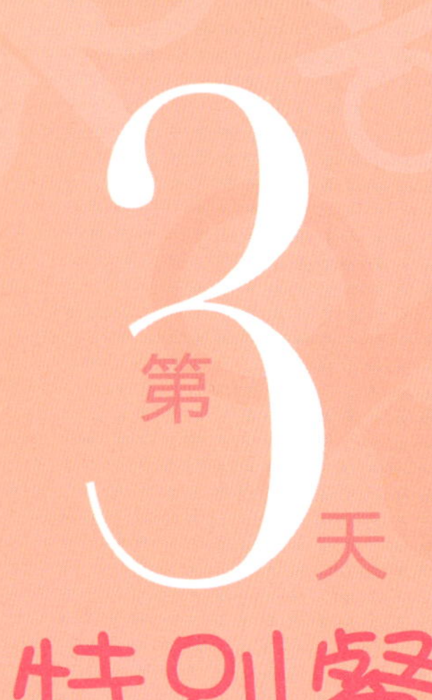

第3天特别餐

自然分娩的新妈妈，伤口愈合比较快，只需三四天，而剖宫产妈妈则需要1周左右。产后营养越好，越加速伤口的愈合，建议适当多吃富含优质蛋白和维生素C的食物，以促进组织修复。

8:00

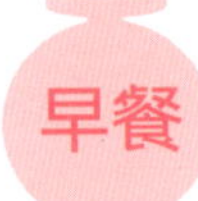

早餐

红枣富含维生素C和铁，板栗富含碳水化合物及矿物质，能提高免疫力。

香蕉
红枣板栗粥

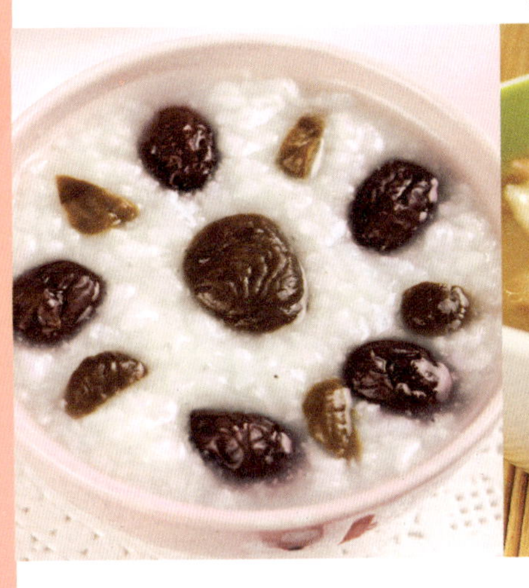

红枣板栗粥

原料： 大米100克，红枣6颗，板栗4颗。

做法： ①将板栗煮熟之后去皮；红枣洗净去核；大米洗净，用清水浸泡30分钟。②将大米、煮熟后的板栗、红枣放入锅中，加清水煮沸。③转小火煮至大米熟透即可。

12:00

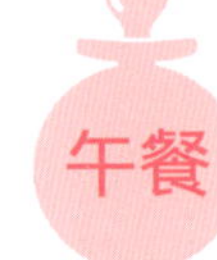

午餐

羊肉可滋阴补肾、温阳补血、活血祛寒，对产后气血虚弱有一定作用。

小米饭
清炒菠菜
当归生姜羊肉煲

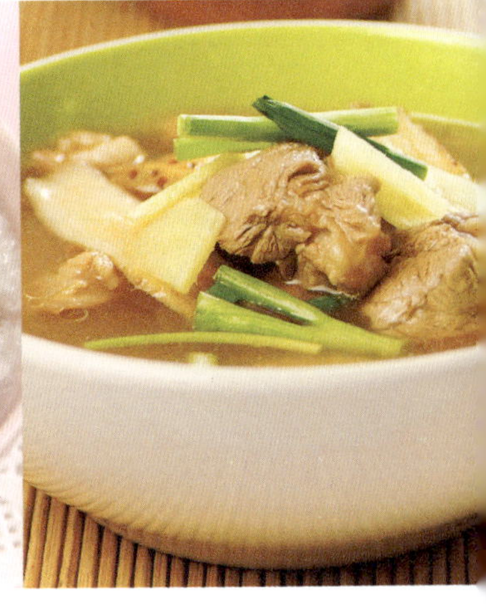

当归生姜羊肉煲

原料： 羊肉100克，当归5克，生姜片、葱段、盐、料酒各适量。

做法： ①羊肉洗净、切块用水汆烫，去血沫，沥干；当归洗净，放进热水中浸泡30分钟，取出切片。②将羊肉放入锅内，加入生姜片当归、料酒、葱段和泡过当归的水，小火煲2个小时③出锅时加盐调味即可。

15:00

此粥有补养身体、滋润气血的功效，对脾胃虚弱、失眠、恶露不净等症有一定疗效。

枸杞红枣粥

18:00

此汤营养丰富，不仅可以帮助哺乳妈妈分泌乳汁，还能促进新妈妈的伤口愈合。

馒头
木耳炒腰花
花生红豆乳鸽汤

21:00

此汤具有补中益气、生血通乳的作用，很适合产后乳汁不足的妈妈。

煮花生
鲢鱼丝瓜汤

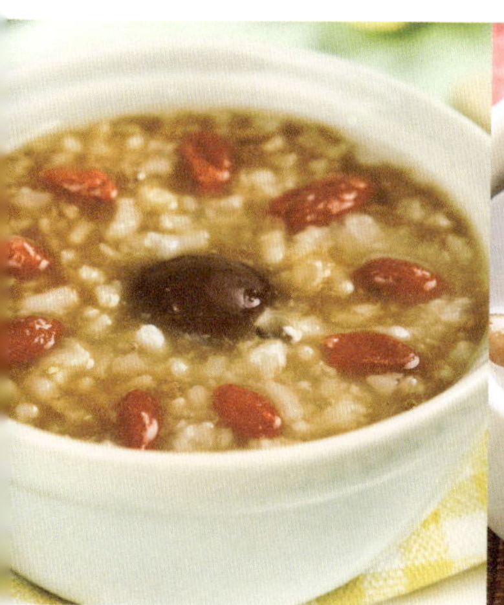

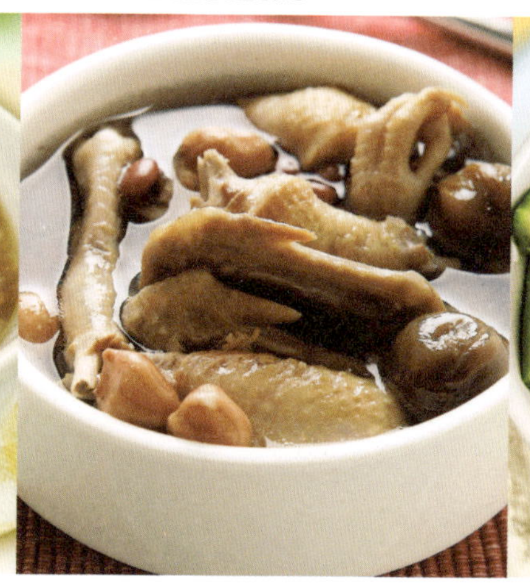

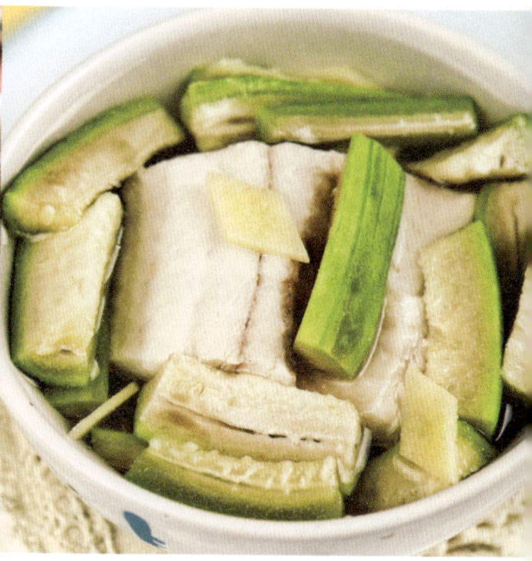

枸杞红枣粥

原料：枸杞10克，红枣10颗，大米30克，红糖适量。

做法：①将枸杞洗净，除去杂质；红枣洗净，除去核；将大米淘洗干净。②将枸杞、红枣和大米放入锅中，加水600毫升，用大火烧沸。③再用慢火煮30分钟，加入红糖调匀即可。

花生红豆乳鸽汤

原料：红豆、花生仁、桂圆肉各30克，乳鸽1只，葱段、姜片、盐各适量。

做法：①红豆、花生仁、桂圆肉洗净，浸泡。②乳鸽处理干净后用水清洗，斩块，在沸水中烫一下，去除血水。③在砂锅中放入适量清水，烧沸后放入乳鸽肉、红豆、花生仁、桂圆肉、葱段、姜片，用大火煮沸后，改用小火煲，等熟透后加盐调味即可。

鲢鱼丝瓜汤

原料：鲢鱼1条，丝瓜100克，葱段、姜片、糖、盐、料酒各适量。

做法：①鲢鱼去鳞，去鳃，去内脏，洗净后切段；丝瓜去皮，洗净，切成条。②将鲢鱼段放入锅中，再加料酒、糖、姜片、葱段后，注入清水，开大火煮沸。③转小米慢炖10分钟后，加入丝瓜条，煮熟后，加盐调味即可。

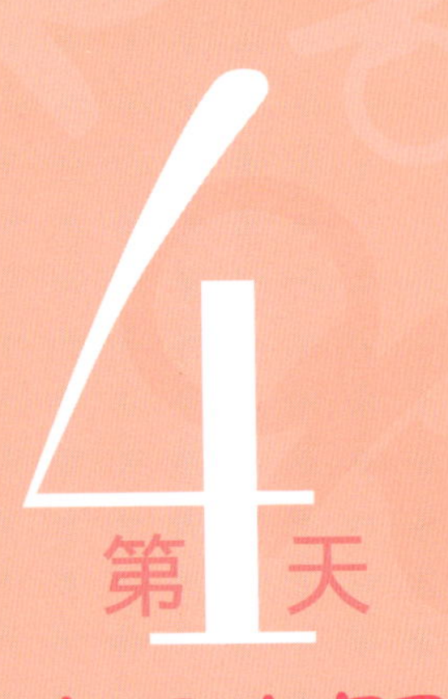

第4天特别餐

为了促进剖宫产妈妈腹部刀口的恢复，要多吃鸡蛋、瘦肉、肉皮等富含蛋白质的食物，同时也应多吃富含维生素C、维生素E以及含有氨基酸的食物。

8:00

早餐

这道粥味道香甜，营养丰富，所含钙质可以满足新妈妈补钙之需。

面包
牛奶梨片粥

12:00

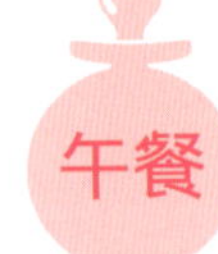

午餐

黄花菜清热除烦、利水消肿、止血下乳，与豆腐、猪瘦肉同食，补气、生血、催乳功效显著。

西红柿炒鸡蛋
黄花豆腐瘦肉汤
米饭

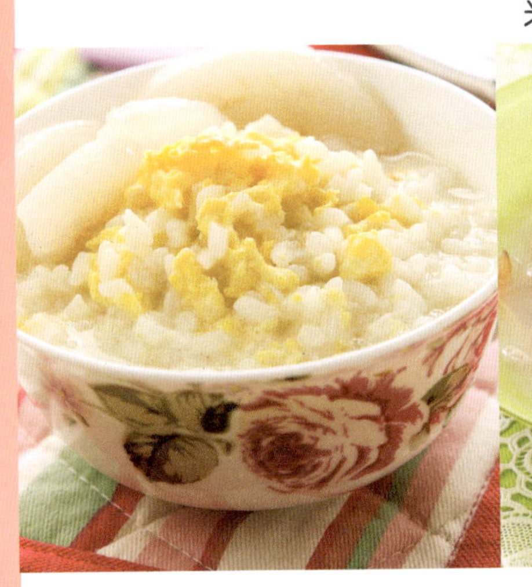

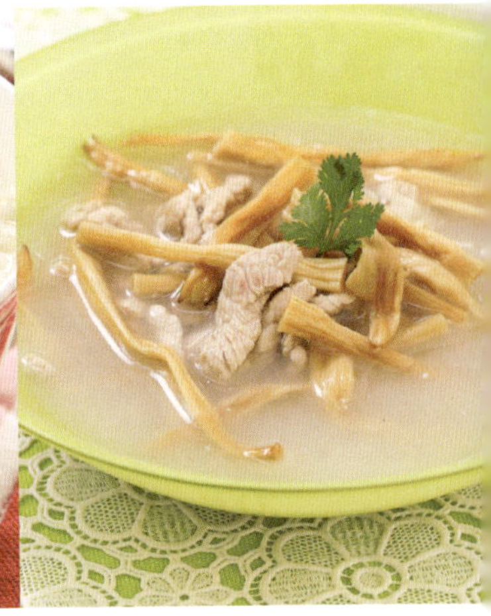

牛奶梨片粥

原料： 大米20克，鲜牛奶250毫升，蛋黄1个，梨50克，柠檬汁、白糖适量。

做法： ①将梨去皮去核，切成厚片，加白糖蒸15分钟。②将柠檬汁淋在梨片上，拌匀。③将鲜牛奶加糖烧沸，放入大米，烧沸后用小火焖成稠粥，再放入蛋黄，熟后离火。④盛入碗中，粥面铺数块梨片即可。

黄花豆腐瘦肉汤

原料： 猪瘦肉丝100克，干黄花菜10克，豆腐100克，盐适量。

做法： ①将干黄花菜用水浸软、洗净；猪瘦肉丝洗净；将豆腐切块。②将黄花菜和猪瘦肉丝一起放入锅中，加入适量水，用大火煮沸，然后改用小火煲1小时。③放入豆腐煲10分钟，放入盐调味即可。

15:00

此汤可帮助改善记忆力，还有疏肝解郁的功能，适合产后情绪不高的妈妈。

鱼头香菇豆腐汤

18:00

香菇富含B族维生素、铁、钾，营养丰富，对产后妈妈恢复体力、哺育宝宝很有帮助。

香菇鸡汤面
炒青菜

21:00

玉米能清除体内废物，玉米中铜的含量也很高，有助产后妈妈的睡眠。

腰果
鸡茸玉米羹

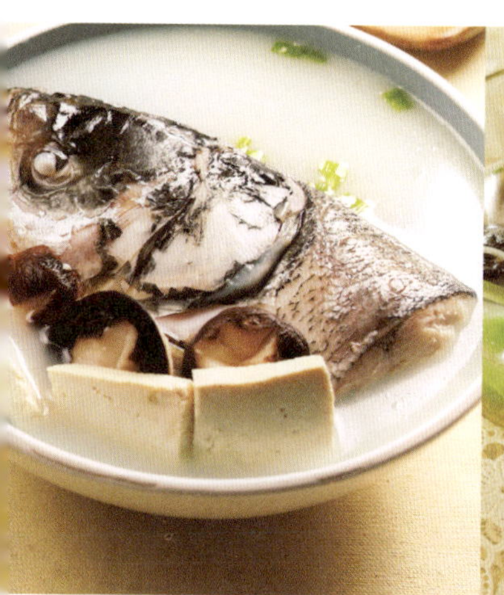

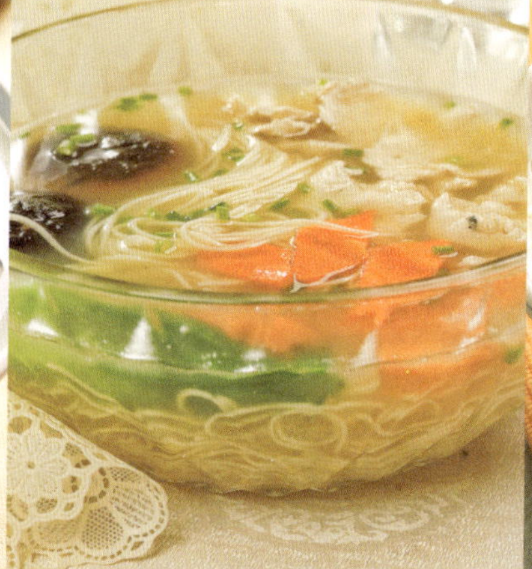

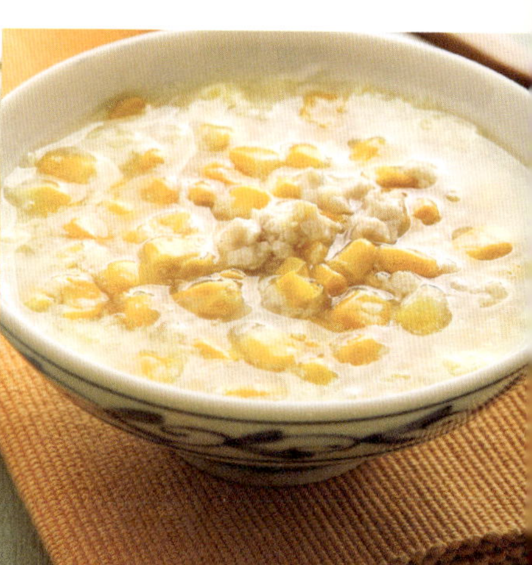

鱼头香菇豆腐汤

原料： 胖头鱼鱼头1个，豆腐100克，鲜香菇5朵，葱花、姜片、盐、料酒各适量。

做法： ①将胖头鱼鱼头处理干净，入沸水锅略烫一下；香菇洗净切十字花刀；豆腐切块。②将鱼头、香菇、葱花、姜片、料酒放入锅内，加清水，开大火煮沸后撇去浮沫。③改用小火炖至鱼头快熟时，放入豆腐，继续用小火炖至豆腐熟透，放入盐调味，稍炖片刻即成。

香菇鸡汤面

原料： 细面条100克，鸡胸脯肉100克，胡萝卜1根，水发香菇4朵，盐、葱花适量。

做法： ①鸡胸脯肉洗净，加盐，放温水煮熟；将面条煮熟。②胡萝卜去皮，洗净，切片；香菇洗净，切块，放入鸡肉汤煮熟。③将煮熟的面条盛入碗中，把胡萝卜片和鸡胸脯肉摆在面条上，淋上热鸡汤，撒上香菇、葱花即可。

鸡茸玉米羹

原料： 鸡胸肉100克，鲜玉米粒50克，鸡蛋1个，盐适量。

做法： ①将鲜玉米粒洗净；鸡胸肉洗净，切丁；鸡蛋打成蛋液。②把鲜玉米粒、鸡肉丁放入锅内，加上清水大火煮开，撇去浮沫，中火煮30分钟。③将打好的蛋液沿着锅边倒入，边倒边搅，蛋液煮熟后，放盐调味即可。

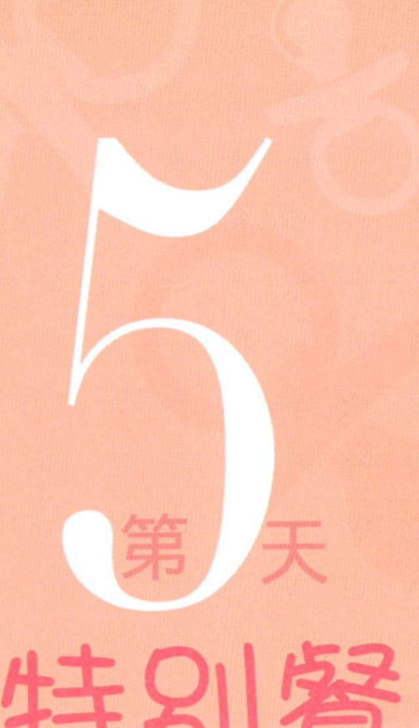

第5天 特别餐

剖宫产妈妈比顺产妈妈更容易产后抑郁，剖宫产伤口虽然一天天好起来，但是术后的疼痛、恼人的伤口、哭泣的宝宝都在考验着妈妈的耐心。这期间要避免发生感染，多吃富含维生素C和维生素E的食品，加快伤口的愈合。

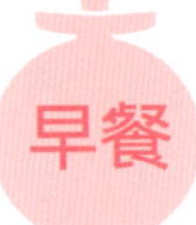

8:00

早餐

馄饨馅用多种原料制成，营养丰富，可以满足剖宫产妈妈的营养需求。

煮鸡蛋
虾仁馄饨

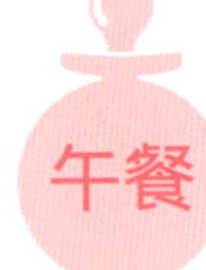

12:00

午餐

猪蹄富含丰富的骨胶原蛋白，鲜美无比，花生有补血之功效。

清炒荷兰豆
花生猪蹄汤

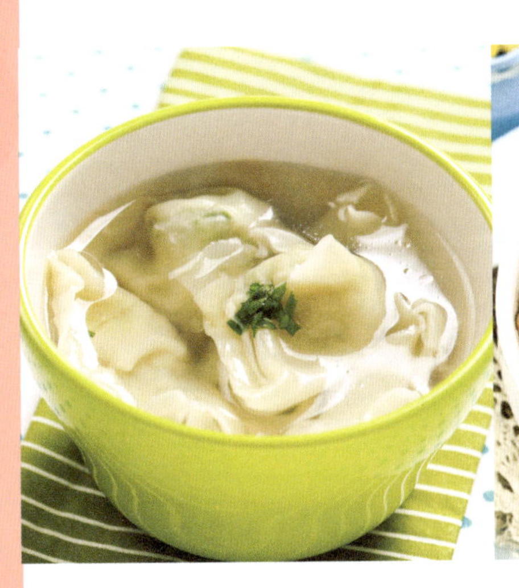

虾仁馄饨

原料： 鲜虾仁30克，猪肉50克，胡萝卜15克，葱、姜、馄饨皮、香菜、香油、盐、鸡蛋各适量。

做法： ①将鲜虾仁、猪肉、胡萝卜、葱、姜放在一起剁碎，加入盐、鸡蛋拌匀。②把做成的馅料分成8~10份，包入馄饨皮中。③将包好的馄饨放在沸水中烫熟盛入碗中，再加开水、香菜、葱花、香油、盐调味即可。

花生猪蹄汤

原料： 猪蹄1个，花生50克，葱、姜、盐、料酒各适量。

做法： ①葱洗净切段；姜洗净切片；花生洗净。②猪蹄洗净，放入锅内，加清水煮沸，撇去浮沫。③再把花生、葱段、姜片放入锅内，转小火继续炖至猪蹄软烂。④拣去葱段、姜片，加入盐调味即可。

15:00

此羹养生又止血，对产后血虚生热、热迫血溢引起的恶露不尽有辅助治疗作用。

香蕉
阿胶鸡蛋羹

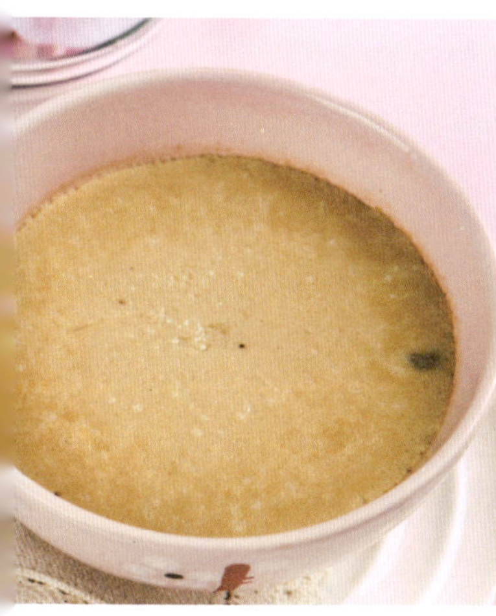

阿胶鸡蛋羹

原料：鸡蛋2个，阿胶10克，盐适量。

做法：①鸡蛋磕入碗中；阿胶打碎。②把阿胶碎放入鸡蛋液中，加入盐和适量清水，搅拌均匀。③将鸡蛋液上锅，用大火蒸熟即可食用。

18:00

此汤有养气益血、补虚通乳的作用，是帮助哺乳妈妈分泌乳汁的佳品。

菠萝鸡片
奶汁百合鲫鱼汤

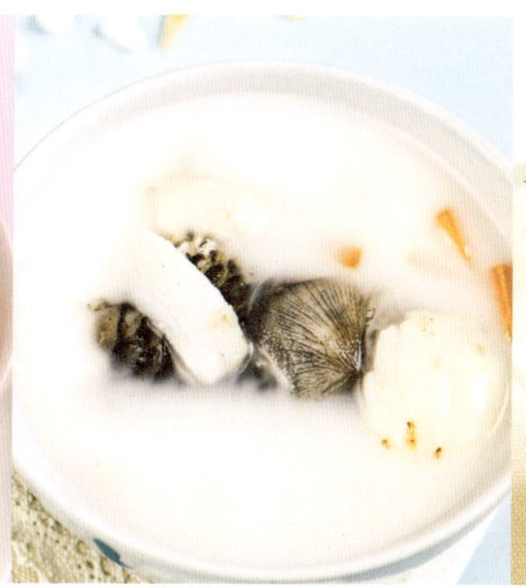

奶汁百合鲫鱼汤

原料：鲫鱼1条，鲜牛奶150毫升，木瓜20克，鲜百合15克，盐、葱花、姜片、油各适量。

做法：①鲫鱼处理干净；木瓜洗净，切小片。百合洗净，掰片。②锅中放适量油将鱼两面略煎，加水，大火烧开，再放葱花、姜片，改小火慢炖。③当汤汁颜色呈奶白色时放木瓜片，加盐调味，再放鲜牛奶稍煮，出锅前放入百合即可。

21:00

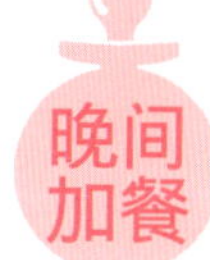

黑芝麻有补肝肾、润五脏和通乳的作用，可以帮助产后妈妈通乳和提供丰富的营养。

熟板栗
黑芝麻粥

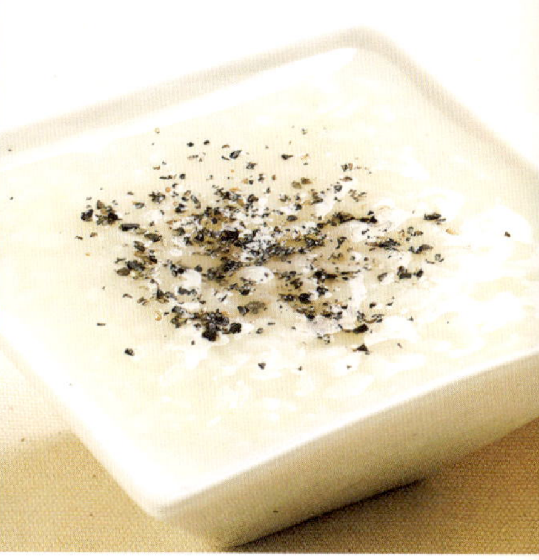

黑芝麻粥

原料：熟黑芝麻30克，大米100克。

做法：①熟黑芝麻洗净，去杂质；大米淘洗干净。②将黑芝麻和大米一同放入锅中，加入适量清水，大火煮沸后，转小火熬煮至粥熟即可。

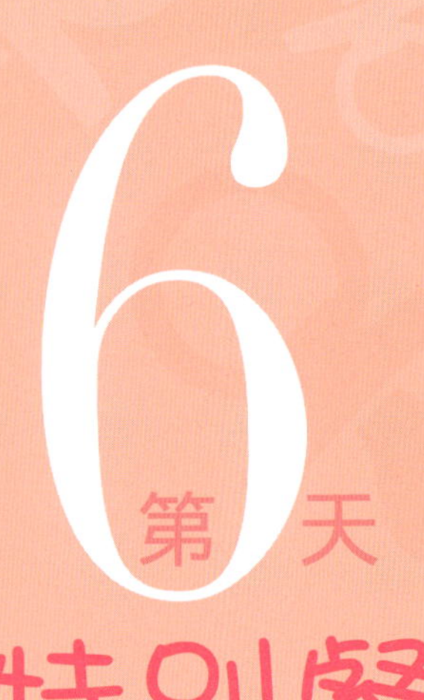

第6天 特别餐

剖宫产妈妈可以多饮用牛奶，有助于安眠。牛奶中含有两种催眠物质：一种是色氨酸。另一种是对生理功能具有调节作用的肽类，肽类的镇痛作用，会让人感到全身舒适，有利于解除疲劳并入睡。对于产后体虚而导致神经衰弱的妈妈，牛奶的安眠作用更为明显。

8:00

早餐

这道粥品富含膳食纤维，补血养气，有利于产后新妈妈身体的恢复。

煎鸡蛋
豌豆小米粥

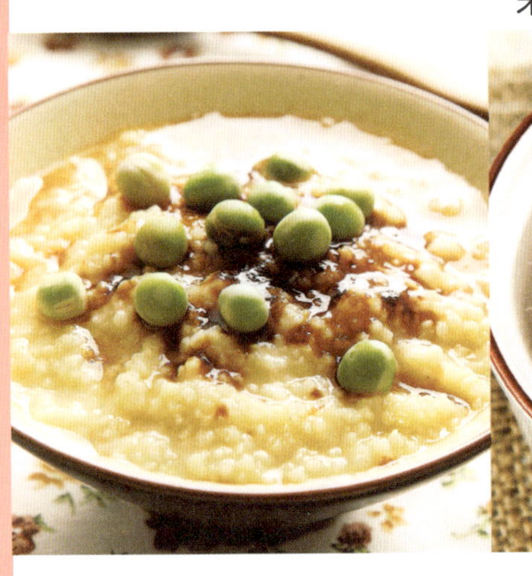

豌豆小米粥

原料： 豌豆30克，小米30克，红糖适量。

做法： ①将豌豆、小米用清水洗净。②锅中放入清水，放入小米，烧沸。③改用小火煮沸20分钟，放入豌豆。熬至豌豆、小米熟烂浓稠，加入红糖调味即可。

12:00

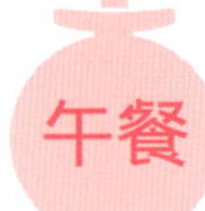

午餐

冬瓜有清热、解毒、利尿之功效，对心胸烦热、小便不利有功效。

炒芥菜
瘦肉冬瓜汤
米饭

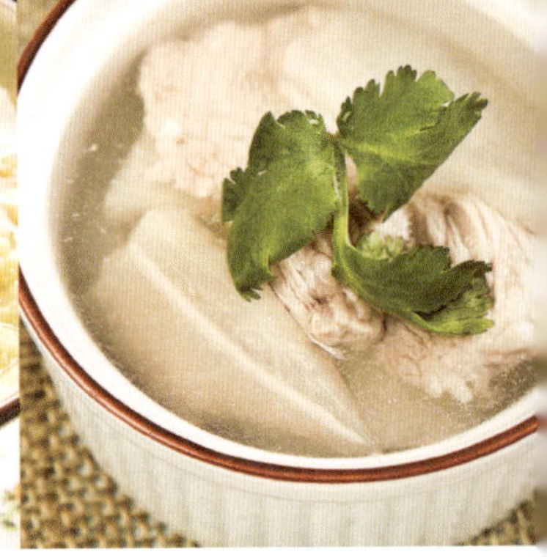

瘦肉冬瓜汤

原料： 猪瘦肉60克，冬瓜100克，香菜叶、姜片、葱段、高汤、盐各适量。

做法： ①冬瓜洗净，去子去皮，切成大片；猪瘦肉洗净切大片。②锅中放入适量高汤，加入猪瘦肉、冬瓜煮至熟，再加入盐、葱段、姜片略煮。③最后加入香菜叶即可出锅。

15:00

猪肉能够提供血红素铁和促进铁吸收的半胱氨酸，可以改善缺铁性贫血的症状。

肉丸粥

18:00

此道菜对新妈妈产后恢复十分有利，能补充充分的蛋白质和钙质。

小米粥
糖醋里脊
虾皮豆腐

21:00

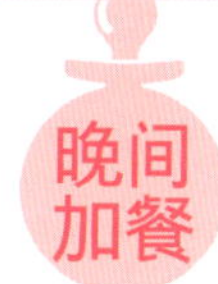

此菜清淡鲜美的味道，能唤起新妈妈的食欲，也能快速补充能量。

挂面汤卧蛋

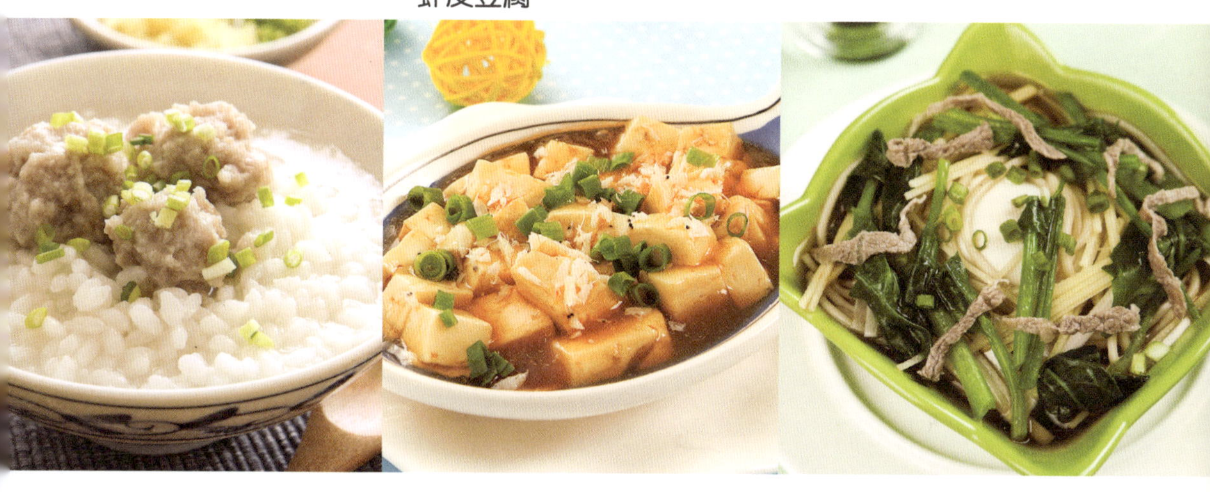

肉丸粥

原料：五花肉50克，大米30克，鸡蛋清1个，姜末、葱花、盐、鸡精、黄酒、淀粉各适量。

做法：①将大米洗净；五花肉洗净，剁成肉泥，加入葱末、姜末、盐、鸡精、黄酒、蛋清和淀粉，并拌匀。②锅内放入大米和适量清水，大火烧沸。③熬至粥将熟时，将肉泥挤成丸子状，放入粥内，熬至肉熟时即可。

虾皮豆腐

原料：豆腐100克，虾皮10克，盐、白糖、葱花、姜末、酱油、水淀粉、油各适量。

做法：①将豆腐切成小丁，焯一下；将虾皮洗净，剁成细末。②锅内放入葱花、姜末和虾皮爆香。③倒入豆腐丁，加入酱油、白糖、盐、适量水，烧沸，最后用水淀粉勾芡，出锅盛盘即可。

挂面汤卧蛋

原料：细挂面100克，羊肉50克，鸡蛋1个，葱花、姜丝、香油、盐、酱油、菠菜叶各适量。

做法：①将羊肉洗净切丝，并用酱油、盐、葱花、姜丝和香油拌匀腌渍。②锅中烧开适量水，下入细挂面，待水将开时，将鸡蛋整个卧入汤中并转小火烧开。③待鸡蛋熟、细挂面断生时，加入羊肉丝和菠菜叶略煮即可。

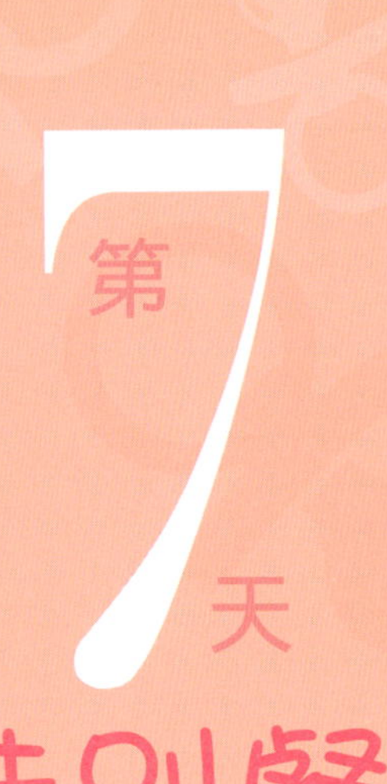

第7天特别餐

经过出生前几天的脱水，宝宝开始增加体重了，需要的供给也多了，新妈妈自然把吃放在了首位。此时，剖宫产妈妈要适当地摒弃以前的饮食习惯，增加些肉类、甜品都可以。尽量要少食多餐，粗细搭配，食材应品种多样，应季为主。

8:00

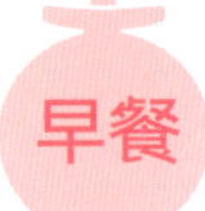

早餐

这道粥具有补血健脾的功效，可预防剖宫产妈妈产后贫血。

馒头
黑米粥

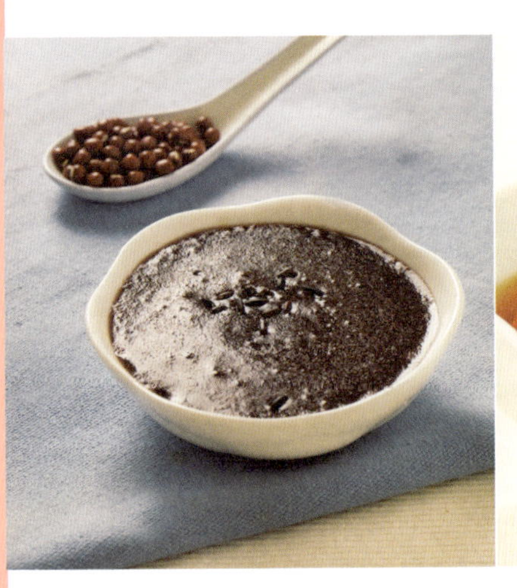

黑米粥

原料： 黑米、大米各20克。

做法： ①将黑米、大米分别洗净。②将黑米、大米放入锅中，加入足够量的水，用大火煮开。③转小火再煮至黑米、大米熟透后即可。

12:00

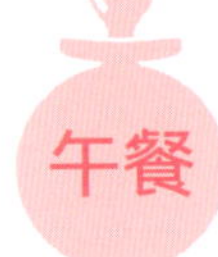

午餐

益母草可生新血去淤血；黑木耳有较强的吸附作用，是消化体内毒素的好帮手。

甜椒鸡丁
益母草木耳汤
米饭

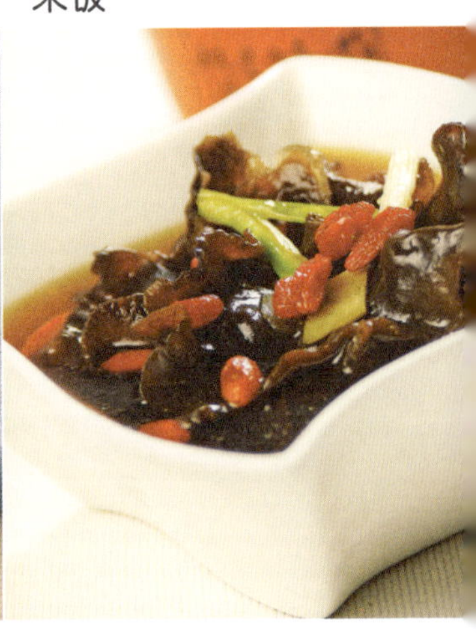

益母草木耳汤

原料： 益母草、枸杞子各10克，干黑木耳20克，冰糖适量。

做法： ①益母草洗净后用纱布包好，扎紧口；黑木耳用清水泡发后，去蒂洗净，撕成碎片；枸杞子洗净。②锅置火上，放入清水、益母草药包、黑木耳、枸杞子，用中火煎煮30分钟。③出锅前取出益母草药包，放入冰糖调味即可。

15:00

日间加餐

鹌鹑蛋丰富的蛋白质、脑磷脂、卵磷脂等可补五脏、通经活血、强身健脑、补益气血。

小蛋糕
西蓝花鹌鹑蛋汤

18:00

晚餐

此道菜对新妈妈产后恢复十分有利，能缓解新妈妈眼睛不适。

芝麻烧饼
香菇肉片
鲜滑鱼片粥

21:00

晚间加餐

牛肉含有丰富的蛋白质和氨基酸，有很好的补益作用，还能下乳。

牛肉饼

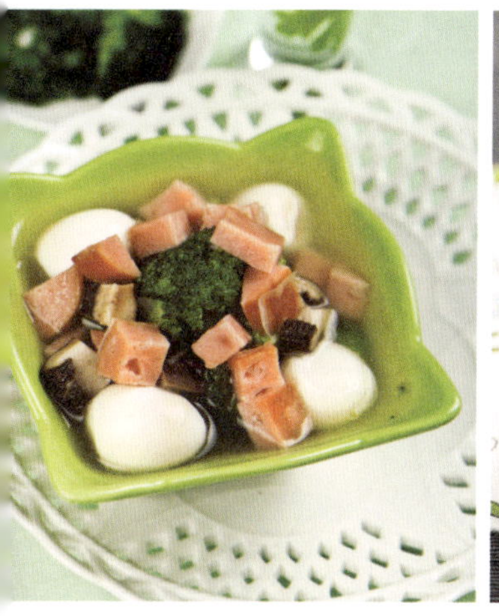

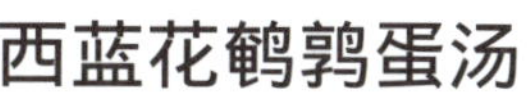

西蓝花鹌鹑蛋汤

原料： 西蓝花100克，鹌鹑蛋4个，鲜香菇、火腿各50克，盐适量。

做法： ①西蓝花切小朵，洗净，汆烫；鹌鹑蛋煮熟，剥壳；鲜香菇去蒂，洗净；火腿切丁。②将鲜香菇、火腿丁放入锅中，加水，大火煮沸，转小火再煮10 分钟，放入鹌鹑蛋、西蓝花，再次煮沸，加盐调味。

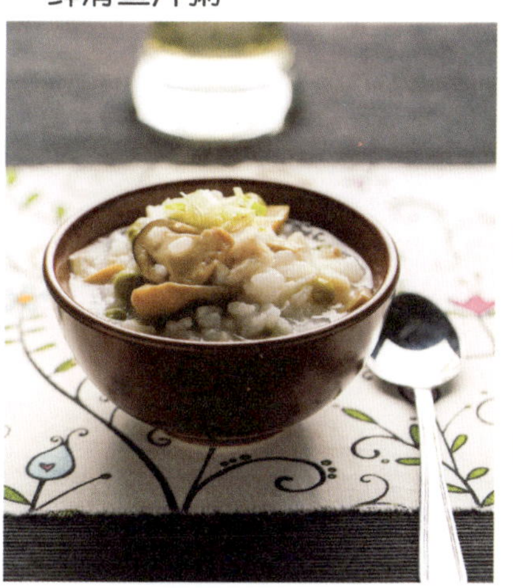

鲜滑鱼片粥

原料： 大米30克，猪骨50克，水腐竹15克，草鱼净肉100克，水淀粉、盐、姜丝适量。

做法： ①将猪骨、大米、腐竹洗净放入砂锅，加水用大火烧开，然后用小火慢熬，放入盐调味，拣出猪骨。②将草鱼肉切成片，用盐、水淀粉、姜丝拌匀，倒入滚开的粥内即可。

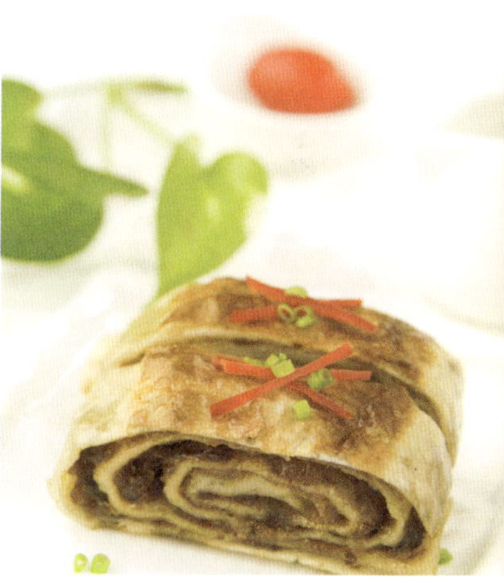

牛肉饼

原料： 牛肉馅100克，鸡蛋1个，葱花、姜末、盐、香油和水淀粉各适量。

做法： ①牛肉馅内加入葱末、姜花、盐、香油，搅拌均匀，打入1个生鸡蛋，加入少量水淀粉。②摊平成饼状，用少许油煎熟，或上屉蒸熟，也可以用微波炉大火加热5~10分钟至熟。

※ Part B 非哺乳妈妈的特别护理

有些新妈妈因某些因素不能进行母乳喂养，可能需要回乳。不能母乳喂养的妈妈虽然也需要产后进补，但在饮食上可适当吃一些具有抑制乳汁分泌的食物。也可以在这类食物中加些具有丰富营养的食材，让回乳食谱多样化，促进妈妈的食欲，帮助身体恢复。此外，若有必要，新妈妈也可以搭配具有回乳作用的药物。

非哺乳妈妈要适当进补

非哺乳妈妈的进补要格外用心和注意，除了要增加全面的营养补充体力外，还可适当增加帮助新妈妈回乳的食物，以避免补得太过，容易引起内热。补充的热量也要相应低一些，以便于新妈妈产后身材的恢复。

宜边回乳边进补

非哺乳妈妈忙于回乳的同时，也要适当进补，毕竟经过那么漫长的产程，身体的恢复也不是一蹴而就的事情。选择低脂、低热量、滋补功能强的食物作为有益的补充，也是必要的。

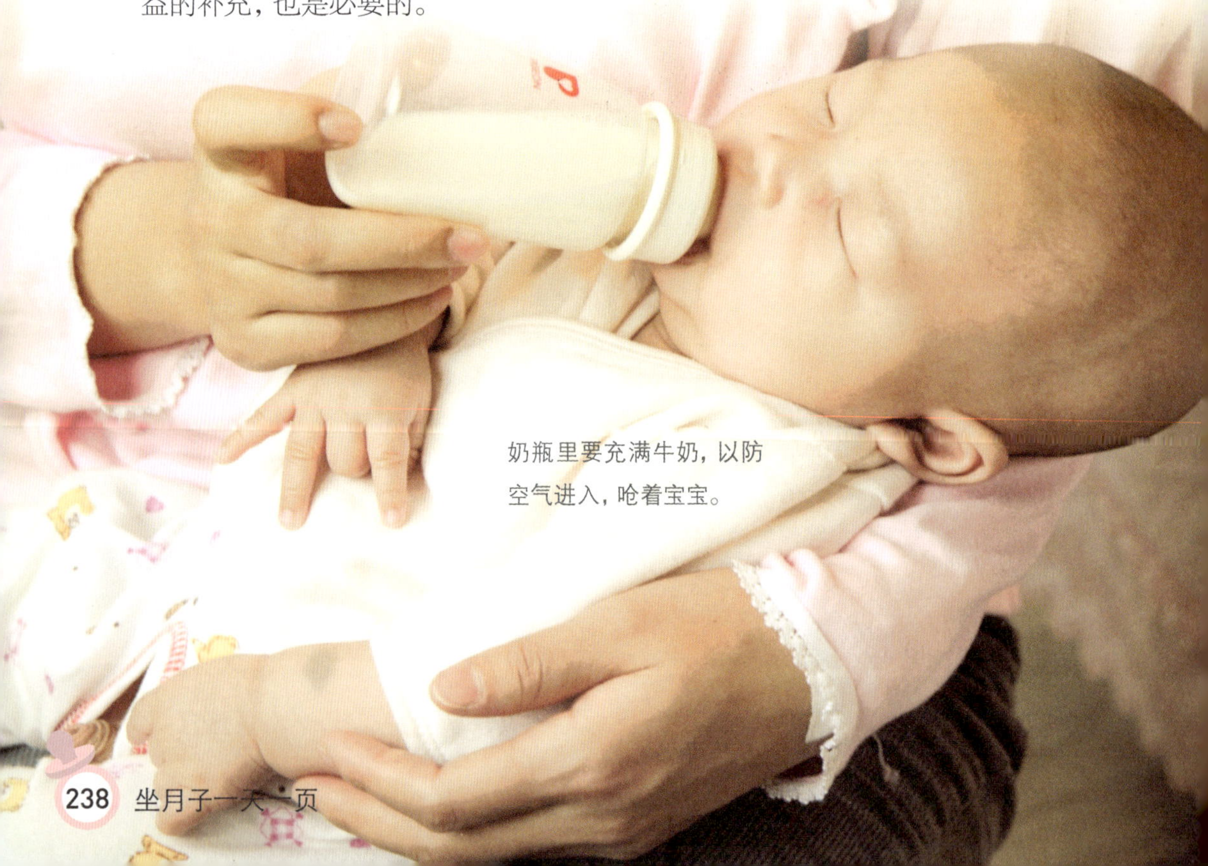

奶瓶里要充满牛奶，以防空气进入，呛着宝宝。

回乳食品要多样化

非哺乳妈妈的回乳食谱应多样化。为了帮助非哺乳妈妈进行回乳，这期间需要多吃一些麦芽粥之类的食物。麦芽粥里可以增加些丰富有营养的食材，比如杏仁、核桃、牛奶等，让回乳食谱也多样化，促进新妈妈的食欲，帮助身体恢复。除了麦芽，人参（参须也可以）、韭菜（韭黄也可以）、花椒等食物都是传统的回乳食物。

另外，中医理论认为凉性的食物，大多会退奶，比如瓜类、薄荷等。每个新妈妈的体质不同，回乳的食物也不完全一样，新妈妈可多尝试，找到适合自己的回乳食材。

减少水分的摄入

断奶期间，新妈妈可尽量控制一下水分的摄入，不能像哺乳期的时候喝很多的汤汤水水，否则母乳分泌过多，会有胀奶的现象。另外，逐渐减少喂奶次数，缩短喂奶时间，同时应注意少进汤汁及下奶的食物，可使乳汁分泌逐渐减少以至全无。

产后先排毒

产后第1周也称新陈代谢周。怀孕时妈妈体内贮留的毒素、多余的水分、废血、废气，都会在这一阶段排出。因此，第1周的饮食要以排毒为先，如果太补了，恶露和毒素会排不干净。

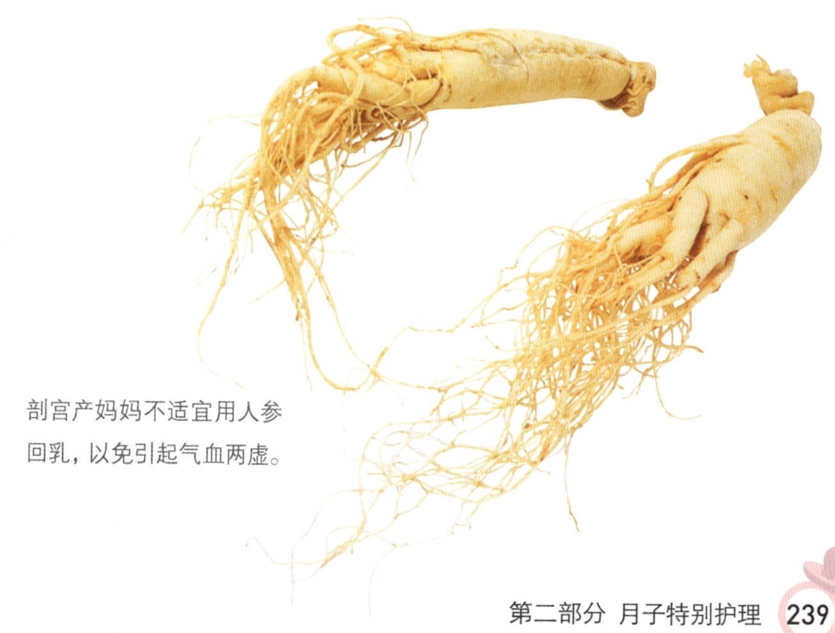

剖宫产妈妈不适宜用人参回乳，以免引起气血两虚。

生麦芽、炒麦芽、焦麦芽须区分

麦芽在中医上具有行气消食、健脾开胃、退乳消胀的功效，是新妈妈回乳时大多会选到的食材。但是麦芽分生麦芽、炒麦芽、焦麦芽，不同的麦芽有不同的功效，新妈妈一定要分清。

1 生麦芽健脾和胃、通乳，用于脾虚食少，乳汁淤积。

2 炒麦芽行气消食、回乳，用于食积不消，断乳。

3 焦麦芽消食化滞，用于食积不消，脘腹胀痛。

因此，新妈妈在回乳时，应选择炒麦芽，而非生麦芽和焦麦芽。

远离下奶食物

新妈妈回乳时，应忌食那些促进乳汁分泌的食物，如花生、猪蹄、鲫鱼等，少吃蛋白质含量丰富的食物，这样可以减少乳汁的分泌。回乳期还要注意饮食中减少水分的摄入量。

产后饮食先开胃

产后最初几天，因为身体虚弱，新妈妈的胃口会非常差。如果大鱼大肉地猛补，只会适得其反。此时最适宜吃比较清淡的饮食，如素汤、肉末、蔬菜等，同时多吃橙子、柚子、猕猴桃等有开胃作用的水果。

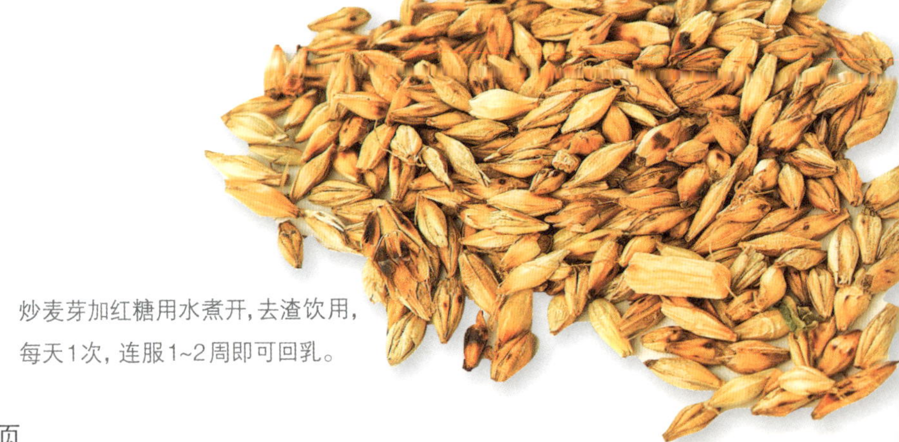

炒麦芽加红糖用水煮开，去渣饮用，每天1次，连服1~2周即可回乳。

切莫回乳过急

非哺乳妈妈断乳时，如果奶水过多，自然回乳效果不好时，不宜硬将奶憋回，这样容易造成乳房结块，严重时还会引起乳腺炎。

新妈妈要避免回乳过急，回乳过急也可能导致乳汁淤积引发乳腺炎，可适当热敷乳房或挤出少量奶液。

可以吃些抗抑郁食物

很多非哺乳妈妈由于不能亲自喂养宝宝而心生愧疚，加之产后体内雌性激素发生变化，改变神经递质的活动，容易产生抑郁心理，情绪容易产生波动，会不安、低落，或者常常为一点儿小事不称心而感到委屈，甚至伤心落泪。此时，多吃些鱼肉和海产品比较好。因为鱼肉和海产品中含有一种特殊的脂肪酸，有抗抑郁作用，能够减少产后抑郁的发生。

进补仍要继续

有些非哺乳妈妈因为不需哺乳就不重视营养的摄入，这种做法是不对的。非哺乳妈妈仍需适当进补，以恢复生产过程中损耗的能量，并供身体代谢所需。

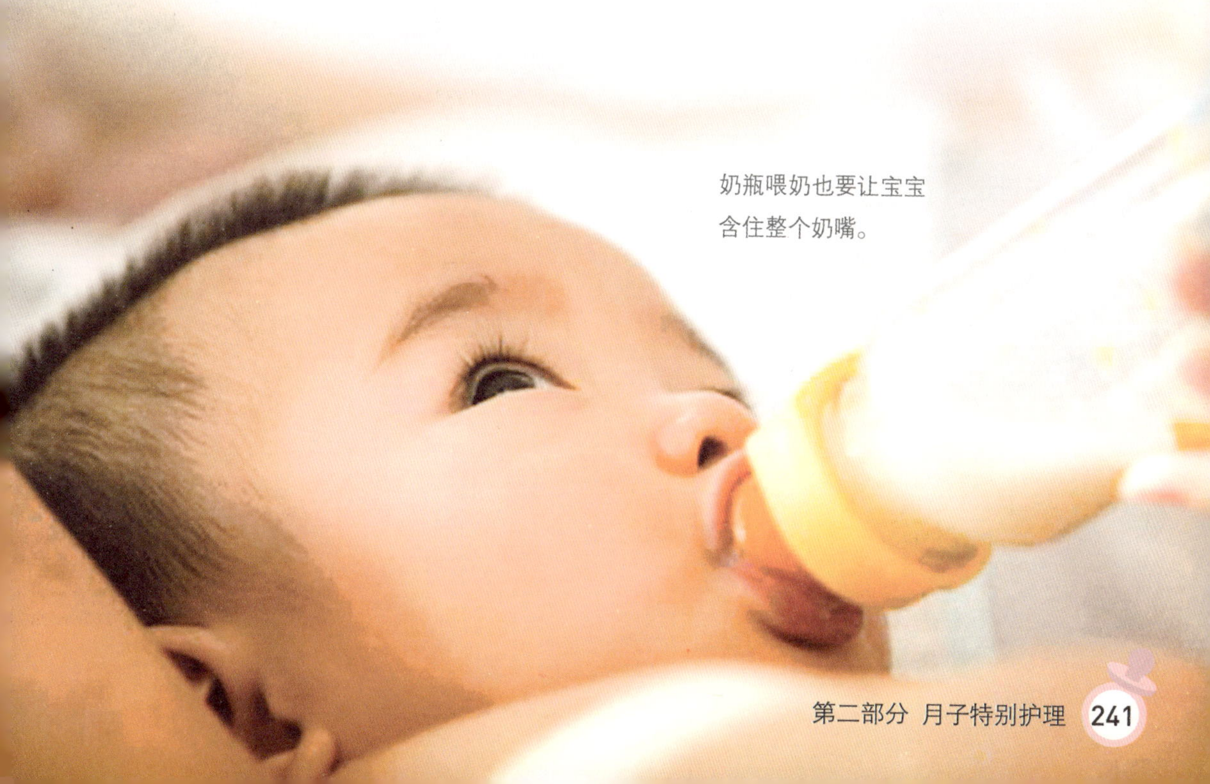

奶瓶喂奶也要让宝宝含住整个奶嘴。

西药回乳要谨慎

西医也有一些回乳方法。如口服溴隐亭，每次5毫克，每天2次，连服6天，以后每天5毫克，连服3天；或口服维生素B_6片剂，每次200毫克，每天3次，连服4~6天，有助于抑制乳汁的分泌。

如果服用西药回乳（服用西药一定遵医嘱）引起恶心等身体不适，也可口服中药类回乳药或者采取食疗回乳的办法。

回乳切忌打回乳针

新妈妈如需要回乳，除了采用自然回乳和人工回乳外，还应尽量避免使用激素类的药品，或回乳针之类。如果使用不当，很容易引起乳房萎缩，或使乳腺分泌出现问题，为身体留下安全隐患。

回乳注意事项

1 如果乳房胀得难受，可以挤出乳汁，但是不要完全挤出，否则会促进乳汁分泌，适得其反。

2 回奶期间要注意减少对乳房、乳头的刺激，泌乳素的分泌会随之减少，乳汁的分泌也逐渐减少。淋浴时也要避免用热水冲洗乳房。

3 可用冰袋冷敷乳房减轻涨的感觉。

4 如果发现乳房里有硬块，要及时用手揉开，防止乳腺炎。

5 应忌食那些促进乳汁分泌的食物，如花生、猪蹄、鲫鱼、汤类等，少吃蛋白质含量丰富的食物，这样可以减少乳汁的分泌。回奶期还要注意饮食中减少水的摄入量。

每次洗澡时间不宜过长，一般5~10分钟即可。

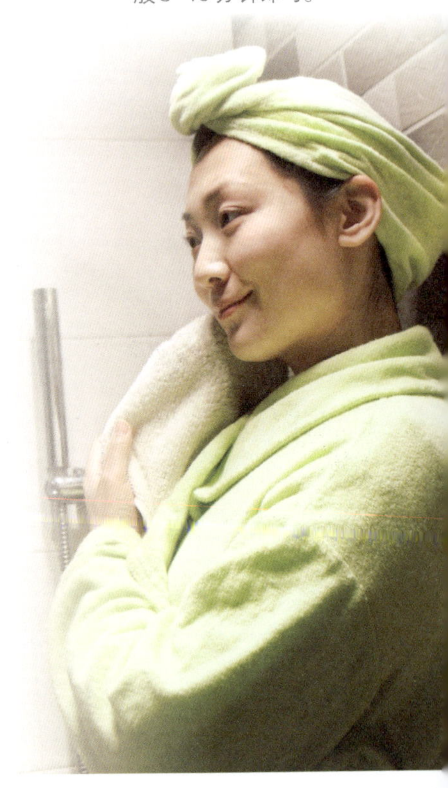

多多关爱宝宝

非哺乳妈妈在身体允许的条件下，最好多参与宝宝的喂养，亲自给宝宝冲奶粉并喂宝宝吃，让宝宝尽快熟悉自己的味道，及早建立与宝宝之间的感情。

白天宝宝睡觉的时候，非哺乳妈妈也可以做一些轻微的活动，在窗前晒一晒太阳，在客厅内散散步，或者是轻声地听一些音乐，记录一下宝宝成长日记，让时间生动起来。非哺乳妈妈还要好好恢复体力，为照顾宝宝打好基础。此外，非哺乳妈妈还要充分了解和熟悉宝宝的各种生活规律和习惯，与宝宝建立默契的亲子关系，也有助于宝宝的人工喂养。

听懂宝宝的“需求”

在新生儿期，可以说除了吃、睡、排泄，宝宝最常见的就是哭了。无论是饿了、热了、冷了，还是尿湿了、不舒服、生病了、孤单了，宝宝都会用哭声来表达。

配方奶粉是人工喂养的最好选择

生活中代乳品有很多，如牛奶、羊奶等，但从营养配比及方便性来看，新生宝宝应该选择婴儿配方奶粉。

配方奶粉是在普通奶粉的基础上加入各种营养成分，以达到接近母乳效果的母乳化奶粉。配方奶成分已尽力接近母乳，很多配方奶粉甚至改进了母乳中铁含量过低的问题，除去了牛奶中不符合宝宝吸收利用的部分，更好地满足了宝宝的营养需要。

宝宝哭闹的几种形式

饥饿时哭：平坦而有节奏，边哭边觅食。哺乳后即入睡。

身体不舒服时哭：如卧位不适、衣服过紧、蚊虫叮咬等，此时宝宝特别烦躁，四肢扭动、眉头紧皱。处理舒适后即可停止。

受到惊吓或打击时哭：哭声高而尖，回声长而短，妈妈要迅速找到原因加以处理。

疼痛时哭：闹哭声忽缓忽急，不觅食。可能是肠绞痛、胀气、外耳道疖、皮肤感染等。首先，要测体温，及时请儿科医生诊断治疗。

烦躁不安或孤独时哭：哭声断断续续，时不时会睁大眼睛四处张望，抱起安抚后即可不哭。

断奶期后恢复正常饮食

过了断奶期后，新妈妈可逐渐恢复正常饮食。因为身体因素或其他原因不能实现母乳喂养的新妈妈不要郁郁寡欢，觉得对宝宝有愧疚。其实，只要尽快把身体调理好，多给宝宝一些爱和关怀，宝宝一样会健康成长。所以不适宜哺乳的新妈妈在过了回乳期后饮食也要恢复正常，争取早点恢复身体，早点参与到照顾宝宝的行列中来。

4周后可适量少食

生产完宝宝4周后，新妈妈的身体状况逐渐好转，心情也变好。此时，非哺乳妈妈不宜吃得太多，因为吃得太多，活动太少，又不需要哺喂宝宝，多余的营养就会积存在新妈妈体内，使体重不断增加。此时非哺乳妈妈可在减少正餐摄入的情况下，多补充一些水果。

月子期间可定期监测体重

体重是人体健康状况的基本指标，过重或过轻都是非正常的表现，一旦超过限度会带来很多健康隐患。体重测量可以监测产后妈妈的营养摄入情况和身体恢复状态，时刻提醒新妈妈注意，要防止不均衡的营养摄入和不协调的活动量危害身体健康。

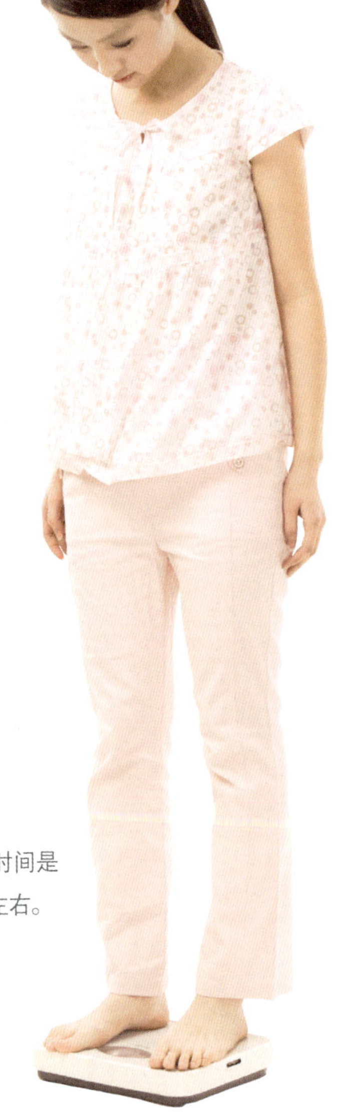

称体重的最佳时间是午饭后2小时左右。

产后腰酸背痛巧应对

引起新妈妈产后腰酸背痛的原因是，怀孕后期身体为了平衡骨盆腔中宝宝的重量，上半身就会往后仰，腰椎与形成骨盆腔后壁荐骨之间的角度就变得越来越大，脊椎四周肌肉拉力方向也跟着改变。

缓解产后腰酸背痛最好的复原方法就是让腰背肌肉得到适当的休息，因为肌肉在疼痛时会释放出一种疼痛物质继续刺激四周的组织，引起血管及肌肉的收缩，造成新的疼痛，如果得不到好的照顾就会恶性循环，一直疼痛下去。新妈妈不要过早久站和久坐，更不要过早劳动和负重。新妈妈尽可能多利用时间平躺，可以使脊椎四周支撑身体直立的肌肉减少负担，得到放松。如果长期腰酸背痛无法缓解，可采用推拿、理疗等方法治疗。

“小动作”有效防止腰酸背痛

新妈妈可以提前学习一些“小动作”，以防出现产后腰酸背痛的症状：

1 仰卧平躺在床上，双膝弯起，靠向自己胸部，用双手抱住双膝，慢慢用力，尽量地贴近自己胸部，维持此姿势一两秒钟，再回复平躺。

2 正坐在椅子上，双腿分开，身体向前弯曲并用手摸到双脚，然后立即回复端坐姿式。要注意，回复坐姿要快，往下弯腰动作要慢慢来。

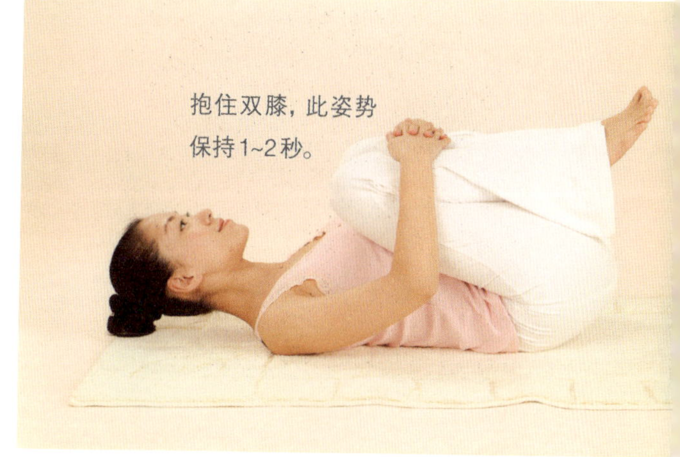

抱住双膝，此姿势保持1~2秒。

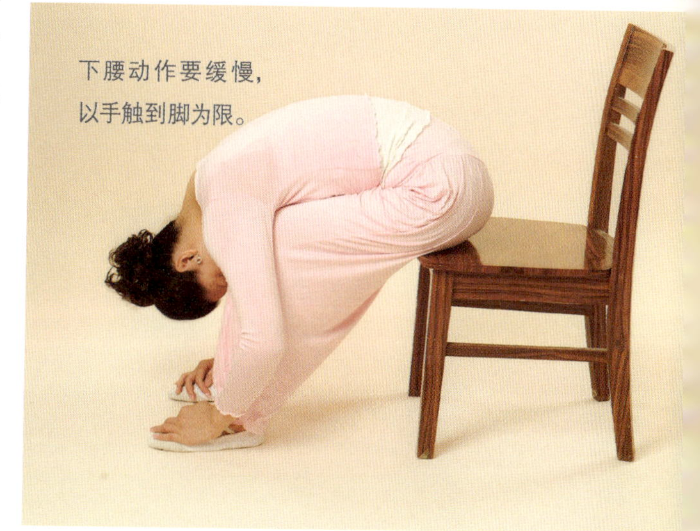

下腰动作要缓慢，以手触到脚为限。

非哺乳妈妈推荐食谱

非哺乳妈妈的进补要格外用心和注意，除了要增加全面的营养补充体力外，还可适当增加帮助新妈妈回乳的食物，以避免补得太过，容易引起内热。补充的热量也要相对低一些，以便于新妈妈产后身材的恢复。

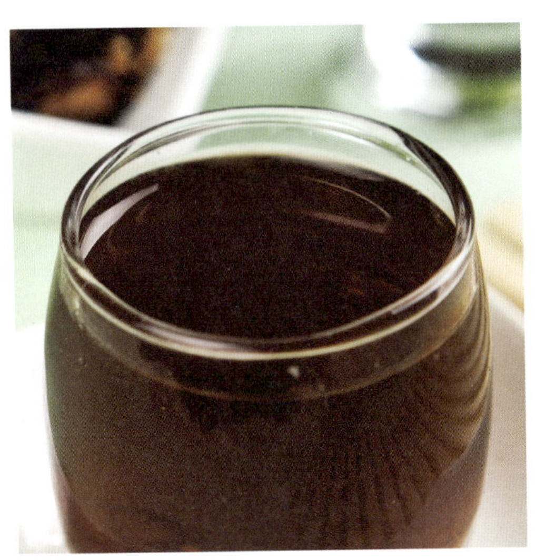

山楂麦芽饮

此饮品有回乳的作用，可缓解回乳时乳房胀痛、乳汁淤积等症状，是新妈妈断乳期间最好的饮品。

原料：麦芽10克，山楂3克，红糖适量。

做法：①将山楂切片，山楂片与麦芽分别炒焦（也可在中药店直接购买炒麦芽与干山楂片）。②将炒好的山楂片与炒麦芽放入锅中，加适量水，中火烧开后，转小火继续加热15分钟。③将煮好的水放至稍凉后，调入红糖即可。

银耳鸡汤

银耳具有滋阴润肺、养胃生津的功效，配以鸡汤，能够帮助非哺乳妈妈滋补身体，更快更好地恢复体力。

原料：干银耳20克，鸡汤、盐适量。

做法：①将干银耳洗净，用温水浸泡20分钟，泡发后去蒂。②将银耳放入砂锅中，加入适量清水，用小火炖30分钟左右。③待银耳炖透后放入鸡汤，等烧沸后，加入盐调味即可。

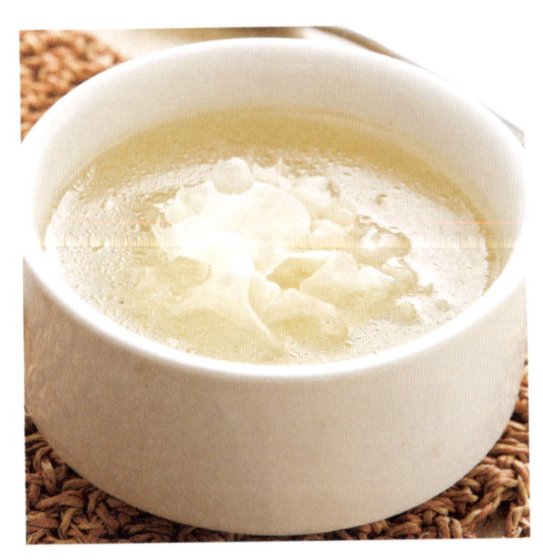

花椒红糖饮

花椒红糖饮可帮助新妈妈回乳，有些新妈妈不喜欢花椒的味道，可适当多加些红糖。需要注意的是，有上火症状的新妈妈不要食用花椒。

原料： 花椒12克，红糖适量。

做法： ①将花椒清洗干净，沥干水分。②锅中加适量水，放入花椒，待水烧开后，转小火继续加热20分钟。③将花椒水中调入适量红糖，搅拌均匀即可饮用。

花椒红糖饮一天一杯，一般2~3天即可回乳。

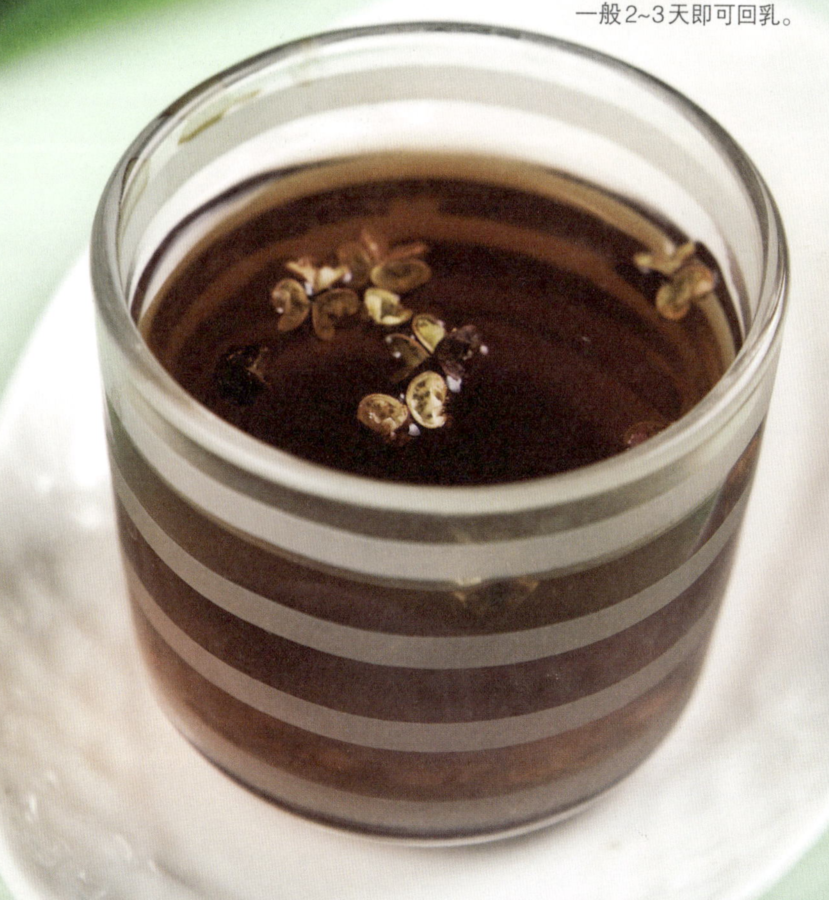

小米黄鳝粥

此粥含有丰富的蛋白质、碳水化合物、维生素和矿物质，有益气补虚的功效，有利于非哺乳妈妈的身体恢复。

原料：小米30克，黄鳝肉50克，胡萝卜、姜末、盐、白糖适量。

做法：①将小米洗净；黄鳝肉切段；胡萝卜切丁。②在砂锅中加入适量清水，烧沸后放入小米，用小火煲20分钟。③放入姜末、黄鳝肉、胡萝卜煲15分钟，熟透后，放入盐、白糖调味即可。

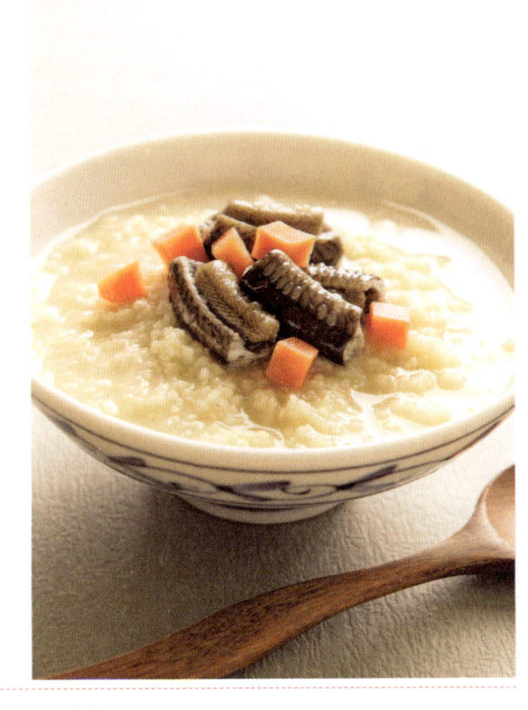

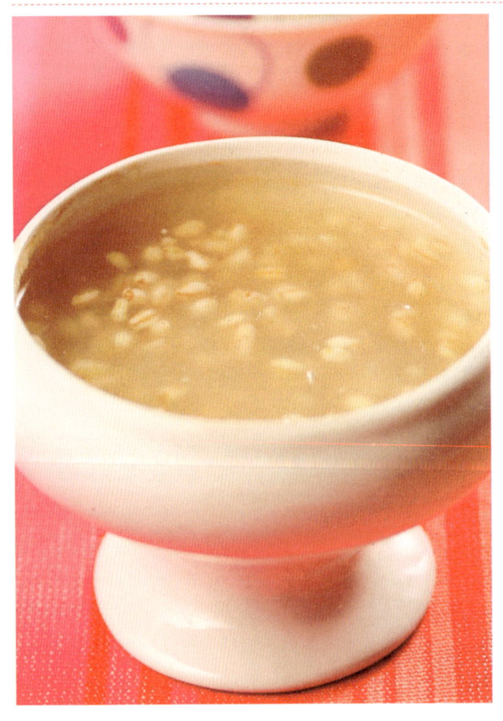

麦芽粥

麦芽粥里可以增加些丰富有营养的食材，比如杏仁、核桃、牛奶等，让回乳食谱也多样化，促进新妈妈的食欲，帮助身体恢复。

原料：大米、生麦芽、炒麦芽各30克，红糖适量。

做法：①大米洗净，用清水浸泡30分钟；将生麦芽与炒麦芽一同放入锅内，加清水大火煎煮，去渣取汁。②将大米放入锅中与麦芽汁一起煮，煮到大米完全熟时，加入红糖即可。

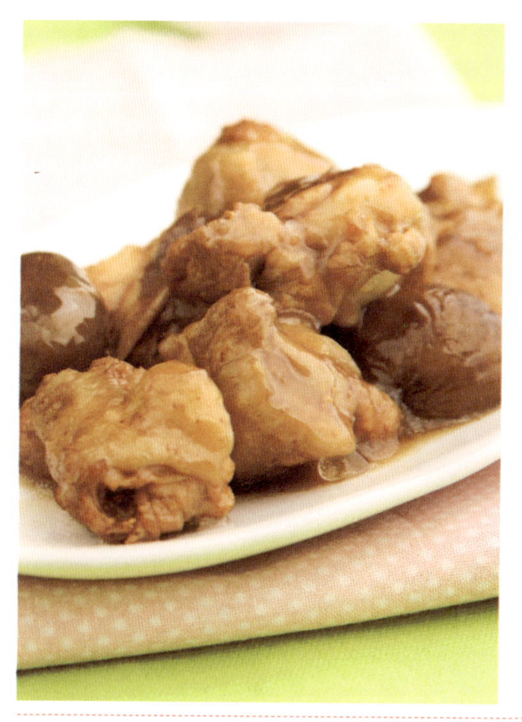

板栗烧仔鸡

板栗烧仔鸡有补而不腻的功效，还能通过板栗的活血止血之效，促进子宫恢复。

原料： 板栗6颗，仔鸡半只，高汤、盐、料酒、白糖、蒜瓣各适量。

做法： ①板栗放入锅中加适量清水，大火煮10分钟，捞出来去壳，去皮。②仔鸡洗净，切块，放白糖、盐、料酒腌制10分钟。③将板栗、仔鸡放入锅中，加入高汤，调入料酒、白糖，焖烧至板栗熟烂，再调至大火，加入蒜瓣，继续焖5分钟即可。

蜂蜜香油饮

对于不能由宝宝吸吮而促进子宫收缩的非哺乳妈妈来说，适当食用香油可帮助子宫的收缩和恶露的排出。

原料： 蜂蜜1汤匙，香油适量。

做法： ①将一杯开水晾温，滴入香油和蜂蜜，混合均匀。②可按个人口味调节浓淡度。

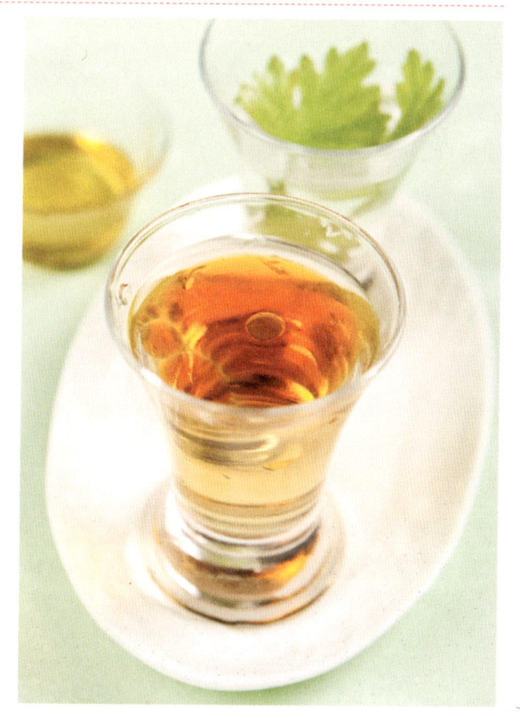

莲子薏米煲鸭汤

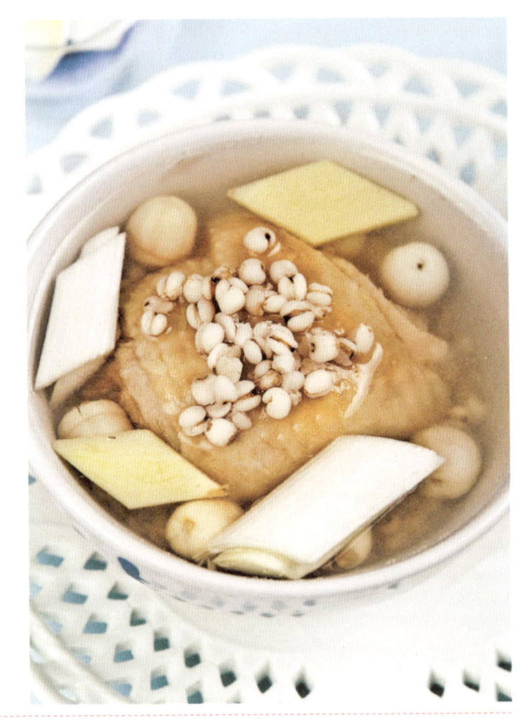

鸭肉的营养价值很高，有滋补、养胃、补肾、消水肿、止咳化痰等作用，鸭肉中的脂肪酸熔点低，易于消化，适合产后妈妈恢复身体食用。

原料：鸭肉150克，莲子10克，薏米20克，葱段、姜片、鲜百合、料酒、白糖、盐各适量。

做法：①把鸭肉切成块，放入开水中焯一下捞出后放入锅中；莲子去芯洗净，百合洗净掰瓣；薏米洗净。②在锅中依次放入鸭肉、葱段、姜片、莲子、百合、薏米，再加入料酒、白糖，倒入适量开水，用大火煲熟。③待汤煲好后出锅时加盐调味即可。

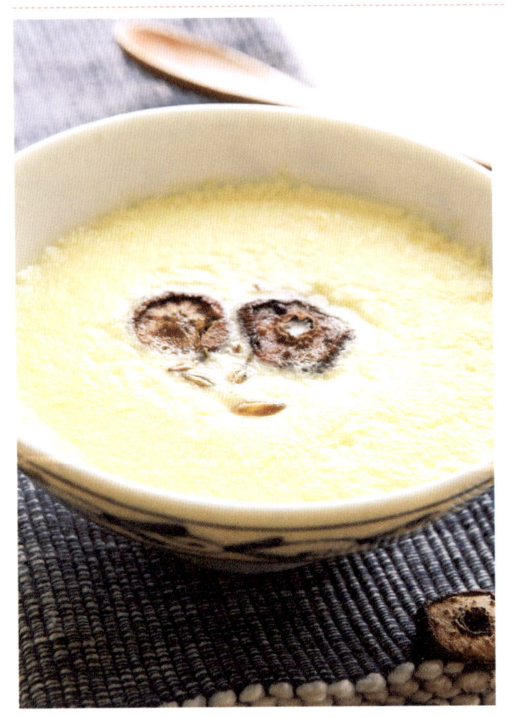

麦芽山楂蛋羹

这道羹健脾开胃、消食导滞，麦芽有利于非哺乳妈妈回乳，鸡蛋能补充足够的蛋白质。

原料：鸡蛋2个，炒麦芽15克，山楂20克，淮山药15克，淀粉、盐各适量。

做法：①将炒麦芽、山楂、淮山药洗净，放入药锅内，加清水适量，煮1小时左右，取汤。②鸡蛋去壳搅拌均匀，淀粉用水调成糊状。③将汤煮沸，加入鸡蛋液及淀粉糊，边加边搅拌，最后加盐调味即可。

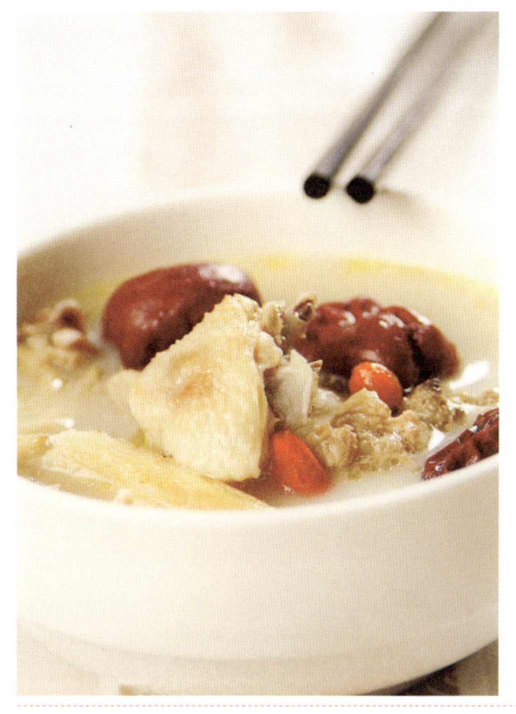

黄芪枸杞母鸡汤

母鸡肉蛋白质的含量比例较高，而且消化率高，很容易被人体吸收利用。母鸡肉含有对人体生长发育有重要作用的磷脂类，是产后膳食结构中脂肪和磷脂的重要来源之一。

原料：黄芪、枸杞子各10克，母鸡200克，红枣5颗，姜片、盐、米酒各适量。

做法：①将黄芪、枸杞、姜片洗净并放入调料袋内；母鸡处理干净，切成小块，放入沸水中烫一会儿，捞出洗净。②将母鸡块、红枣和调料袋一起放入锅内，加清水。③大火煮开后，改小火焖炖1小时，出锅前加盐、米酒调味即可。

红糖薏仁饮

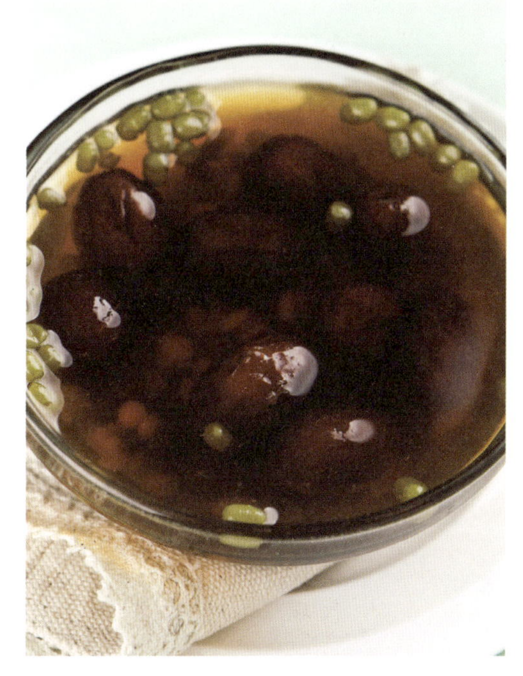

绿豆中所含蛋白质、磷脂均有兴奋神经、增进食欲的功能，对于产后因不能哺乳而压力过大的新妈妈来说是很好的调节剂。

原料：绿豆、薏仁各30克，红枣、红糖各适量。

做法：①薏仁及绿豆洗净后用清水浸泡一夜。②将浸泡的水倒掉，绿豆和薏仁放入锅内，加入新的水，用大火烧开后改用小火煮至熟透。③加入红糖、红枣，继续煮5分钟即可。

火腿木瓜鲈鱼汤

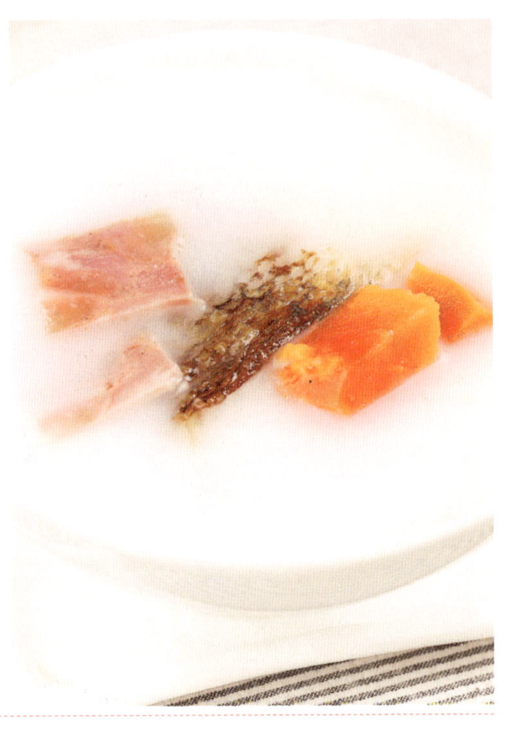

鲈鱼可以健身补血、健脾益气，非哺乳妈妈食用后不仅能滋补身体、强健体质，还不会造成营养过剩而导致肥胖。

原料： 鲈鱼1条，火腿、木瓜各30克，姜片、盐、油各适量。

做法： ①鲈鱼去鳞、腮、内脏，洗净，切块；火腿切片；木瓜洗净，去皮，去子，切块。②将鲈鱼、姜片放入锅中，将鲈鱼两面煎至金黄色，盛起。③将适量清水放入砂锅中，烧沸后放入鲈鱼、火腿片和木瓜块，大火烧沸后用小火煲20分钟，最后加盐调味即可。

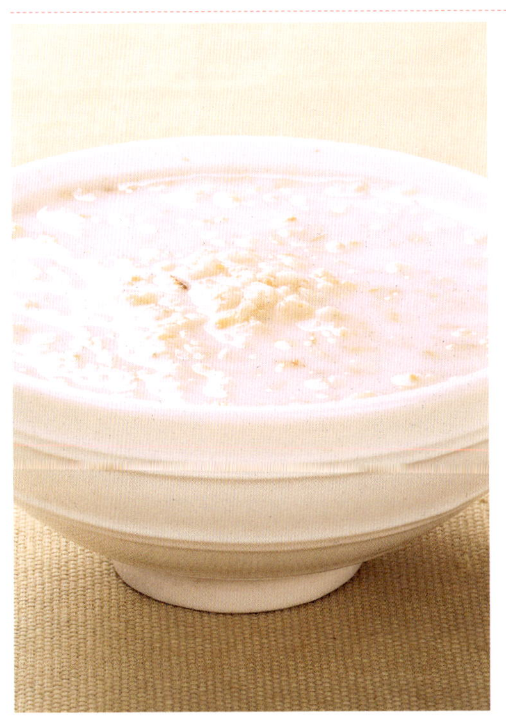

奶香麦片粥

麦片含有丰富的膳食纤维，能够促进肠道消化，更好地帮助身体吸收营养物质。膳食纤维还能帮助非哺乳妈妈对糖、脂肪、蛋白质的代谢，并具有填充、吸水、增加饱腹感，减少能量过多摄入的作用。

原料： 大米30克，鲜牛奶250毫升，麦片、高汤、白糖适量。

做法： ①将大米洗净，加入适量水浸泡30分钟，捞出，控水。②在锅中加入高汤，放入大米，大火煮沸后转小火煮至米粒软烂黏稠。③将稠粥放入饭锅中，加入鲜牛奶，煮沸后加入麦片、白糖拌匀即可。

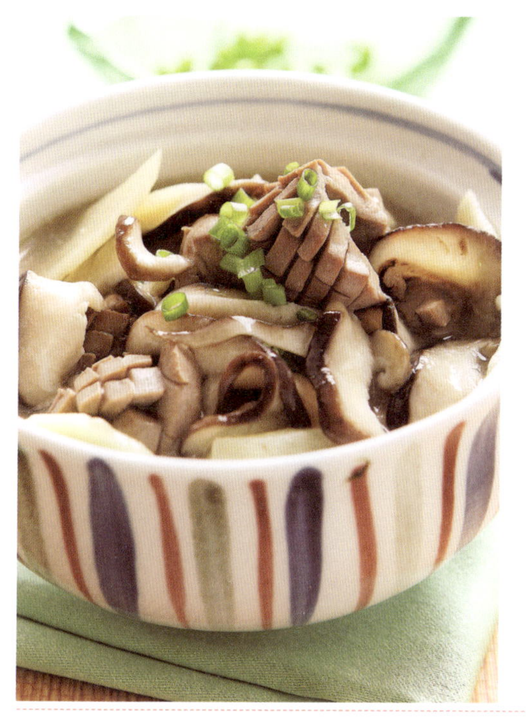

口蘑腰片

猪腰具有补肾强身的作用，它还具有较高的含铁量，极容易被人体吸收，有利于产后补血。在烧猪腰时加入适量的黄酒或醋可以去除腥味。

原料： 猪腰100克，茭白50克，口蘑30克，葱花、姜片、黄酒、盐、淀粉各适量。

做法： ①猪腰撕去外皮膜，切成片，去掉腰臊，切花刀，洗净；沥干水分后加黄酒、盐、淀粉拌匀；茭白、口蘑洗净，切片。②爆香姜片，放入猪腰翻炒，再放入茭白、口蘑，加入黄酒、盐。③放入适量水，待沸后撒上葱花即可。

麦芽鸡汤

此汤能补充产后新妈妈所需的蛋白质，而且消化率高，麦芽则是回乳佳品，利于非哺乳新妈妈回乳。

原料： 嫩母鸡1只，炒麦芽60克，熟猪油15克，高汤、盐、胡椒粉、葱花、姜片、油各适量。

做法： ①先将鸡处理干净，切块。②将炒麦芽用纱布包好。③锅内加油烧热，投入葱花、姜片、鸡块煸炒几下，加高汤、麦芽、盐，用小火炖1~2小时，加胡椒粉，取出麦芽包即可。

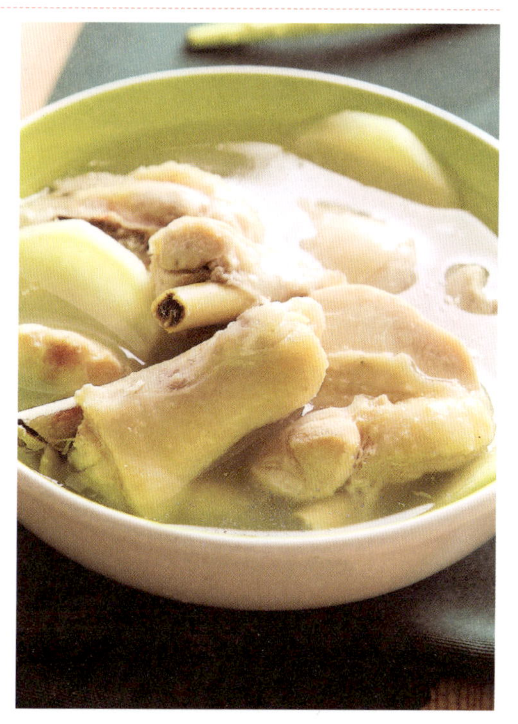

Part C 产后不适食疗调理

对付产后不适，正确的食疗方法既能够使新妈妈尽快恢复健康，又不会影响哺乳和宝宝的营养。新妈妈产后不适食疗方要兼顾食疗和营养两大原则，如果新妈妈不适症状较严重，就必须立即就医。

调理失眠

新妈妈坐月子期间，因产后失血过多，心失血养以致失眠，或者因产时不顺或过分担心宝宝，情志抑郁所致失眠。这会极大影响新妈妈的身体恢复，新妈妈一定要重视，可适当食用百合、荔枝、芹菜、核桃仁等有助于睡眠的食物。

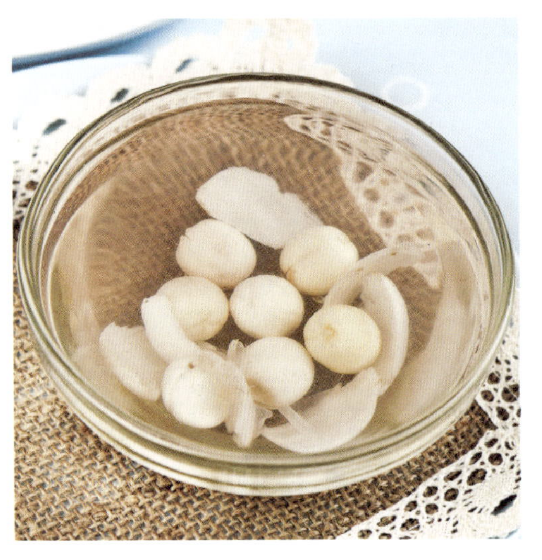

百合莲子桂花饮

此饮品含有维生素B_1、维生素B_2、钙、磷、钾等营养成分，产后新妈妈食用可起到定心养神、辅助睡眠、清肝利尿的作用。

原料：鲜百合10克，莲子4颗，桂花蜜、冰糖各适量。

做法：①百合掰开后用水洗净表面泥沙；莲子用水浸泡10分钟后捞出。②锅中加适量水，将莲子煮5分钟后取出莲子芯。③莲子回锅，再次煮开后，加入百合，再加入冰糖。根据自己的喜好，添加适量的桂花蜜。

虾米炒芹菜

芹菜可分离出一种碱性成分，有镇静作用，对新妈妈来说，有安神、除烦的功效。

原料：干虾米50克，芹菜40克，盐、油各适量。

做法：①将干虾米用温水浸泡；芹菜去老叶后洗净，切成小段。②芹菜用开水略焯一下，沥干水分。③锅置火上，放油烧热，下芹菜快炒，并放入虾米、盐，用大火快炒几下即成。

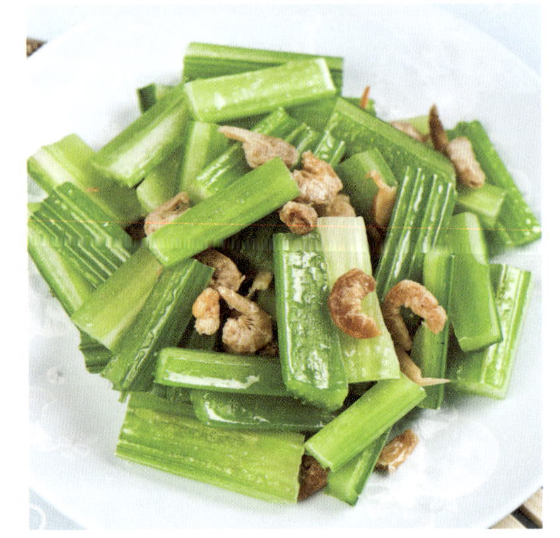

核桃仁爆鸡丁

核桃仁含有很多抗抑郁和失眠的营养素，是产后睡眠不佳的新妈妈的常备坚果。

原料： 鸡肉100克，核桃仁30克，松子仁、枸杞子各10克，鸡蛋1个（取蛋清），姜末、盐、水淀粉、高汤、油各适量。

做法： ①鸡肉洗净，切丁，用鸡蛋清、水淀粉抓匀。②锅中放油烧热，将鸡肉丁炒一下，沥油。③核桃仁、松子仁分别炒熟；将姜末、盐、水淀粉、高汤调成汁。④锅置火上，放调料汁，倒入鸡肉丁、核桃仁、松子仁、枸杞子翻炒均匀即可。

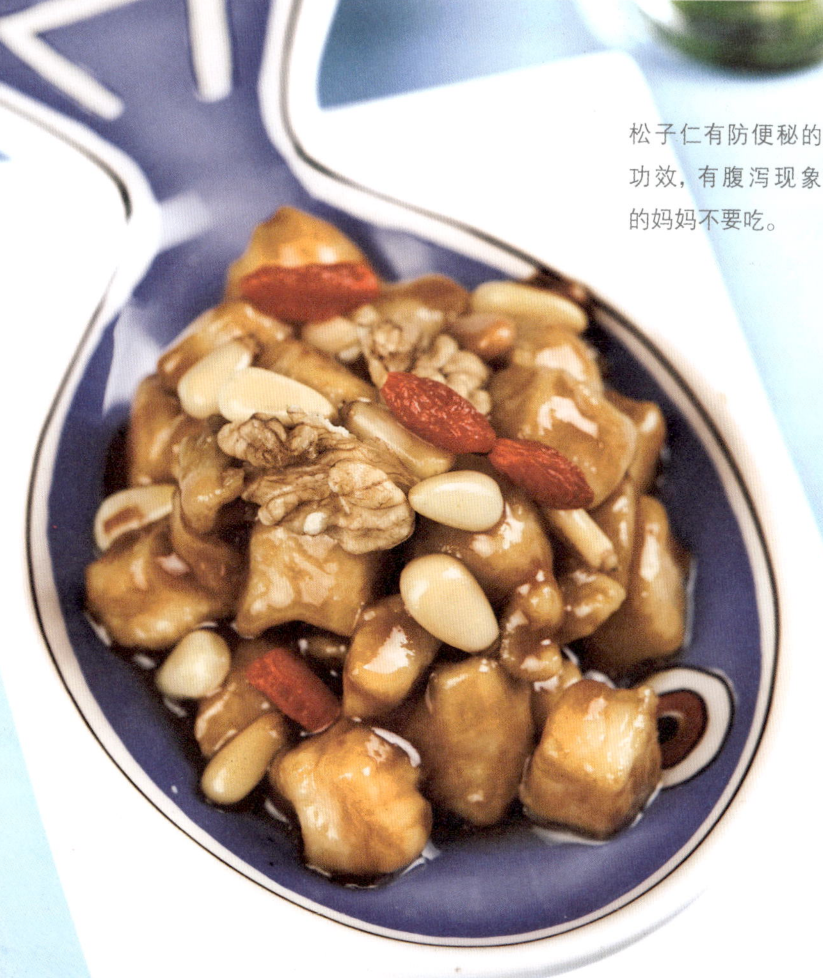

松子仁有防便秘的功效，有腹泻现象的妈妈不要吃。

塑形瘦身

其实，在产后第6周，新妈妈就可有意识地采用饮食调养的方法来科学、健康瘦身。哺乳妈妈每天应摄取热量不低于2000千卡，非哺乳妈妈热量摄取应控制在1800千卡以内，适当增加蔬菜、水果的摄取量，少食脂肪含量较高的食物。

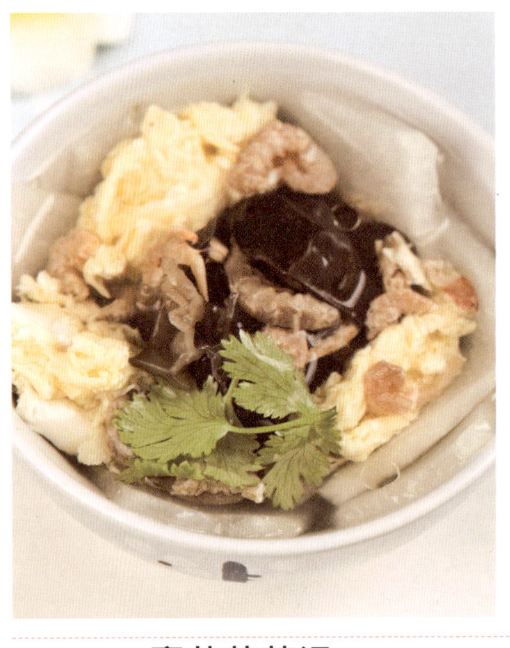

冬瓜海米汤

冬瓜含维生素C较多，且钾含量高，有减肥降脂的作用，是产后新妈妈的瘦身营养食物。

原料：冬瓜50克，干黑木耳、海米各30克，鸡蛋1个，香菜段、葱花、香油、盐、油各适量。

做法：①冬瓜去皮，切片；海米泡发；鸡蛋打散；干黑木耳泡发，撕成朵状。②锅中放油，加入葱花爆香，再倒入冬瓜片翻炒片刻，下海米略炒。③加入适量水烧开，放入黑木耳用大火煮开，加盐调味。④最后倒入打散的鸡蛋液至熟，洒上香菜段，淋上香油即可。

魔芋菠菜汤

魔芋中特有的束水凝胶纤维，是天然的“肠道清道夫”，也是产后瘦身食谱中不可缺少的食物，妈妈体内毒素减少，宝宝吃得才好。

原料：菠菜100克，魔芋60克，盐、姜丝各适量。

做法：①菠菜择洗干净；魔芋洗净，切成条，用热水煮2分钟，去味，沥干。②将魔芋、菠菜、姜丝放入锅内，加清水用大火煮沸，转中火煮至菠菜熟软。③出锅前加盐调味即可。

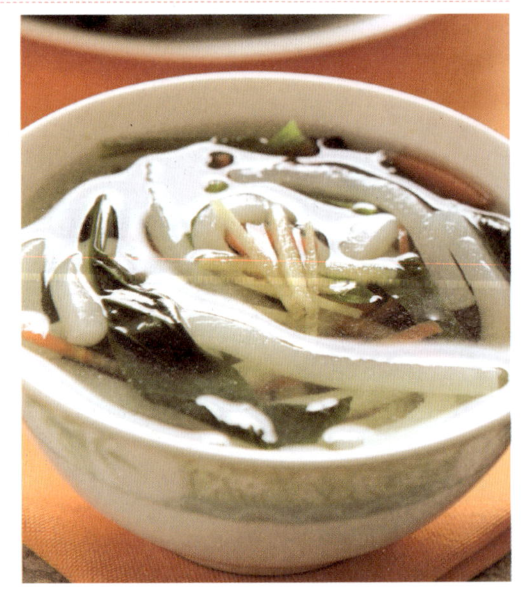

海带烧黄豆

海带含有一种叫硫酸多糖的物质，可降血脂，有益减肥，另外，海带表面含甘露醇，有利尿作用，可缓解水肿症状。

原料： 海带80克，黄豆、红椒丁各30克，盐、油、葱末、姜末、水淀粉、高汤、香油各适量。

做法： ①将海带洗净，切丝；黄豆洗净，浸泡2小时。②把海带和黄豆分别汆透，捞出。③锅中放油，用葱末、姜末煸出香味，放入海带煸炒，然后加适量高汤，放入黄豆。④再加入盐，小火烧至汤汁快收干时，加入红椒丁，用水淀粉勾芡，淋香油即可。

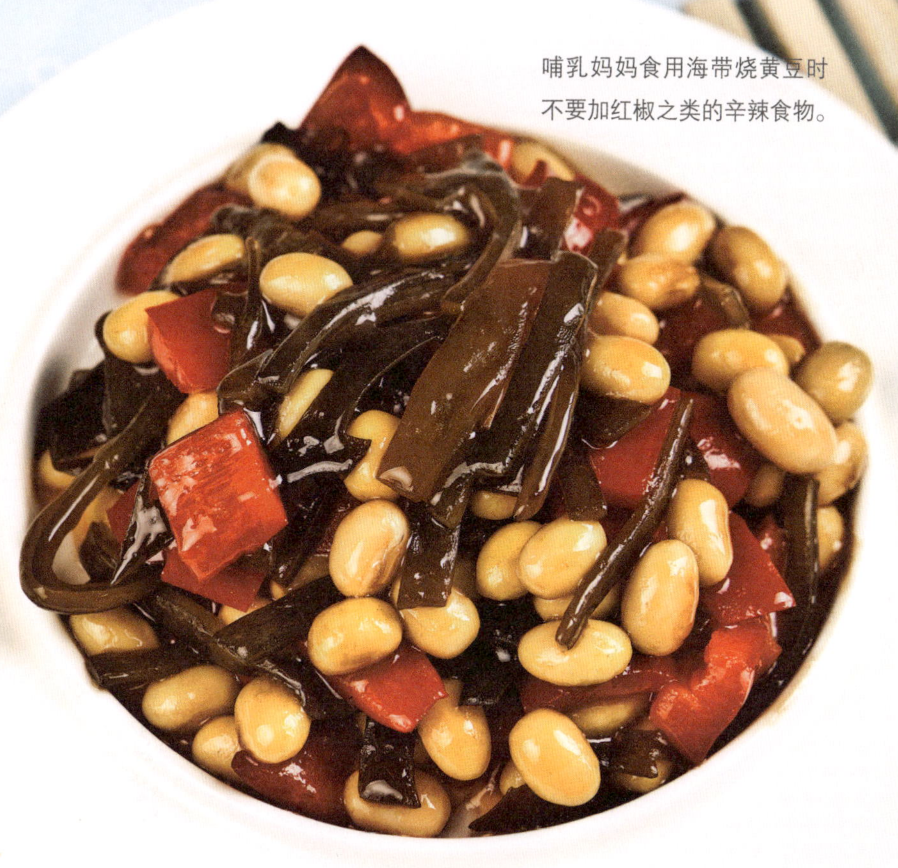

哺乳妈妈食用海带烧黄豆时不要加红椒之类的辛辣食物。

抗抑郁

产后抑郁症可以用食疗方法来预防和缓解，所以各位妈妈不妨多吃一点抗抑郁的食物，比如花生、香蕉、瓜子、核桃、新鲜绿叶蔬菜、海产品、蘑菇及动物肝脏等食物。

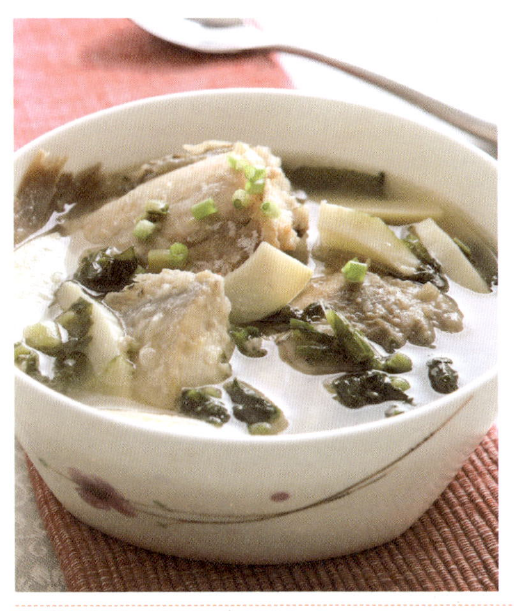

冬笋雪菜黄花鱼汤

黄花鱼有健脾开胃、益气填精之功效，对于产后抑郁症有良好的抵抗作用。

原料： 冬笋50克，雪菜30克，黄花鱼1条，葱段、姜片、盐、料酒、油各适量。

做法： ①将黄花鱼去鳞、腮、内脏，洗净后擦干鱼身上的水，用料酒腌渍20分钟；冬笋泡发，切片；雪菜洗净，切碎。②油锅烧热，放入黄花鱼，两面各煎片刻，锅中加清水，放入冬笋片、雪菜末、葱段、姜片，先用大火烧开，后改用中火煮15分钟，出锅前放盐调味即可。

干贝冬瓜汤

冬瓜营养价值很高，特别是维生素C的含量为鸡肉、牛肉、鲜虾的3倍；干贝有稳定情绪的作用。

原料： 冬瓜100克，干贝50克，姜末、盐、料酒各适量。

做法： ①冬瓜削皮，洗净后切片；干贝洗净，浸泡30分钟，去掉老肉，放入瓷碗内，加入料酒、清水，清水以没过干贝为宜，隔水用大火蒸30分钟，取出晾凉。②冬瓜片、干贝、姜末放入锅内，加水煮15分钟，出锅时加入适量的盐（干贝本身就含有很高盐分，不加盐进行调味也可以）。

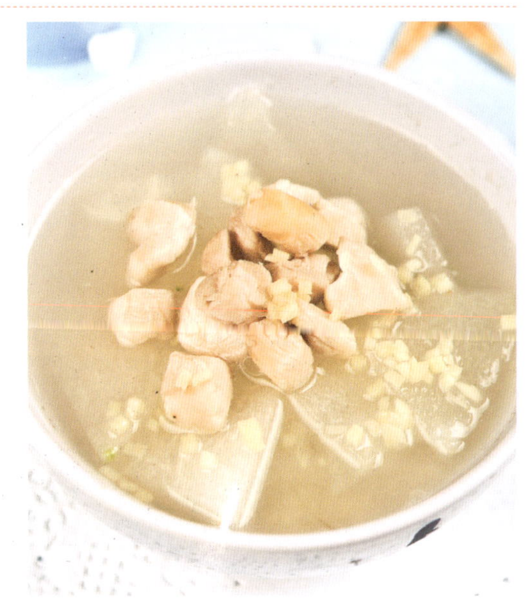

香蕉牛奶羹

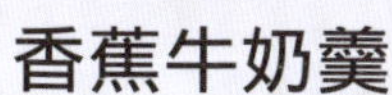

香蕉是产后新妈妈的“快乐水果”，能有效预防和缓解产后焦虑和抑郁，还可补钙，防止新妈妈便秘。

原料： 香蕉100克，鲜牛奶250毫升，草莓适量。

做法： ①草莓去蒂洗净，切成块。②香蕉剥去外皮，放入碗中碾成泥。③将牛奶、香蕉泥放入锅内，用小火慢煮5分钟，并不停搅拌。④出锅时加入草莓块。

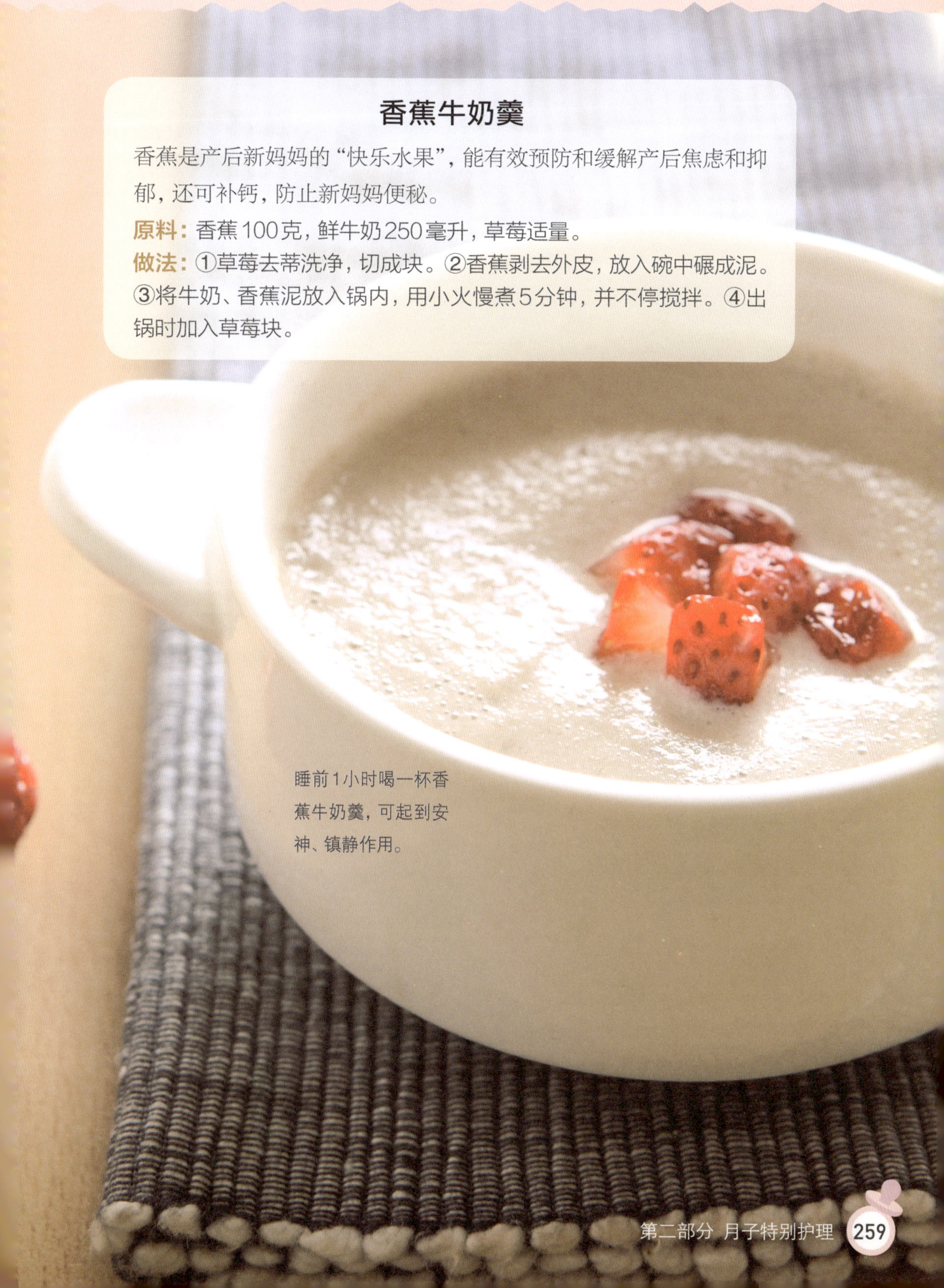

睡前1小时喝一杯香蕉牛奶羹，可起到安神、镇静作用。

缓解乳房胀痛

新妈妈在分娩后的3~6天，乳房会逐渐开始充血、发胀，分泌大量乳汁。如果乳汁分泌过多，又未能及时排出，就会出现乳房胀痛。较长时间的奶胀容易引起乳腺炎，应及时处理。除了及时让宝宝吸吮外，还可采取食疗的方法来缓解。

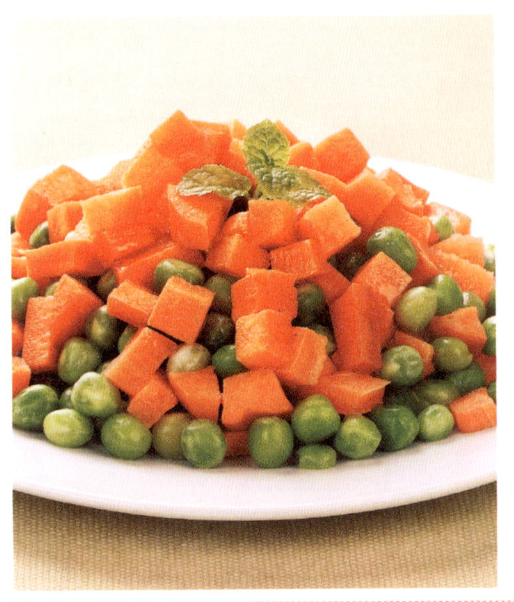

胡萝卜炒豌豆

豌豆味甘、性平，有补中益气、补肾健脾、通乳消胀的作用，可缓解新妈妈产后乳房胀痛、乳汁不下的症状。

原料： 胡萝卜50克，豌豆20克，姜片、醋、盐、油各适量。

做法： ①胡萝卜洗净，切成与豌豆大小相近的丁；将胡萝卜丁和豌豆分别放入开水中焯1分钟后捞出。②锅中放油，烧至七成热，放入姜片煸香，然后放入焯过的胡萝卜丁、豌豆，爆炒至熟，最后调入醋和盐，翻炒均匀即可。

丝瓜炖豆腐

丝瓜可预防产后乳汁淤积，在一定程度上也可预防产后乳腺炎的发生。

原料： 豆腐50克，丝瓜100克，高汤、盐、油、葱花、香油各适量。

做法： ①将豆腐洗净，切块；丝瓜去皮，洗净，切滚刀块。②豆腐块用开水焯一下，冷水浸凉，捞出，沥干水分。③锅中放油，烧至六七成热，下入丝瓜块煸炒至发软，加入高汤、盐、葱花，烧开后放入豆腐块，改小火炖10分钟，见豆腐鼓起时，转用大火，淋上香油即可出锅食用。

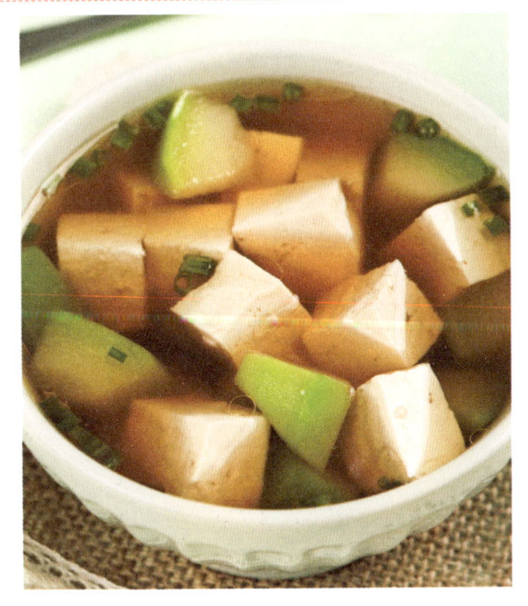

桔梗红豆粥

产后乳房胀痛多因肝胃郁热、乳汁淤积所致，此粥具有清肝胃、解毒、通络、散结等功效，可缓解新妈妈乳房胀痛。

原料： 桔梗、皂角刺各10克，红豆20克，大米50克。

做法： ①桔梗、皂角刺、红豆、大米分别洗净；红豆浸泡半天。②桔梗和皂角刺加适量水煮20分钟，去渣取汁。③将红豆和大米煮成粥后，加入药汁拌服即可。

红豆吃太多容易胀气，与其他食材同食，每日不可超过2小碗。

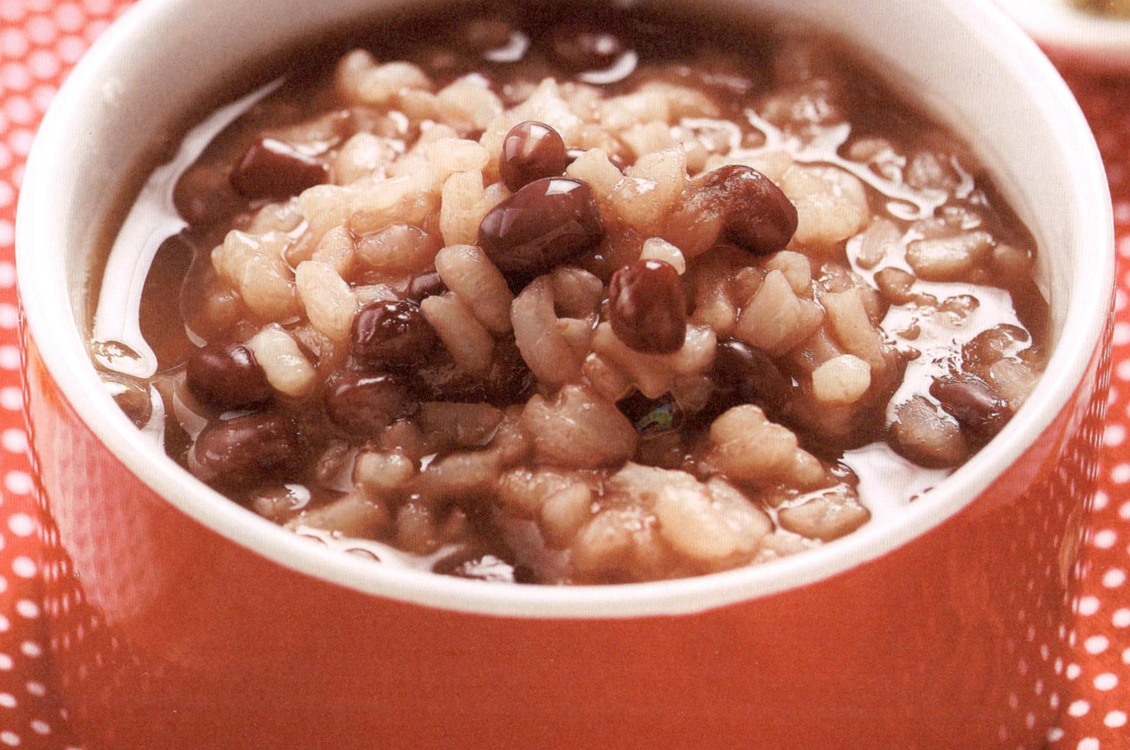

补血

新妈妈分娩时都会或多或少失血，所以产后的补血问题一定不能马虎。新妈妈要适当多食含铁较多、营养丰富的食品，如肉类、蛋类、海产品（如海带、紫菜、海鱼）、动物肝脏、动物血、红枣、花生、木耳等食物。

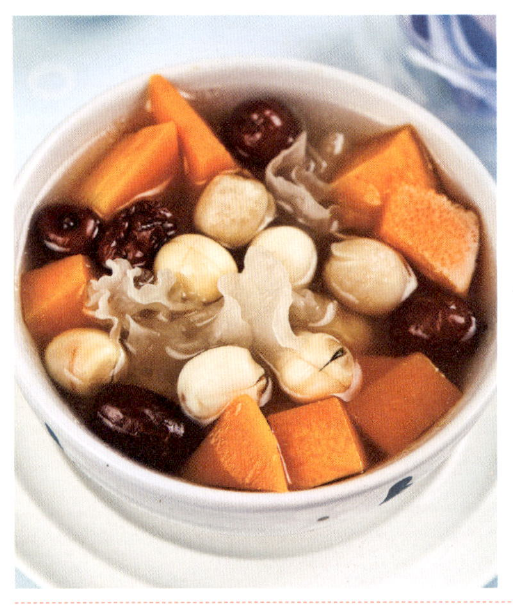

三色补血汤

此汤清热补血、养心安神，是产后新妈妈补血养颜的佳品。

原料： 南瓜50克，干银耳10克，莲子、红枣各5颗，红糖适量。

做法： ①南瓜洗净，对半剖开后去子，去皮切成块。②莲子剥去苦芯；红枣去除枣核，洗净；干银耳泡发后，去除根蒂，撕成小朵。③将南瓜块、莲子、红枣、泡发银耳和红糖一起放入砂煲中，再加入适量温水，大火烧开后转小火慢慢煲煮约30分钟，将南瓜煮至熟烂即可。

猪肝炒油菜

油菜和猪肝都是补铁、补血的佳品，这道菜肴营养丰富，对产后贫血的新妈妈有很好的食疗功效。

原料： 油菜50克，猪肝100克，盐、油各适量。

做法： ①猪肝洗净，切片，用盐腌制10分钟；油菜洗净切段，茎、叶分别放置。②锅中倒油，放入猪肝快炒后盛出。③锅中留少许底油，先放油菜茎，然后下油菜叶，炒至半熟时放入猪肝，加适量盐，大火炒匀即可。

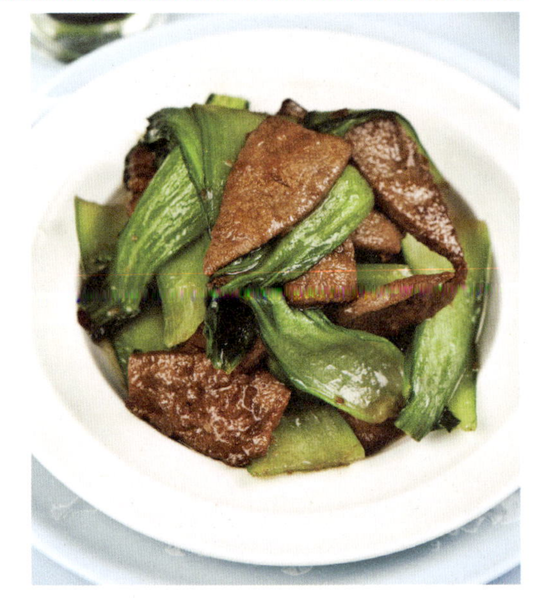

木耳炒鱿鱼

黑木耳中的铁、钙含量很高，鱿鱼富含蛋白质、钙、磷、铁。二者搭配食用，对新妈妈缺铁性贫血有很好的辅助治疗作用。

原料：鱿鱼100克，干黑木耳10克，胡萝卜30克，盐、油各适量。

做法：①将干黑木耳浸泡，洗净，撕成小片；胡萝卜洗净、切丝。②鱿鱼洗净，在背上斜刀切花纹，用开水汆一下，沥干水分，放适量盐腌制片刻。③锅中放适量油，下胡萝卜丝、黑木耳、鱿鱼炒匀装盘即可。

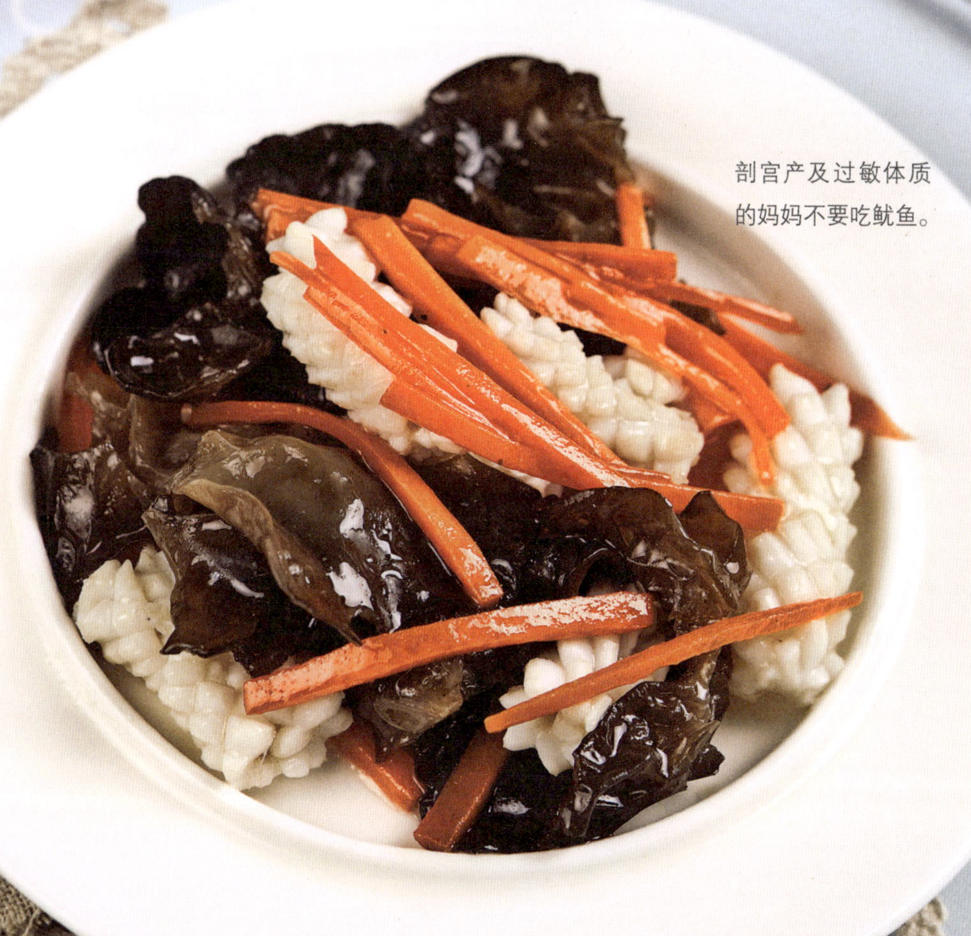

剖宫产及过敏体质的妈妈不要吃鱿鱼。

补气

很多新妈妈坐月子期间觉得自己疲乏无力、心慌气短，这时就要适当摄入一些补气的食物了，比如山药、黄芪、羊肉、桂圆等，这些食物还可滋补身体，对新妈妈身体的恢复大有裨益。

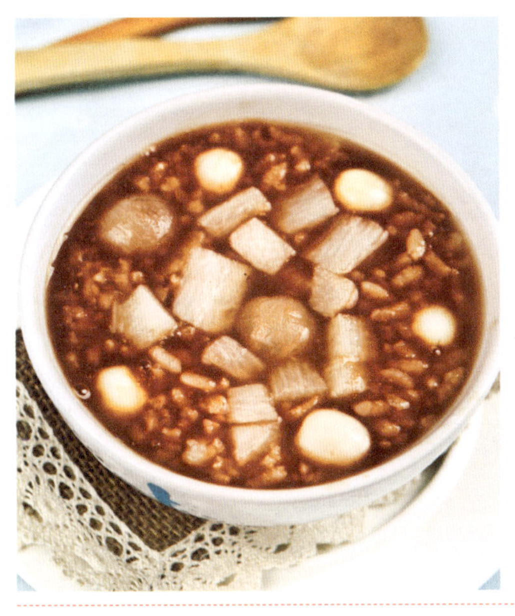

荔枝山药莲子粥

此粥营养丰富，可开胃增食、补气益力，对新妈妈产后容易心慌气短有很好的食疗功效。

原料： 荔枝干5颗，大米50克，山药、干莲子各20克，红糖适量。

做法： ①将荔枝干清水洗净；把大米放入清水中淘洗干净；将山药去皮，洗净，切成薄片；莲子放入温水中浸泡软，剖开去芯，换水洗净。②锅内放适量清水，加入荔枝、大米、山药、莲子，置于火上煮，先用大火烧开，继而小火熬煮，至米烂汤稠时，放入红糖搅拌即可。

羊肉冬瓜汤

羊肉有补虚祛寒、温补气血之功效，冬瓜有很好的利尿消肿的功效。此汤特别适合冬季坐月子的新妈妈补气、消水肿。

原料： 羊肉片80克，冬瓜50克，香油、葱花、姜末、盐、油各适量。

做法： ①冬瓜去皮，洗净，切成薄片；羊肉片用盐、葱花、姜末拌匀腌渍5分钟。②锅内倒油烧热后放入冬瓜略炒，加适量清水烧开。③向烧开的锅中加入腌渍好的羊肉片，煮熟后淋上香油，撒上葱花即可。

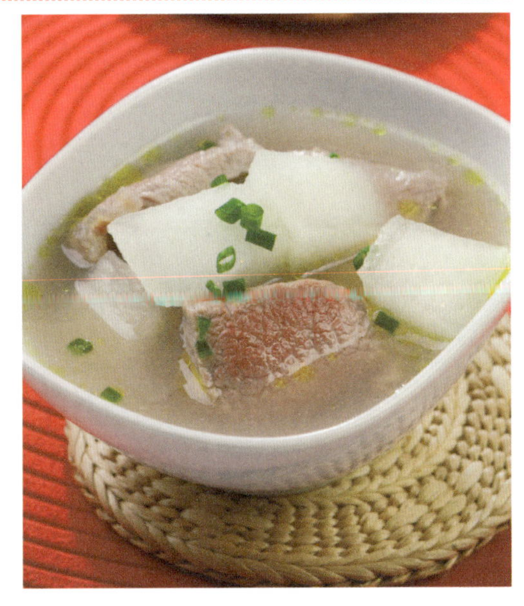

桂圆红枣茶

桂圆可补心脾、补气、安神，辅助治疗失眠、健忘、惊悸；红枣对促进血液循环、畅通乳腺很有帮助，与桂圆共用具有极佳的补血养气效果。

原料： 红枣6颗，桂圆2颗。

做法： ①红枣洗净去核，留枣肉；桂圆剥去壳，留桂圆肉。②将桂圆肉、红枣肉放入锅内，加入清水煮沸，转小火再煮30分钟即可。

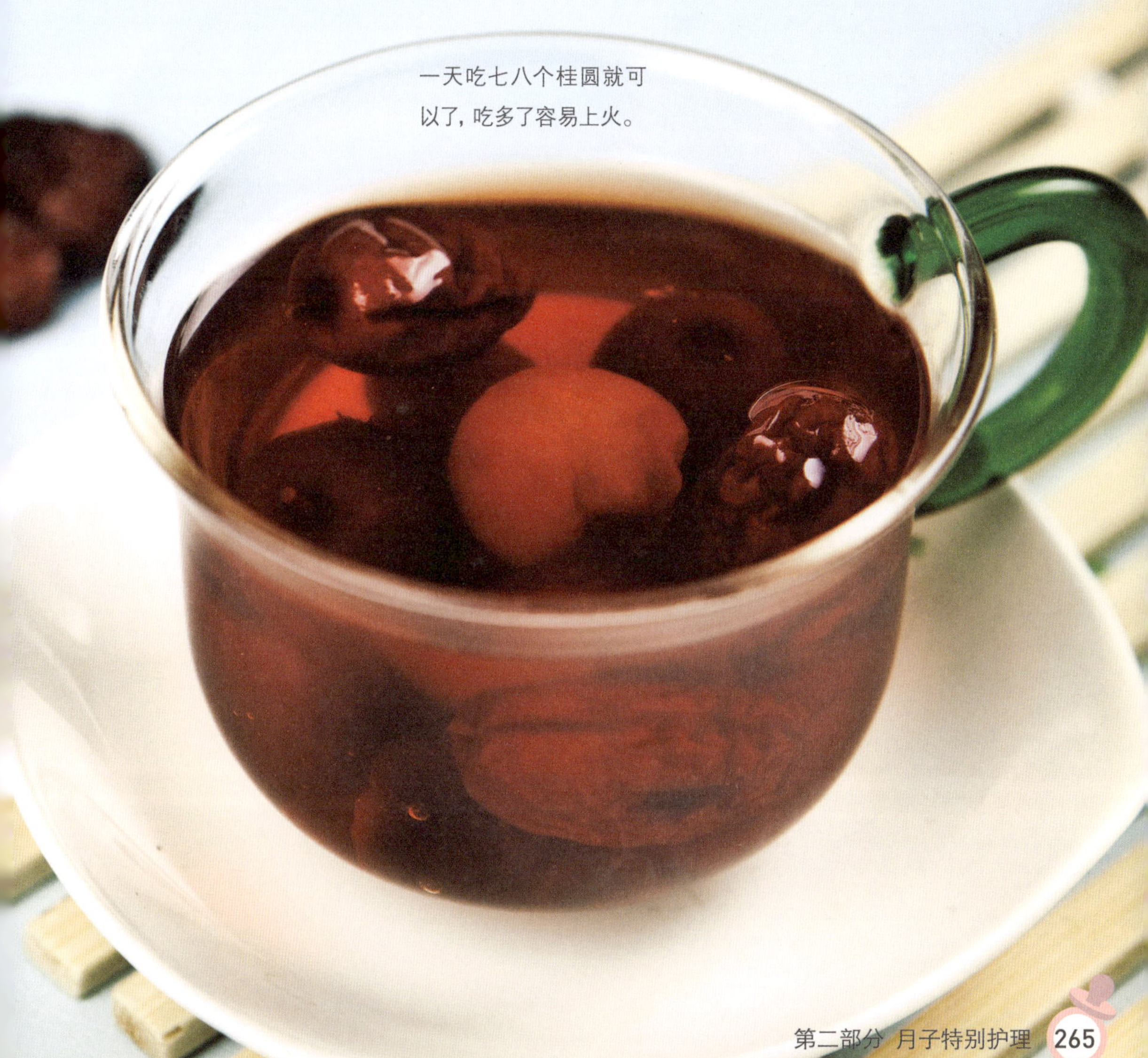

一天吃七八个桂圆就可以了，吃多了容易上火。

补钙

新妈妈不及时补充钙，很容易会引起抽筋、牙齿松动、骨质疏松和宝宝佝偻病。新妈妈可以经常喝牛奶、骨头汤，吃豆制品等来补钙。另外，还要多食水果，可促进钙质的吸收和利用。

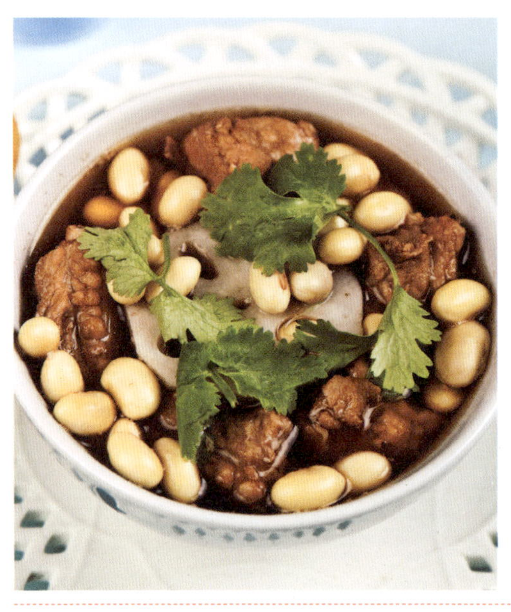

黄豆莲藕排骨汤

排骨含有钙质，加醋炖煮可增加钙质溶入汤中的量，容易被新妈妈吸收。

原料：黄豆、莲藕各20克，排骨60克，香菜叶、盐、高汤、醋、姜片、油各适量。

做法：①排骨洗净，切段；莲藕去皮，洗净切片；黄豆洗净，泡2小时。②锅中放入油，油温五成热时，倒入排骨段翻炒，放入高汤、姜片、黄豆、盐、醋、藕片。③开锅后移入砂锅中，炖至肉骨分离，出锅时撒入香菜叶即可。

三鲜水饺

饺子馅用多种原料制成，营养丰富，尤其是含钙多，这道主食就可以满足新妈妈补钙之需。

原料：猪肉100克，海参50克，虾仁、水发黑木耳各20克，饺子皮15个，葱花、姜末、香油、盐各适量。

做法：①猪肉洗净，剁成碎末，加适量清水，搅打至黏稠，再加洗净切碎的海参、虾肉、黑木耳，然后放入盐、葱花、姜末和香油，拌匀成馅。②饺子皮包上馅料，捏成饺子，下锅煮熟即可。

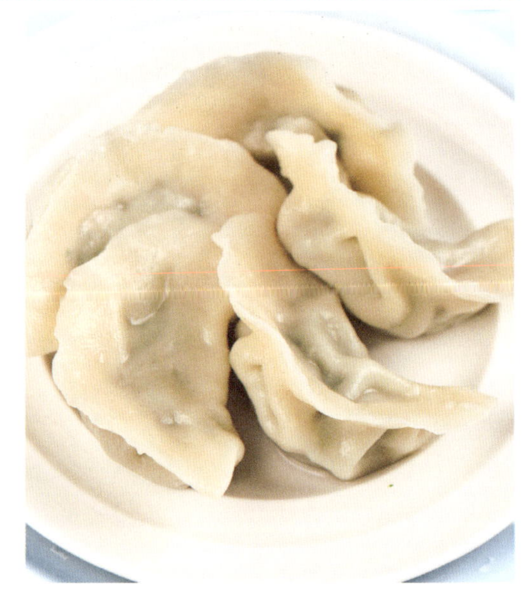

萝卜虾泥馄饨

萝卜不含草酸，不会与食物中的钙结合，更有利于钙的吸收；虾含有丰富的蛋白质和钙质，是产后补钙的佳品。

原料：馄饨皮15个，白萝卜、胡萝卜、虾仁、干香菇各20克，鸡蛋1个，盐、香油、葱花、姜末、油、香菜叶各适量。

做法：①白萝卜、胡萝卜洗净，擦丝；香菇和虾仁泡好后剁碎；鸡蛋打成蛋液。②锅内倒油，放葱花、姜末，下入胡萝卜丝煸炒，再放入蛋液划散，晾凉。③把所有材料混合加少许盐和香油，做成馅儿，包成馄饨，煮熟盛碗，再加香菜叶、葱花、香油、盐调味即可。

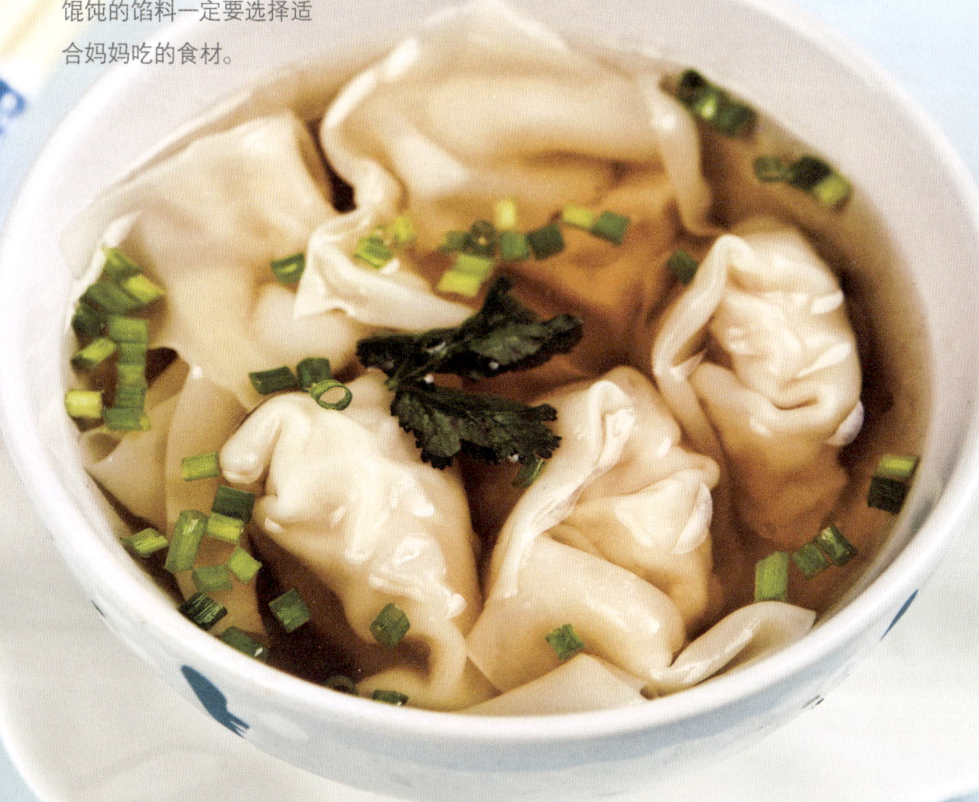

馄饨的馅料一定要选择适合妈妈吃的食材。

补虚

生产过后，新妈妈如果出现精神不振、面色萎黄、不思饮食的现象，就要考虑是否是产后虚弱了。产后虚弱如果不及时治疗，会给新妈妈的身体留下健康隐患，也不利于照顾宝宝。因此新妈妈除了饮食外，还要加强身体锻炼，尽早让身体恢复精力。

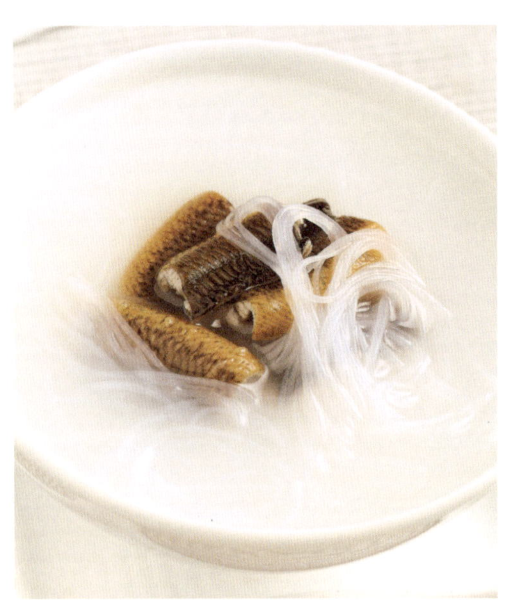

黄鳝粉丝煲

黄鳝粉丝煲有很强的补益作用，特别对身体虚弱的产后妈妈补益效果更为明显。

原料：黄鳝1条，粉丝20克，姜片、高汤、盐各适量。

做法：①将黄鳝洗净切成段，放沸水中汆去血水，捞出备用；粉丝用温水泡涨。②姜片放入锅中用大火炒香，加入鲜汤、黄鳝段，用大火烧至八成熟，加入粉丝，熟后加盐即可。

银鱼苋菜汤

银鱼富含蛋白质、钙、磷，可滋阴补虚劳，和苋菜同食，能强身健体，提高新妈妈机体的免疫力。

原料：银鱼100克，苋菜60克，蒜末、姜末、盐、油各适量。

做法：①银鱼洗净，沥干水分；苋菜洗净，切成段。②油锅烧热，撒入蒜末和姜末爆香，放入银鱼快速翻炒，再加入苋菜段，炒至微软。③锅内加清水，大火煮5分钟，放盐调味即可。

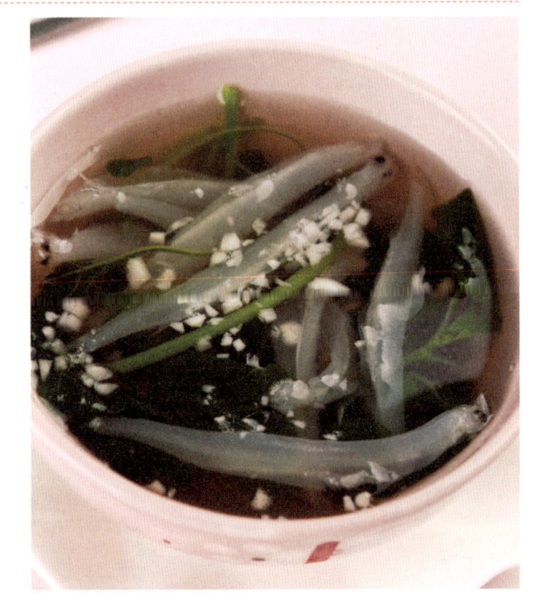

猪肚粥

猪肚富含蛋白质、脂肪、矿物质等营养成分，具有补虚损、健脾胃的功效，哺乳妈妈常食此粥可增强食欲、补中益气、强身健体。

原料：猪肚100克，大米50克，面粉、盐、葱花各适量。

做法：①将猪肚洗净，切成细丝，放入沸水锅烫一烫，捞出，待用（猪肚一定要清洗干净，可用盐、面粉等反复揉搓，去掉异味）。②把大米洗净，与猪肚一起放入锅内，加清水适量，置于火上。③大火煮沸后，转用小火煮至猪肚烂粥稠，加入盐调味，撒上葱花即成。

产后脾胃虚弱、食欲不振、免疫力差的妈妈可以喝猪肚粥。

助排恶露

正常恶露一般持续2~4周。如果血性恶露持续2周以上、量多或为脓性、有臭味，可能出现了细菌感染，要及时到医院检查。如果情况不很严重，也可采用食疗的方法来缓解症状，不过，最好在食疗之前征求医生的意见。

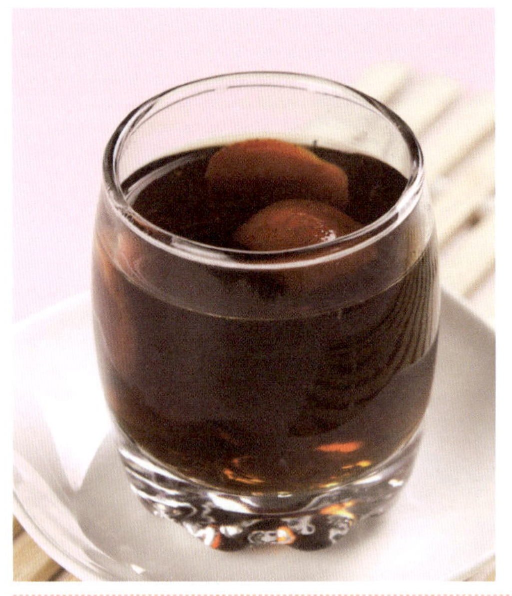

山楂红糖饮

山楂不仅能够帮助新妈妈增进食欲，促进消化，还可以散瘀血，加之红糖补血益血的功效，可以促进恶露不尽的新妈妈尽快化瘀，排尽恶露。

原料： 山楂4颗，红糖适量。

做法： ①山楂洗净，切成薄片，晾干。②锅中加入适量清水，放在火上，用大火将山楂煮至烂熟。③再加入红糖煮3分钟，出锅即可。

阿胶鸡蛋羹

阿胶具有补血、止血的功效。阿胶鸡蛋羹既可养生又可止血，对产后血虚生热，热迫血溢引起的恶露不尽有辅助治疗作用。

原料： 鸡蛋2个，阿胶10克，盐适量。

做法： ①鸡蛋磕入碗中，阿胶打碎。②把阿胶碎放入鸡蛋液中，加入盐和适量清水，搅拌均匀。③将鸡蛋液上锅，用大火蒸熟即可食用。

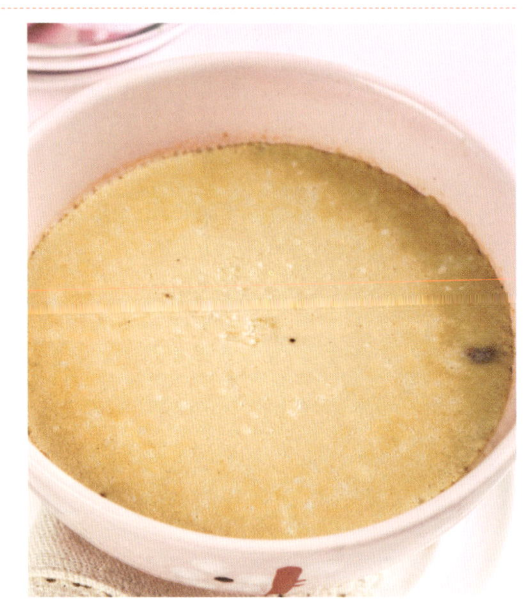

益母草煮鸡蛋

益母草可活血祛瘀，对血瘀型恶露不尽有帮助，哺乳期的新妈妈也可以适当食用，但不可过多。

原料：益母草30克，鸡蛋2个，葱花适量。

做法：①益母草洗净后加水煮半小时，滤去药渣。②在药汁里打入鸡蛋，煮熟后撒入葱花即可食用。

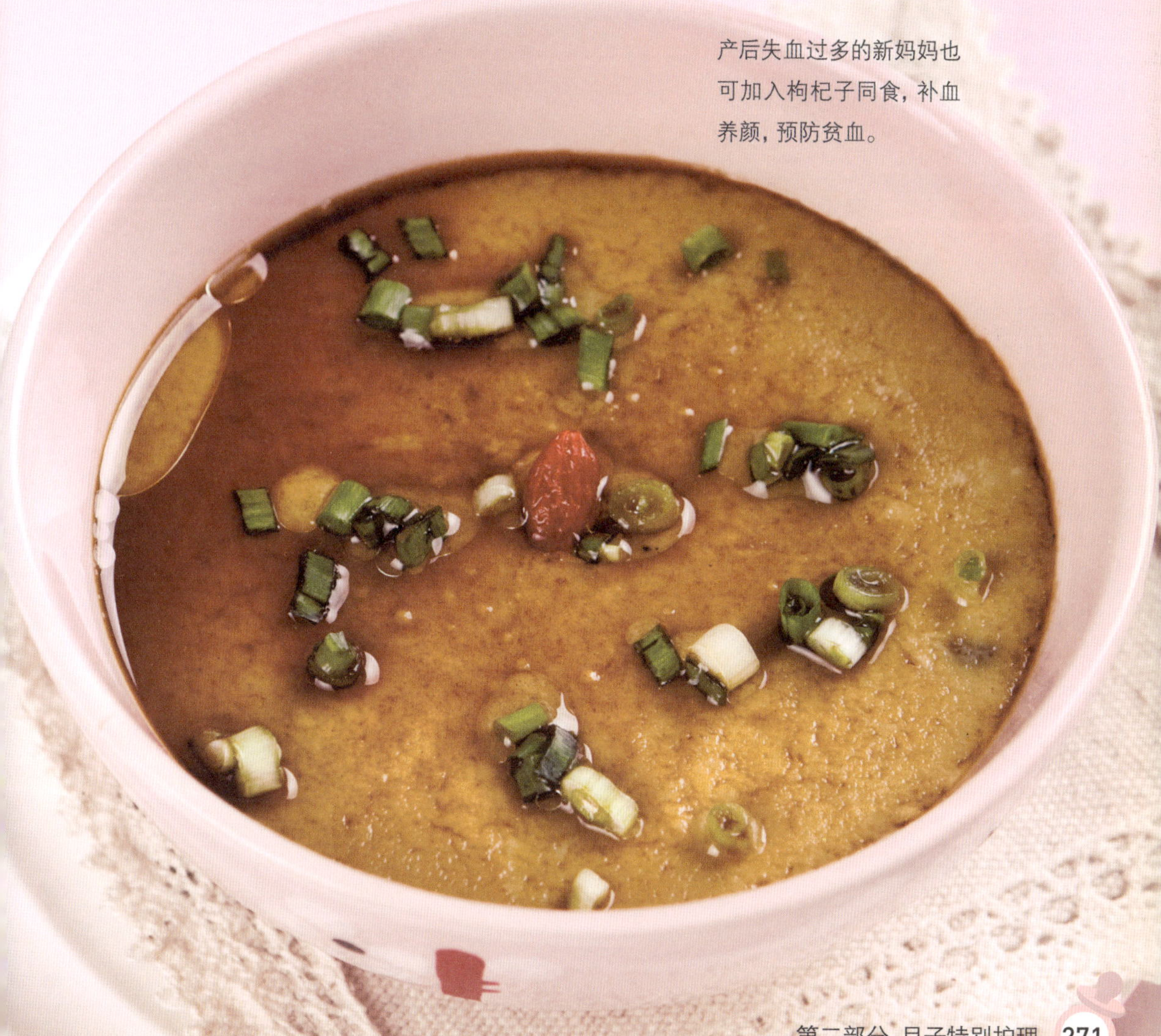

产后失血过多的新妈妈也可加入枸杞子同食，补血养颜，预防贫血。

润肠通便

新妈妈以产后两三天内排便为宜，一旦在产后超过3 天未解大便，则一定要请医生予以适当地处理。产后便秘禁用大黄及以大黄为主的清热泻下药，最好的办法就是食用润肠通便的食物来缓解和改善产后便秘的困扰。

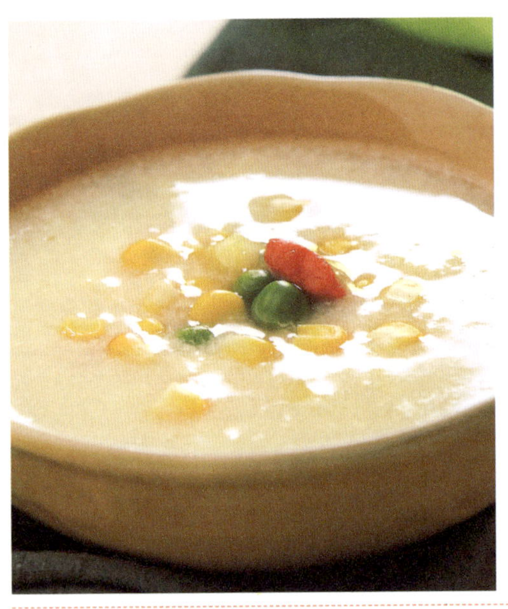

冰糖五彩玉米羹

玉米中含有丰富的营养元素和膳食纤维，可以帮助产后妈妈预防便秘、健脾开胃。

原料： 玉米粒100克，鸡蛋2个，豌豆30克，菠萝20克，枸杞子15克，冰糖、水淀粉各适量。

做法： ①将玉米粒蒸熟；菠萝洗净，切丁；豌豆洗净。②锅中加入适量水，放入菠萝丁、豌豆、枸杞子、玉米粒、冰糖，同煮5分钟，用水淀粉勾芡，使汁变浓。③将鸡蛋打碎，淋入锅内成蛋花，烧开后即可食用。

蜜汁山药条

蜂蜜可促进肠蠕动，芝麻可润肠通便，此菜可以预防和缓解便秘。

原料： 山药50克，熟芝麻10克，蜂蜜、冰糖各适量。

做法： ①用温水泡好熟芝麻；山药洗净去皮，切成条。②山药条入开水锅焯1分钟左右，捞出码盘，并将泡好的芝麻均匀撒在码好的山药上。③炒锅中加水，放入冰糖，小火烧之使冰糖完全溶化，倒入蜂蜜，熬至开锅冒泡即可出锅，将蜜汁均匀地浇在山药上即可。

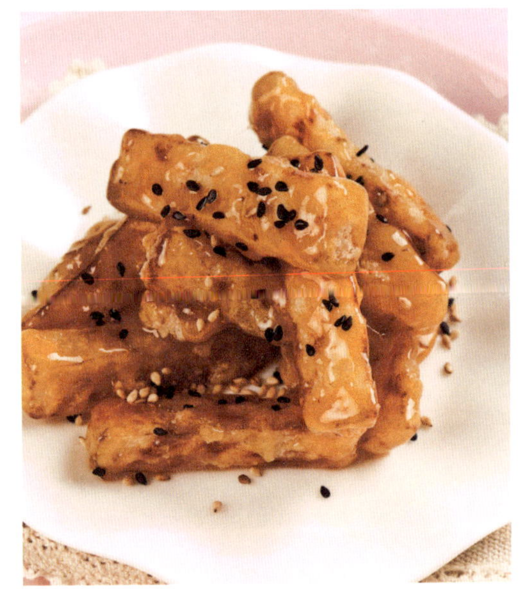

蒜蓉茼蒿

茼蒿含膳食纤维较多，可助消化和降低胆固醇，新妈妈常食茼蒿对肺热、脾胃不和及便秘非常有益。

原料：茼蒿100克，蒜蓉、姜丝、盐、油各适量。

做法：①将茼蒿洗净。②将油锅烧热，放入蒜蓉爆香，放入茼蒿、盐、姜丝略炒即可。

茼蒿辛香滑利，不可多食，以免引起腹泻。

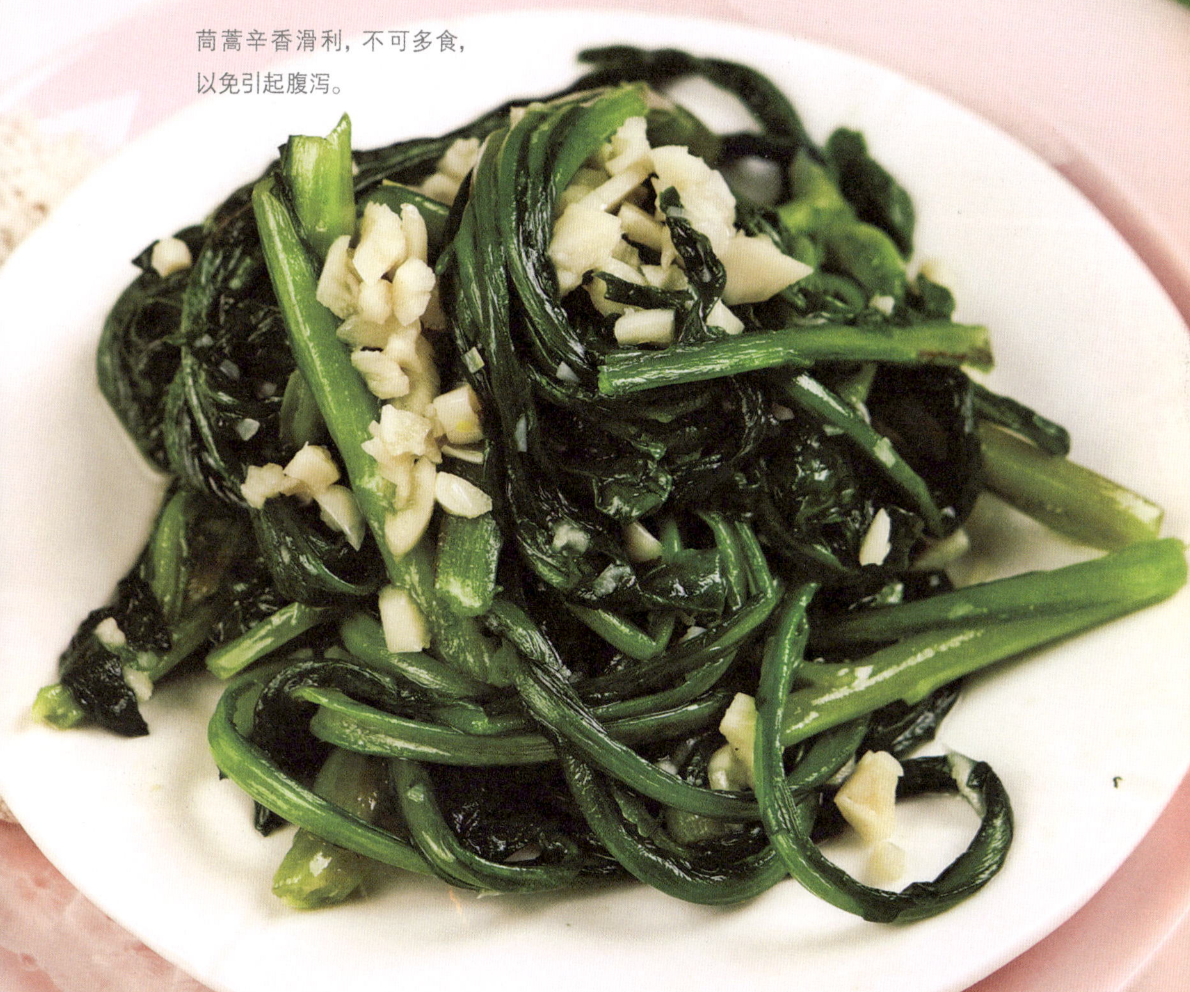

消肿

产后新妈妈在产褥期内出现下肢或全身水肿，称为产后水肿。有产后水肿的新妈妈，睡前要少喝水，饮食要清淡，不要吃过咸或过酸的食物，尤其是咸菜，以防水肿加重。补品不要吃太多，以免加重肾脏负担。可多摄入脂肪较少的肉类或鱼类，并进行适量的运动以帮助身体恢复，排出体内多余水分。

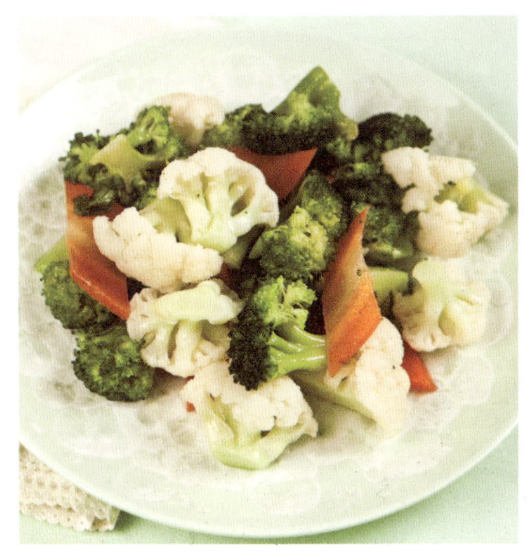

什锦西蓝花

西蓝花有利尿通便、消除水肿的功效，可将其作为轻微产后水肿的食疗佳品。

原料：西蓝花、菜花各100克，胡萝卜50克，盐、白糖、醋、香油各适量。

做法：①西蓝花、菜花和胡萝卜分别洗净；西蓝花和菜花切成小朵，胡萝卜去皮，切片。②将全部蔬菜放入温水中焯熟，盛盘，加盐、白糖、醋、香油拌匀即可。

鲤鱼红枣汤

鲤鱼有滋补健胃、利水消肿的功效，配以补血健脾的红枣，既可用于新妈妈产后水肿的食疗，又可补养身体。

原料：鲤鱼1条，红枣、盐、料酒各适量。

做法：①将红枣去核，冲洗干净；鲤鱼去鳞、鳃、内脏，用清水洗净。②锅置于火上加清水适量，放入鲤鱼、红枣、盐、料酒，煮至鱼肉熟烂即可。

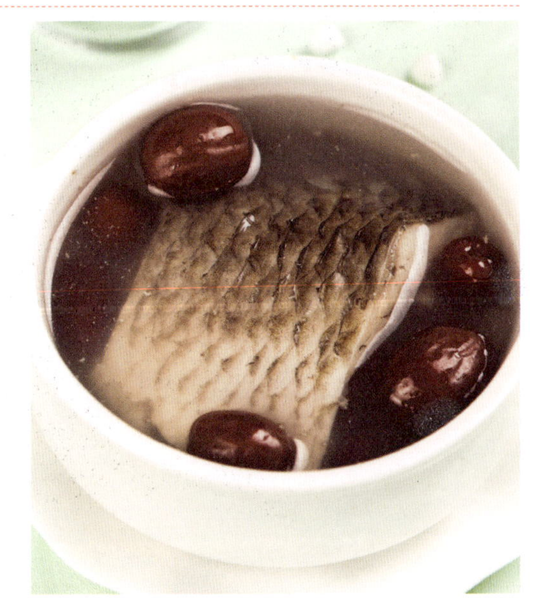

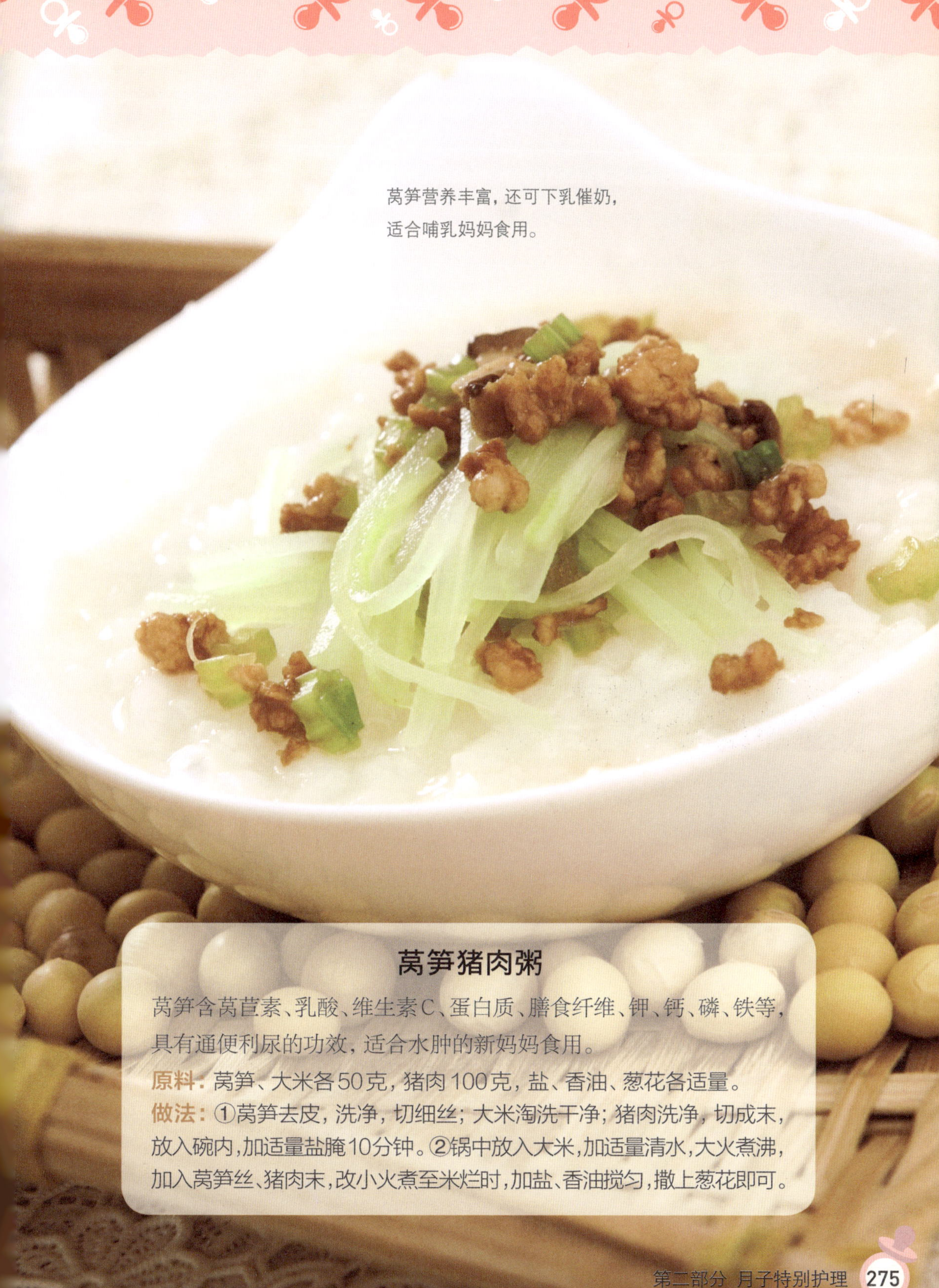

莴笋营养丰富，还可下乳催奶，适合哺乳妈妈食用。

莴笋猪肉粥

莴笋含莴苣素、乳酸、维生素C、蛋白质、膳食纤维、钾、钙、磷、铁等，具有通便利尿的功效，适合水肿的新妈妈食用。

原料： 莴笋、大米各50克，猪肉100克，盐、香油、葱花各适量。

做法： ①莴笋去皮，洗净，切细丝；大米淘洗干净；猪肉洗净，切成末，放入碗内，加适量盐腌10分钟。②锅中放入大米，加适量清水，大火煮沸，加入莴笋丝、猪肉末，改小火煮至米烂时，加盐、香油搅匀，撒上葱花即可。

健胃

经历了艰辛的分娩，新妈妈身体发生了巨大变化，大多脾胃失和、食欲不佳，这主要是由于新妈妈胃肠功能还没有完全恢复引起的，需要靠饮食调养来慢慢恢复。此时，千万不宜大补，或食用过多油腻、寒凉和不易消化的食物，应多进食些粥类、汤面和蔬菜等。

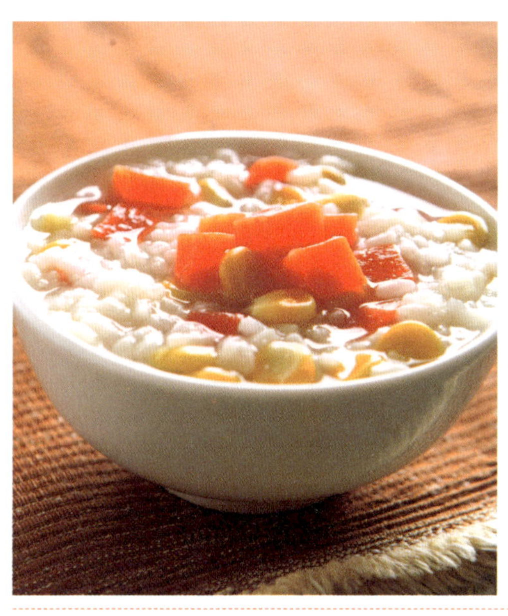

胡萝卜粥

胡萝卜健脾和胃，玉米调中健胃，此粥很适合新妈妈坐月子初期食用。

原料：玉米粒50克，胡萝卜100克，大米60克。

做法：①玉米粒洗净；胡萝卜洗净，去皮，切丁；大米洗净，用清水浸泡30分钟。②将大米、胡萝卜丁、玉米粒一同放入锅内，加适量清水，大火煮沸，转小火继续煮至大米熟透即可。

香菇鸡汤面

鸡汤面可健胃益脾，且富含的水溶性维生素及矿物质易于消化，便于新妈妈吸收，适合整个月子期食用。

原料：细面条100克，鸡胸肉100克，胡萝卜1根、水发香菇4朵，葱花、盐各适量。

做法：①鸡胸肉洗净切片，加盐，放温水煮熟；将面条煮熟。②胡萝卜去皮，洗净，切片；香菇洗净，切块，放入鸡肉汤煮熟。③将煮熟的面条盛入碗中，把胡萝卜片和鸡胸肉摆在面条上，淋上热鸡汤，撒上香菇、葱花即可。

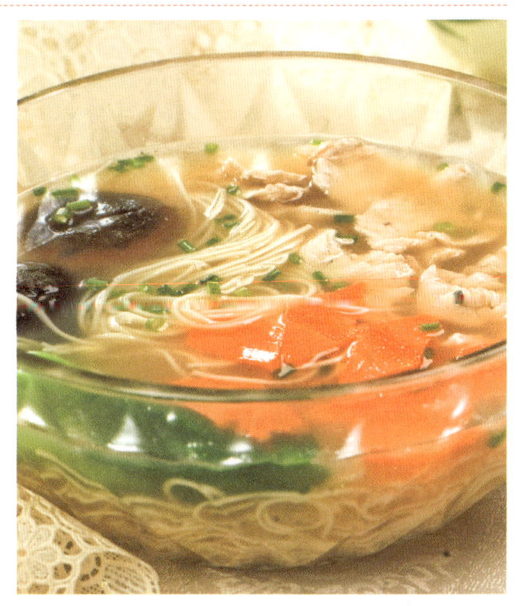

鲫鱼丝瓜汤

丝瓜提供了充足的B族维生素和维生素C，鲫鱼富含蛋白质，此道汤品不仅健胃，还是新妈妈通乳下乳的佳品。

原料： 鲫鱼1条，丝瓜30克，姜片、盐各适量。

做法： ①鲫鱼去鳞、去鳃、去内脏，洗净，切块。②丝瓜去皮，洗净，切成段。③锅中放入清水，把丝瓜和鲫鱼一起放入锅中，再放入姜片、盐，先用大火煮沸，后改用小火慢炖至鱼熟，加盐即可。

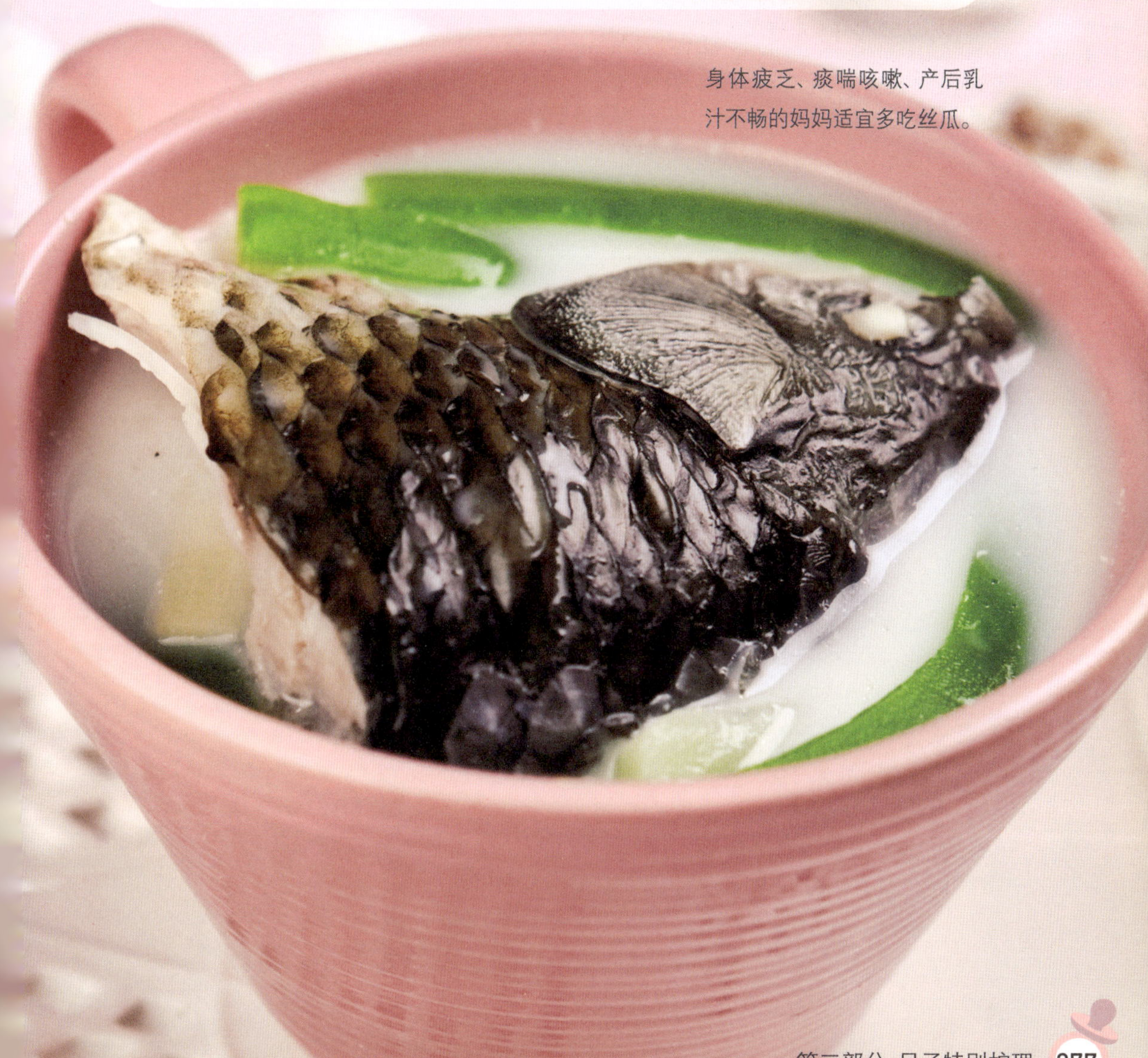

身体疲乏、痰喘咳嗽、产后乳汁不畅的妈妈适宜多吃丝瓜。

缓解感冒

产后，由于新妈妈气血两虚，抵抗力下降，加上出汗较多，全身毛孔张开，又长时间在房间里，所以，一旦身体突然经受急剧的温差变化，便会很容易患上感冒。一旦患上感冒，新妈妈最好采用食疗的方法来缓解，避免食用药物对乳汁造成影响。

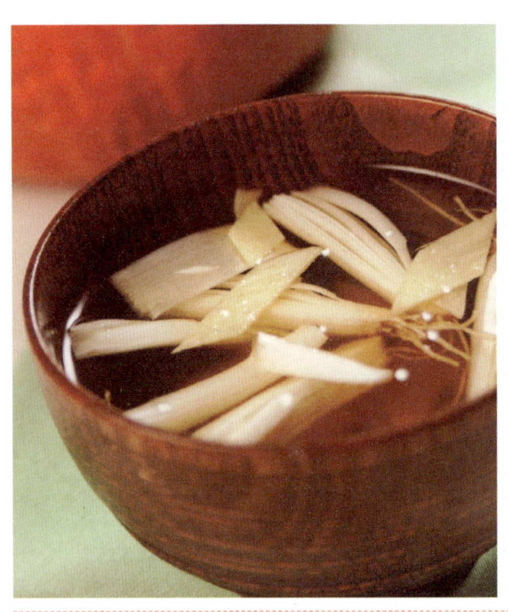

生姜葱白红糖汤

此汤可祛寒、散热，帮助患感冒的新妈妈发汗，让鼻塞情况有所好转。

原料：葱白带根须25克，生姜20克，红糖适量。

做法：①将带根须的葱白洗净；生姜洗净，切成大片。②将葱白和生姜片放入锅内，加一碗水煮开。③放适量红糖，趁热服下。

莲藕橙汁

莲藕营养丰富，尤其是维生素C的含量特别高，可以预防新妈妈感冒。

原料：莲藕100克，橙子1个。

做法：①莲藕洗净后削皮，切小块；橙子切成4等份，去皮后剥成瓣，去子。②将莲藕、橙子和适量纯净水放入榨汁机榨汁即可。

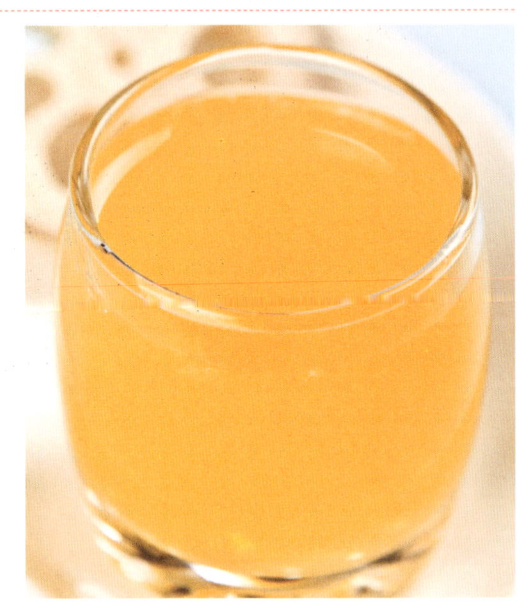

白萝卜鲜藕汁

藕含有大量的铁、维生素C、维生素K、膳食纤维，是产后新妈妈的保健饮品，和白萝卜搭配，预防和缓解感冒的功效更强。

原料： 白萝卜、莲藕各50克，蜂蜜适量。

做法： ①白萝卜、鲜藕洗净，捣烂取汁。②将白萝卜汁与鲜藕汁混合，加温开水，再加入适量蜂蜜，搅拌均匀即成。

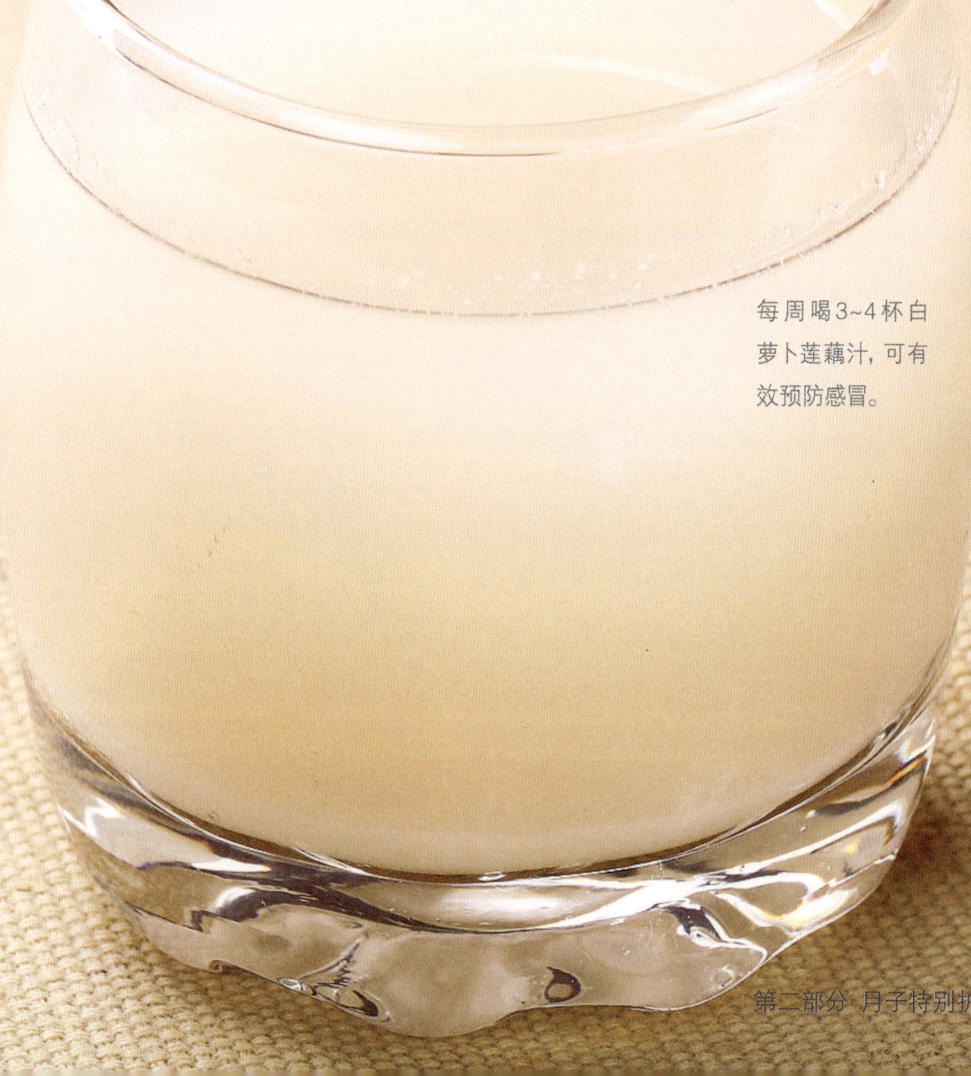

每周喝3~4杯白萝卜莲藕汁，可有效预防感冒。

促进伤口愈合

产后伤口愈合的快慢跟饮食有着重要的关系，此时新妈妈应该加强营养，多吃一些促进伤口愈合的食物。蛋白质能促进伤口愈合，减少感染机会。含蛋白质丰富的食物有各种瘦肉、牛奶、蛋类等。维生素A能够逆转皮质类固醇对伤口愈合的抑制作用，促进伤口愈合。它主要存在于鱼肝油、羊肝、胡萝卜、西红柿等食物中。维生素C可以促进胶原蛋白的合成，促使伤口愈合，它主要存在于各种蔬菜、水果中。

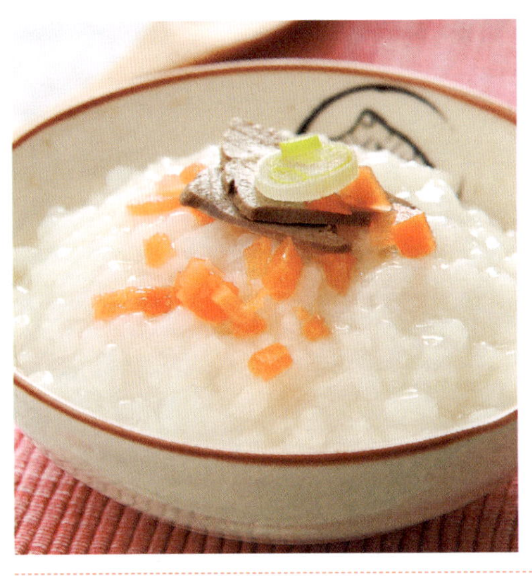

羊肝胡萝卜粥

羊肝含铁丰富，铁质是产生血红蛋白必需的元素，可使皮肤红润；羊肝中还富含维生素B_2，能促进身体的代谢。

原料：羊肝、胡萝卜各50克，大米30克，料酒、葱花、姜汁、盐各适量。

做法：①将羊肝和胡萝卜洗净均切成丁，羊肝丁用料酒、姜汁腌10分钟。②羊肝丁倒入锅中，用大火略炒，盛起。③将大米用大火熬成粥后加入胡萝卜，焖15~20分钟，再加入羊肝丁，放入盐和葱花即可。

珍珠三鲜汤

鸡肉含丰富蛋白质，胡萝卜和西红柿含大量维生素A，能有效促进伤口愈合。

原料：鸡胸肉100克，胡萝卜50克，豌豆25克，西红柿1个，蛋清、盐、水淀粉各适量。

做法：①胡萝卜、西红柿洗净切成小丁；将鸡胸肉洗净剁成肉泥，加蛋清、水淀粉拌匀。②豌豆、胡萝卜丁、西红柿丁放入清水中，炖至豌豆绵软。③用筷子把鸡肉拨成珍珠大小的丸子，放入锅中；用大火将汤再次煮沸，放入盐调味即可。

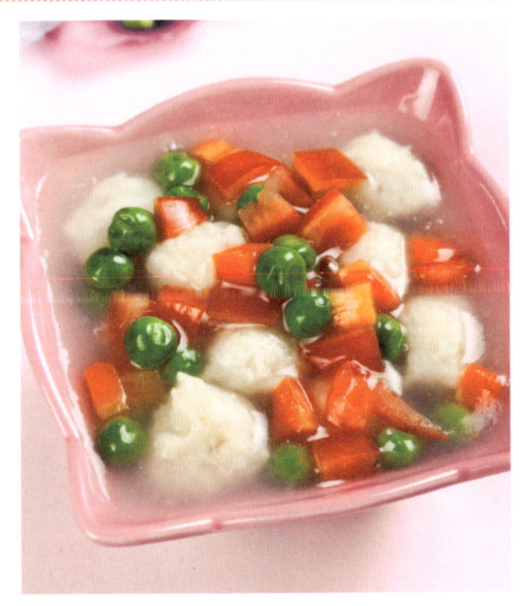

西红柿鸡蛋面

西红柿具有生津止渴，健胃消食，补血养血和增进食欲的功效。

原料： 西红柿1个，鸡蛋2个，青菜、挂面、盐、葱花各适量。

做法： ①将西红柿洗净，用开水烫一下，去皮，切块；将鸡蛋打入碗中，用筷子充分搅拌；青菜择洗干净。②锅中放油，油热后放入葱花和鸡蛋液，让蛋凝成蛋花，盛出。③将西红柿倒入锅中炒烂，再将蛋花倒入，翻炒几下，加盐盛入碗中。④将面条、青菜放入沸水中，煮熟后捞入碗中，浇上适量的西红柿鸡蛋卤拌吃即可。

面条煮得软烂一些，更易于消化吸收。

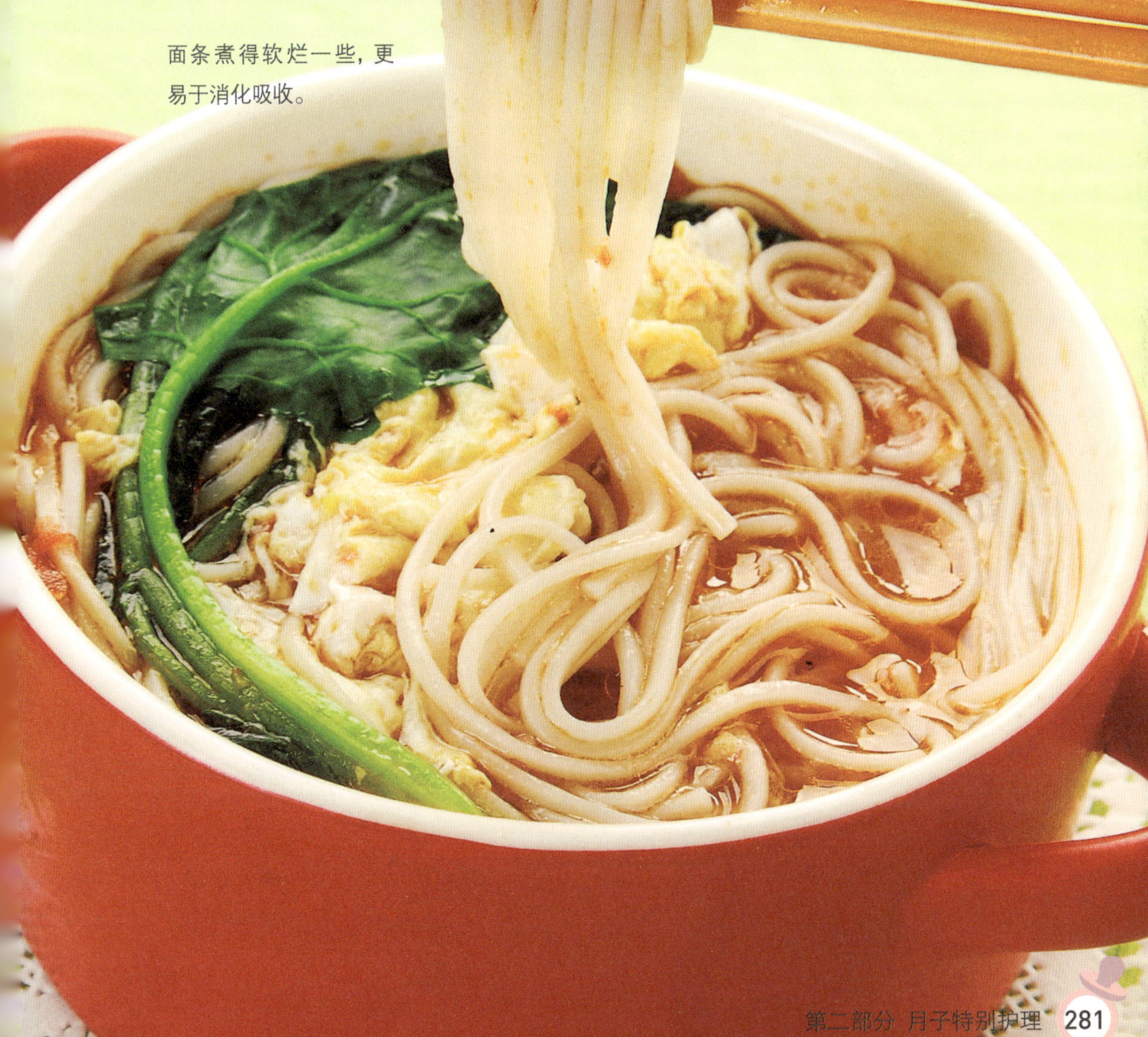

益智补脑

产后，新妈妈容易心情烦躁、情绪低落，从而导致记忆力衰退，反应变得相对迟钝。此时，新妈妈可适当增加营养，多吃一些益智补脑的食物，如核桃、黑芝麻、胖鱼头等。哺乳期的新妈妈食用益智补脑的食物，还有利于补充宝宝大脑发育的各类营养，有利于宝宝智力的发育。

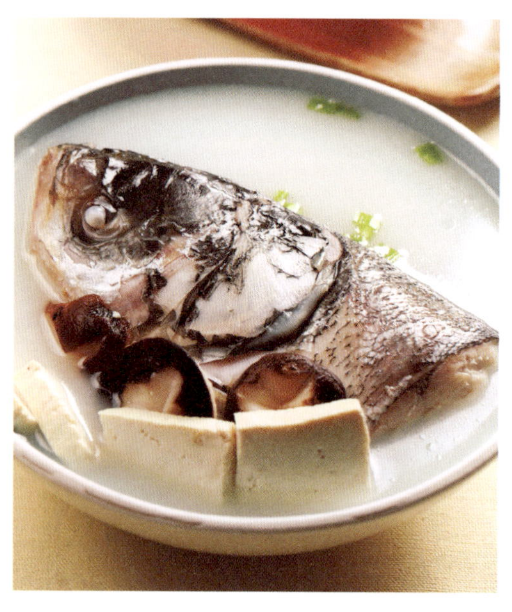

鱼头香菇豆腐汤

胖头鱼富含磷脂，特别是其头部的脑髓含量很高，可帮助改善记忆力，还有疏肝解郁的功能。

原料：胖头鱼鱼头1个，豆腐100克，鲜香菇5朵，葱花、姜片、盐、料酒各适量。

做法：①将胖头鱼处理干净后沥去水分；香菇洗净切十字花刀；豆腐洗净切块。②用热水将鱼头略烫一下。鱼头、香菇、葱花、姜片、料酒和清水放入锅内，开大火煮沸后撇去浮沫。③加盖改用小火炖至鱼头快熟时，放入豆腐，继续炖至豆腐熟透，放入盐调味，稍炖片刻即成。

核桃木耳粥

此粥具有滋阴润肺、补脑益智、润肠通便的功效。

原料：核桃仁20克，干黑木耳5克，红枣5颗，大米30克，冰糖适量。

做法：①将黑木耳放入水中泡发，撕成瓣状；将大米洗净；红枣去核洗净；核桃仁洗净。②将黑木耳、大米、红枣、核桃仁放入锅中，加适量清水，用大火烧沸后改用小火，等木耳熟烂、大米成粥后，加入冰糖搅匀即可。

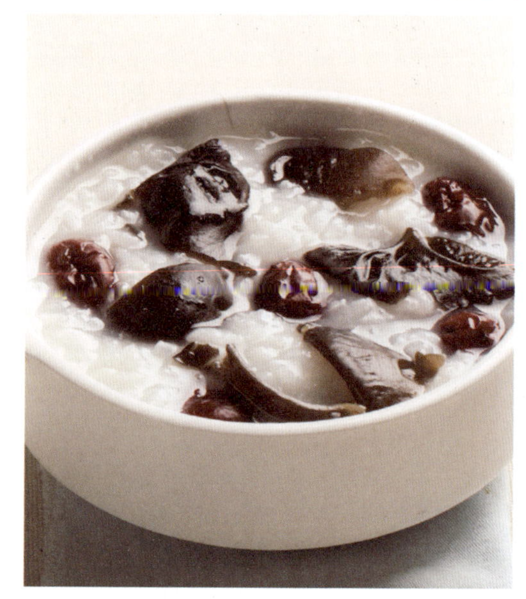

山药黑芝麻羹

山药黑芝麻羹有益肝、补肾、养血、健脾、助消化的作用，是极佳的保健食品。特别是芝麻的钙、铁含量高，特别适合产后妈妈食用。

原料：山药、黑芝麻各50克，白糖适量。

做法：①黑芝麻放入锅内炒香，山药烘干，均研成细粉。②锅内加入适量清水，烧沸后将黑芝麻粉和山药粉加入锅内，同时放入白糖，不断搅拌，煮5分钟即可。

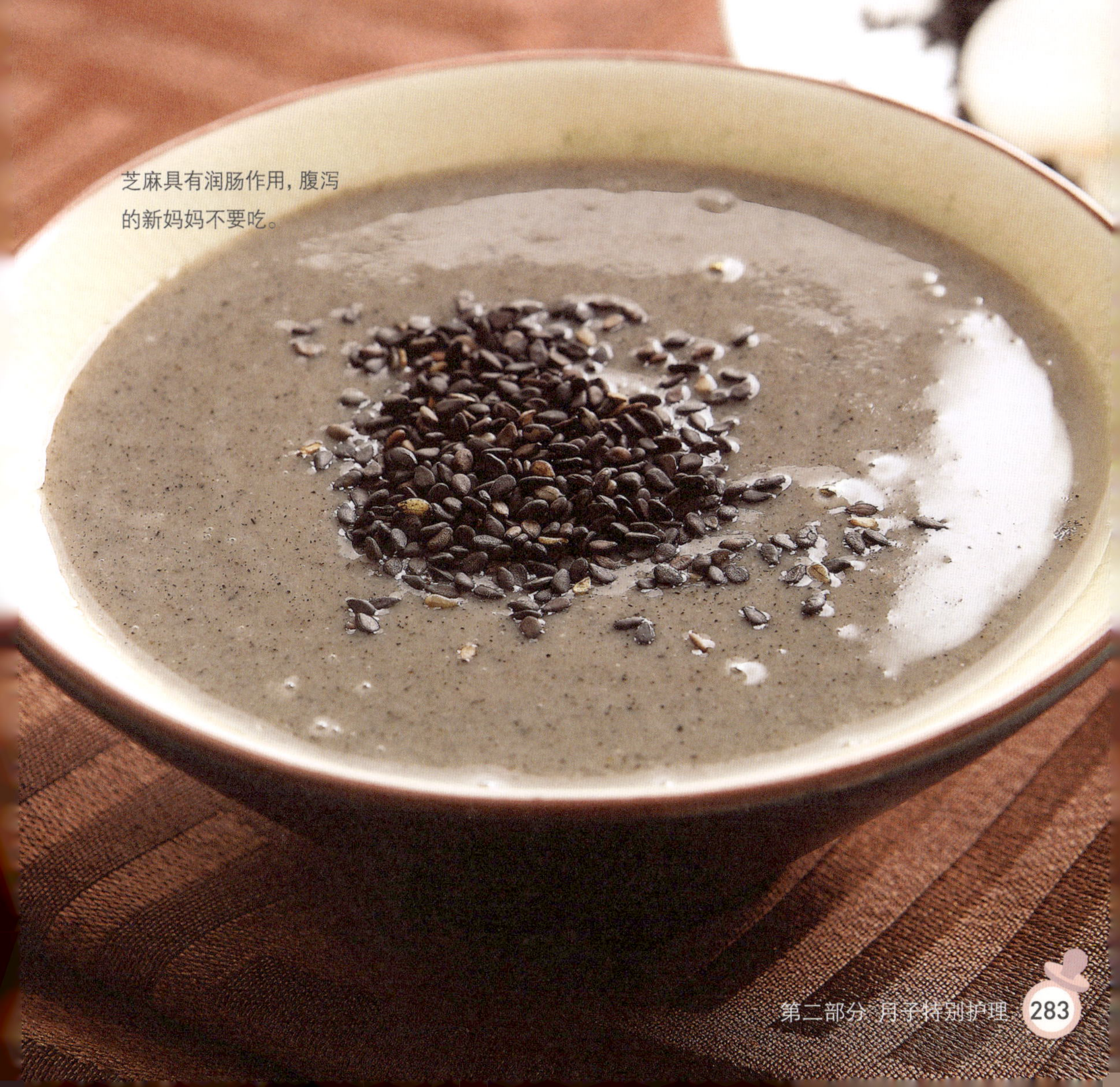

芝麻具有润肠作用，腹泻的新妈妈不要吃。

附录 四季如何坐月子

四季各有美景，如古人所说“春有百花秋有月，夏有凉风冬有雪”，但四季气候也各有不舒服的地方，春秋季多风干燥，夏季炎热，冬季寒冷。因此季节不同，坐月子要注意的事项也各有不同。

春季坐月子

春季天气多变，初春乍暖还寒，气候很不稳定。另外，春季也是传染病多发季节，气温变化较大，细菌、病毒等微生物开始繁殖，活力增强，容易侵犯人体而致病。因此，新妈妈春季坐月子一定要多注意天气变化和疾病预防。

春季人们身体较普遍地会出现多种维生素、无机盐及微量元素摄入不足的情况，抵抗疾病能力较差。新妈妈除了注意休息，避免过多接触外来人员，还要多吃富含维生素的水果蔬菜，如菠菜、番茄、白菜、胡萝卜、香蕉等，以防止流感、咳嗽、上火、口腔炎、口角炎、夜盲症和某些皮肤病等。

另外，刚刚出生的宝宝虽在母体中获得了一定的免疫能力，但离开妈妈子宫保护后还是非常脆弱的，成人呼吸道中的微生物，可能成为新生儿的致病菌，因此要注意室内的清洁消毒。

夏季坐月子

夏季阳光直射，天气炎热，三伏天更是让人难以忍受。夏季坐月子一方面要注意避暑，另一方面要注意养心。

为了降低温度避暑，可以使用空调，将室温控制在28 ℃左右，所居住的环境需要避开阳光直射，尤其是上午10点到下午16点这段时间，因为这个时间段发生中暑的可能性是平时的10倍。还应该多喝一些温热的白开水，补充大量出汗时体内丢失的水分。千万不要因为天气炎热或怕出汗而喝冰水或是大量食用冷饮。天气热，食欲较差，可以适量喝些祛暑汤，如山楂汤、绿豆酸梅汤、西瓜翠衣汤等。

夏季天热，大量出汗之后，甚至会出现虚脱。特别是暑天闷热，让人感到头目昏困，口内不清爽，出现大小便不畅、舌苔厚腻等症状。鉴于此，夏季的饮食当要注意清解暑热、益气生津、化湿健脾和清心养神。中医认为“心主神明”，因此新妈妈要做好精神和运动养心，没事听点轻松的音乐，控制好情绪，早晚适当做点运动。

秋季坐月子

秋天气候多变，有两个特点：风和燥，因此秋季坐月子的新妈妈要注意防风润燥。在秋季，稍微开窗透风也是可以的，但要注意不能让风直接吹头，特别要避免门窗打开的过堂风，可以将一个方向的门窗打开，将对面门窗关闭。如果风很大，则在新妈妈居住的房间内尽量不要开窗以免受风。一些新妈妈生怕自己受风着凉，平日里门窗紧闭，室内空气污浊，衣服捂得严严的，内衣总是湿漉漉的，这样很容易得病。

秋天正是水果蔬菜丰收的季节，想要防治秋燥就要多吃水果蔬菜。多数水果蔬菜有生津润燥、清热通便的功效，且含大量水分和维生素C、B族维生素及无机盐、膳食纤维，可以改善燥气对人体造成的不良影响。但食用新鲜果蔬一定要适量，此外，还应多喝水，以保持肺部与呼吸道的正常湿润度。

冬季坐月子

冬季人体受寒冷气温的影响，机体的生理功能和食欲等都会发生变化。那些在冬季坐月子，尤其是居住在北方的新妈妈，要注意防寒保暖。室内温度以22~26℃为宜，切忌忽高忽低。在没有暖气的南方，可以采用空调和电暖气等设备来保持室内温度。虽然要保暖，但被褥也不要过厚，即使是在冬天，被子也应比怀孕后期薄一些。

对于气候干燥的北方来说，保持室内适宜的湿度也非常重要。太干燥的话会让妈妈和宝宝的鼻黏膜受损、咽部发干，一般来说，室内湿度以55%~65%为宜，可以用加湿器，或者在室内放一盆水，或在地面上洒些水，或用湿拖把每天拖几次地板来增加湿度。为了随时了解到室内的湿度状况，家里可以准备一个湿度计。

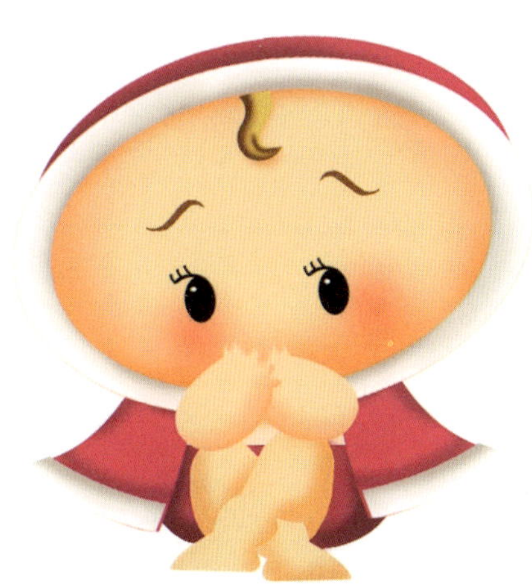

南北方不同的月子饮食

地域的差异性，导致南北方新妈妈坐月子的方式有所不同，尤其是表现在饮食上，存在着很大的差异。北方吃小米粥、面条、鸡蛋，南方则以炖品、煲汤为主。但是有一点是相通的，那就是都不吃生、冷、硬的食物。

南方坐月子食材

由于南方气候比较湿热，再加上南方跟北方盛产物不同，因此，坐月子的食材跟北方有很大的区别。下面就给南方的产后新妈妈介绍几种在南方常用到的月子食材。

茶油

茶油含有丰富的维生素E、维生素D、维生素K、β－胡萝卜素和微量的黄酮、皂素等物质。新妈妈常食茶油，可增加母乳，提高免疫力，还能美容护肤，抗衰老。

红菇

红菇有“南方红参”之称。南方很多地区炖鸡、炖鸭、炖蛋、炖猪肚、炖猪排时都会配些红菇，不仅使其色彩夺目，更能使汤水增甜、味道鲜美。

黄花菜

黄花菜味鲜质嫩、营养丰富，含有丰富的蛋白质、维生素C、钙、脂肪、β－胡萝卜素、氨基酸等人体所必需的营养成分，对失眠、乳汁不下等有很好的疗效，可作为产后的调补品。

米酒

米酒几乎是所有南方新妈妈月子里的当家补品。米酒营养丰富，含糖、有机酸、维生素B_1、维生素B_2等，可益气、活血、散结、消肿，非常适合哺乳期新妈妈通乳下奶。

线面

线面是南方地区，尤其是闽南地带喜食的一种面食，采用优质面粉加盐等辅料精制而成，色泽洁白，线条细匀，质地柔润，香爽可口。

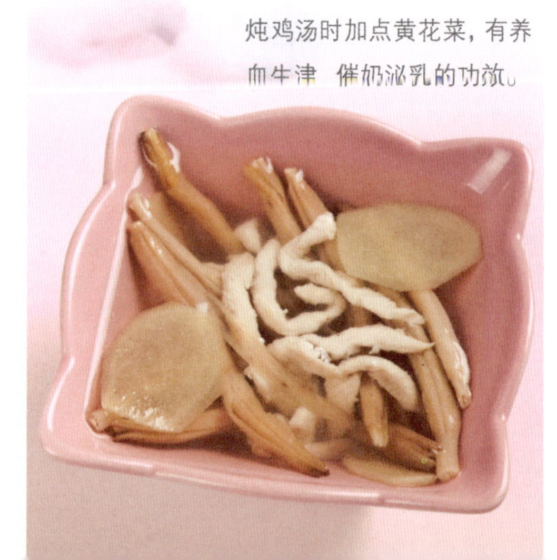

炖鸡汤时加点黄花菜，有养血生津、催奶泌乳的功效。

北方坐月子食材

小米、鸡蛋、红枣、芝麻、挂面汤、鲫鱼汤，几乎是每一个北方新妈妈坐月子的必备食物。喝着黄澄澄的小米粥，就着芝麻吃鸡蛋，这是北方新妈妈的家人每天都会准备的月子餐，几乎整个月子期都会让新妈妈如此食用。

小米

五谷中最好的是小米，中医说“糜粥自养”，可见小米是新妈妈产后最佳的补品。熬小米粥时，千万别把上面那层粥油（粥上那层皮）撇掉，这是小米最精华的部分，可益气健脾。但是要注意，小米再有营养，也不能天天喝，否则会影响新妈妈对其他营养物质的摄取。

鸡蛋

新妈妈在产后最适宜吃易消化且营养全面丰富的食物。鸡蛋是一种很好的营养品，它含有18种氨基酸，而且配比恰当，易为人体吸收，利用率可达95%，能充分满足哺乳妈妈的需要。但是新妈妈每天食用鸡蛋不能超过2个。

阿胶、红枣

阿胶和红枣，是北方新妈妈常食的补品。新妈妈每天早晨吃2~3汤匙的阿胶红枣羹，补血、补气又下奶。

鲫鱼

鲫鱼有健脾利湿、和中开胃、活血通络、温中下气之功效，北方地区很多新妈妈都会喝鲫鱼汤，补虚通乳。但是北方坐月子熬鲫鱼汤时习惯什么都不放，其实，适当放些盐和其他有益食材能大大提升新妈妈的胃口。

挂面

挂面是以小麦粉添加盐、碱、水，经悬挂干燥后切制成一定长度的干面条。不仅易消化，还能补充能量及碳水化合物、平衡营养吸收，是北方新妈妈坐月子必备的佳品。

恶露排尽后吃阿胶，可补气血。

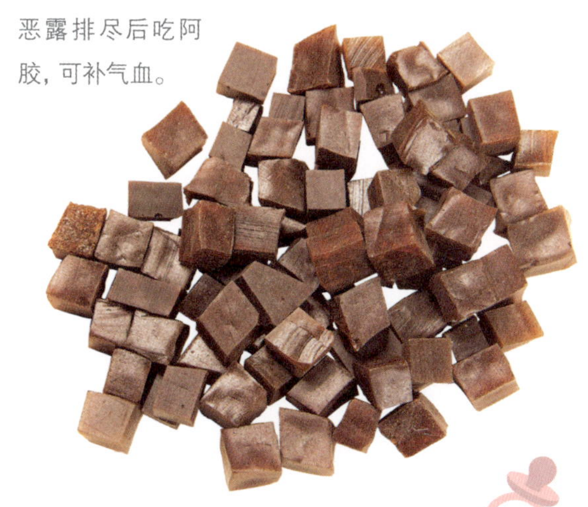

图书在版编目（CIP）数据

坐月子一天一页 / 王琪编著 . -- 南京：江苏凤凰科学技术出版社，2014.7（2018.8重印）
（汉竹·亲亲乐读系列）
ISBN 978-7-5537-3295-4

Ⅰ. ①坐… Ⅱ. ①王… Ⅲ. ①产褥期－妇幼保健－基本知识 Ⅳ. ① R714.6

中国版本图书馆 CIP 数据核字 (2014) 第 117568 号

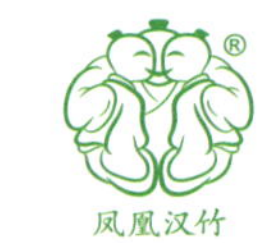

中国健康生活图书实力品牌

坐月子一天一页

编　　著	王　琪
主　　编	汉　竹
责任编辑	刘玉锋　姚　远　张晓凤
特邀编辑	李　静　张　莹　卢从珊
责任校对	郝慧华
责任监制	曹叶平　方　晨
出版发行	江苏凤凰科学技术出版社
出版社地址	南京市湖南路1号A楼，邮编：210009
出版社网址	http://www.pspress.cn
印　　刷	北京瑞禾彩色印刷有限公司
开　　本	720 mm × 1 000 mm　1/16
印　　张	18
插　　页	4
字　　数	140 000
版　　次	2014年7月第1版
印　　次	2018年8月第17次印刷
标准书号	ISBN 978-7-5537-3295-4
定　　价	49.80元